赵绍琴亲传医学全集

赵绍琴内科学

赵绍琴◎著

中国健康传媒集团

中国医药科技出版社

内 容 提 要

　　一代名医赵绍琴，医术精湛，医风平正轻灵，学术上自成一家，在温热病、湿热病、肾脏病、内科疑难病辨治及舌诊、脉学等许多领域都提出了精辟的、独到的学术见解。本书为其毕生临床经验之集大成，包括临床常见的 45 种内科病证的辨证论治，公开发表的有关多种内科疾病论治的论文，可使读者更全面地理解其学术思想和独特辨治思路。适合中医临床医生、中医院校师生、中医爱好者阅读。

图书在版编目（CIP）数据

赵绍琴内科学 / 赵绍琴著 . — 北京：中国医药科技出版社，2018.12
（赵绍琴亲传医学全集）
ISBN 978-7-5214-0523-1

Ⅰ . ①赵… 　Ⅱ . ①赵… 　Ⅲ . ①中医内科学 　Ⅳ . ① R25

中国版本图书馆 CIP 数据核字（2018）第 239486 号

美术编辑　陈君杞
版式设计　也　在

出版　**中国健康传媒集团** | 中国医药科技出版社
地址　北京市海淀区文慧园北路甲 22 号
邮编　100082
电话　发行：010 - 62227427　邮购：010 - 62236938
网址　www.cmstp.com
规格　710×1000mm $^1/_{16}$
印张　25
字数　401 千字
版次　2018 年 12 月第 1 版
印次　2024 年 3 月第 4 次印刷
印刷　大厂回族自治县彩虹印刷有限公司
经销　全国各地新华书店
书号　ISBN 978-7-5214-0523-1
定价　**69.00 元**

获取新书信息、投稿、为图书纠错，请扫码联系我们。

编写说明

　　余侨居海外三十载，仍遵先父所嘱，承祖训，推中医，惠天下百姓。怨余偏居一隅，未能逐一复习先父遗作，更无暇审视，以致先父遗作出版近二十年来，各种版本混杂不明，读者竟无所依。余愧对先父和读者多矣。

　　感谢中国医药科技出版社中医药编辑中心，首次对先父遗作进行了系统、准确和全面的重新校正和编辑，名为《赵绍琴亲传医学全集》，我颇感欣慰。本丛书共6册，包括《赵文魁御医脉案》《赵绍琴浅谈温病》《赵绍琴温病论》《赵绍琴临证400法》《赵绍琴内科学》《赵绍琴临床经验辑要》。现作一简要说明。

　　《赵文魁御医脉案》一书由《文魁脉学》和《赵文魁医案选》汇编而成，分为"文魁脉学""御医脉案"及"附"三部分。《文魁脉学》和《赵文魁医案选》两书中原有的两个爱新觉罗·溥杰所作的序和先父的自序皆保留，不作修改。另外，在保持内容完整性的基础上，对两书的内容做了以下改动：①将《文魁脉学》原书之"文魁脉学概述""文魁脉学脉诊八纲"列入"文魁脉学"部分；②将《文魁脉学》之"文魁脉案选要"和《赵文魁医案选》之所有医案合并列入"御医脉案"部分；③"御医脉案"部分根据所记载脉案的特点，对相关脉案进行了重新排列组合，分列为"宫廷外部脉案"及"宫廷内部脉案"，删去了原来两书中重复的医案；④将《赵文魁医案选》之"先父赵文魁学术思想简介""附：清代太医院考"列入《赵文魁御医脉案》之"附"。

　　《赵绍琴浅谈温病》是由《温病浅谈》删掉"温病治验提要"而成书。另外，《赵绍琴浅谈温病》先父写的前言、《赵绍琴临证400法》及《赵绍琴临床经验辑要》先父的自序、《赵绍琴内科学》吕炳奎先生的序和先父的自序皆保留不作修改。

　　《赵绍琴温病论》由《温病浅谈》中的"温病治验提要"和《赵绍琴温病讲座》汇编而成，分为"温病治验提要"和"温病讲座"两部分。"温病讲座"从第三讲开始，附有二维码，可以扫描观看先父讲授温病的视频。这些视频是由北京中医药大学电教中心于 1986 年春录制的。遗憾的是，录像是从第三讲开始录制，缺少第一、二讲的视频。庆幸的是，录制了从第三讲到第十一讲共计九讲的授课现场视频，约近 20 小时，难能可贵。在此，向北京中医药大学表示衷心的感谢。

先父作古后，所出先父遗作，均未经家人审定，谬误遗漏难免。众所周知，先高祖父赵永宽乃晚清太医院御医，先祖父赵文魁为清末太医院使（院长）。故谢天恩，先父幼承家训，继从祖父三位门人：即 20 世纪 30 年代的北京四大名医之一汪逢春、太医院御医（恩粮）韩一斋和太医院御医（八品吏目）瞿文楼三位师兄名家临床研习，乃成一代中医巨匠！一生诊治救人至善，授业后学诚心。

有私下揣测者疑：既从学汪、韩、瞿三老，先父必是三老学生，此惑谬矣。盖此误源于不详国医、国术、国画、戏剧、曲艺等中国传统技艺的传授方式并非仅师授徒一种，尚有"代师收徒""弟从兄学"等其他授业形式。

先父遵祖父命，分从同门同师的汪、韩、瞿三位师兄临床研习，正是"弟从兄学"授业矣。在先父遗作中，除仓促成书而致个别字误外，先父从未称三老为师而代以先生，示心中恭敬感激。先父且尚存汪逢春先生的两份称"绍琴师弟"手书原迹及其余老的手迹和证词，足证在祖父面前，汪、韩、瞿三老与先父为同师同辈师兄弟也。

有异议者谓"绍琴师弟"称呼，有出于谦恭礼貌而称兄道弟的可能。此谓大谬！谦恭礼貌称弟为兄者，仅限同辈平辈，绝不可越辈分而为！倘称叔伯为兄弟者，属僭越辈分的无知无礼，忤逆无道！终究"君君、臣臣、父父、子子、夫夫、妇妇"之序不可乱纲常伦理也。

汪、韩、瞿三老乃深通纲常伦理之礼仪雅士，不会误称侄为弟，违史实而贻笑众人。

余借此次出版机会，代表赵绍琴家族全体，在此申明先父的师承源流。

赵民华
2018 年写于意大利

序

　　已故北京中医药大学终身教授赵绍琴先生是当代著名中医学家、中医教育家，出生于北京三代御医之家，其父文魁公曾任清末太医院院使，20世纪20年代被公推为北京最早的中医学社名誉社长。赵氏幼承庭训，尽得家传。1934年即继承父业，悬壶北京。后从学御医韩一斋、瞿文楼，又得数家名医绝技。遂集家学与名家妙术于一身，以三代御医之后名于京都。

　　赵绍琴教授从事中医临床60余年，在北京中医药大学执教40余年，一生献身于中医事业，为保障人民健康、为中医人才培养、为中医学术发展做出了突出贡献。精湛的医术、高尚的医德，使他很早就名著京华、誉满海内。已故著名中医学家秦伯未先生早在20世纪60年代就对赵氏的医术、医风做出了中肯的评价——平正轻灵。晚年的赵绍琴，医术更加精湛，学术上自成一家，在温热病、湿热病、肾脏病、内科疑难病辨治及舌诊、脉学等许多领域都提出了精辟的、独到的学术见解。尤其令人敬佩的是，他不仅以其精湛的医术为成千上万的患者解除了病痛的折磨，而且把他毕生积累下来的宝贵的经验毫无保留地传授给了后学。唐代著名医学家孙思邈所说的"大医精诚"，应视为医者的最高境界，赵绍琴教授就是这样的苍生大医。

　　由于工作上的关系，我和赵绍琴教授相识、相知几十年，为中医振兴共同奋斗了几十年。早在几年前，就听说赵绍琴教授著有《赵绍琴内科学》，为其毕生临床经验之集大成者，惜乎赵氏生前未能付梓。现该书由其弟子整理出版，以了却赵氏传医授道、济世活人之夙愿。此书之传世也，读之者受其惠，用之者受其惠，为医者受其惠，患病者受其惠。有此书在，赵绍琴不朽矣。

吕炳奎

2001年7月1日于北京

自 序

我出身于一个中医世家，先父赵文魁老先生原系清代光绪年间太医院院使（即院长），医术精湛，尤长于《内经》、《难经》、温病、伤寒。先父平生忙于诊务，很少著述。由于耳濡目染的缘故，我从小就酷爱祖国医学，自幼即在先父督导下背诵了《濒湖脉学》《雷公药性解》《医宗金鉴·四诊心法》等，这算是我学医的启蒙教育。

13岁时，先父委托其门人瞿文楼先生（清光绪年间太医院吏目）给我讲授《内经》《难经》《伤寒论》《金匮要略》《温病条辨》《温热经纬》等经典著作。先生要求严格，所讲述的科目中，有不少都由瞿老亲自手抄交我背诵（有的手抄本我现仍很好地保存着）。如《素问》，瞿老不仅要求领会其意，且要求背诵原文及王冰注。自幼家学及瞿老四年多的讲授，使我奠定了坚实的中医理论基础。

1934年，先父去世，我遂继承父业，悬壶北京。从那时起，我每日轮流到韩一斋（先父之门人，清末太医院御医）及汪逢春处临床学习，聆听教诲。韩先生治学严谨，学识渊博，态度谦和，诲人不倦。讲解经典，博引众籍，多参以己见；论及病证，侃侃而谈，必深究其理。临证问病，认真细致，一丝不苟。望闻问切，理法方药，条理井然。其言谈音容，犹历历在目，然至今已忽忽六十年矣！现仅将能回忆起的跟诸老学习情况及诸老教诲择其精要者，并略附个人体会于后，备同志们参考。

瞿文楼先生（1891~1957），名书源，河北新城人，以第一等第一名毕业于清太医院医学馆。后为太医院恩粮（有薪金的实习医生）、八品吏目（相当于住院医师），民国后在北京行医，为北京著名老中医。先生中医理论造诣很深，且擅长书文。临证问病，有独特见解。瞿老讲述经文，不仅深入浅出，并常验之于临床。临床看病，强调要细心、全面。先生曾说："治病求本，详诊细参，辨色看舌，务在精细。"一次，一位贵妇人来瞿老处看病，等候颇久，后瞿老为其诊脉，竟长达四五分钟之久，妇人见先生慢条斯理，又不问病家之病状，心中颇为不悦，怒气外形于色。瞿老诊毕，指其右胁下问道：

"这里痛有多长时间了？"妇人怒容顿失，笑着应声道："老先生，我右胁痛已三年多了，沈阳、天津、上海等地全都看过，今天正是为这病来的。"先生之脉诊精湛有如此者。其临证详诊细察，料病如神。

瞿老强调"治病求本"，他说："鲧湮洪水，医之禁忌。"并结合自己的临床经验，反复讲述治病必求其本的道理。先生说："今之医家，不审标本，不论八纲，用补药为病家之所喜，每每错补误温，病者无怨。如每见炎症必用凉药，言热则寒之。不知火之初起，最忌攻泄。火郁当发，以导引为贵。疮疡外证，当用调和气血，后期再以活瘀通络，不留后患。切不可早用凉法。以寒则涩而不流，温则消而祛之故也。"瞿老的这些学术见解和经验，对我以后的临床有很大影响。

瞿老对温病的治疗强调宣畅气机，不可一派寒凉。他说："温虽热疾，切不可简单专事寒凉。治温虽有卫、气、营、血之别，阶段不同，方法各异，但必须引邪外出则一。若不治邪，专事寒凉，气机闭塞，如何透热？又如何转气？轻则必重，重则无法医治矣。方书虽有牛黄丸、至宝丹、神犀丹等，但必须用之得当，早用则恐引邪入里。若后期正虚之时用之，又恐乏运药之力，治病焉能有效！只有用之得当，才能立竿见影。"瞿老此论，我在临床中体会，正是叶天士"在卫汗之可也""到气才能清气""入营犹可透热转气"的真谛。

瞿老这一学术思想贯穿在他整个临床实践中。特别是他对眼疾治疗有独特见解和丰富经验。他说："眼疾治疗不当，多能致人失明。""世人每以目为火户，当属多热。而不知病有新久，新病多热多火，久病则非属火热矣。况虽是火证，亦不可单纯用寒凉之药，因寒则涩而不流，温则消而祛之。""肝开窍于目，虽为火户，但非实火也，亦不尽是虚火。肝为藏血之脏，血不足，则肝阴失养，阴不足则阳必亢，亢则主热。热者种类繁多，有因郁而致者，有因湿阻滞络脉者，有暴怒之后血瘀气滞者，有外因而引起内伤者……必须详辨，再行施治。俗医见风火赤眼，每用黄连苦寒之极，最遗后患。不知当须先治风热，养血熄风。"对慢性眼疾，瞿老则多从肾水考虑。一次瞿老治一暴发火眼病人，其眼球突然增大，疼痛难忍。先生认为"郁当散，肝热当清"，以独活、川芎、羚羊角等，1剂病减，继则以龙胆草、大黄等苦泻，又1剂，其病若失。

凡郁皆当开。气、血、痰、饮、食、湿，均可致郁，郁久化火，都是热证，岂可一派寒凉？并言"治热以寒"，遏阻气机，病焉有不复加重之理？

瞿老之论，源于《内经》《难经》，出之于自己多年实践，用之于临床，每多效验。

韩一斋先生（1874~1953），名善长，字一斋，号梦新，北京人。受业于清太医院院判（副院长）李子余，后为太医院御医。先生熟读中医经典，博览群书，对叶氏温病理论最有心得。擅治内科诸证，对肝病、虚损、血证等均有独到之处。在京行医五十余载，每日门庭若市，活人无算。

1934~1940年，我每日定时去韩老处学习。先生治学严谨，诲人不倦。平时诊余，即指导我们学习，并经常结合临床实践讨论疑难病例。他认为，凡志于医者，必须在中医经典著作上打好基础，对《内经》《难经》《金匮要略》《伤寒论》《神农本草经》等书，皆须熟读精通，后博览历代医家著述，勤学必须多思，既要领会其意，又要举一反三。他曾说："熟读经典，博览群籍，贵精善悟，于无文处求文，无字处求字，得其弦外之音，旨外之旨，阴阳在握，玄妙在心，庶几寡过。"在临证中，先生教导我们要细诊详参，权衡病情，立法选药，要合乎规矩，且要灵活应变，师古而不泥古，才能出奇制胜。他说："事无定体，治有定理，制方必本权衡规矩。虽先圣示我以法，教我以方，当不离于古，不泥于古，以病为务。"先生治病，重视肝郁。因肝为藏血之脏，体阴而用阳，其在志为怒，怒易伤肝。故一般情志不遂，多导致肝郁。郁久或从阳化，或从阴化，两者不同，治宜区别。若从阳化，表现为肝用方面，有肝气、肝火、肝阳之不同。

肝气横逆，易于克脾犯胃。症见胸胁刺痛、嗳噫不舒、烦躁不宁、不欲饮食、脉象弦急，治宜疏肝理气。肝气郁结，脾土受克，又有夹湿、夹食、夹痰之别。夹湿则宜宣郁化湿，夹食则宜开郁消食，夹痰则宜行气化痰。

肝郁久化火，火性炎上，其面红而热，头晕耳鸣，口干口苦，恶心泛呕，便结溲赤，甚则舌绛，脉弦实有力，宜苦寒泄肝折热之法。

肝阳为肝气上逆，冲犯清窍，头晕耳鸣，甚则脉络失和，四肢麻木，胸腹胀满呕逆，急烦不宁，脉多弦劲有力，宜平肝镇逆。

若从阴化，则表现为肝体方面，有阴虚肝热和郁热化火伤阴引起血虚风动。阴虚肝热则心烦失眠，急躁口渴，舌红而干，脉弦而细数，治宜清肝育阴。若郁热化火伤阴，脉络失养，四肢瘈疭，脉弦小细数，则宜养血柔肝，熄风宁络。

先生治疗虚损，必分阴阳、别五脏、论气血、顾脾胃，并考虑母子生克关系。阳虚多见外寒，总从维护阳气入手；阴虚每见内热，必用益水制火之法。

先生治血证，主张降逆化瘀。他认为凡血证暴吐势猛，稠黏结块者多属热，清稀零星、过劳即发者多属虚；血色紫、光滑者多属热，黑暗浊晦或夹淡稀者多属不足；面唇红赤，舌绛且干，脉细数者属热；面黄唇淡，肢冷不温，脉迟缓虚软者为虚。血随气行，若气虚则血无以固，热郁气迫则血妄行。先生认为血证见大实大热者甚少，苟若属实，吐血日久，未有不伤及气血者，又何能言其为实证。所以先生说："治血证以降逆为本，不可独恃苦寒泄热，恐其邪热不尽，留阴为瘀，此乃寒则涩而不流、温则消而祛之之理。"

韩老治病，必详审病情，细别标本。升降补泻，常兼顾并用。标本皆虚者，当补；标本皆实者，宜泻。其有标实而本虚或标虚而本实者，必须详审细察，权衡急缓，或舍标从本，或舍本从标。先生曰："凡降者，必先升，但升者不使过高，降者宜求其缓。降其蕴邪，驱其滞热，升其不足，以补其正，斯为得之。"先生认为升降宜适度，若升之太过，易使其虚热上越，而致跌仆晕厥。久病虚弱者，用通降法时尤应注意使其缓和稳妥为要，防其病去正伤。先生说："若久病正气大虚，当须用补，但因内蕴积滞，攻补不易，必须审察标本虚实，采用兼顾并筹之法，灵活运用，多能取效。"随先生学习时，每见重病，正虚邪实，攻补两难，他医束手，先生屡用此法，速取良效。

汪逢春先生（1882~1948），名朝甲，号凤椿，苏州人，吴门望族也。悬壶北京50年。先生博学多才，善书能文，勤学苦读，毅力过人。受业于吴中名医艾步蟾老先生之门。精究医学，焚膏继晷，三更不辍，泊卒业，复博览群籍，虚怀深求，壮岁游京，述职法曹。

汪老诊疾论病，循规前哲，而应乎气候方土体质，诚谓法古而不泥于古也。每有奇变百出之病，他医束手者，先生则临之自若，手挥目送，条理井然，处方治病，辄取奇效。1937~1940年，我随先生学习，先生论病处方，每多撮录，兼参以己见，次日先生必亲自圈阅批点。关键之处，多浓笔重点。如有一妇人妊娠三月，患咳喘，先由我诊治处方，首方以苏子、莱菔子、杏仁、贝母、枇杷叶等宣肺化痰降逆之品。汪老看后批之曰："苏子降逆力强，胎儿受伤，甚则引起堕坠；莱菔子味辛性烈，弱人尚不可用，况孕妇乎？"又一次，一猩红热病人，我在处方中用了薄荷少许，汪老批之曰："温疹乃热郁于内，一涌即发，发则无以制止，此方何以还用薄荷？恐其发而不速耶？"并告诫道："脉数有力，斑出深紫，高热心烦，咽红肿痛，皆是发出之极矣，切不可再行发之，只宜清气凉营，以缓其速。"

汪老每于望、朔之日，便令组织同砚小集，授课之余，互相研讨，凡《内经》《难经》《伤寒论》《金匮要略》等书，皆要求次第理懂。且时于节假之日，携诸同门，登北海琼岛，假揽翠轩（北海白塔附近之饭店），杯酒言欢，讲授诸书；或共载一舟，荡漾于太液池（北海）中，欢聚同游，其乐无穷。先生每日患者盈门，活人无算。对湿温伤寒尤有心得，被誉为京都四大名医之一。

　　跟随韩老、汪老的临床学习，奠定了我的临床基础。

　　我从自己几十年的中医生涯中深深地体会到，中医理论必须和临床实践结合起来，才能不断提高。作为一名中医工作者，只有勤奋读书，不断实践，才能有所成就。

赵绍琴

杂病证治

医论选粹

杂病证治

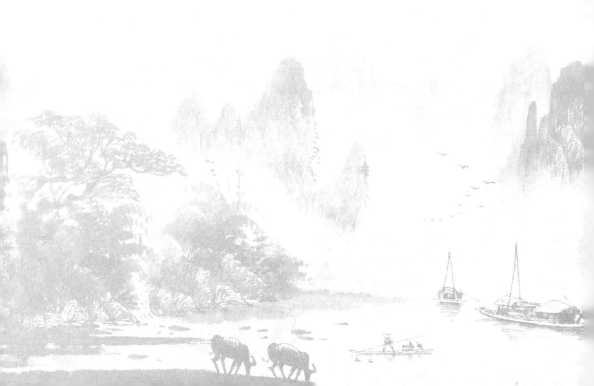

第一节 感冒

【概述】

感冒是感受时令之邪或非时之气所引起的，初起以鼻塞、流涕、喷嚏、咳嗽、恶寒、发热、头痛等为主要表现的常见外感疾病。一年四季均可发生，但以冬、春季节为多。

冬季严寒当令，春季温暖多风，夏季暑湿蒸迫，秋季天凉气燥，或气候反常，冬应寒而反温，春应温而反寒，夏应热而反凉，秋应凉而反热，这些都给感冒的发生提供了外在条件。但是如果人体正气强盛，调摄适宜，腠理固密，六淫之邪并不能侵袭人体；或即使侵入，病也很轻微。如果人体禀赋薄弱，正气亏虚，或起居不慎，肺卫失调，腠理不固，六淫之邪便可乘机凑之，引起感冒病。诚如《灵枢·百病始生》所云："风雨寒热，不得虚，邪不能独伤人……此必因虚邪之风，与其身形，两虚相得，乃客其形。"

感冒之病，由于四时主气不同，受邪各异，故其性质亦有差别。春季多感风热，夏季多冒暑湿，秋季多触燥凉，冬季多受风寒。因而，感冒的性质就有风寒、风热、伤湿、伤暑、伤燥之别。感受风热多先伤肺卫，感受风寒多先犯太阳，感受湿邪多兼损脾胃。此外，感冒的发生还与体质有关，素体热盛者多病风热，阳虚卫弱者多感风寒，湿盛体丰者多受暑湿，阴虚消瘦者多伤燥邪。

无论何种感冒都有一些共同的基本特征：即邪从外来，经肌表、皮毛或口鼻侵袭人体，阻遏卫阳的输布，出现恶寒、发热、头痛、脉浮紧或浮缓、浮数等，病位较浅、病情较轻，尽管起病急骤，只要治疗及时、妥当，一般消退也快，预后良好，很少传变。但若迁延失治，由于正气渐伤，机体抵抗力下降，亦可兼夹或合并他邪，而致变证从生。可见，感冒可以转化为其他疾病，不可轻视。

【病因病机】

感冒的病因，一般可分为两大类。

1.风寒邪气　邪从外来，以风、寒为主，侵袭皮表，而发生外感症状。治疗以发汗解表、解除风寒为法。

2.温热邪气　邪从口、鼻吸受而来，从口、鼻经咽喉、气管而入于肺。治疗方法不是发汗解表，而是清温热、利咽喉，名曰清解。

风邪、寒邪侵袭皮表，太阳主表，故太阳经受风、寒侵袭。足太阳经起于目内眦，上额交巅，入络脑还出，别下项，循肩夹脊抵腰中，故周身各关节疼痛，恶寒重，发热高，头痛，腰痛。外邪风寒侵袭皮表，在治疗时一定用辛温解表药，以开腠理、解风寒，用汗法，并在药后要喝稀粥以助发汗之力。通过发汗以解除外袭之风邪、寒邪，使风寒之邪从皮表祛出体外，也叫作发汗解表法。

温热邪气（就是外界的传染源）从口腔或鼻腔吸受而来，经过口腔、咽喉、气管而到肺。这种温热邪气，本身就是热，反映在脉象上是不缓（不是风邪）、不紧（不是寒邪）而动数，两部寸口脉独大是热盛；尺肤热说明是内热为主；头痛、微恶风寒，不是表邪闭涩，是热郁于内，热蒸上焦，故头部略胀而痛，与风寒外袭之头痛不同。所谓微恶风寒，是热郁于内，荣卫不调，必见舌红、口干、自汗、口渴，都是热郁之象，发热的情况不似风寒外袭之突然、势猛。有时因热郁于肺而咳嗽，这种咳嗽是温热上灼于肺的结果，与风寒袭肺截然不同。因为热郁于内，属于温邪热盛，故发热也是午后较重，因为是热故脉以数为主，或浮数（病在卫分），或滑数（热郁于内），应区别之。

这种发热病，是以内热外温为主，治疗时一定不可以再用发汗伤津的方法，必须针对内热外温之热邪伤阴，而用清解内热为主之辛凉清解方法。

《温病条辨》中吴鞠通从开始就提出温邪忌汗，汗为心之液，误汗伤阴的理论，一定记之。

【论治】

俞根初指出："冒寒小疾，但袭皮毛，不入经络。重型感冒，处理不当，变化较多。"然其辨治方法大体相同，为便于临床辨证治疗，兹按感冒的性质将其分为4个证型：一是风寒感冒，二是风热感冒，三是暑湿感冒，四是湿邪感冒。燥邪引起者，可参考秋燥病论治。

一、风寒感冒

风寒感冒是感受风寒邪气引起的一类常见外感疾病。可以分为伤风和伤寒两类，风邪引起者曰伤风，寒邪引起者名伤寒。然临床上，风与寒邪，每相兼为患，伤风、伤寒只是程度轻重差别，受邪各有所偏而已。然都是皮毛受邪，治法必须解除皮毛所受之风或寒，故必须用解表法，再加喝热粥以助药力从汗而解。宋·陈言《三因极一病证方论·叙伤风论》中，指出伤风、伤寒的不同，关键在于：寒涩血，风散气；伤寒无汗恶寒，伤风有汗恶风。扼要指明了伤风与伤寒病机、症状的区别。张介宾在《景岳全书·杂证谟·伤风》篇中，也将伤风和伤寒作了区别，他说："伤风之病，本由外感，但邪甚而深者，遍传经络，即为伤寒；邪轻而浅者，止犯皮毛，即为伤风。"提示人们根据感邪轻重和传变与否来区别伤风、伤寒。

外因主要是在季节交替、冷暖失常之时，感受风寒。《素问·骨空论篇》说："风者，百病之始也。"风邪为六淫之首，在不同的季节中，每兼时气而侵入人体。冬令严寒、阴气盛极，初春乍暖、阴寒未退，人若调摄不慎，多感受风寒之邪，故病。

内因则与正气虚弱和素有伏邪有关。风寒之所以能够侵入人体，必先因于正气虚弱，肺卫失调。《素问·评热病论篇》指出，"邪之所凑，其气必虚"，强调了正气在发病上的作用。只有在人体正气虚弱（或暂时局部之虚）不足以抗御外邪时，病邪才能乘虚而入，侵害人体而发病。禀赋素虚或起居劳作失度，冷暖不调，致使毛窍开张，腠理不固，卫气泄越，极易招致外邪侵袭。此外，素有伏邪，肺有停湿、痰热、伏火，亦易为风邪所乘，发为本病。《证治汇补·伤风》篇说："有平昔元气虚弱，表疏腠松，略有不谨，即显风症者，此表里两因之虚证也。肺家素有痰热，复受风寒束缚，内火不得疏泄……此表里两因之实证也。"

以病机而言，风为阳邪，其性升散疏泄，易伤人体上部；寒为阴邪，其性收引凝滞，多犯太阳寒水之经。故风寒感冒以头面、肺系及太阳经表现为多。治疗当以疏风散寒、宣肺解表为原则。风寒感冒有以下几类证型。

（一）风袭皮毛

[主症] 鼻塞声重，流清涕，喷嚏，头痛，微热恶风，舌不红，苔白润，脉浮缓。

[病机分析] 此为风邪感冒之最轻者，风邪初犯皮毛，尚未传经入里，风性轻扬，上干清窍，则鼻塞、流清涕、喷嚏、头痛，肺气不和则发热、恶风。脉浮缓说明风邪在表。

[治法] 辛散微温，疏解风邪。

[方药] 葱豉汤加味：葱白 6~9g，淡豆豉 6~9g，鲜生姜 3g。

水煎两碗（药煎 10 分钟即可），分两次温服，亦可以沸水浸泡后频饮。服药后卧床覆被休息，使身得微汗。

［方药分析］葱白辛温，发汗解表，通阳化气；淡豆豉辛微温，宣阳透表；鲜生姜辛微温，发汗散风，和胃定呕。三药共奏散风发汗之功。

（二）风邪犯肺

［主症］鼻塞、流清涕，发热，微恶风寒，头痛，胸闷，咳嗽，痰多而稀白，甚者微喘，咽不红，舌苔薄白或白腻，脉浮滑或浮缓。

［病机分析］此型感受风邪较上型略重，由表渐及于肺，肺为清虚之脏，职司宣发肃降，肺气以下行为顺，今风邪犯肺，阻遏肺气的正常宣降，肺气逆而上奔则咳嗽，肺气失宣则胸闷。苔白腻亦为肺气不宣，水津内停。水为阴类，解表当化其水。

［治法］辛温散邪，宣降肺气。

［方药 1］杏苏散加减：杏仁 9g，苏叶 3~9g，半夏 10g，陈皮 6g，前胡 6g，苦桔梗 6g，甘草 6g，枳壳 6g，茯苓 10g，生姜 2g，大枣 7 枚。

［方药分析］杏仁辛苦微温，配苏叶宣降肺气而解表止咳；半夏、陈皮为二陈汤主药，善于燥湿化痰、降逆止咳；前胡宣阳解表，疏理肺气；甘草、桔梗为甘桔汤，开上焦气机壅闭，利咽止咳；枳壳宽中下气，助肺气下行；茯苓利湿和中，以助夏、陈之力；生姜、大枣调和营卫。若感受风邪，以咳为甚，其他表证较轻，治当以宣肺止咳为主，兼祛风邪。

［方药 2］《医学心悟》止嗽散加减：桔梗 9g，荆芥 6g，紫菀 6g，百部 6g，白前 6g，陈皮 3g，甘草 3g，水煎服。

［方药分析］桔梗性苦，宣肺气以止咳；荆芥辛温解表；紫菀宣肺化痰止咳；百部润肺化痰；白前通畅肺气止咳；陈皮调胃；甘草缓中。

［加减法］

（1）风寒较重，喉痒咳甚，加苏叶 6g，或炒牛蒡子 6g。

（2）痰湿内阻，苔白滑腻，加莱菔子 6g、苏子 6g。

（3）若素有食积，复受风邪，或受风之后，进食过多，导致脾运不及，食滞内停，除见发热恶寒、头痛、咳嗽外，又见胸闷腹胀，不欲饮食，嗳腐吞酸，甚或呕吐，恶闻食臭，腹泻如败卵，苔黄厚腻，脉沉紧或滑等一系列食滞症状，治疗除解表疏邪外，当兼以消食导滞，使风邪无所依附而速去。选用葱豉汤（风邪重者）或杏苏散（咳重者），苔厚者加消导药如焦三仙各 10g、莱菔子10g、鸡内金6g、半夏6g或保和丸10g（布包同煎于药内）。应根据食滞多少，灵活加减，同时嘱患者控制饮食，忌食肥甘荤腥。可酌情少进稀粥之类。

（三）风伤于卫

[主症]恶寒发热，头痛身痛，或有汗，呕逆，舌淡白，脉浮缓。

[病机分析]此即仲景所谓太阳中风证。系感受风寒之邪而以风邪为主，较上型又重一层。风伤卫分，其卫外、温煦及司开阖功能失职，是以寒热、身痛、自汗出；呕逆为肺气不降、胃气失和所致。

[治法]辛温解肌，疏风散寒。

[方药]桂枝尖6g，秦艽10g，大豆卷10g，葱白2条，生姜3g。

先将药物水煎滤出，温服，服药后必须喝热粥一碗，以助药力，然后卧床覆被取汗，使遍身微汗出，热随汗解，邪随汗出。尚未痊愈者，过1~2小时后，将药渣再煎服。仍喝热粥取汗而解。

[方药分析]此方系仿桂枝汤意化裁而来。用桂枝尖、葱白辛温通阳；秦艽祛风除湿，擅治身痛；大豆卷、生姜宣发上、中焦之气机，解表散风，降逆止呕。风邪去，营卫和，则病愈也。

（四）表寒里热

[主症]恶寒发热，头痛身痛，烦躁，汗出，口渴，脉数有力或滑数有力。

[病机分析]此为伤于寒邪之后，未及时使用解表药物，致使寒邪留滞肌表不解，郁久入里化热，故既见寒热身痛之表寒证，又见烦躁、汗出、口渴、脉数之里热证。

[治法]辛温解表，辛寒清里，表里双解。

[方药]大青龙汤加减：麻黄3g，桂枝6g，杏仁6g，甘草6g，生石膏15g，生姜2g，大枣5枚。

先煎麻黄30分钟，去上沫，然后纳诸药。因邪已化热，故服药后不喝热粥。

[方药分析]方中麻、桂辛温解表以祛表寒，生石膏辛寒清里以除郁热，杏仁宣降肺气以助营卫运行，姜、枣调和营卫，甘草调和诸药。本方寒温共济，清宣并举，诸药协力，使表寒去，里热清，肺气行，营卫和，则诸症可愈。

（五）寒郁热炽

[主症]高热烦躁，口渴引饮，汗出，脉洪大有力。

［病机分析］此为上型的进一步发展，寒邪日久，入里化热，传入阳明，故寒热、身痛等表寒症状消失；阳明乃两阳合明，为多气多血之经，邪传阳明，正邪剧争，里热蒸腾，故高热、脉洪；郁热不能外达则烦躁不安；热迫津外泄则汗出；津伤则口渴欲饮。

［治法］辛寒清热，兼护阴津。

［方药］白虎汤加减：生石膏 15g，知母 10g，粳米 20g，甘草 6g。

［方药分析］石膏辛寒，清热解肌，达热出表，以开阳明之郁；知母苦寒而润，清热养阴，与石膏合用，使清热之力大增；甘草泻火解毒，配粳米可保养胃气，配石膏则甘寒生津。四药相配，共奏清热生津之功，而无寒凉败胃之弊。

［加减法］

（1）若患者素有食积，热传阳明，热邪与胃肠糟粕互结，阻止胃肠气机正常通降，形成阳明腑实证。症见高热口渴，大便干结，数日不下，腹部胀满硬痛拒按，矢气恶臭，舌苔黄厚而干，脉沉滑数或洪大有力。治当攻下里实，用小承气汤。药用枳实、厚朴各 6g，调气机，除腹胀；大黄（后下）3g 攻下热结。三药相合，能攻下邪实，使胃肠之气畅达，津气上下相承。

（2）若经证、腑证俱盛者，可将白虎汤与小承气汤合用，名曰白虎承气汤，药用生石膏 15g、甘草 10g、知母 10g、粳米（白米）20g、厚朴 6g、枳实 6g、大黄（后下）3g，水煎服。

（六）风寒夹湿

［主症］头痛沉重，恶寒发热，鼻塞流涕声重，胸闷咳嗽，痰多而稀白，周身关节酸痛，疲乏无力，口不渴，小便欠畅，舌苔滑润或腻，脉浮缓濡软或沉濡力弱。

［病机分析］本证多发于春夏之交或深秋时节。余寒未尽，雨湿始多，或深秋之际，天气转凉，小雨霏霏，风寒湿气相杂，人若调摄失宜，则易感之。风寒邪伤太阳之经，肺气不宣则胸闷咳嗽痰多，鼻塞流涕；邪正相争则恶寒发热；湿性重浊，上蒙清阳则头痛且沉重，阻滞经络则周身酸痛乏力；肺气不降，水道不利则小便不畅。

［治法］辛温解表，宣肺祛湿。

［方药］《通俗伤寒论》苏羌达表汤：苏叶 6g，防风 6g，杏仁 10g，羌活 4g，白芷 6g，橘红 6g，茯苓 10g，生姜 2g。

[方药分析] 风寒湿邪侵袭肌表，亦当用汗法，使病邪仍从外解，但须是服药后微微汗出，则风与湿邪俱去，不可峻汗，峻汗则风虽去而湿独存，正气伤，病必不除，反致留滞。喻嘉言曾明示："此因宜从汗解，第汗法与常法不同，贵徐不贵骤。"堪为治疗风湿在表之准则。方中苏叶、防风辛温，发汗，祛除表邪，且苏叶善理气机，表闭有湿，气机不畅，常用此药；若略加苏梗则降逆气，加苏子则治气逆咳嗽；羌活辛温，入太阳经，祛风散寒除湿，擅治身痛；白芷辛温芳香，能散风寒而化湿浊；生姜发汗解表，温肺止咳；气能行水化湿，气行则湿亦化，肺主一身气，通调水道，故用杏仁降肺气，止咳祛湿；橘红宣肺化痰止咳；茯苓渗利水湿，使入里之水湿从下而去。诸药合用，使风寒湿邪得以尽除。

[加减法]

（1）咳重者，加金沸草 6g、半夏 6g、芦根 10g。

（2）若感受外邪，风寒较轻，湿气较重，症见头痛、发热、微汗、恶风、骨节烦痛、体重、微肿、小便欠利、脉来浮缓，当用雷氏两解太阳法以解太阳风湿之邪。药用桂枝 4.5g、羌活 4.5g、防风 4.5g、茯苓 9g、泽泻 4.5g、生薏米 12g、苦桔梗 4.5g，流水煎服。雷少逸为此方作解曰："风邪无形而属外，所以桂枝、羌、防，解其太阳之表，俾风从汗而去；湿邪有形而居内，所以用苓、泽、米仁，渗其膀胱之里，俾湿从尿而出；更以桔梗通天气于地道，能宣上复能下行，可使风湿之邪，分表里而解也。"

（七）体虚受风

[主症] 发热缠绵不解，汗出恶风，咳嗽痰少，面色淡白，周身乏力，神疲气短，舌质淡，苔白润，脉濡软，常易反复发作。

[病机分析] 这是由于禀赋薄弱或年老久病体虚，感受风邪所致。由于正气虚，抗邪无力，邪气每易乘虚而入，故常反复发作，且不易速愈。证候表现除有寒热、咳嗽等表证外，尚兼见一派气虚之象。

[治法] 扶正祛邪，益气疏风。

[方药] 参苏饮加减：太子参 10g，苏叶 6g，前胡 3g，半夏 6g，葛根 6g，茯苓 10g，陈皮 6g，枳壳 6g，桔梗 6g，甘草 3g。

[方药分析] 苏叶、葛根解表祛风；前胡、桔梗、枳壳，宣肺止咳，疏调气机，助气之运行；太子参、甘草益气扶正；陈皮、半夏、茯苓燥湿健脾，以调气血生化之源。诸药合用，使正气充，风邪祛，则病可愈。

［加减法］

（1）气虚较轻者用太子参，较重者可用党参，老年极虚者可用红参3~10g（另煎兑服），再重者用高丽参3~8g（另煎兑服）。

（2）气虚汗多者，加黄芪10g、白术10g。

（3）湿重者，加苍术6g。

若风邪化热，或伴有其他疾病，当参考有关病证辨证施治。

二、风热感冒

风热感冒是内有郁热，感受风热邪气引起的急性外感疾病。多发于春、冬季节。春季阳气升发，温暖多风，口鼻吸受温邪；或冬季气候反常，应寒反温。致风与热合，形成风热之气。但是风热邪气能否侵入人体或侵入人体后能否发病，则取决于机体正气的盛衰、抵抗力的强弱。春季厥阴风木行令，主升发疏泄，人体之阳气也向上、向外发泄，腠理松懈，若再加之人体阴分素亏，内热偏盛，或过度劳累汗出，肺气失于清化，腠理不能固密，风热邪气即易乘虚直入，正邪相争，病遂起矣。风热之邪伤人，主要从口鼻吸受，不是皮毛受病。风为阳邪，其性轻扬，故侵袭人体多先伤人的上呼吸道，即《内经》所谓"伤于风者，上先受之"。肺位最高，为脏腑之华盖，且鼻为肺窍，故风热感冒多肺系症状。因系风热为患，故治当以辛凉轻剂散风清热为原则。

风热感冒多发于春冬，此时亦常见风寒感冒、风温、春温等病，均须详加区分。

风热感冒是风热邪气从口鼻而入，首犯手太阴肺经，导致肺失宣降，卫外失司，症见发热、微恶风寒、咳嗽、涕黄、目赤、咽红或痛或肿、口渴、舌边尖红、脉浮数等肺卫证候。

风寒感冒是风寒邪气从皮毛而入，侵袭足太阳膀胱经。由于寒邪外束，表阳被郁，而见恶寒重、周身关节痛、发热高、口中和、咽不红、扁桃体不肿、苔薄白而润、脉浮紧等表寒证。

风温初起与风热感冒相似，但风温病情较重，传变较快，变化较多，病变过程中易逆传心包。风热感冒病情较轻，传变较少，一般多病在卫分，或入气分。

春温属伏气温病的范畴，由于冬季感寒，邪伏体内，或邪郁化热，至春自内向外发或为风热邪气所诱发。发病急骤，初起以高热、烦渴甚则神昏、惊厥等里热证候为特征。

根据风热感冒的发病季节和临床特点，西医学的上呼吸道感染、扁桃体炎、咽炎、支气管肺炎等病，均可参考其辨证施治。

（一）风热犯肺

［主症］发热，微恶风，咳嗽少痰，鼻塞，流黄浊涕，头痛，无汗，苔薄白，脉浮数或滑数，两寸脉大。

［病机分析］风热上受，首先犯肺，肺失宣降，清窍不利，则咳嗽、鼻塞；肺主气属卫，肺气不宣，则卫气不布，皮毛开阖无权，故无汗、恶风；卫气被郁则发热；风热上扰则头痛。

［治法］疏散风热，宣肺透邪。

［方药］用雷氏辛凉疏解法。药用：薄荷（后下）2g，蝉蜕 3g，前胡 4.5g，淡豆豉 12g，瓜蒌壳 10g，牛蒡子 5g，水煎服。

［方药分析］由于感受风热，治当以辛凉，辛以散风，凉以祛热。用薄荷、蝉蜕轻透其表，辛凉退热；前胡、淡豆豉宣解风邪；瓜蒌壳、牛蒡子开宣肺气，使气机调畅，营卫通达，津液四布，微微汗出而咳止病除。

［加减法］

（1）若兼夹湿邪，胸闷身重，舌苔黄腻，脉濡数者，加陈皮 3g。

（2）若咳嗽较甚，身热不重者，可改用桑菊饮，以疏风宣肺止咳。药用杏仁 6g、连翘 4.5g、薄荷（后下）2g、桑叶 9g、菊花 6g、苦桔梗 6g、甘草 6g、苇根 10g。

（二）素有蕴热，复受风邪

［主症］发热较重，微恶风寒，头痛汗出，咳嗽，咽红微痛，目略红，心烦懊恼，舌微红，苔白腻，脉浮滑数。

［病机分析］本证乃素有痰热，又感受风热时邪所致。风热在表，则见寒热头痛；因系风热为患，故热重寒轻；风性开泄，腠理疏松则汗出；风热上扰则咽红目赤；肺气上逆则咳嗽；心烦懊恼，为热邪内郁，不得宣泄使然；脉浮滑数说明内外俱热。

［治法］辛凉散邪，疏泄表里。

［方药］《通俗伤寒论》葱豉桔梗汤加减：葱白 6~9g，苦桔梗 6g，炒山栀 6g，淡豆豉 10g，薄荷（后下）1~2g，连翘 6~10g，竹叶 3g，甘草 3g，水煎服。

［方药分析］方中薄荷辛凉宣透，疏散风热；葱白辛而微温，配入大队清凉药中，主要取其辛散通阳之力，以祛除在卫之风热；连翘苦寒，质地轻清上浮，

既能解除肌表之风热，又能清泄心经之郁火；炒山栀苦寒，能升能降，既能宣散郁热，又能降泻心火；淡豆豉宣阳解表，配栀子为栀豉汤，是治疗心烦懊侬的要药；竹叶清心火而除烦热，以助栀、豉之力；桔梗善宣肺气，既能化痰止咳，又可助疏散风热之功；甘草清热解毒，配桔梗为甘桔汤，长于解毒利咽，是治疗咽痛音哑的良药。诸药合用，使表邪去，内热清，咳止热退烦除，配伍精当，法度严谨，颇堪效法。

［加减法］若素体阴虚内热者，加玉竹 10g、白薇 10g。

（三）风热外袭，邪火内炽

［主症］发热口干，微恶风邪，头胀，时有微汗或汗出不彻，咳嗽气呛，咽干且痛，溲黄便秘，甚或衄血，舌质红，苔薄黄，脉象浮数，或浮滑数，或滑细弦数。

［病机分析］本证之内热较上证更加炽盛。发热恶风是风热在表；郁热化火，上冲肺金，气逆于上则咳嗽气呛；损伤血络则衄血；火热内郁，不得外散，熏灼于上则口干、咽痛、头胀，攻窜于下则溲黄便秘。

［治法］辛凉清化，苦甘泄热。

［方药］薄荷（后下）3g，前胡 6g，大青叶 12g，板蓝根 12g，银花 15g，连翘 15g，鲜茅根 30g，鲜芦根 30g，山栀 6g，黄芩 10g。

［方药分析］薄荷辛凉，疏散风热；前胡苦、辛、微寒，宣散风热，化痰止咳；黄芩清泻肺热以保治节；山栀子宣泻三焦之火；大青叶、板蓝根、银花、连翘清热解毒；鲜芦根清热生津止渴，鲜茅根清热生津、凉血止血。

［加减法］

（1）头痛甚者，可加桑叶 10g、菊花 10g、晚蚕沙（布包）10g。

（2）咳嗽较重者，加杏仁 10g、桔梗 6g、白前 6g。

（3）若见高热、头痛、口渴、心烦、舌红、苔黄之重证者，可加生石膏 15g、知母 10g、天花粉 10g，使热退津回。

（4）兼见衄血者，可加生地 10g、丹皮 10g、茅根 10g。

（四）外感风热时疫

［主症］发热，微恶风寒，头痛咽痛，甚则咽喉糜烂，或生白膜，舌质红，脉浮滑数。

［病机分析］春冬天气暴暖，多致风热疫气为患。邪伤肌表则发热恶寒；邪入肺卫，聚于咽喉，则疼痛溃烂。

[治法] 辛凉清解以宣肺卫，苦寒泄热而利其咽。

[方药] 桑叶 6g，薄荷（后下）3g，川贝 10g，桔梗 6g，生甘草 6g，银花 10g，锦灯笼 10g，外吹锡类散，每日 4 次。

[方药分析] 桑叶、薄荷疏散风热；川贝、苦桔梗、生甘草开宣肺气，解毒利咽；银花、锦灯笼清热解毒，消肿止痛；锡类散清热利咽解毒，去腐生新。

[加减法]

（1）若头痛重而微恶风寒者，可加牛蒡子 6g、蝉衣 6g，以加强疏风宣卫之力。

（2）若咽痛、发热重者，可加蒲公英 10g、大青叶 10g、板蓝根 10g。

（3）若风热感冒日久不解，热势转盛，内传心包，深入营血，可参考风温、春温等病辨证治疗。

三、湿邪感冒

湿邪感冒是感受水湿之邪引起的急性外感性疾病。一年四季均可发生，但以夏秋季节最为多见。因此时淫雨绵绵，空气潮湿，人处于阴湿之气的包围之中，皮肤之所触，呼吸之所受，空气之间皆有湿邪，加之此时人体的脾胃运化功能多较呆钝，防护稍有不慎，湿邪便可侵入为患。湿邪伤人，有内外两途：因于外者，是由于居湿涉水，冒雾早行，雨露沾衣，使湿从外受，伤于体表，束于躯壳；因于内者，是由于喜饮茶酒，恣食生冷瓜果，损伤脾胃，运化无力，湿从内生。但内湿、外湿常互为因果：内湿素盛者易受外湿；感受外湿后，又易损伤脾胃，产生或加重内湿。湿邪感冒主要是感受外湿，但其发病与内湿也有着密切关系。

湿为阴邪，其性重浊黏滞，易郁遏阳气，阻滞气机，故湿邪感冒常见清阳被蒙、气机阻滞之象，发为拘束沉重、痞闷胀满之症。"因于湿，首如裹"，由于湿性黏腻，不易速去，故其病程亦常较风寒、风热感冒为长。

湿邪感冒为湿伤于表，治疗上亦喜汗解；但湿性黏腻，不易速去，不可用峻剂发汗，若孟浪用之，徒伤其表，而湿邪不去。当用辛香宣透之品，芳化湿浊，宣通腠理，使气机畅达，微微汗出，则湿可尽去，亦即喻昌"贵徐不贵骤"之意。药如藿香叶、佩兰叶、大豆卷、青蒿梗、陈香薷、淡豆豉之类。由于气不能化湿，湿易阻气，而肺主一身之气，通调水道，故治疗常配用宣降肺气之品如苏叶、桔梗、杏仁等，使气化则湿化。湿易伤脾，脾能运湿，亦常配用燥湿健脾消导之品如苍术、砂仁、蔻仁、谷芽、麦芽等。若内湿较重，还可加入茯苓、泽泻、薏苡仁等淡渗之品，分利湿邪，使湿从小便而去。总之，本证的治疗应着眼于散化外湿，兼以蠲除内湿。

（一）湿冒上焦

［主症］头目不清，沉重如裹，遍体不舒，微微恶风，舌苔薄腻，脉濡缓或力弱。

［病机分析］本证由于犯冒雾露，或淫雨湿蒸，触犯湿邪而起，病势轻且浅。湿性重浊，上蒙清窍则见头目不清，沉重如裹；湿邪郁遏皮毛，卫阳不伸，则遍体不适，微微恶风；湿浊上蒸则苔腻；脉濡缓皆为湿浊之象。

［治法］轻疏皮毛，宣肺化湿。

［方药］用雷氏宣疏表湿法。药用：苍术（土炒）3g，防风4.5g，秦艽4.5g，藿香3g，陈皮4.5g，砂仁壳2g，生甘草1.5g，生姜3g，水煎服。

［方药分析］方中苍术、防风、秦艽宣通肌表之湿；藿香、陈皮、砂仁壳芳香化湿，宣通气滞；生姜温散通阳；甘草润燥和中，以防诸药之辛燥太过，达微微汗出、湿去病解之目的。

（二）湿伤肌表

［主症］头胀而痛，身体疲倦，四肢酸懒，胸痞口淡，恶寒发热，无汗或汗出不畅，舌苔白滑，脉濡缓或濡弱。

［病机分析］此证多由居湿涉水，冒雨劳作，致使湿邪侵袭肌表，较上证为重。湿伤肌表，卫阳不得宣达，则恶寒无汗；湿性重浊，郁阻气机，三焦不利，致湿气弥漫，故见周身沉重，酸懒乏力；头为诸阳之会，湿阻阳气不能宣通，故头重胀闷；肺合皮毛而主表，湿遏肌表，肺气不展则胸痞；卫阳不宣，郁而化热则发热汗出；舌苔白滑，脉濡缓，说明湿邪为患，脉络受阻。

本证见恶寒、无汗、头痛，与风寒感冒相似。但风寒感冒为感受风寒，由于寒性凝滞，故身痛较明显，脉象浮紧；本证为感受湿邪，由于湿性重浊，故常突出表现为沉重酸困，身痛不甚，脉多濡缓。治疗时，风寒感冒宜辛温发汗，本证宜芳香疏化以展气机，二者不可相混。

［治法］芳香化湿，辛散透邪。

［方药］藿香（后下）10g，香薷（后下）10g，羌活6g，苍术皮6g，薄荷（后下）2g，牛蒡子3g，桔梗10g。

［方药分析］湿邪在表，治当芳化，故用藿香、香薷辛香走窜，疏散表湿，又能行气和中，去秽浊；羌活、苍术祛风胜湿止痛，兼理气机；薄荷、牛蒡子

疏解透邪；桔梗开达肺气，通调气机，使气行湿化。

[加减法]若湿邪化热，不恶寒，舌苔黄腻，脉濡数，去苍术、羌活，加滑石 10g、大豆卷 10g、通草 3g。

（三）湿困中焦

[主症]头目沉重，身热不扬，恶寒，周身酸软，口淡无味，胸闷如痞，时或恶心、呕吐，腹胀便溏，舌苔滑腻，脉象沉濡。

[病机分析]本证为湿遏肌表，同时内困中焦，犯及脾胃，使脾胃运化失职。湿在肌表，卫气不行，阳气不通，则恶寒、头重、周身酸软；湿阻蕴热，不能外达，则身热不扬；脾为湿土之脏，胃为水谷之海，二者同居中焦，主司运化水湿，为全身气机升降的枢纽，湿邪侵入，每易困阻脾胃，运化不健则口淡无味；气机升降失司则胸闷腹胀；胃气上逆则呕恶；湿邪下渗则便溏；湿浊上蒸则舌苔滑腻；湿滞于里则脉濡且沉，按之无力。

[治法]健脾利湿，分消走泄。

[方药]鲜佩兰（后下）6g，鲜藿香（后下）6g，大豆卷 10g，苏叶 6g，草豆蔻 3g，马尾连 10g，冬瓜皮 30g，厚朴 6g，姜半夏 10g。

[方药分析]藿香、佩兰、苏叶，芳香走窜，祛除表湿，且又能醒脾和胃宽中；草豆蔻、马尾连、厚朴，苦温燥湿，行气除胀；马尾连苦温燥湿，兼除蕴热；姜半夏辛温燥湿，蠲饮和胃止呕；半夏之辛，配马尾连或黄连之苦，辛开苦降，调理脾胃，疏调气机而除痞满；大豆卷、冬瓜皮渗利湿邪，使其从小便分消。内外兼治，湿邪去，脾胃健，气机畅，则呕止胀消，病渐除矣。

[加减法]

（1）若呕吐较重者，加生姜汁 2~3 滴冲入药内。

（2）表邪较重，头巅作痛，恶寒、体痛者，加藁本 3g、香薷（后下）6g。

（3）腹痛作泄者，加木香 3g、灶心土 30g。

四、暑湿感冒

暑湿感冒是夏月感受暑湿之邪引起的一种外感疾病，常以肌表和上焦肺卫为病变中心，病位较浅，病情较轻，传变较少。本病的发生具有明显的季节性，经云："后夏至日为病暑。"夏季天气炎热，暑热下逼，人多易感为患。同时，此季雨水较多，天气潮湿，人体脾胃功能又较呆滞，故常兼夹湿邪。加之人们每喜贪凉饮冷，露宿当风，往往又兼感寒邪。

对于暑病，历代医家从不同角度进行了分类。如元代朱丹溪、清代雷少逸分为冒暑、中暑、伤暑三类，是从病情轻重程度立论，雷氏又从发病角度分伤暑为阴阳，"长夏伤暑，有阴阳之别焉。夫阴暑之为病，因于天气炎蒸，纳凉于深堂大厦，大扇风车得之者，是静而得之之阴证也……又有阳暑之病，缘于行旅长途，务农田野，烈日下逼得者，是动而得之为阳暑证也。"并指出："冒暑者较伤暑为轻，不过邪冒肌表而已。"冒暑以及伤暑中的阴暑，均属暑湿感冒的范畴。

由于本病是感受暑湿，病在于表，暑宜清泄，湿宜芳化，表宜透散，故其治疗应以清暑化湿疏表为原则。若湿邪重，还可配入淡渗之品，分利湿邪。由于暑湿感冒以上焦肺卫为病变中心，湿土之气，同气相求，常涉及脾胃。肺为水之上源，通调水道；脾为湿土之脏，运化之枢。湿邪重浊黏滞，最易阻塞气机，气机不畅则水道不通，湿不易祛，故在清暑化湿的同时，需适当配伍宣肺理气、健脾消导之品。兼感寒邪者，当佐以辛温疏散。

（一）暑湿俱轻

［主症］头晕而胀，微有寒热，汗出不多，周身酸楚乏力，胸中满闷，咳嗽有痰，二便如常，苔薄微腻，脉濡略数。

［病机分析］本证为暑湿侵袭上焦肺卫之轻证。暑邪袭表，卫气失调，故见寒热、有汗等邪气在表之象；暑邪上扰，清窍不利则头晕且胀；暑邪袭肺，肺失宣降则咳嗽胸闷；湿困肌表，清阳不布，则周身酸楚乏力；苔薄微腻，脉濡略数，提示暑湿俱轻。

［治法］芳香疏化，清凉淡渗。

［方药］藿香（后下）10g，佩兰（后下）10g，淡豆豉10g，山栀6g，鲜西瓜翠衣30g，黄连粉（冲服）3g，六一散（布包）10g。

［方药分析］藿香、佩兰芳香辛窜，疏化湿浊；豆豉、山栀宣郁泄热；西瓜翠衣清涤暑热；六一散清暑利湿；黄连粉燥湿清热。诸药合用，使湿去暑清，气机宣通，表证自解。本证只宜清透分利，不可大寒苦燥，以免导致凉遏之变。

［加减法］

（1）若咳嗽较重，加杏仁10g、前胡6g、瓜蒌10g、芦根10g。

（2）若呕吐，加半夏10g、灶心土30g。

（3）若头晕，加菊花10g、荷叶10g。

（二）暑湿俱盛

［主症］发热汗出，恶寒，头晕沉重，咳嗽，呕恶，泄泻，苔白腻，脉

濡缓。

[病机分析] 本证与上证相比，暑湿均较明显，病变不仅在肺卫，且伤及脾胃。脾胃运化失职，胃气上逆则恶心呕吐；湿浊下迫则泄泻；卫气被湿阻遏，故寒热之症亦较上证为重。

[治法] 清凉涤暑，化湿和中。

[方药] 青蒿梗 3g，连翘 10g，佩兰叶（后下）10g，鲜西瓜翠衣 10g，六一散（布包）10g，通草 3g，茯苓皮 10g，川黄连 3g，竹茹 10g。

[方药分析] 方中青蒿、连翘，质轻而走表，性寒而清热，轻清宣透，疏散上焦在表之暑热，透邪外出；佩兰醒脾化湿，解暑辟浊；黄连、竹茹清热和胃，降逆止呕；西瓜翠衣清涤暑热；六一散利湿清热止泻；通草、茯苓皮渗利水湿。诸药合用，共奏涤暑祛湿止泻之功。

[加减法]

（1）若呕吐重，加半夏 10g、生姜汁 3 滴，或玉枢丹 3g 研末，或单用清水加生姜汁 3 滴送服。

（2）若腹痛、便泄，去佩兰，加灶心土 50g、葛根 10g。

（三）暑重湿轻

暑重湿轻型暑湿感冒的临床表现又有病偏于上和病偏于中之不同。

1. 病偏于上

[主症] 身热，汗出，口干喜冷饮，胸脘满闷，咳嗽痰多，舌红，苔黄腻，脉滑数略濡，右脉有力。

[病机分析] 本证可由上证发展而来。暑热偏盛，耗伤津液，故见身热汗出，口干渴喜冷饮；暑湿阻于肺，宣降失司，气机不调，故咳嗽痰多，胸脘满闷；舌红、苔黄、脉滑数为暑热之征；苔腻脉濡为夹湿之象；病偏于肺，肺主气，右脉候气，故右脉有力。

[治法] 清解暑热，化湿宣肺。

[方药] 薄荷细枝（后下）2g，连翘 12g，佩兰叶（后下）10g，鲜荷叶 1 张，炙枇杷叶（布包）10g，前胡 6g，杏仁（后下）10g，黄芩 6g，白蒺藜 12g，益元散（布包）12g。

[方药分析] 薄荷、连翘、荷叶疏表清热解暑；佩兰解暑化湿；枇杷叶、前胡、杏仁宣降肺气，以平咳除满；黄芩清肺燥湿；白蒺藜疏肝燥湿以助气机之疏通；益元散利湿清热，兼防暑邪散气。

2. 病偏于中

[主症] 头晕身热，有汗不解，甚则汗出较多，心烦口渴，胸闷乏力，漾漾欲呕，小便短赤，舌苔滑腻，脉象濡数。

[病机分析] 本证亦为暑重湿轻之候。暑热偏盛，蒸迫津液，则身热汗出口渴；熏灼于上则头晕；攻窜于下则溲赤；内扰神明则心烦；湿困中焦，气机不利，胃失和降则胸闷欲呕；苔腻脉濡数，提示内有暑热湿邪。

[治法] 清解暑热，化湿和中。

[方药] 鲜藿香（后下）6g，鲜佩兰（后下）10g，马尾连 10g，竹茹 10g，鲜芦根 30g，灶心土 30g，川厚朴 6g，前胡 6g。

[方药分析] 藿香、佩兰辛香疏解，醒脾化湿；马尾连、竹茹清热和胃止呕；厚朴、前胡行气除湿；灶心土健运中焦；鲜芦根解暑清热，生津止渴。

[加减法]

（1）若口渴欲饮较重者，加生石膏（先煎）20~40g。

（2）若汗出过多，脉虚软无力，心烦气短者，加生黄芪 15g，以益气止汗。

（3）若呕吐较重者，加玉枢丹 1.5g 研末，以佛手 10g、生姜 6g，煎汤送下。

（4）若汗多阴伤者，必须急用甘寒增液之品，以复其阴而折其热。

（四）外寒内暑

[主症] 恶寒发热，头痛无汗，身形拘急困重，胸脘痞闷，心烦口渴，小便短赤，舌苔薄白而腻，脉沉濡滑数。

[病机分析] 本证多由先受暑湿，蕴郁于内，复因贪凉露宿，寒束肌表所致。寒邪外束，腠理闭塞，卫阳被郁，故恶寒无汗；寒湿困表，气血受阻，则头身拘急重痛；正邪相争则发热；湿邪弥漫，阻滞气机，则胸脘痞闷；暑热伤津则口渴，小便短赤；暑热扰心则心烦不安；舌、脉所见，均为暑湿之征。

[治法] 散寒解表，解暑化湿。

[方药] 陈香薷 6g，鲜藿香（后下）10g，鲜佩兰（后下）10g，六一散（布包）10g，大豆卷 10g，厚朴 6g，连翘 10g，芦根 10g。

[方药分析] 香薷、藿香辛温芳香，散寒解表，祛暑化湿；佩兰、厚朴解暑化湿，宣通气滞；六一散、大豆卷利湿泄热；连翘清热涤暑；芦根清热护阴。

[加减法]

（1）中焦湿阻较重，胸闷脘痛，便溏，苔白润滑者，加草豆蔻 2g、半夏 10g。

（2）热邪较重，口苦，心烦，急躁，梦多者，加黄连2g、黄芩10g。

（3）兼夹食滞，脘腹胀满者，加木香6g、大腹皮10g、焦三仙各10g。

【护理及预防】

（1）无论何种类型感冒，一旦发病，即应卧床休息，寒解热退后，可适当在室内做些轻微的活动，直至身体完全康复。

（2）保持室内空气新鲜、流通，但不可令患者当窗临风。室温应寒暖适宜。

（3）风寒感冒，恶寒较重者应注意全身保暖，可用热水袋并适当加盖衣被，以助汗出，待寒解则去之。若伴发热则不用热水袋，汗出畅快，即不宜过热、过暖。汗湿之衣被，要及时更换，并用干毛巾擦干患者皮肤，注意避风。凡感受风热而咽干、舌红者，加盖衣被不宜过多，以免过汗伤津。

（4）凡单纯感受风寒而舌白淡润、恶寒、体痛者，用发散风寒之剂后可酌饮热米粥，以助发汗；若非风寒，不必饮之，防其助热增重。

（5）发热而津伤口干，可适当饮温开水。对舌苔滑腻、脉濡之湿邪感冒，可少量频饮或漱口。

（6）咳嗽较剧、痰多者或鼻塞较重、呼吸困难者，可取半坐体位。

（7）感受风寒、鼻塞者，可将毛巾用热水浸透敷于面部或鼻腔周围，以开宣肺气。毛巾宜勤换，并连敷30分钟以上，以头部微微汗出为佳。衄血时可将毛巾用冷水浸透敷于面部。

（8）伴有头痛，属风热者，用菊花10g急煎服。属风寒者，兼有项部强痛，针刺风池、风府穴。属暑湿者，可用鲜藿香、鲜佩兰各20g开水沏服。

（9）高热不退，将所服汤药之药渣加多量水再煎，滤汁擦浴全身，亦可用乙醇擦浴。热郁较重者，可配合刮痧、放血等方法。

（10）无论何种感冒，饮食总以清淡为宜，可进食稀粥、米汤、烂面及新鲜蔬菜，宜热吃、少吃，每顿主食不超过100g。高热患者，可适当进食水果，如雪梨、苹果、橘子等，可先用热水烫后再吃。忌食油腻黏滞酸腥之物，如鸡、鸭、鱼、肉等。感冒初愈，亦当以素食调养，且不能多吃，以防食复，导致病势再起。对于湿邪和暑湿感冒患者，饮食调摄更具特殊意义。因暑湿侵袭，困阻于内，脾胃呆钝，消磨运化功能非常低下，故饮食尤当慎重，每餐只能半饱，一切生冷、辛辣（如葱、蒜、椒等）、甜滞（如点心、甘薯、香蕉、柿子、年糕、元宵等）、油腻（如肥肉、油饼等）和不易消化之品，皆在所忌，防其助湿生热。

【小结】

感冒之病，最为常见。世人一生之中，概莫能免。此病邪从外来，治之当以祛邪为主。辨治感冒，首当分清风寒、风热以及兼邪的性质，如夹湿、夹暑、兼燥等等，针对性地治疗。主治以疏解表邪，使外来之邪，仍从外透出。若见高热，必从汗解。所谓"体若燔炭，汗出而散"者是也。热退之后，勿骤进补，食宜清淡，将息如法。是为至要。

【治验】

案 1 周某，女，50 岁，1987 年 3 月 25 日初诊。

身热头痛，体温 38.3℃，微恶风寒，无汗，咳嗽，咽红且痛，口微渴，舌边尖红，苔薄白，两脉浮数。证属风温之邪，侵袭肺卫。用辛凉疏卫方法，以宣肺退热。饮食当慎，荤腥宜忌。

［处方］薄荷（后下）1.5g，前胡 6g，浙贝 12g，桑叶 9g，银花 9g，连翘 15g，淡豆豉 9g，炒牛蒡 3g，芦根 30g。

服药两剂后，小汗出而头痛、身热皆止，体温 37℃，咳嗽有痰，咽红，已不痛，口干，舌苔白而尖红，脉象已变弦滑。证属风热已解，肺热留恋，再以清解肃化法。

［处方］薄荷（后下）1.5g，前胡 3g，黄芩 9g，杏仁 9g，芦根 30g，茅根 30g，焦三仙各 9g。

又服两剂，药后诸恙皆安。

按：患者发热恶寒，头痛无汗，表证悉具，与风寒无异。惟其咽红且痛，即可定为温邪。若为风寒之邪，咽必不红。以此为辨，则寒温立判。况又有口微渴、舌边尖红、脉浮数为佐证，其为风温犯肺无疑。故投以辛凉平剂，疏卫达表。药后得汗而热退。再以清宣，以泄余热。观此案可知叶氏"在卫汗之可也"之心法，汗之并非发汗，而是轻宣疏卫，卫分开则自然微微汗出而邪自外泄。赵师用药，轻清灵动，正合吴鞠通"治上焦如羽，非轻不举"之义。秦伯未誉之"平正轻灵"，名不虚传。

案 2 李某，男，21 岁，初诊。

身热不甚，但咳微渴，体温 37.8℃，舌苔薄白，咽红微痛，脉象浮数。本是风温之邪，侵于肺卫，肺失宣降，应予桑菊饮加减为法。今误用辛温发汗之药治之（麻黄、杏仁、炙甘草），药后发热增剧，体温 39℃，咽红肿痛，舌红、苔黄燥，脉象滑数。本是风热，过用辛温，既发汗以伤阴，又助热以化燥，故高热，咽红且肿，势将加重。姑以清润宣肺，肃化清解。防其咳嗽暴作，饮食宜慎。

［处方］沙参12g，浙贝6g，川贝6g，杏仁9g，炒栀皮6g，淡竹叶3g，连翘9g，黄芩9g，鲜芦根24g，鲜梨（连皮去核切片）1个。

服药两剂之后，身热大减，体温37.5℃，咽红肿略退，小便短赤，大便略干，舌红，苔黄，脉象从浮数已转为滑数。昨服甘寒清润，阴复而热减，再以甘寒养阴折热。辛辣、油腻皆忌。

［处方］浙贝9g，川贝9g，沙参15g，杏仁9g，麦冬9g，炙枇杷叶15g，黛蛤散（布包）15g，瓜蒌仁24g，鲜梨皮（洗净切片）2枚。

服药两剂，身热退尽，体温36.7℃，咽红肿痛皆愈，饮食、二便正常。原方续服3剂而康复。

按：本案为风温初起即误服辛温发汗之剂而致病情陡然加剧。其救误之法颇具针对性。本案因患者素体阴虚，加之服麻黄剂过汗伤阴，故于清解之中，参以甘润养阴，服后便得热退。转方甘寒养阴兼以折热，以为善后之计。观此可知，温病宜刻刻顾护阴液，岂可发汗以重伤其阴哉！

案3 龚某，男，47岁，初诊。

形体消瘦，素体阴虚，复感温燥之邪，发热口干，头痛咳嗽，干咳无痰，微恶风寒，心烦口渴，尿少且黄，舌红绛且形瘦，两脉细弦小数。阴虚之体，又感温邪，滋阴以养其液，疏卫兼以退热。

［处方］白薇3g，玉竹9g，豆豉6g，前胡3g，薄荷（后下）1.5g，山栀6g，芦根24g。

服药两剂，身热退而恶寒解，头痛减而咳嗽除，咽干口渴，小便色黄，舌绛形瘦，两脉细弦小滑。温邪已解，阴分不足，再以甘寒清热，养阴生津。

［处方］玉竹9g，山栀6g，前胡3g，鲜芦根24g，鲜石斛15g，桔梗6g。

服药3剂，诸恙皆减，微咳无痰，咽干口渴，脉象弦细小滑，按之略数，舌干质红形瘦。外感温邪已解，阴虚内热未除，再以甘寒养阴，润燥折热。

［处方］细生地15g，石斛10g，桔梗6g，生草9g，麦冬9g，北沙参24g，川贝6g，鲜茅根24g，鲜芦根24g。

又服药3剂后，诸症皆减，脉仍细小且滑，舌红、口干，心烦而欲饮。阴虚已久，肝肾两亏，改用丸药，以善其后。

按：素体阴虚，暮春患感，正合《内经》"冬不藏精，春必病温"例。其形瘦干咳，舌瘦且绛，脉象弦细小数，合为阴亏之征。故首用养阴疏化，终用养阴和胃之丸药。冀以从根本上改善阴虚体质。

案 4 张某，男，65 岁，初诊。

雨后天晴，暑热湿动，起居不慎，感邪致病。今觉身热头晕，胸脘满闷，周身酸楚乏力，微有恶心，胃不思纳。大便尚可，小溲不畅，舌白苔腻，脉象濡软略滑。病属暑热外迫，湿阻中、上焦，气机不畅，法当芳香宣化，辛开苦泄。

[处方] 鲜佩兰（后下）10g，鲜藿香（后下）10g，大豆卷 10g，制厚朴 6g，陈皮 6g，川连 3g，六一散（布包）10g。

服 1 剂，遍体小汗，身热渐退，头晕已减，身酸楚亦轻。但中脘仍闷，略有恶心，舌白苔腻，脉象濡滑，再以前方增损之。

原方加草蔻 1g，杏仁 10g，连服 3 剂而愈。

按：湿热证一般分为湿阻、凉遏、寒凝、冰伏四个阶段治疗，这是赵师家传的独到经验。湿阻为初起阶段，湿邪偏盛，阻滞于中、上二焦，尚未化热，或虽热而不盛。在上焦肺先受邪，湿阻于肺则肺气不利，清阳不升，则头晕、头沉重如裹；肺合皮毛，营卫不和，则周身沉困酸楚；肺失宣降则咳嗽、胸闷，甚或作喘。治之当芳香宣化，以展气机，气化则湿亦化，此治湿阻于肺之要诀也，药如前胡、杏仁、浙贝、芦根之属。若湿阻滞中焦，则升降之枢机失司，此必素体太阴内伤，脾虚湿盛之人，客邪外至，与内湿相合，困阻脾胃，则成中焦湿阻之证，多见胸脘痞闷不舒，呕恶纳呆，大便溏而不爽，伴见一身倦怠乏力，四肢沉重，无力以动等症。湿阻中焦当以运脾气为主，脾主升清降浊，职司运化，故药宜灵动，忌守中，用辛开苦降法，辛开气机，以化湿邪，苦以燥湿泄热，则湿热分消而去。药如半夏、陈皮、厚朴、杏仁、大腹皮、黄芩、黄连等，并须注意芩、连等苦寒之药用量宜轻，以防过用伤阳。凡湿阻之证，无问邪在中焦、上焦，其脉象多呈濡软缓滑之象，舌苔白腻润滑，是湿盛之征也。有此舌、脉，即为湿阻之征象，皆当先治其湿，不可过用寒凉，俟湿化再泄其热可也。此案即典型的湿阻之证，邪在中、上二焦，故用药以芳香宣化与辛开苦降同投，气机畅行，湿邪自化而愈矣。

第二节 咳嗽

【概述】

咳嗽是肺系疾病的主要症状之一。分别言之，有声无痰为咳，有痰无声称嗽。而痰声俱有谓咳嗽。早在《内经》对此症就有专篇论述。《素问·宣明五气篇》说："五气所病……肺为咳。"《素问·咳论篇》又说："五脏六腑皆令人咳，非独肺也。"可见，五脏六腑功能失调，病及于肺，均可导致咳嗽。

咳嗽常见于上呼吸道感染、支气管炎、支气管扩张、肺炎、肺结核等疾病。

【病因病机】

咳嗽的病因有外感、内伤两大类。外感咳嗽为六淫之邪，侵袭肺系；内伤咳嗽为脏腑功能失调，内邪犯肺。无论邪从外入或自内而生，均可引起肺失宣肃，肺气上逆而咳。

肺主气，司呼吸，连喉咙，开窍于鼻，主宣发，外合皮毛，直接与外界相通，一旦遭受外邪侵袭，或从皮毛而入，或从口鼻而受，使肺卫受病，则致肺气壅遏不宣，清肃之令失常，痰涎阻塞气道，影响气的出入，因而引起咳嗽。外邪致咳，在《内经》中早有论及，如《素问·咳论篇》说："皮毛者，肺之合也，皮毛先受邪气，邪气以从其合也。"刘河间论述更为具体，认为"寒暑燥湿风火六气，皆令人咳"。然由于体质的阴阳之偏，四时主气之异，因而感受外邪亦有区别。风为六淫之首，余邪多随之侵袭人体，所以外感常以风为先导，夹有寒、热、燥、湿等邪，表现出风寒、风热、燥热等不同类型。

内伤咳嗽，或缘于肺系疾病，或由于肝、脾、肾等脏腑功能失调，累及于肺，影响肺之宣肃功能而形成，所以古人有"肺不伤不咳，脾不伤不久咳，肾不伤不咳喘"之说。具体来说，常见有以下几个原因。

1. 肺脏虚弱　肺系疾患，迁延不愈，肺阴亏耗，失于清润，气逆而上，引起咳嗽；肺气不足，肺主气功能失常，肃降无权，气逆而咳。

2. 脾失健运　嗜烟好酒，或过食肥厚辛辣，内蕴湿热，阻碍脾运，酿生痰浊，上犯于肺，肺失宣肃，气逆而咳。

3. 肝火犯肺　肝脉行于两胁肋，上注于肺，肝气郁滞，气郁化火，气火循经，熏灼肺脏，炼液为痰，阻塞气道，气逆而咳。

4. 肾不纳气　肾主纳气，若肾脏亏损，气失摄纳而上逆，可致咳嗽气喘。

据上分析可知，感受外邪引起的咳嗽，称为外感咳嗽；脏腑功能失调引起的咳嗽，称为内伤咳嗽。外感咳嗽若误治或失治，日久不愈，耗伤肺气，肺主清肃难复，常可发展为内伤咳嗽。内伤咳嗽由于脏腑损伤，卫气不足，营卫不固，常因气候变化或寒冷季节，复感外邪，使咳嗽加剧。内伤咳嗽，反复发作，经久不愈，日积月累，可使脾、肺、肾俱伤，影响脏腑功能及气血运行，津液不能正常敷布，而变生他症。

【辨证】

咳嗽的辨证，应首辨外感、内伤。如《景岳全书·咳嗽》篇说："咳嗽之要，止惟二证。何为二证？一曰外感，一曰内伤而尽之矣。"再依据舌、脉、色、症，掌握全部症状的属性，尤其应了解咳嗽的声音、性质、时间、节律，以及痰的变化，详加分析，以定其虚、实、寒、热。

1. 辨咳声　一般而言，咳声洪亮有力者属实，咳而声低气怯者属虚。常见有以下几种类型。

（1）风寒咳：新感，病势急而病程短，咽痒作咳，咳而急剧，声重且小，发作在白天多于夜间，伴有寒热、头痛等表证。

（2）风热咳：为新感风热，咳嗽频作，气呛、咳声粗浊，或声音嘶哑，伴喉燥，咽痛，舌红。

（3）燥热咳：干咳，喉痒，咳嗽连声作呛，痰少。

（4）火热咳：咳声尖锐，气呛，高亢有力，面红，唇干且紫。

（5）暑湿咳：多发于长夏，顿咳，咳声闷浊，面黄，舌滑。

（6）痰湿咳：咳嗽连声，重浊，气促似喘，晨、暮阵发加剧，痰多白稀，咳出症减。若痰热则咳嗽气息粗促，或喉中有痰声；若饮邪停留，则咳作水鸡声。

（7）阴虚肺燥咳：干咳单声，咳声轻微短促，午后、黄昏、夜间加重，舌红绛，口干，脉细数。

（8）肺气不足咳：咳声低弱，气不接续，劳动后尤甚。

（9）麻疹咳嗽：小儿春季连声干咳，伴发热、眼泡浮肿、眼泪汪汪等，则属麻疹郁热在肺。疹出期咳嗽甚重，说明疹子有自然透出的趋势，为佳象。疹透后，咳嗽连绵不已，舌绛，身体消瘦，是余热未清，胃肠食滞，饮食当慎。

（10）百日咳：咳嗽气急成顿，咳则头倾胸曲弯腰，甚则呕吐，手足拘挛，终止直身时作鹭鸶叫声。继而又连续作咳，如此反复不已，一日可发 6~10 次，60 天以后咳血则愈。

2. 辨脉　脉有力为实，无力为虚；脉数为热，迟则多寒。

（1）风寒：脉浮略紧，若寒包火证，则轻取浮紧，重按弦滑且数。

（2）风热：脉浮数，若风热重，则脉见滑数。

（3）燥热：脉细小数，或弦细急数。

（4）火热：脉滑数有力，肝经郁热，化火灼金，脉见弦小滑数，或细小弦滑数。

（5）暑湿：脉濡滑或濡滑数，或濡软虚数无力。

（6）肺阴不足：脉弦细略数。

（7）肺气虚损：脉虚数，重按无力。

（8）脾肾阳虚：脉沉弱而缓，甚则迟缓无力。

（9）水饮咳：咳作水鸡声，脉弦。

3.辨舌苔　察舌应详辨舌质和舌苔，舌苔主功能，舌质为本质。如舌质红绛多为热；舌淡色白多主寒；苔白多主表，在卫分，主外感类疾病；苔黄多主里，主偏热一类的疾病。

（1）风寒：舌质淡红，苔薄白且润。

（2）风热：舌边尖红，苔薄白欠润。

（3）燥热：舌质红，苔干燥略黄。

（4）火热：舌质红绛干裂，苔黄燥。

（5）痰湿：舌胖嫩，或边有齿痕，苔白水滑。

（6）肺阴亏耗：舌瘦而红，苔干略黄糙老，有裂痕。

（7）肺气不足：舌胖而白，苔滑润液多。

（8）肾虚：舌胖苔腻，质淡滑润。

4.辨痰　辨痰应注意痰色、痰质、痰的黏稠、痰量多少以及痰味咸、甜、腥、臭等。凡痰白质黏者，属燥热阴伤；痰白清稀，或透明呈泡沫状属水湿或气虚，或为寒邪；痰黄而稠者属热、火、阴伤；咳而少痰多为燥热，阴津不足；痰多白稀属湿痰；咯吐血痰，多为肺热或热在血分；有腥味或腥臭味为痰热肺痈之象。

总之，咳嗽的辨证应首辨外感、内伤。外感咳嗽多为新病，起病急，病程短，初期常伴有寒热、头痛等表证，实证居多；内伤咳嗽，多为久病，起病缓慢，病程较长，往往有咳嗽病史和脏腑功能失调的证候，虚证居多。并应该在四诊合参的基础上，详辨咳声的特点及痰的色、质、量、味，综合分析。

【论治】

咳嗽是肺系疾病的主要症状之一，肺系疾病或脏腑功能失调均可形成此症。咳嗽的治疗应区分外感、内伤，辨别邪正虚实。外感咳嗽多为新病，起病急，病程短，初期常伴有寒热、头痛等表证，治宜宣肺疏表，邪去则正安，不宜过早使用滋润收敛之品，以免留邪。内伤咳，多为久病，起病缓慢，往往有咳嗽病史或脏腑功能失调证候，治宜以调理脏腑为主。对于虚实夹杂咳嗽，治疗宜标本兼顾，不可偏执一方。

咳嗽的治疗应辨邪正虚实。外感咳嗽治宜宣肺疏表，不可过早应用滋润收敛之品，以免碍邪；内伤咳嗽不宜温散伤卫，同时应注意体质的差别，四时气候之变异。如体质弱者，不宜泻药；体质强实者，当宣发邪气；春时肝木升发，治应柔肝抑阳，不可过于升散等。咳嗽是机体的一种防御性措施，通过咳嗽可以排出痰液，故不可见咳就止，应审慎辨别。

"正气存内，邪不可干"，故平素应注意锻炼，增强抗病能力，气候异常及四时交替或寒热骤变之时，应注意保暖，避免受邪。既病后，要适当休息，喝水，减少煤烟、油腥、辛辣气味的刺激，及时治病，彻底根除，以免因咳变生他患。

一、外感咳嗽

（一）风寒咳嗽

[主症] 外感风寒，肺气不宣，故发热恶寒，头痛鼻塞，咳嗽急剧，声重，音哑，无痰或有痰清稀，咽不红，舌苔薄白且润，脉浮略紧。

[治法] 辛温解表，肃降止咳。

[方药] 苏叶6g，苏子10g，前胡6g，浙贝6g，杏仁10g，百部10g，紫菀10g，陈皮6g。

[方药分析] 方中苏叶疏表散寒；苏子降逆；浙贝、前胡、杏仁宣肺化痰止咳，兼以降逆；百部、紫菀止咳化痰；陈皮理气解郁化痰。

[加减法]

（1）若风寒较重，体痛，脉紧者，加麻黄3g、桂枝6g、羌活6g、独活6g，辛温解表方中加重散寒之力。

（2）若老年体弱，中阳不足者，仿参苏饮意加黄芪10g、党参3g，益气扶正，以固其本。

（3）若阳虚湿阻，胸闷，脉濡，加干姜3g、细辛1.5g、茯苓10g，以温化痰浊。

（4）若内有食滞者，加焦三仙各10g、大腹皮10g、大腹子10g，用以消食导滞。

（5）若内有郁热，外感风寒（即寒包火证），症见发热恶寒，咳嗽，周身疼痛，口干，心烦，小便黄，大便干，脉轻取浮紧，重按弦滑数，舌质红，苔白润，治宜疏风透邪，兼清内热。可用苏叶 6g、防风 6g、秦艽 6g、前胡 6g、杏仁 10g、浙贝 10g、牛蒡子 10g、石膏 15g。

（6）若郁热不解，里热炽盛者，可加重石膏用量，配知母、大黄清热；辅以牛蒡子、前胡、枇杷叶等宣阳透邪，以恢复肺之宣降功能。

（二）风热咳嗽

[主症] 风热致咳，烦热口渴，咽干红肿疼痛，咳嗽气呛、粗浊，痰稠，舌红，苔薄白欠润，小溲黄赤，大便干结，脉象滑数。

[治法] 疏风清热，肃降止咳。

[方药] 桑叶 10g，薄荷（后下）1g，前胡 6g，杏仁 10g，茅根 30g，芦根 30g，浙贝 10g，黄芩 10g。

[方药分析] 方中桑叶、薄荷轻清宣透，疏解肺卫风热；茅根、芦根清热生津止渴；前胡、浙贝宣阳化痰止咳；杏仁肃肺止咳；黄芩清肺热。诸药相伍，共奏疏风清热、肃降止咳之功。

[加减法]

（1）风热初起，似有恶寒者，可加淡豆豉 10g、炒山栀 6g、苦桔梗 10g，宣郁透热。

（2）风热较重，咽红肿痛，肺滑数有力者，可加生石膏 15g、瓜蒌 30g、大青叶 20g、连翘 10g，辛凉清解。

（3）火热上炎，口舌生疮者，可加山栀子 6g、黄芩 10g、黄连 3g，清心泻火；牙床肿痛时，用清胃散或冰硼散外用以泄热止痛，再用生石膏 30g 先煎半小时加薄荷 6g，俟凉漱口，不可下咽。

（4）若病在初期，未予疏解，过用寒凉，形成凉遏，表现为咳嗽不愈，寒战，壮热，一身尽痛，烦躁，大便干，小便黄，舌苔白润，质红或绛，脉轻取浮紧，按之弦滑有力，治以宣郁疏卫，肃降止咳，使表解郁开热泄则病自愈。药用苏叶 6g、前胡 6g、牛蒡子 10g、栀子 6g、枇杷叶 10g、浙贝 6g。

（5）若声音嘶哑者，加用苦桔梗 10g、甘草 10g、牛蒡子 10g、杏仁 10g，宣肺利咽。局部热敷 30~50 分钟。

（6）大便干结者，加沙参 10g、生地 10g、麦冬 10g，滋阴润肠。

（三）火热咳嗽

［主症］形体消瘦，呛咳咽干，口渴思冷饮，痰黄稠，时或带血，心烦急躁，梦多，易怒，鼻干唇裂，口舌生疮，舌红绛，脉滑数有力。

［治法］泄火清金，润肺止咳。

［方药］苏叶 3g，苏子 10g，生石膏 15g，黄芩 10g，杏仁 10g，麦冬 12g，芦根 30g，瓜蒌 30g，知母 6g。

［方药分析］方中苏叶宣郁疏邪；杏仁、苏子肃肺降气止咳；生石膏、黄芩清热；麦冬、芦根、瓜蒌仁、知母清热化痰，生津润肺，以增止咳之力。

［加减法］

（1）若内热炽盛，大便干结者，加大黄 3~6g，以泄热通便。

（2）若热盛阴伤较重，加沙参 10g、麦冬 10g、玉竹 10g，润肺养阴。

（3）咳损肺络见红者，加芦根 20g、小蓟 10g、丹皮 10g、赤芍 10g、生地 10g、蒲黄 6g，凉血止血，养阴润肺。

（4）若郁怒伤肺，火热炽盛，迫血妄行而见咯血、尿血者，宜用凉血止血方法，药加茅根 10g、荷叶梗 10g、牛膝 6g。

（5）若火热夹滞者，加鸡内金 10g、焦三仙各 10g。

（6）胎热咳嗽，观其体质，视其脉象，热当清，燥当润，水饮当化，泻胎火不可过用寒凉，禁用滑泄之品，防其损伤胎气。

（四）燥热咳嗽

［主症］干咳连声，音小而脆，痰稠不易咳，口鼻发干，舌红，苔干略黄，脉沉细小数。

［治法］清肺润燥，化痰止咳。

［方药］沙参 12g，天冬 10g，麦冬 10g，生石膏 15g，枇杷叶 12g，杏仁（后下）10g，梨皮 2 个，生海石 12g，黛蛤散（包）12g，川贝 6g。

［方药分析］方中沙参、天冬、麦冬、梨皮养阴润肺；杏仁、川贝、枇杷叶化痰止咳；生石膏、生海石、黛蛤散清热化痰。

［加减法］

（1）若阴伤燥热较重，加天花粉 10g、知母 10g、瓜蒌 20g、阿胶（烊化）10g，增强清肺润燥之力。

（2）若燥伤肺络，咯痰有血者，加小蓟 10g、芦根 10g、茅根 10g、赤芍 10g、麦冬 10g、沙参 10g，凉血育阴。

（3）燥热伤阴，大便干结者，加杏仁 10g、瓜蒌 15g、生地 10g，润肠通便。

（五）暑热咳嗽

［主症］头晕如裹，咳嗽声闷，顿咳，胸闷心烦，小溲黄赤，苔白滑腻，脉濡滑，沉取滑数。

［治法］芳香疏解，清化湿浊。

［方药］藿香（后下）10g，佩兰（后下）10g，苏叶 3g，杏仁 10g，半夏 10g，陈皮 6g，厚朴 6g，牛蒡子 10g。

［方药分析］方中苏叶疏表散邪，杏仁、牛蒡子宣肃肺气，藿香、佩兰芳香化湿，半夏、陈皮、厚朴理气燥湿。

［加减法］

（1）若暑热较重，表现为口渴且干，脉洪大者，加沙参 10g、莲子心 3g、竹茹 6g、六一散（包）10g，清心祛暑。

（2）若暑季感寒，症见咳嗽，恶寒，头晕，心烦，胸闷，恶心，苔白而润，脉浮紧，治宜辛温芳化，宣肺止咳。药用：香薷（后下）6g，藿香（后下）10g，佩兰（后下）10g，苏叶 6g，浙贝 6g，前胡 6g，黄连 3g，半夏 10g，陈皮 6g，厚朴 10g。

（3）若夏季过食生冷甜黏之品，则凉遏肺气不宣，症见咳嗽闷重，胸憋甚，舌苔白滑润，脉濡软，沉迟涩滞，治宜芳化疏解，燥湿温通。药用：苏叶 6g，藿香梗 10g，草豆蔻 3g，厚朴 6g，半夏 10g，苍术 3g，枳实 6g。

（4）若凉遏重，脉沉迟，面色淡者，加干姜 3g。

（5）若素体中虚，复感暑湿者，证候多表现为湿邪阻遏中阳，胸闷，中满，闷咳较重，舌胖，苔滑腻，治宜醒脾燥湿，芳化湿浊。方中可加用草豆蔻 2g、干姜 3g、茯苓 10g。

（六）湿邪咳重

［主症］咳嗽痰多而稀，色白，体胖，胸闷，头重，乏力，腰转不利，舌白苔腻厚，脉沉软滑缓。

［治法］芳香化湿，肃肺化痰。

［方药］苏叶 6g，藿香（后下）10g，前胡 6g，浙贝 10g，杏仁 10g，半夏 10g，厚朴 6g，陈皮 6g。

［方药分析］方中苏叶辛开湿邪；藿香芳香化湿；前胡、杏仁、浙贝宣肺降气，化痰止咳；半夏、陈皮、厚朴燥湿理气。

［加减法］

（1）若胸闷较重，痰涎壅滞，脉滑实有力者，加苏子 10g、白芥子 6g、莱菔子 10g，降气化痰止咳。

（2）若湿蕴化热，痰热阻肺者，治以清热化痰、肃肺止咳方法，可用黄芩 10g、半夏 10g、陈皮 6g、苏子 10g、白芥子 6g、莱菔子 10g、桑白皮 10g、杏仁 10g。

（3）若有表寒，表现为恶寒，周身不适，脉浮滑者，可加苏叶 3g、防风 6g、羌活 6g，增强疏表散邪之力。

二、内伤咳嗽

（一）肺阴不足

［主症］咳嗽日久，咳嗽短促轻微，干咳无痰或痰中带血，两颧发红，夜间口干，喉干嘶哑，形体消瘦，五心烦热，夜寐梦多，面色褐浊，舌红且干，甚则起刺，脉细弦小数。

［治法］养阴润肺，降逆止咳。

［方药］银柴胡 6g，白芍 12g，鳖甲 12g，知母 6g，地骨皮 10g，天冬 10g，麦冬 10g，川贝 6g，沙参 10g。

［方药分析］方中银柴胡、沙参、地骨皮甘寒以清虚热；鳖甲入阴分，清热除蒸；白芍、天冬、麦冬、知母养阴润肺；川贝止咳化痰。

［加减法］

（1）阴虚内热较重者，加青蒿梗 6g，芳香退热。

（2）阴虚阳亢、热伤血络而咯血者，加芦根 20g、茅根 20g、赤芍 10g、小蓟 10g，清热凉血，养阴退热。

（3）火郁于内，症见口干舌绛，畏寒怕冷，治宜苦宣折热方法，用苦桔梗 10g、栀子 6g、淡豆豉 10g、黄芩 10g、炒连翘 10g、玄参 10g、麦冬 10g。

（4）肾阴亏虚，水不生金，宜补肾增水，润肺止咳，可加用生地 10g、熟地 10g、芡实米 10g、百合 10g、生牡蛎 10g。

（二）内热阴伤

［主症］血虚木郁日久，阴分早伤，阴虚则阳亢，亢则化火，灼阴伤肺，见心烦，干咳无痰，口干，便秘，舌红，脉多细数。

［治法］滋阴清热，调肝疏郁，肃肺止咳。

　　[方药] 前胡 6g，柴胡 6g，沙参 12g，生石膏 12g，天花粉 12g，川贝 10g，白芍 12g，石斛 12g，知母 6g。

　　[方药分析] 方中沙参、天花粉、石斛养阴润肺，生石膏、知母清气泄热，柴胡以疏调木郁，白芍养阴柔肝，前胡、浙贝宣阳化痰止咳。

　　[加减法]

　　（1）若木郁较重，大便干结，夜梦纷纭，舌绛起刺，宜泻肝疏郁，加川楝子 10g、蝉衣 6g、僵蚕 10g、黛蛤散（包）6g、芦荟 2g（研细末冲服）。

　　（2）因血少大便干结者，可加生地 10g、白芍 20g、杏仁 10g，润肠通便。

　　（三）肺气不足

　　[主症] 咳嗽声低气怯，痰多稀白，短气乏力，中脘满闷，面色萎黄，食少便溏，舌胖边有齿痕，苔滑润液多，脉虚数力弱。

　　[治法] 补中益气，止咳化痰。

　　[方药] 黄芪 12g，党参 12g，白术 10g，陈皮 6g，柴胡 6g，半夏 10g。

　　[方药分析] 方中黄芪、党参补中温肺益气，白术益气健脾燥湿，陈皮、半夏燥湿化痰，柴胡疏肝调郁。

　　[加减法] 若肾气亦虚，肾不纳气，治宜益气固肾，可加都气丸或钟乳石 12g、诃子肉 6g、生牡蛎 20g，熟地、仙茅、仙灵脾等药亦可选用。

　　（四）中阳不足

　　[主症] 多见于体丰之人，病程长，朝暮重，面多光亮，四末多见浮肿，痰稀白，咳嗽气呛如水鸡声，畏寒，舌胖润液多，脉沉软而迟。

　　[治法] 温寒化饮。

　　[方药] 干姜 6g，桂枝 6g，麻黄 3g，白芍 12g，甘草 3g，细辛 3g，半夏 10g，茯苓 15g，五味子 12g，生牡蛎 20g。

　　[方药分析] 方中麻黄、桂枝宣肺气以平喘；白芍配桂枝以调和营卫；干姜、细辛温肺化饮；五味子温敛肺气而止咳，并防肺气之耗散；半夏燥湿化痰，蠲饮降浊；茯苓健脾化湿；生牡蛎镇摄止咳化痰。

　　[加减法]

　　（1）若初起有热象而见口干渴者，可加生石膏之类清泄肺热。

　　（2）若年岁过高，正气虚甚者，可酌加甘温益气之品，饮食纳呆、中满者尤当慎重。

　　（3）若肝热而见痰黏者，可加蛇胆陈皮末 1~2 支冲服，以清肝热而化痰浊。

（五）肺肾两亏

[主症] 体质薄弱，面色黧黑，头晕健忘，咳嗽无力，呼多吸少，气不接续，或见汗出肢冷，面青，形体疲惫，颧红，手足心热，舌红干瘦欠润，脉沉软或见脉沉细。本证多见于老年人。

[治法] 填精补肾，敛肺止咳。

[方药] 熟地黄20g，补骨脂10g，金狗脊10g，南百合10g，白芍10g，芡实米10g，生牡蛎20g，五味子10g，款冬花10g。

[方药分析] 方中熟地黄、补骨脂、金狗脊、芡实米等补肾填精，温肾壮阳；南百合补肺肾，止咳嗽；生牡蛎镇咳化痰；五味子敛肺止咳；款冬花止咳化痰。

【小结】

咳嗽乃肺系之疾患，有内伤、外感之分，邪实、正虚之异。外感者多属实，内伤者也不尽属虚。须合参脉、证及病史而断之。治之当以肺为主，宣肃肺气为要法。须注意肺为娇脏，尤忌寒凉。所谓"形寒饮冷则伤肺"者是也。故用药也不宜太过寒凉，以免冰伏邪气，反致咳嗽难愈。

【治验】

案1 张某，女，20岁。

风寒束表，肺气受伤，故恶寒发热，头痛咳嗽，气呛无痰，舌白，脉象浮紧。以辛温解表方法，防其化热增重。饮食当慎。

[处方] 麻黄2g，苏叶6g，苏子6g，生紫菀10g，嫩前胡6g，象贝6g，苦杏仁（后下）10g，枇杷叶10g，鲜芦根30g。

按：本案属风寒外束，肺失宣肃证，治以辛温解表、止咳化痰法。用麻黄、苏叶疏表散寒，生紫菀、嫩前胡、象贝宣阳化痰止咳，苦杏仁、枇杷叶肃肺止咳，配以鲜芦根润肺而不留邪。表邪解，肺气润，则咳嗽平。

案2 陈某，男，30岁。

外感风热，身热咳嗽，头目眩晕，舌黄垢厚，咽红肿痛，脉象滑数。先以辛凉清热方法，防其郁热增重。辛辣、油腻皆忌。

[处方] 薄荷（后下）2g，前胡10g，浙贝6g，苦杏仁（后下）10g，牛蒡子6g，鲜枇杷叶10g，家苏子10g，鲜茅根30g，鲜芦根30g，大青叶12g，连

翘 10g，加味保和丸（布包）15g。

按：本案属风热上受，肺失宣降而致咳。用辛凉清解、肃肺化痰方法。以薄荷轻清疏表，前胡、贝母、牛蒡子宣阳化痰，杏仁、枇杷叶、家苏子肃肺止咳，大青叶、连翘清肺热，茅根、芦根清热生津止咳，加味保和丸健胃消食。

案 3 邱某，男，69 岁。

春寒料峭，咳喘复发，喉中痰鸣，状似水鸡声，中脘满闷不舒，一身酸软无力，舌白苔滑，脉象沉软。证属素体阳虚，湿阻中焦，风寒外束，引动内伤，用射干麻黄汤加减。

［处方］麻黄 3g，射干 6g，茯苓 10g，桂枝 3g，半夏 10g，新会陈皮 6g，冬瓜子 30g。

按：本案根据喉中痰鸣、脘痞、舌白苔滑、脉沉软，辨证属阳虚湿阻，为风寒之邪引发。故用解表散寒、肃肺止咳、健脾化湿方药而获效。

案 4 王某，女，50 岁。

体丰痰湿素盛，咳嗽痰吐白黄，一身酸软，呼吸痰鸣，舌黄垢厚，脉象弦滑且数，全是痰火郁热之象，先以三子养亲汤加减，忌食咸味为要。

［处方］苏叶（后下）6g，苏子 10g，白芥子 3g，冬瓜子 30g，莱菔子 10g，皂角子 6g，杏仁（后下）10g，泽泻 10g，甜葶苈 10g，焦三仙各 10g，花槟榔 10g。

按：本案属痰火郁热，阻于肺经，肺失宣肃，发为咳嗽。故用苏叶宣阳疏郁，苏子、白芥子、冬瓜子、莱菔子等药肃肺涤痰止咳，焦三仙、花槟榔调中导滞，从生痰之源论治。本方重用祛痰之药，痰去郁开而热解，而非大量应用苦寒泄肺之剂。

案 5 赵某，女，6 岁。

百日咳将近 1 个月，每于晨、暮咳热尤甚，重则呕吐痰水，舌红，苔腻根厚，脉象弦滑且数，先以肃降化痰，防其咳血大作。辛辣皆忌。

［处方］苏叶（后下）6g，苏子 10g，杏仁（后下）10g，前胡 6g，川贝 6g，白前 6g，百部 10g，焦三仙各 10g，水红花子 10g，赤芍 10g。

按：本案病属百日咳，根据咳嗽，脉弦滑且数，舌红苔腻根厚，辨证属热邪未解，肺失宣肃。所以用疏表解郁、肃肺化痰方药，以防咳血大作。

案 6 孙某，男，9 岁。

咳嗽阵作，痰吐不多，唇红目赤，口渴思饮，脘腹胀满不舒，大便三四日未行，全是痰火积滞内蕴，上迫于肺，拟肃肺化痰，导滞通腑法。

［处方］炒莱菔子 10g，水红花子 10g，苏叶 3g，苏子 3g，皂角子 6g，大黄

3g，黄芩 6g，保和丸（布包）3g，大腹皮 10g，大腹子 10g。

按：本案属内伤咳嗽，根据渴饮、腹满、大便三四日不行，辨为痰火积滞内蕴，上迫于肺，肺失宣肃证。故治疗用炒莱菔子、水红花子、大黄及大腹皮、大腹子等消食导滞，保和丸导滞和胃，苏叶宣郁，苏子、皂角子肃肺化痰，数剂收功。

案 7 彭某，女，60 岁。

老年肺肾不足，咳喘经常发作，面目浮肿，腰酸肢软，日暮下肢肿势尤重，呼吸短促，畏寒，四肢不温，全是肺肾不足，中阳又虚。温肾阳，以补其肺，化湿饮，肃降止咳。

［处方］款冬花 10g，炙黄芪 10g，熟地黄 25g，清半夏 10g，霞天曲 12g，象贝 10g，陈皮 10g，南百合 12g，川贝 10g，生牡蛎 15g，远志肉 10g。

按：老年之体，肺肾不足，中阳又虚，故见面目浮肿、腰酸肢软、畏寒、呼吸短促等症，所以用健脾益气、温肾壮阳、补肺肃降止咳之方药而获效。

第三节　哮喘

【概述】

哮喘皆为肺经疾患，表现为呼吸困难。喘以呼吸急促、张口抬肩、鼻翼翕动为特征；哮则表现为喉间痰鸣漉漉，喘息有声。哮与喘金元以前统属于喘促一门，中医文献多不加区别，合称哮喘，但二者性质实有不同。简而言之，哮有宿根，每因气候变化或饮食不慎等诱因而发作，平时无所苦；喘则多并发于各种急、慢性疾病中，随原发疾病的变化而加重或减轻。哮必兼喘，但喘未必兼哮。由于哮喘均与肺有关，且病因病机有相类似处，故本节仍将二者放在一起讨论。西医学之支气管哮喘、慢性喘息性支气管炎、肺炎、肺气肿、心源性哮喘等，可以参照本节治疗。由于严重喘促持续不解，可发生虚脱，因此，病情严重时，可先给氧或采取其他应急措施，以免延误病情。

【病因病机】

引起哮喘发生的原因很多，病情变化亦颇为复杂。风寒、风热之邪犯肺，使肺之宣发肃降功能下降，肺气不利，呼吸急迫则哮喘发作；饮食不慎，损伤中焦脾胃，水湿不化，蕴湿成痰；或肺火素旺，蒸津成痰，痰阻气道，肺气壅阻，宣降不得，气逆作喘；若痰湿蕴久化热，痰热互阻，热迫痰壅，则更易作喘；情志不遂，郁怒伤肝，逆乘肺金，肺之肃降无权，亦能致喘；久咳伤肺，气阴两虚，或虚损伤肾，肾气不固，摄纳失司，则呼吸无力，短气喘促。根据病邪的虚实不同，哮喘大致可有虚实两证。因于外邪、痰浊和肝郁气滞而成者为实证；由于精气不足、肺肾虚弱所致者为虚证。因为哮证病有宿根，每由于内伏之痰为诱因，触动而发，不发作时亦如常人，故哮证发作多实，缓解之后多虚。哮喘之实多归于肺，其虚多责之于肺、肾两脏。二者发展到最后为严重阶段，不但肺肾俱衰，心阳也同时受累。心阳受累则可见血行涩滞，面色、唇舌均见青紫，同时心气虚而不敛阳，汗液大量外泄，导致心阳更虚，往往易发虚脱。哮喘持续加重的原因主要是阳虚水泛或阴虚火升，上干于肺。

【辨证】

喘宜辨虚、实。《医学正传》说："喘之为证，有实有虚，治法天渊悬隔者也。"临床辨证，实喘气长有余，声高气粗，呼出为快，脉数有力，病势急骤；虚喘气短难续，气怯声低，深吸为快，脉微弱无力，病势稍缓。哮多分寒、热。哮证有发作期和缓解期。缓解期症状不明显，故无所苦；发作期，病多属实，其发病初起骤然，亦可有前驱症状如喉痒、打喷嚏之类，状似过敏。临床哮有冷、热之分，冷哮表现为痰白而黏，或稀薄多沫，胸闷如窒，面色晦暗发青，舌苔白滑，脉多浮紧；热哮常见胸高气粗，咳呛阵发，痰黄稠而黏，咳吐不利，胸闷不安，汗出，喜饮冷，舌红，苔黄腻，脉滑数。冷哮日久，则可转为热哮，是寒痰化热，表示疾病加重。

【论治】

哮喘的治疗总以祛邪扶正为大法。初起病属实者，治在肺，法以祛邪展气、宣肺降逆为主；病久见虚象，治肺、脾、肾，多以培补摄纳为法，兼以清利肺气。《医学正传》云："未发时，以扶正气为主；已发后，以攻邪为主。"临床可宗此论。至于虚实夹杂之证，当权衡标本，分清主次，随症加减。

一、实证

（一）风寒束肺

[主症] 风寒之邪自皮毛而入，内舍于肺，邪实气壅，肺失宣降则胸满咳

喘，甚则汗出，头痛恶寒，痰多稀薄，发热不渴，周身酸楚，舌苔白腻，脉浮紧。若内蕴之寒痰为外寒引动，痰升气阻，则可致喉中作痒，胸闷如窒，面色晦暗，成为冷哮。

［治法］疏散风寒，祛邪宁肺。

［方药］麻黄 1.5g，桂枝 1.5g，杏仁 10g，苏梗 6g，苏叶 6g，苏子 6g，半夏 10g。

［方药分析］用麻黄、苏叶、苏子宣肺定喘；用桂枝辛温解肌，以通阳化寒；半夏降逆；杏仁、苏梗以畅胸阳。

［加减法］

（1）痰涎稀薄如泡沫样，胸闷息粗，口不渴，伴头痛、发热、恶寒者，此表寒外束，内有寒饮。治宜温化寒饮，肃降肺气。上方加细辛、干姜、五味子，或用小青龙汤。

（2）痰白黏稠难咳，呼气困难，胸中满闷，唇甲青紫者，此肺中寒饮上迫。治宜温肺化痰利咽，可用射干麻黄汤。

（3）药后汗出而喘仍作者，此表邪仍在，肺气不利。治宜宣肺化痰。可用桂枝加厚朴杏仁汤。

（4）喘满心烦，口干，苔黄白相兼，此为寒包火之证。治宜散表寒，清里热。主方中加石膏、豆豉、山栀之类。

（5）喘则面白汗出，四肢不温，乏力倦怠，气短难续，舌淡胖，脉沉弱者，此上盛下虚证。治宜补肺气以定其喘，温寒痰以畅中阳。可用苏子降气汤、补肺阿胶汤合方治疗。

（6）喘作期间，大便难行者，加瓜蒌仁、大腹皮、枇杷叶。

［附注］冒风凉作喘证，京都名医汪逢春先生每用淡豆豉、前胡、麻黄汤（煮透去麻黄勿用）、厚朴、半夏、杏仁、枇杷叶、茯苓等取效，可资参考。

（二）风热犯肺

［主症］风热犯肺，热盛气壅，肃降无权，故喘促气急，胸高气粗，痰黄黏稠，咳痰不利，若风热之邪触动内蕴之痰热，痰随热升，搏击咽喉，辘辘有声，发为热哮。风热上受，尚有烦闷不安，口渴喜凉饮，身热汗出，舌红，苔黄腻，脉浮滑或浮数。

［治法］宣肺泄热，化痰降逆。

［方药］生石膏 12g，苏子 10g，前胡 6g，生甘草 3g，苏叶 6g，杏仁 10g。

［方药分析］本方以苏叶、苏子、前胡宣肺降逆，杏仁润肺定喘，用生石膏以清胃热，热清则喘定。

［加减法］

（1）喘逆目如脱状，此风水相搏，热气奔迫，治宜宣肺清热化痰。可用越婢加半夏汤。

（2）面胀红，气粗声高，痰黄黏稠难咳者，此为热淫于内，炼津成痰。治宜清化痰热。可用麻杏石甘汤加桑叶、菊花、桑白皮、黄芩、瓜蒌。

（3）咳喘痰血者，此为热伤肺络，治宜清热以宁肺络而止血，可用桔梗汤合千金苇茎汤。

（4）时值炎夏，喘则汗出，身热倦怠，尿短赤黄者，此为暑热伤肺，治宜消暑化湿，益气生津。可用白虎加人参汤或酌加六一散。

（5）痰黏难咳，胸闷且痛者，痰热壅气，治宜肃肺化痰，主方加葶苈子、旋覆花。

（6）喘而痰多，苔白腻，脉弦滑者，此为痰浊内盛，治宜清化痰浊。主方加苏子、莱菔子、白芥子。

（7）痰少而黏或无痰，气短难续，盗汗虚烦，舌红少津者，此为病久阴虚，治宜益气养阴润肺，用麦门冬汤加沙参、麦冬、五味子。

（8）喘满大便秘结者，此为肺气不宣，肠腑之气不降，治宜通降肺气，主方加瓜蒌仁、大黄、枳实。

（三）痰湿壅肺

［主症］湿痰素盛，壅阻肺窍，呼吸不利则喘咳、痰多、胸闷，痰色白且黏，咳出不爽，恶心纳呆，大便不畅，苔垢厚，脉濡滑略弦。

［治法］化痰利窍，肃肺平喘。

［方药］苏子10g，白芥子6g，冬瓜子12g，莱菔子10g，甜葶苈6g，大红枣5枚。

［加减法］

（1）喘促气短，神疲乏力，面萎不华者，中气不足，体质薄弱。治宜健脾化痰，主方减药量并加二陈汤。

（2）恶寒发热头痛者，此为表邪未消。治宜疏散表邪，化痰宁喘。主方加苏叶、茅根。

（3）气粗声浊，痰稠浊，舌红苔垢厚，溲黄口干，脉滑数者，此为痰郁化热。治宜清热化痰。主方加黄芩、杏仁、前胡、款冬花、生海石、生蛤壳。

（4）痰色黄稠难咳，面涨红，气难出者，痰热壅阻，方中加黛蛤散、川贝，重者加礞石、大黄。

（5）咳痰腥臭，苔黄腻厚，脉滑数有力，此为热毒夹痰伤肺。治宜清热解毒，化脓排痰。主方加鱼腥草、茅根、芦根、瓜蒌、黄芩。

（6）喘促胸闷，胃脘痞满，呕恶纳呆，苔黄垢厚者，此为食滞于中。治宜消食导滞，化痰平喘。主方加焦三仙、保和丸。

（7）喘促心烦，夜不成寐，口苦者，痰热上扰。治宜清化痰热。主方加竹茹、枳壳、菖蒲。

（四）肝郁肺胀

［主症］平素忧思气结，复因精神刺激，肝气上逆犯肺，肺金肃降失司，胸中气满，则呼吸短促而喘，咽中不适，甚则胸胁作痛，常伴有心悸、不寐，苔薄舌红，脉弦。

［治法］疏肝解郁，降气平喘。

［方药］苏梗 10g，枳壳 6g，川楝子 12g，沉香 3g，杏仁 10g，木香 6g，大腹皮 10g，大腹子 10g，台乌药 6g。

［加减法］

（1）气逆而喘，面红喉干，咳引胸痛者，此肝郁化火。治宜清泄肝热。主方去沉香、台乌药加青黛、黄芩、柴胡、瓜蒌仁。

（2）眩晕欲仆者，此为肝郁化热，上攻头目。治宜解郁疏肝泄热。主方加菊花、蝉衣、珍珠母、夏枯草。

（3）脘腹胀满，食入不化者，此为饮食积滞。治宜消食导滞、理气化痰。主方加莱菔子、鸡内金。

（4）心烦不寐，舌红，脉弦者，此为肝热上扰神明。治宜解郁泄热平肝。主方加炒枣仁、远志、生龙骨。

二、虚　证

（一）气阴两虚

［主症］肺虚不能纳气，故呼吸急促，言语乏力，自汗畏风，或咽喉不利，夜寐不安。肺虚卫阳不固，腠理不密，外邪易犯机体，气候骤冷时尤为明显。宿痰内伏之人，每易导致哮喘发作。肺虚作喘，舌多胖嫩，脉微弱。

［治法］益气养阴，补肺定喘。

［方药］人参（研冲）3g，五味子 10g，麦冬 10g，茯苓 15g，诃子肉 10g，芡实 15g。

［加减法］

（1）吐痰稀薄，时觉形寒，口不渴者，此中阳不振。治宜温中散寒，健脾益气。主方去麦冬，加干姜、黄芪、甘草。

（2）痰黄稠，呛咳者，此为肺虚痰热。治宜清虚火，化痰结。主方易人参为沙参（或西洋参），加黄芩、知母。

（3）喘促，气短难续，肢冷面青者，此为肺肾虚弱。治宜温肾补肺。主方加熟地、蛤蚧尾（另煎兑）。

（4）肺虚之人，平时宜用玉屏风散或桂枝加黄芪汤，以补肺固卫。若平素咳嗽痰多，食少脘痞，每多食用海腥之品而作哮喘者，此属过敏体质，多为脾胃虚弱，宜健脾化痰，可常服六君子汤。若有肝胆郁热可用温胆汤。

（二）肺肾阴伤

［主症］燥热淫肺，耗液伤阴，肺失濡润，则咳喘胸痛，咽干口渴，胸中烦躁，痰黏如胶，溲黄便秘。燥热引动伏痰，搏击气道则可发为哮鸣，其声啾啾然。燥热迫肺，舌红津少，苔白糙老，脉滑数。

［治法］甘寒育阴，润燥平喘。

［方药］沙参 15g，知母 6g，麦门冬 10g，地骨皮 10g，玉竹 10g，阿胶（烊化）10g，桑白皮 6g，川贝 3g。

［加减法］

（1）面红，心烦躁动，唇红口干者，此为邪热淫盛。治宜养阴润燥，清除烦热。主方加天花粉、淡豆豉、炒山栀。

（2）咽红咽痛者，痰热结于喉中。治宜清咽利膈。主方加桔梗、甘草、橘红。

（3）痰胶黏如块者，此燥热炼液而成。治宜养阴润肺，咸寒软坚化痰。主方加海浮石、生牡蛎、海蜇、荸荠、黛蛤散。

（4）大便干燥带血者，此燥热之邪淫及肠腑。治宜养阴润肺，润肠通便止血。主方加白茅根、赤芍、炒地榆、小蓟、瓜蒌仁。

（5）喘促而夜寐不实者，此多虚火夹痰，上扰心神。治宜滋阴清肺，化痰宁心。主方加炒枣仁、远志、玄参、生牡蛎。

（6）咳喘减轻，脉渐细弱，舌红转浅，津液渐润，此为病久阴血受伤。治宜滋阴养血。主方加白芍、生地黄、旱莲草、女贞子、清阿胶。

（三）肾阴不足

［主症］肾为五脏之根，下元不固，摄纳失司，故喘促久延，呼多吸少，动则气短难续，腰痛乏力，咽痛，手足心热，脉微弱无力。

［治法］固肾助阳，补水生金。

［方药］熟地15g，党参6g，芡实15g，白芍15g，茯苓15g，诃子肉10g，五味子10g，胡桃肉10g，生牡蛎30g，蛤蚧1对（另煎兑），黑锡丹3g（分两次服，量宜少，慎用）。

［加减法］

（1）心烦难寐，舌红，脉细数者，此为虚热内扰。治宜滋阴敛肺，清热除烦。主方易党参为沙参，易熟地为生地，加石斛。

（2）兼头痛、恶寒发热者，此夹表证，治宜佐用解表法。主方加苏叶、杏仁、枇杷叶。

（3）喘逆加剧，烦躁肢冷，汗出如珠，脉浮大无根，此为心阳欲脱。治宜益气回阳。急进参附汤加龙骨、牡蛎粉，并吞服黑锡丹或紧急抢救。

（4）当哮喘未发时，肾虚患者宜平补肺肾两脏，可用党参、黄芪、胡桃肉、紫河车等。

（5）喘延日久难愈，此肺肾又虚，主方加人参、蛤蚧以固肺肾之气。

【小结】

以上所述仅是哮喘的常见类型。临证之时虚实夹杂者亦较普遍，医者不可不知，贵在审察病机，随证论治。如喘咳痰多胸闷，动则气喘尤甚，腰膝酸冷，汗出心悸，小便频数，脉濡软者，是痰壅于上、肾亏于下之候，可用苏子降气汤化痰降逆兼温肾纳气；若咳喘心悸，不能平卧，肢体浮肿，舌淡胖嫩者，乃阳虚水气凌心，可用真武汤温肾行水。

临床治疗哮证，尚可用敷涂法和搽洗法。如《张氏医通》有白芥子涂法，汪逢春先生几十年前曾施喘药外敷大椎，药即以白芥子为主，有一定的效果。可以配合汤剂应用。

哮喘之证，由肺气壅实者，祛邪利气则愈，治疗较易；若为根本不固者，补之未必即效。小儿哮证患者随年龄增长，肾气日盛，肺气渐旺，辅以药物治疗，注意避免诱发因素，多可获愈。成年患者，反复发作者，多因不注意生活调摄，不守禁忌，又不锻炼，故难痊愈。

总之，哮喘病治疗重在平时护养。发病时据脉、舌、色、症审因论治，可使病情得到缓解。缓解期宜注重综合调理，以防复发。应做到生活规律，起居有时，适寒温以防感冒，避免忽冷忽热；慎饮食，忌食寒凉生冷、辛辣、肥甘、海腥等物，饮食应以五谷和新鲜蔬菜为主；调和情志，心情保持畅快，避免恼怒、忧思等不良刺激；还应坚持锻炼身体，多做室外活动，增强体质，提高抗病能力，从而减少复发，逐渐达到根治。

【治验】

案1 费某，男，50岁。

风寒外束，咳喘复发，自觉背部形寒，一身酸软无力，舌暗，苔白腻，脉象浮滑，按之弦细，体质薄弱。风寒触动，旧疾复发，先以辛温发汗，稍佐肃降定喘。

麻黄1.5g，桂枝1.5g，杏仁9g，枇杷叶9g，半夏9g，厚朴7.5g，细辛0.9g，茯苓9g，苏叶9g，苏子9g。

按：哮喘宿疾之人，风寒触发，肺气失宣；哮喘日久，寒湿之邪蕴郁于内，困阻于肺，肺气失降，肺失宣肃，则肺气上逆，上逆为咳，甚则哮喘。治疗用麻黄汤加味，辛温发汗以散表寒，辛温苦燥以除寒湿。麻黄、桂枝辛温发汗；杏仁苦、微温，润肺化痰止咳，配合麻黄使用，并能宣肺降气，止咳平喘；枇杷叶苦、平，化痰止咳，降气肃肺；苏叶、苏子辛温，疏风化痰止咳；细辛辛温，祛风散寒，温肺化饮；茯苓、半夏辛温苦燥，化湿理气；厚朴辛、苦、温，行气燥湿，降气平喘。

案2 单某，男，25岁。

咳喘痰鸣，心烦急躁，渴思冷饮，舌红，苔白浮黄，脉象洪滑有力。热郁于肺，仿麻杏石甘汤法。饮食当慎。

麻黄1.5g，杏仁9g，甘草6g，生石膏24g（打碎、先煎），浙贝12g，前胡6g，苏子6g。

按：本案患者痰热蕴肺，肺失清肃，肺气上逆，气夹痰升，则咳喘痰鸣；热邪伤津，故渴思冷饮，舌红苔黄；热邪上扰于心，心神不宁，而见心烦急躁，热迫血行；痰阻脉道，故脉象洪滑有力。用麻杏石甘汤治疗，既疏在表之风热，导邪外出，又清在里之痰热，以利肺气清肃。麻黄辛温，发汗解表，宣肺平喘；

杏仁苦、微温，宣肺化痰，止咳平喘；石膏甘、寒，清肺止津，配合麻黄使用，清肺、宣肺之功兼备，即可使肺气清肃；甘草甘、平，润肺止咳；再用浙贝苦寒清热化痰止咳，以增强麻杏石甘汤之清化痰热之力；前胡、苏子辛温，疏风宣肺，化痰止咳，以增强麻杏石甘汤之解表宣肺之功。

案3 宋某，女，38岁。

体质薄弱，哮喘有年，每遇气候变化，喘鸣即作，舌暗，苔白滑润，面色萎黄。先以调和营卫、镇咳平喘，缓图补正。

桂枝15g，白芍9g，甘草6g，生姜6g，大枣5枚，生龙骨（先煎）18g，生牡蛎（先煎）18g。

按：此案患者哮喘日久，每遇气候变化即作，属素虚易感之体，系营卫不和，表虚肌疏，表虚受邪，触发旧疾，哮喘发作。治疗先以调和营卫、镇咳平喘，用桂枝加龙骨牡蛎汤，哮喘平缓之后，再图补正固本。桂枝加龙骨牡蛎汤中，桂枝辛温，解肌发表，通阳散寒；芍药苦、酸、微寒，养血敛阴，与桂枝合用，则可调和营卫，使营卫和而表邪去；生姜辛、微温，发汗解表，温中止呕，温肺止咳；甘草甘、平，润肺止咳，益气和中；大枣甘、温，益气养血；生姜、甘草、大枣与桂枝、芍药相配，增强调和营卫、益气养血之功；再用龙骨、牡蛎咸寒重镇，潜纳虚阳入肾，镇咳平喘。

案4 文某，男，59岁。

素体肺肾两亏，寒饮中阻不化，哮喘发作，舌白滑润，胖嫩液多，两脉沉细且弱，面色萎黄无华，化饮邪以畅胸阳，补下元金水相生，喘逆可平。

麻黄1.5g，桂枝6g，干姜2.1g，白芍9g，细辛1.5g，半夏9g，五味子2.1g，炙甘草6g，茯苓9g，生牡蛎18g，熟地24g。

按：此案患者肺肾两虚，为金水不足之体，而又有寒饮内蓄。寒饮乘虚郁阻于肺，肺气失于宣发、肃降及通调水道，则肺气上逆，寒饮痰浊亦随之上行，互阻喉间，故喘咳气促，喉间痰鸣；寒饮水泛，水不化气，而见舌白滑润，胖嫩液多；寒饮阻滞，脉道不利，故两脉沉细；体虚久病之体，气血失养，故脉弱、面色萎黄无华。治宜小青龙汤加味。麻黄、桂枝辛温解肌、宣肺通阳、止咳平喘；细辛温肺化饮；干姜辛热温暖肺胃，以化寒饮；白芍、五味子酸、甘、苦、咸、微寒，收敛肺气，养血敛阴，以防病久由肺及肾，两味寒药也可牵制温热之药以防温燥太过；半夏辛温燥湿化痰、降逆止呕；茯苓甘、淡、平，利水渗湿；熟地甘、微温，益肾填精；生牡蛎咸寒，潜虚阳入肾，助肾主纳气。全方具有温肺化饮、补益肺肾之功，以达寒饮除、哮喘平之目的。

第四节 痰饮

【概述】

痰饮，是体内津液不得输布运化，停积为患的一种疾病。痰与饮同出一源，全是水饮内停所致，本同标异。痰为黏稠之饮，饮为清稀之痰。二者在一定条件下可以相互转化。如《证治汇补》云："积饮不散亦能变痰。"但分别而言，又各有特点。痰属阳多热，饮属阴多湿；痰多为热，饮多为寒。但具体情况又当具体分析。

早在《内经》中就有了"溢饮""积饮""水饮""饮发中满食减"等提法。《内经》中虽无"痰"字，但有"唾""唾涕""淡"之称，义同于痰。古时"痰"字本作"淡"。《金匮要略》中，首创"痰饮"之名，并有"痰饮咳嗽病脉证并治"专篇讨论病名、分型、病机、临床表现、治疗等，分痰饮、悬饮、溢饮、支饮四饮，并提出"病痰饮者，当以温药和之"的大法。为后世辨证施治本病的主要依据。

晋汉以前，中医主要论述了饮病学说。自隋唐至金元，在饮病学说的基础上，又逐渐发展了痰证的学说，《症因脉治·痰症论》："痰之为病，变化百出，皆内因七情、外感六气、中宫失清化之令，熏蒸结聚而成，须分所兼之邪治之，有风痰、湿痰、燥痰、郁痰、食痰五条。夫风痰有外感与内伤；湿痰、燥痰有外感，也有内伤；郁痰、食痰有内伤无外感。"一般把痰证分两大类："因病而生痰者，有热痰、寒痰、风痰、湿痰、燥痰等。因痰而致病者有痰饮、痰火、痰包、痰核、痰症、顽痰、伏痰、宿痰等病证。"

西医学中的急慢性支气管炎、支气管哮喘、渗出性胸膜炎、耳源性眩晕、胃肠功能紊乱、不完全性幽门梗阻、神经官能症、癫痫、甲状腺肿大等病，可以参考本节进行辨证论治。

【病因病机】

痰饮的产生，主要为水谷精气的运化、输布失调所致。《诸病源候论》云："痰饮者，由于气脉闭塞，津液不调，水饮内结在胸府，结而成痰。"饮食水谷在脾胃，化生为水谷精气，水谷精气又必须经脾的输布转化，得肺之治节，肾阳之蒸腾及三焦气化的作用，可化为血，或为津液，输布、营养全身，发挥多种生理作用之后，变为浊气、汗液、尿液，排出体外。若肺失治节，脾不健运，肾阳不能蒸腾，三焦失于气化，则水谷精气不得输布，生化停滞，遇阴寒则聚而为饮，遇火热则煎熬成痰。《金匮翼》中说："人之有形，借水饮以滋养，水之所化，凭气脉以宣流。盖三焦者，水谷之道路，气脉之所始终也，若三焦调适、气脉平均，则能宣通水液，行入于经，化而为血，灌溉周身。设三焦气涩，脉道不通，则水饮停滞，不得宣运，因之聚饮。"强调三焦气机通畅在痰饮形成中的重要性。水谷精气凝聚成痰，虽与肺、脾、肾、三焦功能失常有关，但中焦脾失健运、斡旋不行是产生本病的关键。因脾失健运，则上不能输精以养肺，下不能助肾以制水，必致水液津气内停，流溢各处，积而成痰饮。故《四圣心源》中亦云："痰饮者，肺肾之病也，而源于土湿；肺肾为痰饮之标，脾胃乃痰饮之本。"

形成饮证的病因大致有外感寒湿、饮食不节、恣食饮凉、阳气虚弱等几类。痰证之成因则有外感湿邪或风热、脾阴不足、肾阴肾阳亏虚等几方面，其他如肝气疏泄，横逆克脾，影响脾之运化，聚湿生痰；肺热且燥，津液不足或情志不遂，气郁化火，煎熬津液而成痰。

【论治】

（一）痰湿阻肺

[主症] 痰湿内蕴，风邪外袭，胸胁满闷，时或烦躁，咳痰清稀，多是泡沫，时时恶风汗出，面部发青，舌苔白腻，脉象弦滑。

[治法] 疏风宣肺，肃降化痰。

[方药] 前胡 6g，浙贝 12g，紫菀 6g，杏仁 10g，陈皮 10g，半夏 10g，胆南星 10g，钩藤 10g。

[加减法]

（1）若表邪未解，尚有寒热，甚则头项强痛，必须重用疏表宣肺，方中加苏叶 6g；若寒多热少者，则加麻黄 3g、葛根 6g。

（2）若痰饮，加重化痰之品，如半夏 10g、瓜蒌 10g、浙贝 10g。

（3）若舌苔腻、根厚者，食滞停留也，当佐以消导，加莱菔子 10g、焦三仙各 10g。

（二）痰热蕴肺

[主症] 咳嗽痰多，其痰色黄黏稠，或结成痰块，心烦，口干思凉，面赤唇焦，阵阵汗出，大便干，小溲黄少，舌红，苔黄根厚，脉洪滑数。

［治法］苦泄其热，肃降化痰。

［方药］黄芩 12g，炒山栀 10g，前胡 6g，生石膏 25g，杏仁 10g，莱菔子 12g，冬瓜子 30g，瓜蒌 30g，大黄 6g，芦根 30g。

［加减法］

（1）若属痰热较重，或兼肝热阴伤之时，可加黛蛤散（布包）10g 或青黛（冲服）6g。

（2）若属痰实火热，当加苏子 10g、莱菔子 10g、白芥子 6g，或再加葶苈子 3g 以泄肺热。如大便干结者，可加生大黄 3g 以泄实热。

（3）咳嗽较甚者，加枇杷叶 10g、浙贝 10g、百部 10g。

（三）阴虚燥痰

［主症］阴虚热盛而成燥痰，痰火郁热日久，肺阴受伤，气粗喘促，痰黏成块，或胶黏如米粒，舌瘦质红尖绛，脉象细弦小数。

［治法］清燥救肺。

［方药］沙参 15g，麦冬 12g，生桑皮 12g，地骨皮 12g，玉竹 10g，生海石 12g，黛蛤散（布包）12g，旋覆花（布包）10g，玄明粉（冲）1.5g，全瓜蒌 30g。

［加减法］

（1）若肺热较重者，可加黄芩 10g、苏子 10g、冬瓜子 30g、甜杏仁 10g。

（2）若属肺阴不足，阴虚热灼，干咳痰稠而少，甚则痰中带血，加阿胶（烊化）10g、远志 10g、天冬 10g、南百合 10g、白芍 15g。

（3）若潮热盗汗而痰中带血丝者，加丹皮 10g、赤芍 10g、藕节 15g 以凉血清热养阴。

（4）若恶寒发热，鼻干舌燥者，加杏仁 10g、菊花 10g、桑叶 10g。

（四）痰浊中阻

［主症］体肥面白，湿邪素盛，痰湿不化，肢体沉重，嗜卧乏力，脘腹胀满，咳嗽朝暮为甚，舌苔白腻，脉象滑濡。

［治法］宣肺和胃，化痰肃降。

［方药］苏梗 10g，半夏 10g，橘皮 10g，枳壳 10g，白术 6g，远志 10g，茯苓 12g，炙甘草 3g。

［加减法］

（1）若咳吐痰多味浊者，可加鱼腥草 10g、芦根 10g、冬瓜仁 30g、蒲公英 10g。

（2）若痰浊眩晕者，重用白术 12g、半夏 15g，加天麻 6g。

（3）若呕吐、恶心者，重用半夏 15g，加生姜 5g。

（五）脾肾阳虚，寒饮内停

［主症］中阳不足，命火式微，火不生土，水湿不化，症见面色黧黑，四末欠温，心虚且悸，痰多清稀，味咸，舌胖润滑，脉象沉迟。

［治法］温阳化饮。

［方药］茯苓 30g，桂枝 10g，白术 10g，甘草 10g，肉桂 3g，淡附片（先煎）6g，吴茱萸 10g。

［加减法］

（1）若药后中阳渐复，寒饮渐化，可改用桂附八味丸以温养下元。

（2）若湿邪较重时，用补中益气丸加二陈汤服用，或用七味都气丸。

（3）若脐下动悸，吐涎沫而巅眩者，仿五苓散意，化气行水。

（4）若呕吐、眩晕甚者，加半夏 10g、生姜 5g 以和胃降逆。

（六）饮停胸胁

［主症］水饮停留，积而不化，停于胁下，如物悬挂，胸胁胀满疼痛，遇咳喘气粗则胁下疼痛，脉沉弦，舌淡，苔白滑。

［治法］攻逐水饮。

［方药］旋覆花（布包）10g，苏子 10g，莱菔子 10g，白芥子 3g，芫花炭 3g，当归须 4g，乳香 2g。

［加减法］

（1）若胁下刺痛较甚，乃饮邪入络，仿香附旋覆花汤意，加香附、红花、赤芍以疏通脉络、活血散结。

（2）若咳喘较甚者，加杏仁 10g、枇杷叶 10g、前胡 6g，降肺气以助化饮。

（七）饮溢四肢

［主症］饮水流行，归于四肢，当汗出而不汗出，身体痛重，脉沉紧，舌苔白滑，此属水饮泛滥，寒邪外来，闭其孔窍。

［治法］解表化饮。

［方药］麻黄 3g，桂枝 6g，杏仁 10g，炙甘草 3g，干姜 3g，白芍 10g，细辛 3g，半夏 10g，五味子 3g。

［加减法］

（1）若外寒里热者，仿大青龙汤意，用药如桂枝 10g、麻黄 3g、杏仁 10g、炙甘草 3g、生石膏 30g、生姜 3g、大枣 3 枚。

（2）若咳喘、痰多白沫者，加白芥子 6g、白附子 3g 以助温肺化饮。

（3）若四肢肿胀较甚者，加茯苓 15g、苍术 10g、白术 10g 以助消肿。

（八）饮犯胸肺

［主症］水饮停积心下，支撑于肺，咳喘胸满，不能平卧，呼吸困难，痰如白沫而量多，心下动悸，舌苔白腻，脉弦紧。

［治法］温散水饮，兼以泄肺。

［方药］苏叶 5g，苏子 5g，杏仁 10g，前胡 6g，半夏 10g，细辛 3g，五味子 3g，甜葶苈 3g，麻黄 3g。

［加减法］

（1）如外寒引动宿饮者，仿小青龙汤意加减。

（2）若症见咳逆倚息，不能平卧，气短，形肿胸满，喉中如水鸡声，则当仿射干麻黄汤发表下气，涤饮平喘。

（3）若咳喘胸满，痰涎壅盛，形体壮实者，当用葶苈大枣泻肺汤泻肺行水，下气平喘，以治其标。

（4）若虚实错杂，饮邪夹热，症见喘满，心下痞坚，面色黧黑，宜木防己汤加减。

（九）饮留胃肠

［主症］阳气不足，水停不化，水走肠间，辘辘有声，胸胁支满，目眩气短，苔白滑润，脉见沉弦或沉缓而滑。

［治法］温阳化饮。

［方药］茯苓 30g，桂枝 10g，白术 12g，炙甘草 10g，半夏 10g，陈皮 10g。

［加减法］

（1）若中气虚弱，停痰宿水内留，用延年茯苓饮方法。加党参 10g、枳壳 6g。

（2）若口吐涎沫者，加吴茱萸 3g、川椒 5g，以温胃散寒化饮。

（3）若胸阳壅滞，心下痞满者，减甘草，加枳壳 6g、薤白 10g。

【小结】

痰饮之为病，见症繁多，以邪实居多，而其病本为虚。盖痰饮源于水湿，水湿因于脾虚不运。《金匮要略》云："病痰饮者，当以温药和之。"可为治痰饮之总则。然痰饮化热，又当清之、涤之，不可拘泥而概用温药也。又，痰饮流布一身，变证百出，治之又须调气为先。若痰饮之标证已衰，即当健脾土，使痰饮不复再生，方为治本之法。

【治验】

案 1　张某，男，43岁。

素盛今瘦，水走肠间，辘辘有声，胸中满闷，咳嗽痰白，大便不畅，舌苔腻厚，两脉沉弦。先以三子养亲汤方法。

苏子10g，莱菔子10g，白芥子6g，半夏10g，陈皮10g，大腹皮10g，槟榔10g，服3剂后症状减轻，再以本方进退十余剂而诸症全消。

按：痰饮一证，仲景论之颇详，并提出"病痰饮者，当以温药和之"的治疗大法。本方以三子养亲汤加半夏以温化痰饮，下气止咳；陈皮、大腹皮行气除满；槟榔行气消积导滞。全方下气消痰，使痰浊从下而去，痰去则气机调而诸症消。

案 2　师某，男，60岁。

阴虚则燥生，故舌瘦且干，恼怒之后，痰火郁热，互阻不化，咳嗽痰黏，脉细弦滑数。当用甘寒育阴，润燥化痰。饮食当慎，辛辣皆忌。

生地10g，沙参10g，麦冬10g，地骨皮10g，海浮石10g，瓜蒌30g，黛蛤散（布包）10g，玄明粉2g，桑白皮10g。

服5剂后，舌面津回，痰热亦减，后再进10剂而愈。

按：痰饮之证，兼阴虚者最为棘手，滋阴津则恐助其痰，祛痰饮又惧伤其阴。本案以小量增液汤加地骨皮，清阴分之热，滋已伤之阴；瓜蒌、海浮石、桑白皮、黛蛤散清热化痰止咳，无苦燥伤阴之弊；玄明粉清热通腑，开门驱盗，使痰热从下而去。全方配伍得当，故能获效。

案 3　于某，男，70岁。

中阳不足，命火式微，火不生土，水湿难化，面色㿠白，四肢不温，舌白淡胖，脉象沉软无力。用填补下元、温阳化饮法。

淡附片10g，吴茱萸6g，淡干姜6g，桂枝10g，茯苓皮12g，白术10g，半夏10g，陈皮6g，甘草6g，服5剂后，四肢渐温，又进十余剂而诸症渐愈。

按：年届古稀，阳气衰微，水湿不化，而成痰饮内停之证。方用附片、吴茱萸、干姜既温命火，又补脾阳，使阳气得复，阴寒自散；另以苓桂术甘汤温阳化气，以行水饮；二陈汤健脾化痰。一方三法，丝丝入扣，终使阳气得复，痰饮得消，以获全功。

第五节　痨瘵

【概述】

痨瘵是指因肺脏感受痨虫引起的，以咳嗽咳血、潮热、盗汗、身体逐渐消瘦为特征的一种慢性传染性疾病，即西医学的肺结核病。其病机本质为阴虚，发病过程中常因辗转传变而致五脏亏损。

本病是慢性传染性疾病，主要症状有潮热、盗汗、咳嗽、咳血、失眠、消瘦等。一般的脉象见细小弦数，舌质常红且舌形瘦小，反映出本病的本质为阴虚血少，肝热火旺。故喻昌认为本病"阴虚者十之八九"。

汉以前无痨瘵专名，一般认为《金匮要略》"虚劳病"可以包括本病。《中藏经》称本病为"传尸"。《肘后方》称本病为"尸注""鬼注"。"注"即相互传注之意，是强调了本病的传染性。唐《千金方》称本病为"尸疰""鬼疰"，并将本病列入肺脏病篇，明确本病病位在肺。宋代《三因方》才称本病为"痨瘵"。现在一般都称本病为"痨瘵"。

唐《千金方》提出"劳热生虫在肺"。《外台秘要》也指出，"肺劳热，损肺生虫"，"生肺虫，在肺为病"。认为本病由虚劳内热产生的肺虫引起。《丹溪心法·痨瘵》云："盖劳之由，因人之壮年，气血完聚，精液充满之际，不能保养性命，酒色是贪，日夜耽嗜，无有休息，以致耗散真元，虚败精液……"强调了痨瘵形成的内在因素。

本病的病机，朱丹溪强调是"火盛金衰"。《丹溪心法·痨瘵》又云："痨瘵主乎阴虚，痰与血病。"龚廷贤《寿世保元·痨瘵》则进一步指出："夫阴虚火动，痨瘵之疾，由相火上乘肺金而成之也。伤其精则阴虚而火动，耗其血则火亢而金亏。"清·李用粹《证治汇补·痨瘵》提出"痰瘀稽留"之说，在本病病机方面又有所发挥。

本病的治疗，《三因方》强调"杀虫"。《医宗必读》提出"补虚以补其元，杀虫以绝其根"的治疗大法，其中特别强调杀虫一法，认为"能杀其虫，虽病者不生，亦可绝其传耳"。吴谦《医宗金鉴·杂病心法要诀》则强调养阴，认为"当以诸补阴药治之"。清·唐容川《血证论》强调本病治疗要重视补虚、祛痰两方面。他认为："不治其虚，但杀其虫，病终不愈也。"又认为："究虫之生，乃由瘀血停聚，热蒸湿腐，又被肝风扇动，是以化生痨虫。既变成虫，则从虫治之，而亦须兼去瘀血，以除其根，清湿热以涤其源，息风木以靖病机，聚毒药以杀其虫。"

【病因病机】

本病的致病因素，不外内因与外因两方面。外因是痨虫传染，内因是气血虚弱，阴精耗损。病位在肺。病变性质为阴虚肺热，发病及病机演变主要取决于正气强弱。

1.痨虫传染　痨虫又称肺虫、瘵虫。都是指引起本病的生物性病原。西医学已明确本病的病因是结核杆菌感染所致。痨虫传染是引起本病的基本因素。

痨虫侵袭肺脏，腐蚀肺叶，肺失清肃，而致咳嗽、咳痰、气喘、胸痛；如伤及肺中脉络，则咯血，或痰中带血；痨虫致病最易伤阴，阴伤则虚热生，故见潮热、盗汗等症。

2.阴虚内热，正气虚弱　正气虚弱，阴血亏虚是致病的内在因素。素体薄弱，或嗜欲无度，忧思劳倦，大病、久病后失调，或误治、失治等，耗伤气血津液，正气内虚，抗病力弱，痨虫乘虚内袭伤人，侵蚀肺叶。

本病的形成，往往是内、外因互相作用的结果，而正气不足之人，最易感染成疾。正如《仁斋直指方·痨瘵》所云："人能平时爱护正气，保养精血，瘵不可得而传……精血内耗，邪气外乘。"正气强弱不仅是发病的关键，也是肺痨病传变、转归的决定性因素。如正气较强，则能抗御痨虫，使病变局限并逐渐恢复。

【辨证】

1.详辨主症特点　本病的临床表现及其经过，甚为繁复。但概而言之，则以咳嗽、咯血、骨蒸潮热、自汗、盗汗为主症，可以出现在本病的各个阶段，随其病变的轻重，而有不同表现。因此这些主症，就成为辨证的中心和临床辨证治疗的依据。临床辨证要辨其中何症为主，并据此辨别病理性质、病机演变。如咳嗽为干咳无痰，或痰少质黏，咳吐不爽，咳声轻微而短促，午后或夜间加重，此为气阴两伤之象；骨蒸潮热，发热每于午后开始，暮夜为甚，多数为低热，手摸之初不觉热，久扪则灼手，常为阴虚火旺之象；胸痛，则为肺阴不足，痰瘀阻滞，脉络失和之故。

2. **辨病位** 本病的病位主要在肺，但随着病程的进展，可累及脾、肾，甚则传遍五脏。本病初起，病变部位一般在肺。痨虫袭肺，肺阴不足，肺气受损，多见干咳少痰、咳声低微短促、身疲无力、咯血、咽燥等；肺虚不能输布津液，肾失资生之源，病及于肾，肾阴亏损，虚火扰动，则见骨蒸潮热、梦遗失精、女子经闭等；甚则真阴不足，水不涵木，肝阳亢盛，水火不交，心肝火旺，上炎于肺，消灼肺阴，而为盗汗、不寐、烦躁善怒、胸胁疼痛等；肺气虚又耗夺母气以自养，而病及于脾，脾虚气弱，而见气短、乏力、食少、便溏等；甚则阴损及阳，脾肾阳虚，还可见浮肿、肢冷、气喘、唇舌紫暗等。

3. **辨阴虚、火旺、气虚的不同** 阴虚、火旺、气虚是本病常见的3种病机。在病程的各个阶段，或据体质的情况，而各有不同表现。一般来说，本病初起多见气阴两虚，痨虫侵蚀于肺，先伤肺气，再耗阴血，气阴两虚，清肃之令不行。如素体脾肺气虚，或久咳伤肺，则以气虚为主；如先天禀赋不强，后天消耗无度，阴血虚亏于内，痨虫侵袭，则以阴伤病机为主；如肺痨日久，肺阴伤，久则及肾，肺肾阴血皆亏，则可见阴虚火旺之象；如素嗜烟酒，偏食辛辣刺激，郁热于内，阴血俱伤，痨虫侵袭后，易见火旺之象。

【论治】

（一）咳血

[主症] 咳嗽日久，干咳少痰，痰中带血，甚则咯血，脉细弦小数，舌红少苔、形瘦且干，五心烦热，夜间口渴，两颧红赤，咽喉疼痛，声音嘶哑。

[治法] 养肺阴，润肺燥，清热止红。

[方药] 百合固金汤加减。药用：银柴胡 9g，白芍 12g，炙鳖甲 12g，地骨皮 12g，川贝粉（冲）3g，沙参 15g，知母 6g，天冬 10g，麦冬 10g。

[加减法]

（1）若阴虚肝热较重时，加鲜茅根 30g、鲜藕连节 30g、干荷叶 10g、百合 10g、干地黄 10g，甚则加水牛角 10g。

（2）若痰中带血，或咯血较多时，加青黛粉（冲）10g、云南白药 1g，或加三七粉（冲）1~2g。

（3）若脉按之弦滑数，心烦急躁者，可加鲜生地 30g、川楝子 10g、牛膝 3g、小蓟 12g。

（4）苔白脉弱者，气分亦虚，可加太子参 10g。

（5）若由于气虚不能固表，咳后阵阵汗出者，加浮小麦 30g、生牡蛎 20g、玳瑁 10g。

（6）若咳则胸中作痛时，加旋覆花 6g、片姜黄 6g。

（7）若由咳甚而出血者，镇咳是重要的一环，加杏仁 10g、桔梗 6g、远志 10g。

（二）骨蒸潮热

[主症] 日晡潮热，皮肤扪之不太热，久之热灼感渐增，脉弦细数，舌红且瘦，面色黑浊，形体消瘦。

[治法] 滋肺胃，清虚热，以退骨蒸。

[方药] 秦艽鳖甲汤加减。药用：银柴胡 6g，青蒿 6g，炙鳖甲 12g，地骨皮 12g，知母 6g，生地 12g，白芍 12g，川贝 9g，沙参 15g。

[加减法]

（1）若舌苔厚腻，胸闷腹胀，是积滞蕴热之象，必须先行消导，俟腑气通，滞热去，再议本法。

（2）若暑季，恶心呕恶，舌白滑者，虽是阴虚，仍先治暑，可先用芳化方法，俟暑湿祛再图治本。

（3）若脉象弦细滑数，心烦急躁，夜寐多梦，此为肝胆郁热在里之象，加柴胡 6g、川楝子 6g、竹茹 6g、枳壳 6g。

（三）自汗

[主症] 汗出较多，动则增重，劳动则甚，脉象虚弱而无力，舌胖苔白，面色㿠白，神疲气短。

[治法] 益气固表，和营卫，求其汗止。

[方药] 玉屏风散加味：生黄芪 30g，防风 6g，白术 9g，浮小麦 30g，生龙骨 30g，生牡蛎 30g。

[加减法]

（1）若年老体衰或中阳不足，脉象沉濡，舌淡苔白腻者，酌用人参粉（冲）2g 试服。

（2）若患者四肢发凉，脉象沉迟，舌淡润滑者，可酌加益气补肾之品。

（3）若服上方汗出不减，舌红口干者，乃热郁之象，服甘温之后，反助其热。据脉、舌、色、症，试用祛郁热方药，热撤则不蒸汗外出，可酌用当归六黄汤。

（4）若服上方汗出不止，而夜梦增多，心烦急躁，乃胆火上扰之象，方中加竹茹 10g、黄芩 10g。

（5）若汗出已轻，胸闷如痞，脉濡苔腻，此属湿邪郁于中焦之象，方中加陈皮 6g、半夏 10g、苍术 3g，以观其后。

（四）盗汗

[主症] 睡中汗出，随潮热而增，脉象弦细，舌红少苔，心烦急躁，夜寐不安。

[治法] 滋阴泻火。

[方药] 当归六黄汤加减：生黄芪 15g，浮小麦 30g，黄芩 12g，黄柏 6g，黄连 6g，知母 6g，生地黄 12g，生蛤壳 30g。

[加减法]

（1）若属肝郁气机不畅，当先调肝郁，俟郁热清，再缓用滋水方法。

（2）若阴虚之体而兼湿邪阻遏，中阳不宣，脘痞乏力，胸闷气短，脉象沉濡，此时先祛除湿邪，调整中焦，俟其湿祛，则诸症可解。

【小结】

痨瘵即西医学所称之肺结核病。中医早已认识到本病是由痨虫侵蚀肺脏所引起的一种慢性传染性疾病。临床上常见主症为咳血、胸痛、潮热、盗汗、消瘦等。病变过程中当注意辨别主症的特点及主次。并据此以确立临床治疗方法。我们在辨证论治时，一定要考虑加用异烟肼，是有一定疗效的。痨瘵的转归与预后好坏，主要决定于正气的盛衰，正气较强，再加上合理的治疗及积极的调养，患者可逐渐恢复正常。

第六节 肺痈

【概述】

肺痈属内痈之一，指肺内形成脓疡的一种病证。临床上以发热、咳嗽、胸痛、咯吐腥臭脓血浊痰为特征。西医学所说的各种不同原因所引起的肺组织化脓性炎症，如肺坏疽、脓胸等，均可参照本节治疗。

肺痈病名首见于《金匮要略》，书中对本病作了比较详细的叙述。病因主要从外因立论，认为是感受风邪、热壅血瘀而成，"风伤皮毛，热伤血脉。风舍于肺……热之所过，血为之凝滞，蓄结痈脓"，临床表现为"咳而胸满，振寒脉数，咽干不渴，时时浊唾腥臭，久久吐脓如米粥"。治疗上强调早期治疗，古人认为"始萌可救，脓成则死"，并且列出未成脓者治以葶苈大枣泻肺汤，脓成者以桔梗汤排脓。《诸病源候论》在肺痈病机上强调"积热不散，血败为脓"。《千金要方》除引《金匮要略》治疗肺痈的桔梗汤、葶苈大枣泻肺汤外，创苇茎汤以清热排脓，至今一直为临床广泛使用。其后诸家在实践中不断深化和补充。在病因上进一步体会到与内因有关。《外科精要》指出："由食啖辛热炙煿，或醺饮热酒，燥热伤肺所致。"在病机方面认识到其病理基础为热壅血瘀，《柳选四家医案》载："肺痈之病，皆因邪瘀阻于肺络，久蕴生热，蒸化成脓。"明确地突出了"瘀热"的病机概念。症状描述更为精细，如《张氏医通》载有："肺痈初起，脉不宜数大，溃后最忌短涩，脉缓滑面白者生，脉弦急面赤者死。"这是从脉、色、症上判其吉凶。在治疗上，《医门法律》倡"清肺热，救肺气"为首要，认为"清一分肺热，即存一分肺气"；《类证治裁》强调"治在利气疏痰，降火排脓"；《红炉点雪》点明"法当君以排脓凉血，佐以保肺清金"。概而言之，以清热解毒、化瘀排脓为准则。古人还提出了治疗禁忌，《张氏医通》指出，"慎不可用温补保肺药，尤忌发汗伤津，伤其肺气"，确是金针度人。

【病因病机】

本病起因，多由外感风热，或饮酒过多，或热蕴于肺，久则化脓生疮。

1. 外感风热　风热之邪，自口鼻而入，侵犯肺脏，或风寒袭肺，未能及时表散，郁而化热，肺受熏灼，痰热壅阻，气血阻滞，致热壅血瘀，腐败成脓。《张氏医通》曾说："肺痈者由感受风寒，未经发越，停留胸中，蕴发为热。"

2. 痰热素盛　平素嗜酒如浆，过食辛辣、煎炸之品，蕴湿蒸痰化热，熏蒸于肺而成。如《外科精要》认为"由食啖辛热炙煿，或醺饮热酒，燥热伤肺所致"。

3. 素有痰热蕴肺，复受风热　内外相引，更易发为本病，《医宗金鉴》即指出："此症系肺脏蓄热，复伤风邪，郁久成痈。"本病起始，多为风热邪气外袭卫分，肺主皮毛，内壅肺气，或有风寒袭肺，蒸液成痰，邪阻肺络，血滞为瘀，痰、热、瘀互结而成痈。一般表现为实证、热证，脓疡溃破，咯吐大量腥臭脓痰，邪毒渐去，病情趋于好转。若溃后脓毒不尽，正虚邪恋，绵延反复，治疗颇为棘手。

【辨证】

本病辨证，首重患者的病史和临床表现，脉、舌、色、症合参，并辅以西医学检查，一般不难确诊。

1. 辨病史和症状　本病发病特点为起病急骤，多有外感风邪的病史。临床上以突然出现恶寒或寒战、高热、午后热甚、咳嗽胸痛、咯吐黏浊痰，继则咳痰增多，咳痰如脓，有腥臭味或脓血相兼为特征，随着脓痰的大量排出，身热下降，症状减轻，病情好转，经数周逐渐恢复。若脓毒不清，持续咳嗽，咯吐脓血臭痰，低热，出汗，则转入慢性过程。

2. 辨痰浊和口味　肺痈验痰，古代就有倡用者，如明·王绍隆《医灯续焰·肺痈脉证》载："凡人觉胸中隐隐痛，咳嗽有臭痰，吐在水中，沉者是痈脓，浮者是痰。"咳嗽咳痰，一般为外感所共有，肺痈辨痰，着重注意起病急骤、热势亢盛、咳痰量多、气味腥臭诸方面。

此外，试验口味也有助于诊断，如《红炉点雪》认为"口啖生豆不腥"，便是肺痈的真候。从临床经验看来是对的。

3. 辨胸部有无压痛　张璐玉说："如咳嗽之时，胸前中府穴疼痛，重按之则气息，此肺痈将溃之兆。"此说可备参考。

4. 辅以西医学的检查　如 X 线检查有大片浓密模糊阴影或见透光区和液平面等，血白细胞数增高，中性粒细胞计数增多，胸部听诊有明显湿性啰音等都有助于诊断。

【论治】

（一）风热熏肺，肺失清肃（肺痈初起）

[主症] 外感风热，内迫于肺，肺热不清，身热头晕，微有寒热，咳嗽咽干，胸膺作痛，痰多黄稠，舌红苔腻，脉象滑数。

[治法] 辛凉清解，肃降化痰。

[方药] 桑菊饮、银翘散化裁：薄荷（后下）3g，前胡 6g，浙贝 12g，杏仁 10g，苏子 10g，黄芩 10g，生石膏 12g，鲜茅根 10g。

[加减法]

（1）上焦风热较重时，去生石膏，加白蒺藜 10g、桑叶 10g、菊花 12g，以疏解风热。

（2）若由痰浊肝火上冲，痰黄黏稠，头眩，脉濡滑有力，加晚蚕沙 12g、冬瓜子 20g 以化痰浊，加黛蛤散（布包）10g 以泻肝火。

（3）若内热较重，舌红口干，咽红且痛时，加银花 10g、连翘 10g、大青叶 10g 以加强清热解毒之功。

（4）若舌苔黄厚，肠胃滞热者，加焦三仙各 10g、花槟榔 10g，以消食导滞。

（二）痰浊互阻，肺失清肃（肺痈将成）

[主症] 肺热痰湿不化，咳喘不平，胸胀且痛，咳嗽吐痰黄黏，舌红，苔腻根厚，脉象滑数有力，两寸尤盛。

[治法] 泄热化湿，清肃消痰。

[方药] 葶苈大枣泻肺汤加皂角丸化裁：甜葶苈 6g，前胡 6g，黄芩 10g，桑白皮 12g，皂角 6g，苦桔梗 10g，生甘草 6g，银花 15g，川贝粉（冲）3g，醒消丸（分服）6g。

[加减法]

（1）若表气未解时，仍宜加疏解表邪之品，如苏叶、豆卷，甚则荆、防皆可用之。

（2）热郁已成，必须以清化痰浊为主。若胃肠有滞热者，当先清泄滞热，可于方中加银花 15g、连翘 10g、大青叶 10g、焦三仙各 10g 等。

（3）胃肠湿滞，舌苔黄垢根厚时，必以苦泄清化为主，方中加黄连 6g、栀子 10g、焦三仙各 10g。

（4）热渐入营，舌绛、口干、唇红、心烦者，当加凉血泄热之品，药如鲜茅根 30g、赤芍 10g、白头翁 10g、生地榆 10g。

（5）若大便干结者，可加大黄（后下）3g。

（三）热毒壅肺，血瘀成痈（肺痈已成）

[主症] 肺热蕴久，咳嗽痰吐黄稠，其状如脓，臭秽难闻，身热烦躁，胸痛，夜寐不安，溲黄，大便不畅，脉象弦滑而数，舌红口干，甚则皮肤近似甲错。

[治法] 清化痰热，活血通瘀。

[方药] 苇茎汤加减：鲜苇茎 80g，冬瓜子 30g，桃仁 6g，薏苡仁 30g，鱼腥草 30g，甜葶苈 10g，黄芩 10g，皂刺 3g，银花 30g，犀黄丸（分服）6g。

[加减法]

（1）若患者湿邪较重时，可于方中加些风药以祛湿，但量不宜多，防其助热。

（2）热毒较重者，加蚤休 10g、连翘 10g、赤芍 10g、天花粉 10g。

（3）热郁在气分不解时，加杏仁 10g、防风 6g、板蓝根 10g 等。

（4）若湿热较重，舌苔老黄糙垢时，仍议通泄折热方法。尤其注意饮食，忌荤、腥、蛋之类。

（四）肺痈溃后，余邪未尽（肺痈后期）

[主症] 肺痈脓吐已尽，痰已无味，咳嗽未止，形气瘦弱，低热不退，脉小弦细而数。

[治法] 甘寒育阴，活血通络。

[方药] 宁肺桔梗汤加减：南沙参 30g，北沙参 30g，麦冬 10g，川贝粉（冲）3g，苦桔梗 10g，生甘草 6g，生黄芪 12g，薏苡仁 30g，赤芍 10g，地骨皮 10g，桑白皮 10g，丹皮 10g。

[加减法]

（1）肺痈溃后，余热不清，不可专用苦寒或解毒之品，必当调和气血。药如银花 10g、白芍 6g、茜草 6g；若咳带血渍，脉象和缓，舌净苔白，当以一般和血凉血为治；如脉极数时，可考虑加重凉血之力。

（2）若患者热郁已除而阴血不足，可与方中加四物：当归 10g、生地 10g、川芎 6g、白芍 10g。

（3）若正气不足，长期不能痊愈者，可加黄芪至 30g、当归 10g，以扶正托邪。

（4）若有湿邪留恋时，加茯苓 10g、扁豆 20g、生白术 10g、冬瓜皮 30g。

【小结】

肺痈，是因于肺之热极而成病，病理基础以热、痰、瘀壅结于肺，血败肉腐而成痈脓，病位在肺，属于实热证候，法宗清热解毒，化瘀排脓。根据其病机演变可分为初期、将成期、已成期、恢复期。初期首重清透，法当清解，若专用苦寒沉降之品，有凉遏之弊，邪无出路，反于病不利；将成期注重清化痰热；痈脓已成当解毒排脓；恢复期脓毒尽除，以清养为主，不可一味滋补，防灰中有火，死灰复燃也。

在溃脓期，要密切观察病情变化，若发生大量咳血、咯血，严防血块阻塞气道，应参照"血证"治疗，并采取急救措施。如病势渐缓，脉、色、舌逐渐正常，吐血不多，可于原方加活血化瘀之品。此为将愈之象。

【治验】

何某。初诊：身热咳嗽已月余，近则痰吐黄稠，其味甚臭，胸中作痛，脉象弦滑且数，舌白苔腻垢厚质红，心烦急躁梦多，大便干结，小溲色黄。病由感冒之后，热郁于中，胃热上蒸，肺热加重，势将肺痈。先以宣郁化湿清热，饮食当慎。

苏叶6g，苏子6g，嫩前胡6g，鲜苇茎20g，冬瓜子20g，浙贝10g，枇杷叶10g，杏仁10g，桃仁10g，甜葶苈10g，薏苡仁10g，大枣5枚，服7剂。

二诊：药后身热渐退，心烦梦多稍轻，咳嗽渐减，痰吐甚多，其味恶臭，此属肺痈之象，当以《金匮要略》苇茎汤。

鲜苇茎60g，冬瓜子30g，桃仁9g，薏苡仁9g，前胡6g，浙贝6g，川贝6g，莱菔子10g，甜葶苈10g，焦三仙各10g，黛蛤散（布包）10g，黄芩10g，生海石10g，大枣5枚，犀黄丸（分2次用药汁送服）10g，服用7剂。

三诊：咳嗽渐轻，身热已退，痰吐渐少，其味已清，肺痈症轻，连服苦泄折热方法。病势大减，再以活血化瘀方法以善其后。

鲜苇茎60g，冬瓜子30g，桃仁10g，薏苡仁10g，杏仁10g，苦桔梗10g，焦三仙各10g，黛蛤散（布包）10g，甜葶苈10g，川贝10g，枇杷叶10g，生甘草6g，大枣5枚，生石决明30g，生牡蛎20g，犀黄丸（分2次药汁送服）6g，服7剂。

四诊：身热退而咳嗽已清，痰吐臭味已去，胃纳欠佳，舌白苔滑，二便如常，肺痈向愈，余热未清，当清余热，少佐活血化瘀。

沙参10g，麦冬10g，甜葶苈10g，枇杷叶10g，玉竹10g，焦三仙各10g，鸡内金10g，黛蛤散10g，五味子6g，前胡6g，白前6g，桃仁6g，苇茎20g，冬瓜子20g，甘草10g，服7剂。

附　肺痿

肺痿是肺叶枯萎的病证，临床表现以气短、咳吐浊唾涎沫为特征，它是肺部多种疾病导致肺叶痿弱不用的慢性虚损性病变，符合西医学中肺不张症的表现。

肺痿作为病证专题讨论，首见于《金匮要略》，对本病的病因、病机、症状、治疗以及鉴别等均有论述。

自仲景之后，历代医家多以虚热、虚寒划分。由于热在上焦，肺中津液不足，而致肺痿呼吸不利，干咳或吐白沫，口干舌红，脉弦细而数，可用清润肺燥法，药如苦桔梗、生甘草、麦冬、沙参、川贝、竹茹、百合之类。如属肺气不足者，多见咳嗽气短，动则尤甚，痰多白沫，食纳减少，脘腹胀满，苔薄白，舌质淡，脉濡弱，即《金匮要略》所称"肺中冷"之候，当益气补肺，药如熟地、党参、黄芪、白术、芡实、杏仁、炙甘草之属。

第七节　胸痛

【概述】

胸痛是以胸部疼痛为主症的一类疾病的总称。胸居阳位，内藏心、肺，胸痛多与心、肺二脏有关，西医学中的心脏疾患，特别是老年冠心病表现为胸痛者尤多。但胸痛并非都是虚证、寒证或供血不足，也并非以苏合香丸、硝酸甘油即可统治。其有阳虚阴盛，亦有瘀血阻络、气机闭郁、痰热壅阻等不同，临证当细审其脉、舌、色、症，辨其寒、热、虚、实，以免误治。

胸痛古名有"胸痹""真心痛""厥心痛""膈痛"等。《灵枢·厥病》中详细论述了"真心痛"的临床表现，认为："真心痛，手足青至节，心痛甚，旦发夕死，夕发旦死。"汉代《金匮要略》则以胸痹统括胸痛，并详细记载了不同类型胸痹的临床表现，较之《内经》更为详细，并补充了脉象，认为胸痹之脉是"阳微阴弦""寸口脉沉而迟，关上小紧数"。根据病情轻重分条论述其症状，重症表现为"心痛彻背，背痛彻心"，一般多见"胸背痛，短气"，再轻者只表现为"胸中气塞，短气"。唐代《千金要方》系统地概括了胸痹的临床表现，认为："胸痹之病，令人心中坚满痞急痛，胸中苦痹，绞痛如刺，不得俯仰，其胸前部皆痛，手不得犯，胸中愊愊然而满，短气，咳唾引痛，咽塞不利，习习如痒，喉中干燥，时欲呕吐，烦闷自汗出，或彻引背痛，不治之，数日杀人。"

至宋以后，医家们针对前人对心痛与真心痛概念上表述不清，进行了深入的探讨。严用和《济生方》认为："夫心痛之为病，医经所载凡有九种……皆因外之六淫，内汩七情或饮啖生冷果食之类，使邪气搏于正气，邪正交击，气闭塞郁于中焦，逐成心痛。"真心痛为邪伤"心之本经"，而厥心痛为"邪气乘于心之别络"。元时《丹溪心法》根据《素问·六元正纪大论篇》"木郁之发，民病胃脘当心而痛"指出："心痛即胃脘痛。"明代这一问题基本明确，李士材《医宗必读》指出："心痛在歧骨陷处，胸痛则横满心胸间。""胃脘痛在心下，胸痛在心上也。"从部位上区分了两种不同的疾患。明时戴思恭《证治要诀》用"膈痛"来描述胸痛，"膈痛与心痛不同，心痛则在歧骨急处，非真心痛，乃心之别络痛耳。膈痛则痛横满胸间。"以上各家所述，尽管名词上比较紊乱，但可归纳为：心痛当为胃脘痛，不属胸痛范围；真心痛、厥心痛、膈痛三者是对轻重程度不同的胸痛的概括，其中真心痛最重，厥心痛次之，膈痛最轻。仲景所论胸痹，其本身包含了胸痛的病机，同时也分轻重进行分条论述。

在胸痛的病因病机方面，《内经》强调胸痛与心的关系，《素问·刺热篇》说："心热病者，先不乐，数日乃热，热争则卒心痛。"《素问·标本病传论篇》更明确地指出："心病，先心痛。"病因方面，《刺热篇》论述了心热病热争而作胸痛，《举痛论》论述了寒气内客之胸痛，《素问·脉解论篇》则认为："所谓胸痛少气者，水气在脏腑也，水者阴气也，阴气在中，故胸痛少气也。"可见《内经》已认识到热、寒、水邪都是胸痛的重要发病原因。《金匮要略》详细论述了阳虚阴盛胸痹之证，论云："夫脉当取太过不及，阳微阴弦，即胸痹而痛，所以然者，责其极虚也。今阳虚知在上焦，所以胸痹心痛者，以其阴弦故也。"同时还认识到风热犯肺、痰热壅盛之肺痈病也可以出现胸痛，《肺痿肺痈咳嗽上气病脉证治》篇云："若口中辟辟燥，咳即胸中隐隐痛，脉反滑数，此为肺痈。"唐代《千金要方》及金时《疮疡全书》均强调胸痛还与外科胸部疮痈有关，《千金要方》记载胸中结痈可表现为"胸中痛而短气"。宋以后对胸痛病因病机的认识，可归纳为以下几方面：其一为寒邪内侵，如《医学正传》所谓"大寒触心君"；其二为瘀血阻络，如明时虞天民所论"污血冲心"；其三为痰邪所干，如《证治要诀》认为胸痛乃"因积冷与痰气而成"，《医学入门》则认为胸痛乃"内因酒食积热，痰郁发厥"；其四为心虚失荣，如《医学入门》论述了心气亏耗、心无血辅、气血俱虚均可发为胸痛。

胸痛的针灸治疗始自《内经》，如《灵枢》将厥心痛分为肾心痛、胃心痛、肺心痛、肝心痛、脾心痛 5 种，分别配以相应的穴位。晋代《甲乙经》把胸痛按寒、热、虚、实及轻、重分类，配以相应主治穴位。同时历代医家也采用针灸方法救治胸痛急证，如《丹溪心法》中提出："卒心痛不可忍，吐冷酸水及原脏气少，灸足大指、次指内纹中各一壮。"药物内治，自仲景始代有发展。《金匮要略》对胸痹重证用乌头赤石脂丸，一般者用瓜蒌薤白白酒汤、瓜蒌薤白半夏汤，后者用于痰浊偏甚者，而轻证反见胸中气塞，偏水饮者用茯苓杏仁甘草汤，偏气滞者用枳桔姜汤。宋、金、元时期，由于方剂学的发展，治疗胸痛的方剂逐渐被整理归类，如《太平圣惠方》《圣济总录》等都有专篇记载治疗胸痛的方剂。其中《太平惠民和剂局方》所载苏合香丸，仍为目前临床急救之品。明清之际，对胸痹辨治渐为完善，如《医学入门》以虚实立论。实者一为寒邪抑遏元气，用草豆蔻丸、鸡舌香散温散之，或神保丸温利之；二为寒邪化火或七情化火所致，以苦寒泻火为主。虚者一为气虚，用六君子汤加肉桂；二为血虚，用四物汤；三为气血俱虚，用古归术散。

总之，历代论述胸痛多从心病出发，而对肺病所致者多有忽略，在临证之时又不可不辨，当补入为妥，因为肺与心同居上焦胸中故也。

【病因病机】

胸为清旷之区，清阳之所聚，内居心肺，心主血脉，肺主诸气，气血以疏通条达为顺，一有郁痹，即可发为痛证，胸痛的病因病机可归纳为以下几方面。

1. 胸阳不振，阴寒内盛　由于素体阳气不足，或年老体弱，久病之后，或因劳倦所伤，上焦阳气不足，阳虚阴盛则生内寒，寒则涩而不流，气血失畅，阳气郁遏，脉络痹阻而为胸痛。

2. 瘀血内阻，脉络不通　胸部外伤或久病入络，或情志不畅，气郁日久，皆可导致瘀血内阻，心胸脉络痹阻不通而发胸痛。

3. 气机不畅，脉络不和　多见于老年之人，平素不爱活动或生活无规律，情绪急躁，七情失和，致胸阳不振，气机不畅，脉络失和导致发病，较之上条，本证以气滞为主，瘀血表现多不明显。

4. 痰邪内蕴，郁闭胸肺　外感风热，邪袭肺经，灼液为痰，痰热互结不化，多见于肺痈之证。再者平素体丰，嗜食肥甘，亦可内生痰浊，遏阻胸阳而发胸痛。

总之，胸痛之因有寒、虚、瘀、痰、气滞、火郁等不同，而七情不畅多为其诱因，诸种病机多夹气郁，临证之时应详审病史，细察舌脉，别其所因。

【辨证】

1. 辨病位　胸居上焦，内藏心肺，胸痛一证首当分其在肺、在心。在肺者多伴咳嗽等症，在心者其痛多在左胸前部，此外胸腔病变如积液、胸膜炎症均可表现为胸痛，当明辨分析，必要时结合胸透、心电图等检查。

2. 审虚实　胸痛之病，多注重活血化瘀，虽有其临床效验的一面，但对于体弱而心肺不足者，或阴伤热郁者，过用、重用活血化瘀及破气之品，每易耗伤心气，损及心血，临证之时当分清虚实，可考虑用攻补兼施方法，但绝不是将补泻之品混为一炉。

3. 抓急救　《内经》早就认识到胸痹重证如真心痛之类，每易导致死亡，如西医学所说的心肌梗死之类，在急救治疗时，应采取中西医结合的方法，以缓其急。

4. 早预防　根据目前情况看，胸痛多见于心肌一时性供血不足等，如冠心病之类，而这类疾病发生多与平素生活失调有关，因此应加强锻炼，控制饮食如少吃肥甘之品，稳定情绪，以保持气血通畅调和。对有胸痛既往史者，更应注意，否则一时失调，气血逆乱，每致危证发生。

【论治】

（一）胸阳不振

［主症］素体阳气不足，阴寒内盛，气机失于通畅，胸中结痹，而见胸背痛、短气、咳唾、呼吸不畅，脉沉迟，舌白苔润。

［治法］通阳化湿。

［方药］瓜蒌薤白半夏汤加味：瓜蒌 20g，薤白头 10g，半夏 10g，白酒（冲入药内）2~3 滴，旋覆花（布包）10g，苏梗 10g。

［加减法］

（1）急救方法：真心痛发病急剧，除了详审脉、症之外，还须结合西医学检查。治疗可选用苏合香丸之类，并配以西医学方法，以救其急。

（2）温通助阳：阳气虚弱较重者，于方中加桂枝 6g、炙甘草 5g，甚则用四逆汤法。

（二）血瘀阻络

［主症］心络受阻，血行瘀滞，胸中作痛，痛处不移，舌紫有瘀斑点，脉迟且涩。

［治法］活血通络。

［方药］复元活血汤之类：柴胡 6g，天花粉 6g，当归尾 6g，炒山甲 10g，桃仁 6g，大黄粉（冲）1g，片姜黄 6g，杏仁 10g。

［加减法］

（1）行气活血法：病发恼怒之后，气郁不畅，胸痛且闷，加用旋覆花（布包）10g、香附 10g、青皮 6g、陈皮 6g，以行气活血止痛。

（2）通阳活血法：病由阳虚而起，日久兼夹血瘀之证，可于方中加入通阳之品如薤白头 10g、桂枝 6g 等。

（三）脉络失和

[主症] 胸痛时发时止，为日已久，胸阳不通，脉络失和，治疗诸法罔效，须根据胸阳不通的机制，不可动以辛通，以防耗气伤阴。

[治法] 通脉络，宽胸阳。

[方药] 旋覆花（布包）10g，瓜蒌 20g，薤白头 12g，半夏 12g，郁金 6g，水红花子 10g，代代花 6g，白檀香 2g，紫绛香 2g。

[加减法]

（1）调肝缓痛法：因肝郁气结而发，加柴胡 6g、香附 10g、木香 6g、桔梗 6g、枳壳 6g。

（2）清宣通络法：兼火郁者加川楝子 10g、蝉衣 6g、僵蚕 10g、黄芩 10g、香附 10g、杏仁 10g、郁金 6g、瓜蒌 10g。

（3）化痰通络法：痰热阻遏者，治当加苏子 6g、莱菔子 10g、白芥子 6g、皂角 6g、冬瓜子 20g、片姜黄 6g、杏仁 10g。

（4）益气通络法：兼见中阳不足，动则喘息者加用党参、黄芪、白术、茯苓等。

【小结】

胸痛，古多谓之胸痹、真心痛等，其病多与心、肺两脏有关，心主血，肺主气，一有不通则可作痛，临床见症又非单一，证有虚、实、寒、热之不同，均关乎胸中气血、脉络之调畅，故治疗当以调畅气血为主。对于危急之真心痛，应采取中西医结合的方法，积极抢救。

【治验】

案 1 陈某，女，50 岁，1982 年 6 月 10 日诊。

胸痛彻背，背痛彻胸，脉弦细，按之略数，舌红苔白，二便如常，病由恼怒抑郁而起，当以越鞠丸方法。

[处方] 旋覆花（布包）6g，越鞠保和丸（布包）18g，霞天曲 12g，四制香附 12g，天台乌药 6g，川楝子 9g，延胡索 3g，炒枳壳 9g，焦麦芽 9g。

案 2 李某，男，61 岁，1966 年 5 月诊。

体丰痰湿素盛，中脘满闷不舒，胸痛彻背，甚则绞痛，一身酸软无力。气机不调，热郁于内，先以瓜蒌薤白汤加减，防其因痛致厥，饮食当慎，辛辣皆忌。

[处方] 瓜蒌 30g，薤白头 12g，半夏 12g，旋覆花（布包）6g，炒枳壳 9g，苦桔梗 9g，陈皮 6g，莱菔子 9g，焦三仙各 9g，大腹皮 9g，大腹子 9g，姜黄 6g。

案 3 赵某，男，50 岁，1984 年 3 月 15 日诊。

舌苔黄厚且垢，脉弦滑有力，大便不畅，胸闷且痛，素嗜饮酒、膏粱厚味。痰湿蕴热互阻膈上，先以三子养亲汤方法，防其增重，辛辣、油腻皆忌。

[处方] 苏子 9g，莱菔子 9g，白芥子 4.5g，猪牙皂 6g，大腹皮 9g，大腹子 9g，郁金 9g，杏仁 9g，枇杷叶 24g，焦三仙各 9g，大黄炭 6g，枳实 6g。

按：胸痛之证，以老年冠心病患者为多，虽与西医同为一病，而中医辨治可为数种类型，临证时以实证及虚实夹杂证为多见。案 1 乃由气郁而起，故用越鞠丸方法，以理气开郁止痛，案 2、案 3 均属痰邪为患。但案 2 以痰湿为主，痰浊互阻，热郁于内，故先以瓜蒌薤白半夏汤化其痰浊，开其郁闭，止其厥痛。案 3 为嗜食肥甘醇酒之人，致痰热积滞互阻不化，以三子养亲汤方法，取三子以开郁结、化痰浊；加大黄炭、枳实、郁金、牙皂以开郁泄热化浊，助三子之力；更以杏仁、枇杷叶开宣肺气，宣达胸阳；大腹皮、大腹子、焦三仙调中化滞，以杜生痰之源。此外，治疗时应细嘱患者注意饮食，少吃肥甘，戒辛辣，并注意调和七情，增加锻炼。

第八节　胁痛

【概述】

胁痛是以一侧或两侧胁肋部疼痛为主症的一类疾病的总称。《临证指南医案·胁痛》说："伤寒胁痛，皆在少阳胆经，以胁居少阳之部。杂证胁痛，皆属厥阳肝经，以肝脉布于胁肋。"感受湿热而致的胁痛往往多伴有寒热及黄疸，此是郁结之象，将在"黄疸"一节中论述，此节不重复叙述。

胁痛的病位，《内经》认为以肝、胆为主，因为"肝足厥阴之脉……挟胃属肝络胆，上贯膈布胁肋"（《灵枢·经脉》），足少阳之别"入季胁之间"（《灵枢·经别》)。《素问·藏气法时论篇》则更明确地指出："肝病者，两胁下痛引少腹，令人善怒。"《素问·热论篇》则云："三日少阳受之，少阳主胆，其脉循胁络于耳，故胸胁痛而耳聋。"《内经》认为邪、瘀阻、恼怒、气竭肝伤等都可导致胁痛。《素问·举痛论篇》说："寒气客于厥阴之脉……则血涩脉急，故胁肋与少腹相引痛矣。"《素问·腹中论篇》认为"年少有所大脱血，若醉入房中，气竭肝伤"可致胁痛。《灵枢·邪气脏腑病形》及《灵枢·本神》论述了情志所致之胁痛。在治疗方面，《素问·腹中论篇》用乌贼骨蘆茹丸来治疗。汉代《金匮要略》首先提出肝着之病名，并创立旋覆花汤，至今仍为临床广泛运用。仲景还认为"水在肝，胁下支满，嚏而痛"，《中藏经》则从虚实辨论胁痛，"以肝实引两胁下痛""肝虚冷则胁下坚痛"，同时还提出"肺有积则胁痛，虚则乏力，喘促，有胁胀"。

《千金要方》首先从症状特点区分胁痛，认为"痛属肝实热，满属肝虚寒"。《儒门事亲》论述了癥积胁痛的证治，指出："癖积两胁刺痛，三棱、莪术之类，甚则甘遂。"《东垣十书》从虚损出发，认为脾胃虚损可累及肝经，指出："饮食劳倦伤脾胃，致胁下痛或急痛者，俱宜补中益气汤加柴胡。"《丹溪心法》认为："胁痛，肝火盛，木气实，有死血，有痰流注。"

明清时期主要探讨了胁痛分左右论治这一难题。自《内经》始以左胁属肝，右胁属肺，后世多以此立论。《证治准绳》说："胁痛有左血右痰之分。""其左胁多因留血作痛，右胁悉是痰积作痛。"《医方考》从用药方面提出："左胁作痛抑青丸主之。""两胁作痛，小柴胡汤主之。"对此《景岳全书》提出异议："胁痛有左右血气之辨，其在诸家说，有谓肝经居右而藏血，肺经居左而藏气，故病在左者为血积，病在右者为气，脾亦系于右，一般湿痰流注亦在右。"认为"此实属后世谬谈"，并提出了自己的见解："然则在气在血何以辨之？但察其有形无形可知矣。盖血积有形而不移，或坚硬而拒按。气道流行而无迹，或倏聚倏散，若食积痰饮，皆属有形之证，自可辨识。"治疗上张氏指出："凡治此者，无论是血是痰必兼顺气为主。"此说颇合实际，但是与前人论左右胁痛不同，主要在于探讨胁痛的脏腑定位，以明确诊断。从现在临床来看，胁痛之因虽以肝为主，胆、胰腺、脾脏等病变也可以表现胁痛，治疗上也有所不同，虽然古人认识较为粗略，不免臆测，但对现在临床研究，仍有一定启发。至清代，对胁痛辨治已臻完善，如《证治汇补》将胁痛分为气滞、血瘀、火郁、食积、肺虚、肝实、湿热郁、痰饮等八类。《石室秘录》从脏腑相关立论以辨治胁痛，有其可取之处。有胁痛从肺论治，因为"肺金之虚，气不能制木，则木益盛"；有从肾论治者，因为"肾水足而肝气自养"。

概而言之，胁痛病在肝胆，与肺肾有关，证有寒、热、虚、实，治有攻、补、温、清之不同。古人还把胁痛分左血右气论治，虽不免臆测，但也给我们一定启发。

【病因病机】

《临证指南医案·胁痛》首从外感及内伤两方面推究胁痛之因，颇与临床相合。湿热蕴结肝胆之胁痛，虽与饮食不节、湿热内生有关，但其临床所见与黄疸相似，或为黄疸中之一见症，因此把这类胁痛放于黄疸中论述，可参照辨治。除此之外，胁痛主要与肝郁、血虚、血瘀有关，其病位与肝、胆两经关系尤为密切。肝主疏泄，一有怫郁，木失条达，脉络失和，则可发胁痛。

1. 肝郁气滞　《金匮翼·胁痛统论·肝郁胁痛》说："肝郁胁痛者，悲哀恼怒，郁伤肝气。"肝属木，最喜条达而恶抑郁，若平素忧思多虑或暴怒，都可以导致肝失条达，气郁脉络不和而发为胁痛。

2. 瘀血阻络　肝郁日久，气滞不通，气为血帅，气不行则血亦滞，久则为血瘀之变；或因跌仆闪挫，胁部受伤，恶血归肝，瘀阻脉络而为胁痛。此即叶天士所谓"久病入络"及《金匮翼》所谓"污血必归胁下"而为胁痛。

3. 阴血亏虚　多因劳欲过度或久病体弱致肝血肾精亏损，肝木失荣，脉络失养，拘急作痛，正如《景岳全书·胁痛》云："凡房劳过度，肾虚羸弱之人，多有胸胁间隐隐作痛，此肝肾精虚。"

总之，胁痛责之于气郁、血虚、肝肾亏损，正如《症因脉治·胁痛》说："内伤胁痛之因，或痰饮、悬饮凝结两胁，或死血停滞胁肋，或恼怒郁结，肝火攻冲，或肾水不足……皆成胁肋之痛矣。"

【辨证】

1. 辨虚实　肝虚多为肝血少、肝阴不足而致脉络失养；肝实多为气滞、血瘀。治疗应究其病因，调其不平。若一见胁痛，便用辛香开郁、理气之品，对于肝虚之证，反有燥伤阴血之弊，尤其虚实错杂之证，更应审慎。

2. 分气血　古人每以左、右分气、血。但从临床来看，胁痛有形，痛处不移，加之舌有瘀斑，脉沉涩，为在血分；反之，痛而无形，走窜不定，则多为气病。此外，因肝体阴而用阳，病在气多为肝郁实证，虚实不同，不可不辨。

3. 定病位　从现代临床角度来看，胁痛不仅与肝胆系统有关，胰腺、脾脏等的病变也可表现为胁痛，尽管在临床上可按胁痛辨治，但对肿瘤性病变，应当配合西医学的检查，明确病位，以免漏诊，治疗上必须配合消癥瘕、抗肿瘤的药物。

【论治】

（一）肝气郁结

[主症]由于悲哀恼怒，肝气失于调达，郁结作痛，舌白苔腻，脉象弦滑，其痛多走窜不定。

[治法]疏调气机。

[方药]逍遥散加减：柴胡 10g，当归须 5g，白芍 10g，赤芍 10g，茯苓 10g，旋覆花（布包）10g，绿萼梅 6g，生香附 10g。

[加减法]

（1）兼泄肝热法：肝郁化火，心烦梦多，口干且渴，舌绛苔黄，脉弦数，可加苦泄之金铃子散，如延胡索 6g、川楝子 10g 之类。

（2）兼养阴血法：若素体阴血不足，脉弦细者，应加重白芍量，可适当加入养肝之品，如生地 12g、白芍 15g，另加炙鳖甲 15g 以软坚破结。

（3）兼消食滞法：若兼见木郁乘土，中焦失运，食滞内停者，脉弦滑苔垢厚，可加保和丸之类。

（二）瘀血阻络

[主症]肝气郁结之后，血随气结，阻于脉络而不行，夜间尤甚，痛处不移，脉沉涩，舌暗质红且干。

[治法]活血通络。

[方药]复元活血汤加减：柴胡 10g，天花粉 10g，当归须 6g，金铃子 10g，苏木 10g，香附 10g，桃仁 10g，杏仁 10g，郁金 6g。

[加减法]

（1）行气活血法：气滞不畅或气郁症状较明显者，当加重理气之品，可加用青皮 6g、陈皮 6g、香附 10g。

（2）养血活血法：血虚血瘀者见脉细涩，应配合养血之品，如赤芍 10g、白芍 10g、生牡蛎 15g。

（3）胸膜粘连或增厚，经 X 线透视证实者，除了药物治疗之外，还须适当活动锻炼，注意饮食。

（三）血虚失于濡养

［主症］久病体弱，肝血不足，脉络失于濡养，舌红口干，脉弦细，心烦便干。

［治法］养血和阴，活络缓痛。

［方药］滋水清肝饮加减：木瓜 10g，白芍 12g，没药 12g，旋覆花（布包）10g，生地 12g，生牡蛎 15g，钩藤 10g，旱莲草 10g，女贞子 10g。

［加减法］

（1）泄热治标法：若郁热明显，脉见弦急小数时，当先泄其郁热。药用蝉衣 6g、僵蚕 10g、片姜黄 6g、赤芍 10g、白芍 10g、川楝子 6g、柴胡 6g。

（2）滋水涵木法：因劳伤太过，下元亏损，肝木失养，当增以填补下元方法。可加用女贞子 10g、旱莲草 10g、熟地 10g、何首乌 10g。

【小结】

肝居胁部，体阴而用阳。凡肝体不足，血亏阴伤，或肝用失调，木郁太过，均可导致胁痛。虽然临床肝郁者多，但肝体不足之证亦不少见，临证当审其虚实，定其血气，尤其虚实错杂之证，更应分其主次，审慎用药。此外，湿热蕴结之胁痛亦属多见，可参照"黄疸"节论治。

【治验】

案 1 甘某，女，40 岁，1982 年 10 月诊。

胁痛病在少阳，肝家之郁，以肝布两胁故也。脉象细弱，按之带弦，细为血虚，弦脉主郁。当以疏调气机以缓胁痛，宗逍遥散法加减。

［处方］柴胡 3g，黄芩 9g，川楝子 9g，当归 9g，赤芍 6g，白芍 6g，茯苓 9g，郁金 6g，杏仁 9g，青皮 4.5g，陈皮 4.5g，焦三仙各 9g。

案 2 李某，女，50 岁，1984 年 5 月 4 日诊。

肝硬化已 4 年有余，胁痛经常发作，两脉弦细且数，弦则为郁，细主血虚，数为热象，全是血虚阴伤，脉络失养。先以养血育阴，活络缓痛。

［处方］柴胡 6g，制鳖甲 15g，木瓜 9g，白芍 12g，钩藤 9g，香附 9g，木香 6g，青皮 4.5g，陈皮 4.5g，当归（乳香 0.9g 同炒）9g。

案 3 钱某，男，31 岁，1985 年 4 月 5 日诊。

结核性胸膜炎 1 年有余，形体消瘦，五心烦热，脉细弦滑数，全是阴伤已久，虚热上灼，脉络失和。先以养血柔筋，苦泄折热，防其增重，辛辣皆忌。

[处方] 银柴胡 9g，杭白芍 12g，全当归 6g，青蒿 4.5g，地骨皮 9g，制鳖甲（先煎）12g，知母 6g，丹参 9g，生地 12g，石斛 12g，远志肉 6g。

按：胁痛一证，可见于多种疾病，且轻重程度不同，因一时情志不畅，肝郁不达，气机不畅，脉络失和而起，故宗逍遥散法，仍调气养血活络为治，此证以女性为多见。案2、案3则病情较重。案2为肝硬化日久不愈，发为胁痛，审其脉弦细且数，知为阴虚有热，治以养血育阴方法，方中以鳖甲、木瓜、白芍、当归养血育阴，软其硬结，柴胡、钩藤、香附、木香、青皮、陈皮以疏肝理气，当归与乳香同炒，意在加强活络止痛之功。案3为结核性胸膜炎而导致胁痛，治疗时切不可以一派香燥理气，以免燥伤阴血，因其脉弦细滑数，为阴伤日久，虚热内生，脉络失濡之象，故以青蒿鳖甲汤，养其阴血，退其虚热，加入丹参以活络缓痛。

第九节　胃脘痛

【概述】

胃脘痛又称胃痛，以胃脘部疼痛为主要症状。胃脘部在上腹近心窝处，胃脘痛和心绞痛要区别开来，在体表定位上二者经常有重叠现象，故古代文献中常有将胃痛混称为心痛的现象。其实胃痛和真心痛是有区别的，以脏腑定位，前者在胃，后者在心，对此，历代医家已有明确的认识，如《证治准绳》云："因胃脘痛处在心下，故有当心而痛之名，岂胃脘痛即心痛者哉？"指出了胃痛可以表现为心下痛，但不是心病。虞抟云："古方九种心痛……详其所由，皆在胃脘，而实不在于心也。"指出了胃脘痛病位不在心，胃痛和真心痛可以依据发病时的伴随症状加以鉴别。一般说来，胃痛多兼有本经病变，如"或满或胀，或呕吐吞酸，或不食，或便难，或泄利，或面浮黄，四肢倦怠"等（《杂病源流犀烛》）；若真心痛则常常表现为"手足青至节，心痛甚，旦发夕死，夕发旦死"（《灵枢·厥病》）。另外，结合西医学的检查，区分二者也不很困难。

长期胃痛的患者，应密切注意病情变化。如疼痛加重，形体日渐消瘦者，当进行进一步的检查，如心电图、胃镜等，以确定是否有其他严重病变存在，以防癌变或冠状动脉供血不足等。

胃脘痛多见于急、慢性胃炎，胃、十二指肠溃疡病，胃癌、胃神经官能症等，临床上以胃脘痛为主要表现者，可参照本节论治。

胃脘痛之名始见于东垣著作中。但类似胃痛的症状描写，在《内经》中已经出现，并且《内经》中还提出了肝郁、客寒和饮食等可以导致病痛的观点。《内经》称胃脘痛为心痛，《素问·至真要大论篇》谓："厥阴司天，风淫所胜……民病胃脘当心而痛。"相似论述还见于其他篇中。张仲景《金匮要略》提出了宿食和疼痛虚实的鉴别方法；孙思邈有九种心痛之论，从病因学和临床表现等对心胃痛加以归类；李东垣主张用益气、温中、理气、和胃等法治疗胃脘痛；朱丹溪指出了中焦脾胃是病变的中心，有寒、热、气、湿、痰积、死血、虚、虫之分。这些医家均对胃痛的论治做出了贡献。明清以后，医家对胃脘痛的认识有了进一步的发展，如对心痛、胃痛的鉴别和痛无补法的认识等均有提高。值得一提的是江涵暾氏，他在《笔花医镜》中分虚、实、寒、热论治胃痛，至今仍有较高的参考价值。

【病因病机】

胃病常见病因有饮食不节、七情郁结和脾胃虚寒等。

1. 饮食不节　或过食生冷，或过食肥甘等，寒积于中，湿热内生，或停食不化，皆可壅遏气机而发生痛胀。亦有寒邪直犯胃肠而作者。《医学正传·胃脘痛》："初致病之由，多因纵恣口腹，喜好辛酸，恣饮热酒煎煿，复餐寒凉生冷，朝伤暮损，日积月深……故胃脘疼痛。"指出了饮食不节可致胃痛。

2. 肝胃不和　七情郁结，肝木失于疏调，横逆犯胃，气机阻塞，因而发生疼痛。这种认识首见于《内经》，所谓"木郁之发……民病胃脘当心而痛"，即说明肝木偏盛能影响心下胃脘作痛。《杂病源流犀烛》亦云："胃痛，邪干胃脘病也……唯肝气相乘为尤甚，以木性暴，且正克也。"肝气郁结，久郁化火，火邪又可伤阴，使胃痛加重或病程缠绵。

3. 脾胃虚寒　多见于素体脾胃虚弱或久病劳作之人。若脾阳不振，则胃络失于温养；或感风寒，饮食生冷，内外合邪，寒结于内，脉络凝涩不畅，皆可导致胃痛。实寒者痛多暴发。胃痛之因虽有饮食不节、肝气横逆和脾胃虚寒等不同，但其要则一，即病位在胃，乃气机壅塞、脉络失和而成。气机不利，气滞即可作痛，所谓"不通则痛"。气郁化火，灼伤胃阴，亦能致痛。气滞日久可导致瘀血内结，脉络不和，疼痛多固定而且缠绵。至于虚寒胃痛，虽多从胃络失于温养阐释，实际上也是气机不和的结果。

【辨证】

1. **辨缓急** 凡胃痛暴作，起病急者，多是寒痛，或为积滞不化。凡胃痛发，起病缓者，多是肝胃不和，气滞血瘀，或木旺乘土，或土壅木郁。

2. **辨寒热** 胃痛之寒、热多可根据其伴随症状而确定：若疼痛见腹满拒按、纳呆、苔白、脉弦紧者，为寒邪犯胃；若疼痛隐隐、喜暖喜按、遇冷加剧、四肢不温、舌淡苔薄、脉弱等，为虚寒作痛；若伴烦渴欲饮、恶热喜凉、小便黄赤、大便秘结、苔黄少津、脉弦数者，多是郁火犯胃。

3. **辨虚实** 新病体实，一般疼痛拒按，食后则痛，疼痛固定不移，胀痛便秘，脉实者，多为实证；反之，疼痛喜按喜温，食前痛，痛处不定，久病体虚，脉虚者，多为虚证。治疗时用补法不效者多实，用攻法加重者为虚。

胃痛之虚、实、寒、热、缓、急，临床辨证虽有多端，但总以虚实为纲，治疗上不外补泻两途。补泻之中兼参寒热，则治法备矣。如虚寒胃痛之用温养散寒，寒积胃痛之用散寒化积，阴伤胃痛之用养阴益胃，肝火犯胃之用清降，皆是虚则补之、实则泻之方法。

4. **辨气血** 胃痛有在气、在血之分。一般初病在气，久病则入于血络。病在气分，以胀为主，痛无定处，时作时止，多随情绪好坏而变化；病在血分，多为持续性刺痛，痛处固定，夜间为剧，舌质紫暗。

胃痛的基本病机是脾胃升降失常，气血瘀阻不畅，即所谓"不通则痛"。治疗多以"通"为法，以使脾胃气机调达。前人认为"凡痛必须温散"，故"通"法以理气和胃为主。"通"法之内涵，前人更主张从广义的角度去理解并加以运用。胃寒者散寒，停食者消食，气滞者理气，热郁者泄热，血瘀者化瘀，阴虚者益胃养阴，阳弱者温运脾阳，凡此种种皆本于审因论治，均可谓"通"。故运用"通"法，关键在于把握病机，针对病机采取相应的治法。叶天士所谓"通字须究气血阴阳"，也是指的这个意思。

治痛证古有"不可补气"之戒，认为"气旺不通，则痛甚也"。个人认为，对此不能一概而论。证属实者固然不宜补，若属虚寒瘀者当温养为是。

【鉴别】

胃痛须和心痛相鉴别。心痛病在胸中，胃痛则病位在胃脘，即上腹部正中或略偏。胃痛以钝痛、隐痛常见，亦有疼痛剧烈如针刺者，但一般不如心痛之剧烈。心痛表现为绞急如割，彻引胸背，发时心悸，憋闷，来时速，甚则汗出晕厥，患者常有濒死的感觉。心绞痛多发于过劳之后，心电图有阳性表现。胃痛一般预后较好，来势较为缓和，与饮食不适有关，心电图多正常，舌苔多厚；而心痛多病情严重，疼痛持续不已，甚至危殆立至。

【论治】

（一）七情郁结

七情郁结导致胃痛者，临床较为常见。七情郁结，肝气不舒，一方面可以引起胃土气机壅遏，另一方面可以在原有胃痛基础上加重胃土壅遏程度，因此情志不遂者常易发生胃脘痛。

［主症］恼怒忧思之后，肝气郁结，气机失于调达，肝木乘土，疼痛因作，胸胁为肝经之分野，肝气不舒则胸中满闷，时或太息或感气窜胀痛。

［治法］疏调气机，以缓胃痛。

［方药］四七汤化裁：苏叶 6g，苏梗 6g，半夏 10g，陈皮 6g，香附 10g。

［方药分析］四七汤由半夏厚朴汤加大枣而成，有行气开郁、降逆化痰之功。本证用四七汤加减，意在取其主治而切合病情。方中半夏化痰开结，和胃降逆；陈皮气香性温，理气运脾，调中快膈；苏叶、苏梗顺气宽胸，宣通郁气；香附功擅疏肝解郁，调理气机，行气止痛。诸药同用有理气和胃之功，如此，郁得开，胃能和，则疼痛可止。

［加减法］

（1）疼痛较重者，可加木香、延胡索、川楝子、枳壳以增强理气解郁止痛之功。

（2）嗳气较频者，可加沉香、旋覆花以顺气降逆。

（二）肝胃郁热

［主症］若气郁日久化火，则胃脘灼痛，痛势急迫，兼见烦躁易怒，嘈杂泛酸；肝胆相为表里，肝热则胆为火熏，迫灼津液，则口干口苦，苔黄，脉弦或数。

［治法］苦宣折热，疏肝和胃。

［方药］左金丸加味。

［方1］苏梗 10g，旋覆花 10g，半夏曲 10g，香附 10g，马尾连 10g，吴茱萸 1.5g，川楝子 10g。

［方2］川楝子 12g，马尾连 10g，吴茱萸 1.5g，延胡索（研冲）6g，香附 10g，五灵脂 10g，黄芩 10g，柴胡 6g。

　　[方药分析] 左金丸，一名回令丸，由黄连、吴茱萸两味药组成，有清肝泻火、降逆止呕作用，临床加用疏肝和胃之品，对于治疗肝胃郁热型胃脘痛有较强作用。上两方即是左金丸基础上的加味。二方皆用马尾连代替黄连以减轻其苦寒之性而效用不减，笔者临床喜用。方1着重和胃降逆，故用半夏曲、旋覆花、苏梗等味；方2重在清肝胆郁热兼理气化瘀止痛，故用黄芩、柴胡、炒五灵脂、延胡索等。方证各有所宜，临床可审证施用。

　　[加减法]

　　（1）胃脘灼痛，嘈杂泛酸甚者，左金丸合丹栀逍遥散去白术、生姜。

　　（2）肝火伤阴者，加生地、丹皮或用一贯煎，兼治其咽干口燥、舌红少津、脉细数或虚弦。

　　（3）兼心烦梦多，脉弦舌干，左金丸合金铃子散即可。

　　（三）阴伤胃痛

　　[主症] 胃痛日久，因寒邪化热，或气郁化火，或胃热素盛，或治疗上长期使用温燥之药，或肝阴虚，肝阳亢，迫灼胃阴，下汲肾水，而致胃液枯槁，郁火内盛，故胃痛隐隐，口燥咽干，或口渴，大便干燥，舌红少津，脉多细弦。

　　[治法] 和其阴分，泄其虚热。

　　[方药] 一贯煎加味：沙参12g，川楝子12g，麦冬10g，生香附10g，炒五灵脂12g，生蒲黄（布包）10g，生白芍12g，吴茱萸1.5g，马尾连10g。

　　[方药分析] 一贯煎功擅滋阴养肝，疏肝理气。上方取沙参、麦冬、川楝子合左金丸、失笑散加味而成。方中沙参、麦冬、生白芍养阴益胃柔肝；川楝子疏肝理气清热，更用左金丸清泻肝火，和胃降逆，则阴得助，虚热清；香附助川楝子疏肝解郁，行气止痛；阴虚胃痛，时日较久，痛久则入络，故用失笑散化瘀止痛。

　　[加减法]

　　（1）口燥咽干，烦渴甚者，可加石斛、芦根、玉竹、生地甘润养阴益胃，竹叶石膏汤清热生津、益气和胃。

　　（2）若肝胃火燔，劫肾阴，可取一贯煎原方加味，即上方加生地、枸杞子滋阴，当归养血活血。

　　（3）吞酸者加煅瓦楞子。

　　（4）纳差者，舌根厚，可加少量陈皮及神曲、麦芽之类以助胃气通降。

　　（5）疼痛较甚者，加甘草即芍药甘草汤以柔肝缓急止痛。

（四）瘀血阻络

［主症］胃痛反复发作，从气分入血分，成气滞血瘀、瘀血阻络之证。胃痛如针刺或刀割，痛有定处而拒按，舌质紫暗或有瘀斑，脉涩滞不畅或沉涩。

［治法］活血化瘀，理气止痛。

［方药］失笑散加味：五灵脂10g，生蒲黄（布包）10g，川楝子10g，白芍10g，当归10g。

［方药分析］失笑散能活血祛瘀，散结止痛；加当归补血养肝，和血调经；白芍和营养肝缓急；川楝子疏肝清热。如此则可收活血祛瘀、养肝疏郁止痛之功。

［加减法］

（1）痛甚者，用失笑散合丹参饮，丹参活血化瘀止痛，檀香、砂仁理气和胃止痛。

（2）若见呕血、便黑，宜辨寒热而治之。呕血鲜红，舌红苔黄，脉弦或数者，属肝胃郁热迫血妄行，可用大黄黄芩黄连泻心汤加味，以清火凉血止红。

（3）出血色暗，面色萎黄，四肢不温，舌淡，脉细无力者，属脾胃虚寒，脾不统血，可用黄土汤以温脾益气摄血。

（4）呕血较重者，可酌加花蕊石、炒蒲黄炭、三七等以加强化瘀止血之效。

（五）寒邪犯胃

［主症］胃脘受寒，或过食生冷，寒积于中，阳气为寒邪所遏而不得舒展，致发疼痛。寒凝气滞则胃痛多暴作，疼痛剧烈，畏寒喜暖，得热痛减，口不渴，喜热饮，舌苔白，脉弦紧或弦迟。

［治法］温胃散寒，行气止痛。

［方药］良附丸加味：苏叶10g，苏梗10g，高良姜6g，香附10g，陈皮6g。

［方药分析］良附丸有温胃散寒、行气止痛之效，香苏散理气散寒止痛，两方合用最适于寒积胃痛者。

［加减法］

（1）寒重者，可加干姜、吴茱萸暖胃散寒。

（2）气滞甚者，可加青皮、枳壳理气散结。

（3）夹食滞者，可加枳实、神曲、鸡内金等消食导滞。

（4）寒邪郁久化热，寒热夹杂，症见胸痞脘胀、呕恶纳呆、口干苦、苔黄腻者，用半夏泻心汤。

（六）脾胃虚寒

［主症］胃痛日久不愈，脾胃阳虚，纳运不健，胃失温煦，中寒内生，故胃脘隐痛，喜暖喜按，时时泛清水，纳谷减少；脾主四肢，脾胃虚寒则手足欠温，脾阳不振，神疲乏力，大便溏薄。舌淡白，脉软弱。

［治法］温阳益气健中。

［方药］黄芪建中汤加味：黄芪 12g，桂枝 6g，白芍 12g，炙甘草 6g，炮姜 6g，大枣 10 枚，当归 12g，饴糖（冲）30g（可用红糖代替）。

［方药分析］上方乃当归建中汤与黄芪建中汤合方易生姜为干姜而成，实即小建中汤加黄芪、当归两味；也即小建中汤与当归补血汤合方，有温中补气生血、健脾散寒止痛之功。

［加减法］

（1）泛吐清水者，可加半夏、陈皮、茯苓以化饮降逆。

（2）吞酸者，去饴糖，加黄连汁炒吴茱萸 2g。

（3）痛发时合良附丸散寒止痛。

（4）寒甚痛者，用大建中汤扶阳温寒。

（5）痛缓后用香砂六君子汤调理。

（七）饮食不节

［主症］食滞中焦，脾胃纳运失常，胃失和降，故胃脘胀痛拒按，呕恶不思食；食积胃脘，浊气上逆，故嗳腐吞酸，呕吐不消化食物，腑行不畅则大便难。苔垢厚，脉滑而两关弦滑明显。

［治法］消食导滞，和胃止痛。

［方药］保和丸加减：焦山楂 10g，焦麦芽 10g，焦神曲 12g，半夏 10g，莱菔子 10g，枳实 8g，防风 3g。

［方药分析］保和丸有消食导滞、理气和胃作用，上方乃保和丸化裁而成。用山楂消一切饮食积滞，尤擅消肉食油腻之积；麦芽消米、面、薯芋等食积；神曲辛温，能消酒食陈腐之积；上三药同用，主消各种食积。更助以莱菔子降气并消表里痰气之积；用半夏理气和胃；枳实、防风伍神曲，消食化滞兼以散寒。诸药配伍，食积可化，胃痛可缓。

［加减法］

（1）食积腹胀较重者，可加大腹皮、大腹子、厚朴等以行气消胀。

（2）食积热者，加连翘、黄芩、黄连以清热泻火。

（3）食积化热，便秘，苔黄者，可加大黄、槟榔通便导滞。

（4）食积兼脾虚者，可加白术、枳实、茯苓等健运中土。

【小结】

综上所述，临床上胃痛可有不同证候。初病之时多属实，有寒凝、气滞、食积之异，且三者多相互影响；若疾病进一步发展，气郁可以化火，寒邪郁久亦可化热，积滞久郁变生湿热；或初病在气，久病延及血络等，多为虚实夹杂，寒热互见，气滞血瘀证；若久病不愈，多由实转虚，表现为气血阴阳不足，临证时必须详查细审，辨证论治。

【治验】

案1 方某，女，40岁。

中脘疼痛，心烦急躁，呕恶吐酸，夜寐不安，舌红口干，两脉弦细滑数。全是肝经郁热，脾胃受克之象。病由恼怒、抑郁而起，用金铃子散方法。饮食当慎，防其因循增重。

川楝子9g，延胡索4.5g，生蒲黄（布包）9g，炒五灵脂9g，木香9g，香附9g，焦麦芽9g，旋覆花（布包）9g。

按：此案患者因恼怒而起，恼怒伤肝，肝失疏泄，肝气横逆犯脾胃，脾胃受克，气滞不舒，故中脘拘急疼痛；肝郁化热，上扰心神，则心烦急躁，夜寐不安；热邪伤津，而舌红口干。呕恶吐酸，两脉弦细滑数，也是肝经郁滞横逆犯胃，经气不舒，胃气上逆所致。治宜疏肝解郁，行气止痛，治疗用金铃子散合失笑散加味。川楝子苦寒性降，疏泄肝热；延胡索苦，辛温行气活血，善于止痛；生蒲黄甘、平，行血祛瘀；木香辛、苦、温，行气止痛，调中宣滞；五灵脂苦、甘、温，入肝经血分，活血化瘀；香附辛、微苦、微甘、平，疏肝理气，解郁止痛；旋覆花苦、辛、咸、微温，消痰降气止呕；焦麦芽甘、平，疏肝和中。方中既用金铃子散加木香、香附、麦芽疏肝解郁，行气止痛，又有失笑散活血化瘀，防肝郁日久，化生瘀血，而致病深难解。如此用药则肝郁解，疼痛缓，脾胃和。

案2 刘某，男，36岁。

中脘隐隐作痛，每遇饥寒则病势必作，得食则减，遇暖即舒，面色萎黄，舌淡苔白且腻，脉沉软弱。中阳不足，气分又虚，用黄芪建中汤方法。生冷皆忌。

黄芪15g，桂枝6g，芍药12g，甘草6g，生姜6g，大枣5枚，饴糖（冲）30g。

按：本案病由中焦虚寒而致，中焦虚寒，经脉失养，失于温煦，故拘急而致中脘隐痛；中阳不足，御寒无力，则遇寒病作，遇暖得舒；脾胃虚弱，得食则补，故得食则痛减；脾胃居中，中焦虚寒，脾胃化生气血之功受限，气血不足，面失充养，故面色萎黄；舌失滋养而舌淡苔白；气血不足，脉道不充，故脉沉软弱。治疗宜补中益气，温阳止痛。选用黄芪建中汤治疗，黄芪甘、微温，补气升阳；桂枝辛温，通阳散寒；芍药苦、酸、微寒，养血敛阴，缓急止痛；甘草甘温益气，与芍药配，酸甘化阴，缓急止痛；生姜温胃；大枣补脾；饴糖甘温，补脾益气，缓急止痛。全方具有温中补气、和里缓急的功效。

案3 吕某，女，45岁。

肝经郁热既久，中脘疼痛较重，呕吐酸水，心烦急躁梦多，两脉弦滑急数，舌苔黄腻根厚。饮邪郁热互阻，当以清肝热、化水饮方法以缓疼痛。

旋覆花（布包）6g，川楝子9g，延胡索6g，郁金6g，法半夏9g，陈皮6g，黄连9g，吴茱萸1.5g，太乙玉枢丹（研细末，分两次冲服）1.5g。

按：本案患者肝经郁热日久，肝经不舒，气机不畅，中焦脾胃受克，脾胃运化失常，水湿不化，蓄久成饮，则肝热与饮邪互阻于中，中脘受阻，故闭塞而痛；热邪与饮邪互阻，上扰心神，心神不宁，故心烦急躁、梦多；肝气犯胃，胃气失降，肝主酸，肝气犯胃上逆为呕，故呕吐酸水；脉急数，舌苔黄，为肝经郁热的表现；脉弦滑，苔厚腻，为内有饮邪不化的征象。治疗应疏肝解郁，清热化饮。选用左金丸合金铃子散加味治疗。旋覆花苦、辛、咸、微温，消痰行水，降气止呕；川楝子苦寒降气，疏泄肝热；延胡索苦、辛、温，行气止痛；胡黄连苦、寒，清肝泻火；吴茱萸辛、苦、热，疏肝下气，燥湿化饮；吴茱萸配黄连，寒热并用，苦辛并具，共奏辛开苦降之效；郁金辛、苦，行气止痛，燥湿化痰；加用玉枢丹研冲，增强方中化湿除饮、降气止呕之功。诸药合用，使肝热清，水饮化，疼痛除。

附1　吐酸

吐酸水，是胃病的一个常见的症状，一般认为是热，《内经》认为："诸呕吐酸，皆属于热。"凡是木郁化火，多是酸味，可用左金丸或温胆汤治之。又有胃虚脾不健运而发生者，需用温养脾胃的方法，如香砂六君子丸或归脾丸之类。

当从脉、舌、色、症来分辨。制酸药物以清肝热为主，可佐乌贼骨粉，或乌贝散、生牡蛎粉、瓦楞子粉等。忌食甜味。

笔者治疗经验，对于吐酸不愈者，方中可加乌梅2~3枚，服之有效。

附2　嘈杂

嘈杂是胃脘部嘈杂饥饿的一种感觉，甚则懊恼不可名状，得食暂缓（一定少吃，过则增重）。有时食后嘈杂，常与吐酸并见。多属胃热引起，久病虚寒者亦有。胃热者，用药宜轻清，不宜过重。脾胃虚寒者以温养脾胃为主。临床体会，此症宜饮食量少，细嚼慢咽，走路活动以增加脾胃运动功能，久可自愈。

第十节　呃逆

【概述】

呃逆是指气逆上冲，呃呃连声，声短而频之证，俗称为"打嗝"。呃逆有偶然发作和持续发作两类。偶然而作者，不药自愈，属一时气机不调，闭息、受惊、取嚏，皆可立愈。呃逆之根在于气逆，食滞痰阻，木郁横逆，胃火冲逆，过食生冷、中虚气逆等皆可致之。更有老年久病或病势危笃，胃气已败，也可出现，为预后不良的征兆。这种胃气将败之呃缓慢而力弱，每隔数分钟一次，患者面色土黄，两眼无神，前额发黑，危在旦夕矣。

呃逆一证，《内经》谓之"哕"，《灵枢·九针论》指出："胃为气逆、哕。"此外《灵枢·口问》还认为："谷气入于胃，胃气上注于肺，今有故寒气与新谷气俱还入于胃，新故相乱，真邪相攻，气并相逆，复出于胃，故为哕。"可见，《内经》认为呃逆之病机在于胃气失和，气逆上冲，且与肺之肃降有关。《灵枢·杂病》篇还记载了呃逆的治疗方法，说："哕，以草刺鼻，嚏，嚏而已；无息而疾迎引之，立已；大惊之，亦可已。"

《金匮要略》运用橘皮竹茹汤等治疗呃逆。至宋时治《伤寒》学风的兴起，由于各家对经文理解不同，产生了某些概念上的争议。《伤寒明理论》认为："哕者俗谓之咳逆，咳咳然有声者是也。"其前《活人书》亦认为："咳逆者，仲景所谓哕者是也。"《济生方》也从其说。其后《东垣十书》则认为哕逆非咳逆，而是与干呕相同，并从声音上加以区别，说："咳逆其声才发而遂止，虽发止相续，有至数十声者，然而短促不长，其若咳嗽之咳然。""哕逆则言其似欲物以出而无所出，但声之浊恶，长而有力，直至气尽而后止。"认为："决不可以哕为呃忒之咳逆，亦不可以哕为咳而气逆之咳逆也。"东垣此论可知，其认为咳逆有咳嗽气逆与呃逆之不同，而哕乃指干呕，非呃逆证，只是较干呕为重也。《医学入门》从其说曰："哕即干呕，声重且长耳。"《伤寒六书》也认为"哕即干呕之甚"，而以咳逆为呃逆，认为："夫咳逆者，俗谓之呃忒是也，是发声于喉而则遂止，呃呃然连续有声，然而短促不长，古人谓之哕非也。"由是可知，成无己等认为哕为咳逆；而东垣等认为哕非咳逆，而为干呕之重者，且认为咳逆为呃逆。《古今医统》批驳《活人书》以咳逆为哕，认为："仲景之言哕，非以咳逆谓也，咳逆从热而哕从寒。"《证治准绳》则详辨哕非干呕，咳逆乃为咳嗽而非呃逆。认为："若以哕为干呕，设使干呕之人或使之嚏，或使之无息，或使之大惊，其干呕能立止乎？哕非干呕明矣。"并认为："若以哕为咳逆，按《素问·生气通天论篇》曰：秋伤于湿，上逆而咳，《阴阳应象大论》曰：秋伤于湿，冬生咳嗽，以此论之，则咳逆为咳嗽无疑。"在总结历代论述的基础上，《景岳全书》较为全面地论述了呃逆、哕、干呕、嗳气、咳逆的不同。认为："哕者，呃逆也，非咳逆也；咳逆者，咳嗽之甚也，非呃逆也；干呕者，无物之吐，即呕也，非哕也；嗳者，饱食之息，即嗳气也，非咳逆也。"至此呃逆之内涵便确立下来，并且沿用至今。

呃逆之形成，轻证如《医学入门》所云："平人食物太速，饮水入肺，嬉笑太多，亦属有余。"治疗"以纸捻刺鼻取嚏，或久闭气可止"。呃逆重者，如《济生方》所云："大抵老年、虚人、久病人及妇人产后，有此症者，皆是病深之候，非佳兆也。"《景岳全书》对呃逆病因概括较为全面，认为："凡杂证之呃，虽由气逆，然有兼寒者，有兼热者，有因食滞而逆者，有因气滞而逆者，有因中气虚而逆者，有因阴气竭而逆者。"

总之，呃逆一证，古人谓之哕，其证因胃失和降、气逆上冲而致。轻者为饮食太快，或饮食生冷太过，一时胃失和降而成，以闭息、取嚏、大惊可治。但久病体衰之重者乃为胃气衰败之象，故有"久病闻之却可惊"之说。

【病因病机】

张景岳认为："致呃之由，总由气逆。"气逆之根，名目繁多，食滞痰湿，过食生冷，寒热交阻，木郁横逆，郁热化火或胃阳不足，升降失和，胃热上冲，中虚气逆等，皆可导致本病，现概述如下。

1. 饮食不节　由于饮食太快或食时嬉笑，致胃气一时失降；亦可因食生冷太过，寒积于中，胃纳失降；或过食辛热，胃中蕴热，胃火冲逆；或饮食不节，损及中焦，运化失职，水湿内蓄，痰湿中阻，多见于体丰及嗜食肥甘之人。诸种原因，皆可致呃。

2. 情志内伤　恼怒抑郁，肝郁横逆胃土，胃失和降；或肝郁日久，肝郁化火，肝胃郁热，胃热气逆而作。正如《古今医统大全·咳逆》说："凡有忍气郁结积怒之人，并不得行其志者，多有咳逆之证。"

3. 中焦不足　《素问·宝命全形论篇》云："病深者，其声哕。"久病、重病之后，损其正气，胃中虚弱，其中阳虚、阴虚、气弱均可致胃之升降失职，气逆作呃。

总之，正如《古今医鉴》所云："其发也，三五声而止，或七八声而止，或连续不绝，收气不回者，然所得之由不同，有因病久胃虚而得者，有因伤寒失下而得者，有因痰热内郁火气冲上而得者，有因过服寒剂，胃寒而得者，有因水气停痰，心下痞积而得者。"临证之人，当细辨之。

【辨证】

1. 辨寒热虚实　张景岳云"呃之大要，亦惟三者而已，一曰寒呃，二曰热呃，三曰虚脱之呃。"概而言之，因气郁、伤食、痰浊所致者为实；久病、重病、中阳、胃气、胃阴不足者为虚。具体辨法，可从声音上得之，正如《证治汇补》所云："火呃，呃者大响，乍发乍止，燥渴便难，脉数有力；寒呃，朝宽暮急，连续不已，手足清冷，脉迟无力；痰呃，呼吸不利，呃有痰声，脉滑有力；虚呃，气不接续，呃气转大，脉虚无力。"其论颇详，可供参考。

2. 辨新久缓急　呃逆新病、急作者，多为实证，病位轻浅，尤其一时饮食不当、胃气暂时失和所致者，不药自愈，或取嚏、闭气即可缓解。若在久病或重病之后发作者，一般认为预后多不良，病位较深，尤其大病、重病晚期出现者，多为胃气衰竭之兆，当引起注意。

【论治】

（一）气滞痰湿互阻

[主症]　肝郁气滞，痰湿不化，呃逆连声，音声响亮，舌白苔腻，脉弦滑。

[治法]　疏调气机，兼化痰湿。

[方药] 四七汤加减：半夏 12g，苏梗 9g，厚朴 6g，茯苓 12g，旋覆花（布包）10g，郁金 6g。

[加减法]

（1）折热降逆法：若肝郁化火，脉弦数有力者，可先以辛开苦降方法，以折其热，降其逆，可参考"肝火胃热，气逆上冲"型用药，并告诫患者禁食辛辣、油腻之品。

（2）宣化降逆法：若见舌苔白腻者，乃湿郁较重，当用宣化湿浊方法，方中可加藿香、佩兰各（后下）10g，枇杷叶 10g。

（二）肝火胃热，气逆上冲

[主症] 肝热化火，胃热上冲，呃逆连声，音声响亮，舌红口干，脉弦实有力。

[治法] 辛开苦降，理气定呃。

[方药] 丹溪泻心汤加减：川楝子 12g，黄芩 9g，黄连 6g，半夏 10g，生姜 3g，陈皮 9g，山栀 6g。

[加减法]

（1）调气降逆法：若有郁结未解时，当加疏调气机之品，以调气开郁，泄热止呃，如苏梗 6g、郁金 6g、香附 10g。

（2）化滞降逆法：若舌苔黄厚，夹杂食滞时，加焦山楂 6g、焦麦芽 6g、六神曲 6g、鸡内金 10g、炒枳壳 6g。

（3）化痰降逆法：若体胖痰湿素盛者，加莱菔子 6g、白芥子 6g、冬瓜子 20g，甚则可加皂角 6g、槟榔 6g。

（4）预护正气法：若体质薄弱，素有气虚者，酌减川楝子、黄芩、黄连的用量。

（三）寒呃

[主症] 多由病后中气不足，胃气虚弱所致，故患者畏寒，手足欠温，倦怠乏力，舌白苔腻，脉沉细弱，按之无力。

[治法] 温中降逆。

[方药] 丁香柿蒂汤加减：公丁香 2g，柿蒂 9g，党参 6g，生姜 3g，陈皮 6g，旋覆花（布包）10g。

[加减法]

（1）温阳降逆法：若中虚寒盛时，易生姜为干姜 6g，加黄芪 10g。

（2）益气降逆法：若寒不甚而中虚气弱较重者，可加茯苓 10g、白术 10g、炙甘草 10g、人参粉（冲）3g。

（3）化痰降逆法：若中阳不足，水湿不运，痰饮内停者，可加半夏 10g、茯苓 10g、生姜加至 6g。

（四）虚呃

［主症］素体不足，中阳又虚，过食生冷，阳气受遏，呃逆声低势微，形气不足，脉虚弱，舌胖白，苔滑润。

［治法］温中益气，降逆和胃。

［方药］旋覆代赭汤加减：党参 10g，黄芪 15g，炙甘草 6g，法半夏 10g，生姜 3g，大枣 10 枚，旋覆花（布包）10g，代赭石 12g。

［加减法］

（1）若中气不足，而又兼肝郁气滞，呃逆频频发作，脉虚弱而带弦急，舌虽胖嫩，尖部略红者，仍当以疏调肝木为主，俟其郁结得舒，气机已调，病势见缓，呃逆虽发而不频繁，可酌情改用补正方法，但量不可过重，防其壅滞气机而气郁再发。

（2）若为胃阴不足，口干舌燥，舌红而干甚或有裂纹，脉细数，当以养阴和胃降逆方法，用益胃汤加枇杷叶、石斛、柿蒂等治之。

【小结】

呃逆一证，总由胃气上逆所致，但其轻重之别较明显，轻者不药而愈，重者为胃气衰败之象。在辨治上有寒呃、热呃、虚呃及痰湿气滞互阻而致者，用药上即有虚实、攻补、寒热、温凉之异，尤当审慎。

【治验】

姜某，女，39 岁，工人。

恼怒之后，呃逆连声，胸闷、喜太息，面色青暗，舌白苔腻，脉濡按之有力。气分不畅，肝郁气滞，横逆犯胃，胃失和降，上冲则呃逆。血行不畅则面色青暗；肝脾不和，湿阻则苔腻、脉滑。治宜调畅郁滞之气血，运化脾虚之湿阻。

旋覆花 6g，柿蒂 6g，郁金 6g，代赭石 10g，老刀豆子 10g，杏仁 10g，仙露半夏 10g，法制陈皮 10g，公丁香 3g，片姜黄 6g，紫降香 2g，白檀香 2g。

嘱其舒畅情志，慎辛辣。服 7 剂后症大减，效不更方，嘱其再服，约进 30 剂而痼疾尽除。

按：呃逆之病，多由恼怒伤肝，肝气不疏，横逆犯胃，胃气上冲所致。病势上冲，治当潜降；病由肝郁，治宜疏肝解郁，和胃止呃。本案用丁香柿蒂散加减治疗。公丁香、柿蒂、刀豆子系擅长降逆止呃之品；代赭石苦、寒，平肝潜阳，降气化痰；旋覆花苦、咸、微温，疏肝理气，降气止呕；郁金辛、苦、寒，行气解郁，凉血化瘀；旋覆花合郁金，行气疏肝，以防肝气横逆犯胃；再加用白檀香辛、温，理气调中；紫降香辛、温，活血化瘀；片姜黄辛、苦、温，破血行气；半夏、陈皮辛、温，燥湿化痰，降逆和胃止呕；杏仁宣肺降气，助胃气下行。

第十一节　噎膈

【概述】

梗噎不顺，吞咽不利谓之噎；胸膈阻塞，饮食不下谓之膈。因二证常常并见，或相继出现，故习惯上并称噎膈。此病多见于老年人，一般与情志抑郁和长期饮酒关系密切。本病相当于西医学所说的食管癌。其主要病机是由于津血虚衰，胃脘枯槁，气血瘀结，以致食物不能下行。分而言之，嗜酒过度，食管经常受到刺激，血耗津枯，气血流通不利，久则成噎；忧思过度，情志不遂，血气瘀滞，流行不畅亦可成为噎膈。早期诊断，早期治疗，预后尚佳。若失去了早期治疗的机会，其预后不良。

膈证一词，首见于《内经》。但《内经》中膈的含义有三：一者属本节膈的范围，指咽中鬲塞不利，饮食不下，如"鬲塞不通""鬲咽不通"等。二者属关格的范畴，如《素问·阴阳别论篇》中"三阳结谓之鬲"即是。三者属反胃的范畴，《灵枢·邪气脏腑病形》指出"膈中"一证的症状是"食入而反出，后沃沫"。其说导致后世丹溪把膈证与反胃相混淆，《丹溪心法》认为："翻胃即膈噎，盖膈噎乃反胃之渐。"其后《医学入门》认为："饮食不下，而大便不通，名膈噎。"又与关格相混淆。对此明代赵献可在《医贯》中明确提出："噎膈、翻胃、关格三者，名各不同，病原迥异，治宜区别，不可不辨也。噎膈者，饥欲得食，但噎塞迎逆于咽喉胸膈之间，但胃口之上，未曾入胃，即带痰涎而出，若一入胃下，无不消化，不复出矣……翻胃者，饮食倍常，尽入于胃矣，朝食暮吐，暮食朝吐，或一两时而吐，或积至一日一夜，腹中胀闷不可忍而复吐，原物酸臭不化，此已入胃而反出，故曰翻胃……关格者，粒米不欲食，渴喜茶饮饮之，少顷即出，复求饮复吐，饮之以药，热药入口则即出，冷药过时而出，大小便秘，名曰关格。"

古代医家对于本病的认识尚有"五噎""五膈"及"五噎十膈"之说，隋代巢元方和唐代孙思邈、宋代严用和均有此论，认为："五膈者，忧、恚、寒、热、气也，五噎者，忧、思、劳、食、气也。"《千金要方》对其症状做了一一描述。这种从病因上分类，虽有一定道理，但未免机械繁杂。《儒门事亲》对此评道："后世强分为五噎，谓气、忧、食、思、劳也，后又分为十膈五噎，其脉虽多，其感滋甚。"

关于本病病因病机，《内经》认识到该病发生与肝、胃有关。《素问·风论篇》说："胃风之状，颈多汗，恶风，食饮不下，鬲塞不通。"《素问·六元正纪大论篇》则曰："木郁之发……鬲咽不通，食饮不下。"再者《内经》还认识到情志因素与本病关系尤为密切，《素问·通评虚实论篇》云："隔塞闭绝，上下不通，则暴忧之病也。"隋代对本病的病因认识已较为全面，从《诸病源候论》五噎五膈之分，就可以看出，当时已认识到本病与情志、饮食、劳倦、寒温不节有关。本病的病理变化，宋时《济生方》认为："脏腑之病，结于胸膈则成膈气，留于咽嗌则生五噎。"《局方发挥》已认识到本病日久则为胃脘枯槁，津血亏损之病，指出："积而久也，血液俱耗，胃脘干槁，其槁在下，近咽之下，水饮可行，食物难入……其槁在下，与胃为近，食虽可入，难尽入胃，食久复出。"明代对本病病因病机的认识已较为全面，《景岳全书》指出："噎膈一证，必以忧愁思虑，积劳积郁，或酒色过度，损伤而成。盖忧思过度则气结，气结则施化不行；酒色过度则伤阴，阴伤则津血枯涸。气不行则噎膈病于上，精血枯涸则燥结病于下。"

古代医家对本病的论治很多。《济生方》提出："调顺阴阳，化痰下气，阴阳平匀，气顺痰下，膈噎之疾无由作矣。"对该病初期的治疗具有指导意义，但对于后期则又非其所宜。因而后之《局方发挥》指出"夫噎病主于血干"，大伐治疗滥用辛温香燥之弊。明代李中梓已认识到本病治疗比较困难，他在《医宗必读》中指出："此证所以疑难者，方欲健脾理痰，恐燥剂有妨于津液；方欲养血生津，恐润剂有碍于中州。"张景岳则强调："凡治噎膈大法，当以脾肾为主。"因为"凡人之脏气，胃主受纳，脾主运化，而肾为水火之宅，化生之本。"并指出本病亦有可用温补之法者，认为"用温补以治噎膈，人必疑其滞而嫌其过缓，不知神气败证，此其为甚，使非速救根本，则脾气何由再健？"清时已认识到本病治疗当分新久，新者以气郁为主，久则津血枯涸，治疗宜分别论处。《杂病源流犀烛》指出"病之初有……宜香砂宽中丸"；而病久，脾气亏损，血液俱耗，胃脘干槁者，可采用滋血润肠丸等治疗。

总之噎膈一证，明之前概念上比较杂乱，至赵献可《医贯》辨明噎膈、反胃、关格之异，噎膈之内涵统一至今。噎膈的病位，在于膈上食管，《临证指南医案》指出："脘管窄隘，不能食物，噎膈渐至矣。"本病之发生，历代医家逐渐认识到与情志不调、饮食不节、劳倦过度、寒暖不调有关。初期以气结痰阻为主，后期以津血枯涸为主。治疗上又当区分初期与后期而立法不同，前者以理气化痰为主，后者当以养血生津润燥为主。张景岳强调以脾肾为主，尤其注意中气，这种保胃气的治本思想，对本病的治疗，具有重要的指导意义。

【病因病机】

本病的病机较为复杂，但概而言之，其本为津血亏损，其标为气滞血瘀。究其成因，一为情志失节；二为饮食失调，尤为中年过度饮酒，食管刺激过甚，久则成癌。

1. 忧思郁结，气血瘀滞　本病之始多为患者久思忧郁，气郁不畅，血亦不行，初以气郁为主，久则血分亦滞，致食管阻塞不畅；气不行，血不畅，津不布，痰浊成，痰、气、血互结，加之津液又损，食管更为不畅，而病亦日趋严重。正如张景岳所云："忧思过度则气结，气结则施化不行。"诸证变作矣。

2. 嗜酒辛辣，津血亏损　素嗜食辛辣醇酒，香燥伤津，致津血亏损，食管失润；津血亏损，血少行亦不畅，加之嗜食肥甘，痰浊内生，痰瘀互阻，亦致食管不畅。诚如《医碥·反胃噎膈》所言："酒客多噎膈，饮热酒者尤多，以热伤津液，咽管干涩，食不得入也。"

总之，以上两者常常相互为因，初期多因情志抑郁而发，以气分郁阻为主，病较为轻浅，久病则见血分瘀结，津血又耗，其病亦较重。

【鉴别】

噎膈发病初起，多表现为咽中梗塞不利，轻者只表现于吞咽时才觉不舒，这时必须与梅核气、乳蛾相鉴别。梅核气为咽中无物，只是患者自觉似有物阻，吞之不下，咯之不出，此外结合现代检查，亦可辨明。乳蛾多伴有咽痛，急性乳蛾则多有发热等外感表现，察其咽部，多见双侧扁桃体红肿、咽红色赤，而噎膈多无咽痛之症。噎膈后期，饮食不下又须与反胃、关格相区别。噎膈多为饮食吞咽不下；反胃为饮食可下，但不得腐熟，朝食暮吐，暮食朝吐；关格为饮食不入，食入则吐，同时大小便闭。

【辨证】

辨虚实标本　噎膈初期多属气郁痰结，其证为实，可以理气化痰之法，但亦不可过于香燥，因其本乃津血不足，防其阴伤。后期以津血亏虚，燥热之证为主，且多夹痰郁、血瘀，虚实夹杂，标本互见，正如李中梓所说："此证所以疑难者，方欲健脾理痰，恐燥剂有妨于津液；方欲养血生津，恐润剂有碍于中州。"

【论治】

（一）气分郁结

［主症］病之早期，多属气分郁结，咽部食管阻塞不畅，而为气噎作痛，每因心情抑郁则病势必重，心情舒畅则噎势渐轻，多无明显的阳性体征，其脉多弦。

［治法］疏调气机，开郁止噎。

［方药］可选越鞠丸、逍遥散、四七汤诸类随症加减。药用：旋覆花（布包）10g，香附10g，炒山栀6g，青皮6g，陈皮6g，半夏10g，苏梗6g，枳壳6g。

［加减法］

（1）化湿开郁法：兼湿而见苔白腻根厚，胸中满闷，大便溏薄，脉沉缓者，可于方中加草蔻3g、厚朴6g、杏仁10g。

（2）消食化滞法：若苔垢腻而厚者，为食滞中阻之象，当加入化滞消导之品，如焦三仙各10g、鸡内金10g。

（3）通腑开郁法：若见腹胀满，大便干，苔黄腻根厚者，乃腑气不通之象，可于方中加入生大黄1~3g，以行其滞，通其腑，开其郁。

（二）津液枯槁

［主症］阴分不足，津液枯槁，形体渐瘦，大便艰涩，状如羊矢，脉细弦，舌红，苔白少津。

［治法］润燥生津，少佐理气。

［方药］启膈散加减：沙参 15g，旋覆花（布包）10g，丹参 10g，川贝 6g，苏木 6g，三七粉（冲）3g，郁金 6g，荷叶梗 10g。

［加减法］

（1）兼清泄郁热法：若兼见肝经郁热，而心烦急躁，夜寐梦多者，加入疏肝泄热之品，如川楝子 10g、丹皮 10g、郁金 6g。

（2）兼化滞泄热法：若见胃肠滞热不清，舌黄垢厚者，加入焦三仙各 10g、枳壳 6g、槟榔 10g 以解郁化滞；若大便秘结者，再加大黄 2~3g。

（3）若兼见湿郁者，用滋腻之品当审慎，以防胶着滞邪。

（三）噎久血结，津血皆虚

［主症］噎膈已成，血分瘀阻，阴液大伤，面色黑浊，消瘦，脉沉涩或沉弦。

［治法］育阴养血，破血化瘀。

［方药］通幽汤加减：生地 20g，熟地 20g，赤芍 15g，白芍 15g，川贝 6g，旋覆花（布包）10g，红花 3g，桃仁 3g，丹参 10g，代赭石 10g。

［加减法］若体质尚好而大便秘结者，可于方中加大黄粉 1~2g 冲服，大黄既可通便，又为活血化瘀之品，尚可开郁泄热，人每畏之而弃不用，惜哉！

【小结】

噎膈之成，多与精神抑郁和嗜酒过度有关。其初期为气分郁结，病在气分，病情尚轻，此时应及时调治，尤应戒酒，忌食辛辣之品，保持精神愉快，加强锻炼，以促进气血之运行。若延至病入血分，阴津亏耗，瘀血闭阻，则较难治疗，因而本病贵在早期诊断，早期治疗。

附 反胃

凡饮食入胃，久久始可反出，吐物皆属完谷不化，谓之反胃。早在《内经》就有类似的记载。《灵枢·邪气脏腑病形》篇说："脾脉……微急为膈中，食饮入而还出，后沃沫。"至《金匮要略》谓之"胃反"，并详细记载其临床表现，指出："朝食暮吐，暮食朝吐，完谷不化，名曰胃反。"究其病因，历代多认为是胃中虚冷，《景岳全书》概之曰："反胃之证，本属火虚……今诸家之论，有谓其有痰者，有谓其有热者，不知痰饮之留正因胃虚，而完谷复出，岂犹有热？" 总之，本病乃为真火式微，胃寒脾弱，不能消谷。其特点是：食入不化，停留中脘，经过一天或半日，完谷吐出，吐势缓慢，状若完谷，并无异味，四肢发冷，故谓之"朝食暮吐，暮食朝吐"。本病多为渐渐而来，反复发作，始为中阳不足，继则命火亦虚，故其治亦分为轻、重两证。

（一）中阳不足

［主症］面色㿠白，唇口无华，神乏疲惫，胃纳不甘，脉多沉细无力，甚则沉迟不应指，舌胖苔腻滑润液多，大便溏薄，小溲短少，形瘦无力。

［治法］温中和胃，降逆止呕。

［方药］可用旋覆代赭汤、香砂平胃丸、大半夏汤加减。药用：党参 10g，旋覆花（布包）10g，代赭石 10g，炒白术 10g，干姜 6g，附子（先煎）10g，炙甘草 6g，灶心土（布包）30g，徐徐温服之。

［加减法］

（1）虚象不很明显，病在早期，可去党参、干姜、附子，加苏梗 6g、半夏 10g、生姜 6g。

（2）若肝郁气滞者，上方去附子、干姜，加木香 6g、香附 10g、郁金 10g；若兼有郁热者，加左金丸之类。

（3）若虚寒较重，病发日久，加用肉桂、川椒等以温中祛寒。

（4）应当注意生活调理，忌吃生冷油腻食物，保持精神舒畅，防其增重。

（二）脾肾阳虚

［主症］病至晚期，肾阳亦亏，脾肾阳虚，神疲肢冷，舌淡润，脉沉弱无力。

［治法］温肾助阳，补火暖土。

［方药］附子理中汤化裁：附子 10g，干姜 6g，熟地 15g，肉桂粉（冲）3g，党参 15g，黄芪 15g，生牡蛎 30g，炒川椒 3g。

第十二节　呕吐

【概述】

本病是指以呕吐为主要症状的一类疾病的总称。有声有物为呕，有物无声为吐，有声无物为干呕。全是由于胃失和降，胃气上逆所致。常见的病因有外邪、饮食不节、气郁不达或胃虚、胃寒等。若呕吐较剧烈，或呈喷射状，在夏、秋当注意流行性乙型脑炎，在冬、春季节当考虑流行性脑脊髓膜炎。年纪较大、有高血压病史的老年人当查明是否有脑出血、蛛网膜下腔出血。此外脑部肿瘤等占位性病变也应警惕。

自《金匮要略》提出呕、吐、干呕、哕之名，引起了后世许多争议。金时成无己《伤寒明理论》以呕吐分轻重，认为："呕者，有声者也，俗谓之哕；吐者，吐出其物也，故有干呕而无干吐，是以干呕则曰食谷欲呕，及吐则曰饮食入口即吐。"并认为："呕吐有轻重可知矣。"而《东垣十书》则以气血分呕吐，"吐属太阳，有物无声，乃血病也。""呕属阳明，有物有声，气血俱病也。""哕属少阳，无物有声，乃气病也。"后之丹溪在概念上认识与李氏相同。至元时王安道《医经溯洄集》认为："夫呕者，东垣所谓声物兼出者也；吐者，东垣所谓物出而无声者也；至若干呕与哕，皆声出而无物也。"并认为："东垣当以哕该之，而无干呕之论，干呕与哕，其所异者果何哉？微甚而矣。"同时，对成无己之论大加批驳，认为"成氏乃以呕为有声，与干呕混而无别""呕与吐主有形之物言""干呕与哕主无形之声言"，因而认为呕吐、干呕、哕"本为有形无形设，不为轻重设也"。至明代《医学入门》认为："湿呕有声有物，食已则呕；干呕空呕无物"，"吐有物无声，食入即吐。"纵观诸家所论，其争议在于呕、吐、干呕、哕的区别，呕、吐是否有轻重之分，干呕与哕是否相同。在概念方面论述较为清楚者，《医学入门》的观点较为贴切，即湿呕为有物有声（相当于现在呕的含义）；吐为有物无声；干呕乃有声无物。此外，据文献所载，干呕与哕毕竟不同，哕乃指呃逆而言，王安道把两者等同起来，是不妥当的。

《内经》有关呕吐成因的论述可以概括为以下几方面：①寒邪犯于肠胃：《素问·举痛论篇》云："寒气客于肠胃，厥逆上出，故痛而呕也。"②肺胃失和：《素问·痹论篇》认为："肺痹者，烦满喘而呕。"③脾病及胃，升降失和：《素问·痹论篇》说："脾痹者，四肢解堕，发咳呕汁。"④肾虚寒逆：《素问·厥论篇》云："少阴厥逆，虚满呕变，下泄清。"汉代《金匮要略》对呕吐作了专篇论述，有关呕吐的成因概括也较为全面，具体地阐述了寒邪内犯、痰饮中阻、中焦虚寒、寒热错杂于中、胃中积热及痈证作呕等六方面的病因，《中藏经》认识到："病内外俱虚，卧不得安，身冷，脉细微，呕而不入食者死。"宋代《济生方》尤其重视中焦脾胃升降功能与呕吐的关系，同时还较全面地总结了呕吐的成因，认为："若脾无所伤，则无呕吐之患。"同时认识到除饮食所伤，风凉冷湿之外，"忧思伤正，宿寒在胃，中脘伏痰，胃受邪热，瘀血停蓄，亦能令人呕吐"。明代《医学入门》将呕吐成因概括为：既有冷热气食之殊，又有湿痰火水脓血风暑之别。而《景岳全书》一语道出了呕吐的病机，所谓："凡呕家虚实，皆以胃气为主。"清代《临证指南医案·呕吐》在总结前人的经验基础上，指出："呕吐……乃后人但以胃火、胃寒、痰食、气滞立论，不思胃司纳食，主乎通降，其所以不降而上逆呕吐者，皆由于肝气冲逆，阻胃之降而然也。"可见呕吐当有寒热虚实不同，其病位主要在于胃，但又与肝、肾、脾、肺有关。

《金匮要略》立《呕吐哕下利病脉证治》篇，于呕吐属虚者用吴茱萸汤、四逆汤；属热者用大黄甘草汤、小柴胡汤、黄芩加半夏生姜汤；寒热错杂者用半夏泻心汤；因饮邪而作者，用小半夏汤、半夏干姜汤、生姜半夏汤；停饮胃反呕吐用茯苓泽泻汤。晋代王叔和《脉经》强调凭脉辨治呕吐，认为"寸口脉细发热呕吐，宜服黄芩龙胆汤"；"关脉滑，胃中有热，滑为热实，以气满故不欲食，食则吐逆，宜服紫菀汤。"唐《千金要方》又提出以趺阳脉来辨治呕吐，认为："趺阳脉微而涩，微即下利，涩即吐逆，谷不得入；趺阳脉浮者，胃气虚，寒气在上，忧气在下，二气并争，但出不入，其人即呕而不得食，恐怖如死，宽缓即瘥。"呕吐以三焦辨治者，元代张洁古《活法机要·呕吐》认为："吐有三，气、积、寒也，皆从三焦论之。"具体而言，上焦吐者皆从于气，治当降气和中；中焦吐者皆从于积，治当小毒药去其积；下焦积者，皆从于寒，治当以大毒药通其秘寒，温其寒气。根据呕吐物情况来分辨呕吐性质者，《医学入门》认为："吐利腥臊者为寒，酸臭者为热。"从呕吐与饮食关系来论治呕吐者，《医宗必读》指出："食刹即吐谓之呕，刹者顷刻也，食才入口便即吐出，用小半夏汤；食入即吐，谓之暴吐，言食才下咽，即便吐出，生姜橘皮汤；食已则呕，谓之呕吐，言食毕然后吐，橘皮半夏汤；食久则吐谓之反胃，言食久则即入胃矣，胃不能别清浊，化精微，则复反而出，水煮金花丸；再食则吐谓之翻胃，言初食一次不吐者，第二次食下则吐，直从胃之下翻腾上出，易老紫泥丸。"因其论述详尽，辑录于此，以供学者参阅。治呕吐强调肝胃关系者，以《临证指南医案·呕吐》所述最详，所谓"肝气冲逆，阻胃之降"即作呕吐，治法当"以泄肝安胃为纲领，用药以苦辛为主，以酸佐之"。呕吐治疗所当禁忌者，《金匮要略》指出："病人欲吐者，不可下之。"《丹溪心法》指出："呕吐药，忌瓜蒌、杏仁、桃仁、萝卜子、山栀，皆要作呕。"《景岳全书》不仅指出呕吐当分虚实，而且在用药上亦十分审慎，认为："凡治阴虚呕吐等证，则一切香散、咸酸、辛味不堪等物……切不可用。"明确指出："凡治胃虚呕吐，最需详审气味。"清代《石室秘录》认为："火吐宜清火而不可降火，寒吐宜祛寒不可降寒。"反之降火之后易得血证，降寒之后，易变遗尿，并且拟清火止吐汤及散寒止呕汤，对临床用药仍有一定参考价值。

【病因病机】

张景岳所云："凡呕家虚实，皆以胃气为主。"呕吐之产生在于胃失和降，而形成之因，又有感邪、伤食、恼怒、停饮、中虚等不同，现分述如下。

1. 客邪犯胃 《古今医统·呕吐哕门》认为："卒然而呕吐，定是邪客胃府。"凡风寒、风热、暑湿、秽浊之邪干犯胃腑，升降相悖，致胃气上逆，即可为呕吐。

2. 饮食不节 饱食过度或饮食不洁之物，胃纳失职，气失和降发为呕吐。正如《证治汇补》所云："内伤饮食，填塞太阴，新谷入胃，气不宣通而吐。"

3. 气郁作呕 多由一时恼怒，木郁不达，肝气横犯胃土，胃失和降而作。此外，恼思日久，脾失健运，食滞不化亦可致胃气上逆而呕吐。

4. 停饮作呕 多由暴饮过度或素体中阳不足，水湿失运，饮停中焦，胃失其降而作。

5. 胃虚呕吐 胃虚正气不足，升降无权亦可导致升降逆乱发为呕吐，其有胃气虚、胃阴虚、胃阳虚之不同，其成因多因劳倦太过，或平素暴饮暴食，饮食不节，伤及中焦。此外，误治亦可导致，如《景岳全书·呕吐》说："或因病误治，妄用克伐寒凉，本无呕吐而致吐者，胃虚也。"

总之，呕吐责之于胃失和降。而导致胃失和降的原因，概之为外感风寒、暑湿，内伤饮食、七情及胃虚升降无权，凡此诸种，当于临证之时详询病史，分析脉、症以别之。

【辨证】

1. 辨虚实 《景岳全书》说："呕吐一证，最当详辨虚实，实者有邪，去邪则病愈，虚者无邪，则全由胃气之虚。"具体地说，外感、气郁、痰饮、食滞而致者皆属实；胃气、阴、阳不足者皆属虚，但凭脉、舌、色、症辨之为要；其中尚有虚实错杂之证。

2. 辨缓急 呕吐之作，其急者一时即起，此时尤当辨其原因。如因伤食、服毒者较易从病史上辨明；有因一时呕吐剧烈，同时伴有神经精神症状，如神态失常、活动失灵等，在老年有高血压病史者，应注意是否有脑出血、蛛网膜下腔出血等，此外颅内占位性病变亦应考虑。对于急性呕吐，春、冬应考虑流行性脑脊髓膜炎，夏、秋应考虑流行性乙型脑炎，其治法大有不同，故应当引起重视。

3. 辨用药　呕吐因于胃失和降，而胃主受纳，用药除了按辨证论治外，还应考虑个体素质对药物气味的承受力，如有些患者对某种药物气味敏感，反易引起呕吐，故用药时应认真斟酌。正如张景岳所说："一切香散、咸酸、辛味不堪等物，悉当以己意相测，一有不妥，切不可用。"

4. 辨止呕　呕吐亦有祛邪之功，因此对出现呕吐时，是否应当止吐，应根据病情而定。如属伤食、服毒或生痈而致呕吐，此时不可止呕，否则不利于停食、毒物、脓浊的排出；如属急性阑尾炎、尿毒症、脑压高时，一定要根据病情从本治疗。

【论治】

一、实证呕吐

（一）外邪犯胃

[主症] 外感之后，表气闭塞，胃失和降，发生呕吐，头痛寒热，周身无力，舌白苔腻，脉濡滑。

[治法] 芳香疏解定呕。

[方药] 藿香正气散加减：苏叶 6g，藿香（后下）10g，法半夏 10g，大腹皮 10g，厚朴 6g，竹茹 6g，煨姜 3g，白蔻仁 3g，灶心土（布包）30g。

[加减法]

（1）兼泄内热法：邪郁久而化热，舌红，脉数，可加马尾连 10g、黄芩 10g。

（2）兼开湿郁法：湿郁较重，苔腻，脉濡者，加苍术 3g、郁金 6g、杏仁 6g、砂仁（研冲）3g。

（二）胃热呕吐

[主症] 热郁于胃，心烦口干，呕吐味酸且苦，食则即吐，势如喷射，小溲赤热，夜寐梦多，舌红，脉数。

[治法] 苦甘泄热。

[方药] 温胆汤加减：姜川连 6g，竹茹 12g，枳实 6g，黄芩 12g，姜山栀

6g，半夏 12g，灶心土（布包）60g，徐徐冷服之。

［加减法］

（1）导滞通腑泄热法：若属胃肠滞热，大便干结时，加大黄粉（冲）1g 或焦三仙各 10g、鸡内金 10g，俟大便得通，腑气下行，胃气不逆，呕吐自止。

（2）上方中，若市场无姜黄连、姜山栀，可改用川连、山栀各 6g，嘱病家自放生姜 2~3 片。

（三）气郁呕吐

［主症］恼怒之后，木郁克土，胸闷胁胀，恶心，甚则呕吐，舌红，脉弦。

［治法］疏肝和胃。

［方药］四七汤合左金丸加减：苏梗 10g，半夏 10g，厚朴 6g，茯苓 10g，马尾连 10g，吴茱萸 1g，旋覆花（布包）10g，代赭石 10g，盐水炒砂仁（研冲）2g。

［加减法］

（1）重以开郁法：若属气郁而腹胀明显者，加青皮 6g、陈皮 6g、佛手片 10g、木香 6g、大腹皮 10g。

（2）兼缓肝止痛法：若木郁气滞，胁痛较重时，加片姜黄 6g、香附 10g、绿萼梅 6g、代代花 6g。

（3）兼化湿开郁法：若木郁克土，运化失职，食滞内阻，湿浊内生，舌苔垢腻而厚者，加神曲 10g、焦麦芽 10g、鸡内金 10g、槟榔 10g。

（四）痰饮呕吐

［主症］呕吐痰涎，头眩心悸，胸闷漾漾欲吐，舌白苔腻，脉弦滑。

［治法］温化痰饮。

［方药］小半夏汤化裁：半夏 15g，陈皮 15g，苍术 3g，茯苓 15g，煨姜 6g，泽泻 12g。

［加减法］

（1）温阳化饮止呕法：若是阳气不足，水饮停蓄中焦，呕吐清水，四肢不温，可用温阳化饮之品。方中加桂枝 6g 以通阳，白术 10g、泽泻 10g 以化饮定呕。

（2）扶正助阳治本法：若阳虚气弱为重，可用桔半枳术丸、苓桂术甘汤、香砂六君子汤等，扶正治本为主，兼以化饮祛邪，正气足、邪气去则呕自止。

（3）清热化痰止呕法：若痰饮内蓄，日久化热，痰热互阻而致呕吐者，方中去苍术、煨姜，加姜黄连 6g、竹茹 6g、瓜蒌 10g。

（五）食滞呕吐

［主症］多有伤食病史，呕吐畏食，嗳气吞酸，味如败卵，胸脘胀满，得食愈甚，脉实大，两关独滑，舌苔垢厚，大便味臭。

［治法］消导化滞，和中止呕。

［方药］保和丸加减：半夏曲 12g，青皮 6g，陈皮 6g，马尾连 12g，焦三仙各 15g，花槟榔 12g，竹茹 12g，枳实 10g。

［加减法］

（1）消食泄热和中法：食滞较重，积久化热，舌红心烦，夜寐梦多，可加清热之品如黄连 6g、保和丸（布包）9g。

（2）导滞通腑和中法：若苔黄垢厚，口味臭甚，加大黄粉（冲）1~2g，既可清热又可荡滞。

（3）健脾消食和中法：若素体脾胃不足，积食成吐，可仿枳术丸；若两关弦滑，舌黄厚腻，此因积滞内停，当以化滞为主，切不可滥施壅补。

（六）呕吐之后，胃气不降

［主症］呕吐为日较久，胃气有升无降，心烦恶心，胃不思纳，舌白苔腻，边有齿痕，脉力弱，仍带弦象。

［治法］调气和胃，降逆止呕。

［方药］旋覆代赭汤化裁：旋覆花（布包）10g，代赭石 10g，煨姜 6g，半夏 12g，陈皮 6g，党参 6g，灶心土（布包）60g。

［加减法］

（1）开郁展气法：若脉来弦急，仍有肝郁之象，可加佛手 10g、香橼皮 6g。

（2）苦寒泄热法：若舌苔黄腻者为内有积热，方中去参、姜，加竹茹 6g、川连 6g、焦三仙各 10g。

（3）健运和中法：若脉弱，舌胖润者，可加大党参用量。

二、虚证呕吐

（一）胃虚气弱

［主症］久病之后，胃虚气弱，脾阳不运，中脘闷痛，周身酸楚乏力，四肢不温，胃纳不佳，得食欲呕，舌胖苔腻，脉沉迟濡弱。

［治法］香运温中。

［方药］香砂六君子汤加减：木香6g，砂仁（研冲）3g，党参10g，茯苓10g，苍术6g，白术6g，甘草6g，高良姜4g，半夏12g，陈皮6g。

［加减法］

（1）温中助阳法：若属老年中阳不足，甚则朝食暮吐者，可加党参15g、黄芪20g。

（2）温肾暖脾法：若属肾阳不足，命火衰微，下肢清冷，六脉沉伏，舌白胖而苔滑腻，面苍白且浮肿，加附子（先煎）10g、干姜10g、吴茱萸3g、炒桂枝10g，甚则加肉桂心（研冲）1g。

（3）消导和中法：兼食滞内停者，可加焦三仙各10g、鸡内金10g。

（二）中阳不足

［主症］中阳不足，久则化寒，喜暖喜温，不思饮食，遇寒即呕，四肢逆冷，二便清利，舌胖润，苔白腻。

［治法］温胃理中。

［方药］理中汤加减：川桂枝7g，白芍10g，炙甘草3g，炮姜6g，肉桂粉（冲）3g，炒小茴6g，吴茱萸6g，白蔻仁（研冲）1.5g。

［加减法］

（1）温中散寒法：若阳虚寒重，脉来沉迟，舌苔滑润，可用前方加重桂、姜，酌情加党参10g、白术10g、茯苓10g、附片（先煎）10g、川椒目3g。

（2）温中消导法：中阳不足，运化无力，食滞内阻，舌苔垢厚，可加焦三仙各10g、鸡内金10g。

（三）胃阴不足

［主症］呕吐反复发作，胃阴受伤，口干咽燥，不思饮食，舌红少津，脉细数。

［治法］滋阴养胃。

［方药］麦门冬汤加减：沙参12g，麦冬10g，半夏10g，五味子10g，天花粉10g，代赭石10g，姜炒竹茹12g。

［加减法］

（1）兼泄虚热法：在阴分不足早期，多有虚热化火之象，若脉弦实有力者，可酌加黄芩10g、竹叶3g、黄连（研冲）3g。

（2）宣阳化湿法：若夹湿邪，此时养阴过于腻味则碍湿，化湿过于温燥则伤阴，当以宣化湿浊方法。加防风6g、佛手10g、郁金6g、杏仁10g。

（3）兼消导和中法：若苔黄且厚时，为食滞内停之象，加焦三仙各 10g、花槟榔 6g、水红花子 6g，或用保和丸（布包）18g，入药同煎皆可。

【小结】

呕吐虽有呕、吐、干呕之分，但其病机则一，乃因于胃气上逆。呕吐的辨治贵在明其虚实，实者祛邪则吐止，虚者补正亦可止呕。再者，呕吐用药还当观察患者服药后的反应，若药后仍吐者，可令患者冷服汤药，徐徐服下，同时检查是否有患者恶闻的药物，有则去之。

【治验】

案 1 王某，男，28 岁，1981 年 8 月 10 日就诊。

头晕，恶心呕吐，吐出痰水，其味发酸。舌白苔滑腻，脉象濡滑。暑热外受，痰浊中阻。用芳香化浊方法治疗。

佩兰（后下）10g，藿香（后下）10g，半夏 10g，枳壳 10g，桔梗 10g，炙枇杷叶 10g，焦三仙各 10g，茅根 10g，芦根 10g，香薷 6g，川连 6g，白芷（后下）6g，厚朴 6g，竹茹 6g。

案 2 陈某，女，31 岁，未婚。

患者呕吐经年未愈，被诊为神经官能症。曾住院 1 年余，经中西医及针灸、按摩治疗均无效。诊时心烦急躁，夜寐不安，胃不思纳，恶心呕吐，甚则吐黄苦酸水，舌红苔白，脉弦细且滑，按之无力。久病中虚，正气不足，本当补土安中，但脉弦细且数，细为血虚，弦则主郁，数乃热象，故当先治其标热，俟热清则安胃止呕之法可用也。

灶心黄土（煎汤代水煎药）30g，藿香梗 10g，苏叶 10g，苏梗 10g，半夏 10g，石斛 10g，白芍 10g，代赭石 10g，竹茹 6g，生石决明 20g，生牡蛎 20g，生姜 3g。

案 3 刘某。

眩晕恶心，中脘跃动，呕吐较重，每日频作，七八日未停，舌白不渴，脉象沉伏。乃暑湿中阻，热郁于内，水饮与气机不调，升而无降。当以降逆和胃，逐饮定呕。

大豆黄卷 10g，半夏 10g，竹茹 6g，青皮 6g，陈皮 6g，厚朴 6g，佛手片 6g，郁金 6g，盐水炒砂仁 3g，煨姜 3g，白蔻仁 1g 与太乙玉枢丹 1g（两药共研细末装胶囊，分两次用药液送下）。

案 4　胡某。

恶心呕吐，舌白滑润。病由恼怒而起，肝木逆郁，脾土受克。当以降逆定呕，调和肝脾为法。

旋覆花 6g，竹茹 6g，枳壳 6g，代赭石 10g，半夏 10g，香附 10g，佛手片 10g，生牡蛎 20g，绿萼梅 6g，白蔻仁末 2g 与食盐 2g（装胶囊，分两次口服）。

按：呕吐之病机，总由胃失和降，胃气上逆。脾胃为水谷之海，主受纳腐熟，水谷入胃，脾主运化，化生气血精微；邪气入胃，困脾碍胃，脾不能升，胃不能降，脾胃受损，水谷不化，反助邪气，交阻于中。呕吐一病，必查有无邪气。寒、热、暑、湿、痰浊等邪最易入胃，导致呕吐之病生，肝气郁结，瘀血停滞，邪由内生，亦可阻滞脾胃，变生呕吐之病。治疗呕吐，除纯系虚弱，明查无邪之病家可用补益之外，祛邪外出，和胃降逆止呕之法，最为常用。白蔻仁末与食盐装胶囊，分次口服，这是北京四大名医之一的汪逢春先生常用于止呕的方法之一。

第十三节　腹痛

【概述】

腹痛是一个症状，习惯指胃脘以下、耻骨毛际以上的部位发生疼痛而言。腹痛与腹内脏器发生异常及有关经脉受邪关系密切。除此之外，食滞、虫积和其他因素，凡是阻碍气血运行的都可能导致腹痛，腹痛的病情及预后差异很大。过食生冷或卒受寒邪，腹痛虽然剧烈，若无其他变化，脏器没有影响，病证控制之后，一般可逐渐痊愈。久病腹痛，时作时止者，原因很复杂，当先查明病因，用药解除原因，其预后不可一概而论。一般来讲，急性腹痛其病较重，当注意腹内脏器有无损伤，如脏器破裂、穿孔、坏死等；又如肠腔梗阻、肠管扭转、宫外孕等原因，皆不可忽视，必要时请外科会诊处理。慢性腹痛见于肝胆炎症、结石、肠胃炎症及溃疡，以及其他脏器存在的持续性刺激因素。腹腔内肿物也多以疼痛为症状表现出来，早期症状大多不十分明显，晚期可伴有一系列消耗症状，处理颇为棘手。

"不通则痛"是中医对疼痛病因的基本认识，腹痛的基本病机是气血受阻，经脉不通。治疗总以畅通血脉、疏调气机为大法。至于具体施治，又要区别寒、热、虚、实及气血部位等，分途调理。

自《内经》开始，历代医家对腹痛皆有论述。病因病机、辨证、立法、处方、用药，内容相当丰富。

《素问·举痛论篇》详细阐述了痛证病机并指出："寒气入经而稽迟，泣而不行，客于脉外则血少，客于脉中则气不通，故卒然而痛。"《灵枢·百病始生》篇则进一步说明了寒邪客于肠胃而致腹痛的病机，谓："虚邪传舍，在肠胃之时，多寒……则腹满雷引，故时切痛。""不通则痛"成为医家解释腹痛的病理根据。《金匮要略》论治腹痛尤以温法见著，诸如："腹中寒气，雷鸣切痛，胸胁逆满，呕吐，附子粳米汤主之。""腹中寒上冲，皮起出见有头足，上下痛而不可触近，大建中汤主之。""腹痛……其脉沉弦者，大乌头煎主之。"

关于腹痛的病位，除《灵枢》指出"在肠胃"之外，《中藏经》认为寒邪中于中焦肠胃，指出："脾寒使人腹中痛，胃寒则腹中痛。"《诸病源候论》则认为寒中肠胃募原是腹痛发病之因，巢氏云："腹痛者，则腑脏虚，寒冷之气客于肠胃膜原之间，结聚不散，正气与邪气交争，相击故痛。"

"寒气致痛"的观点，自《内经》以至唐宋，一直是解释腹痛的主流。宋·杨士瀛《仁斋直指方》，首次明确提出了腹痛病因多样性的论点，从而打破了寒邪致痛的束缚，为准确地辨治腹痛开辟了广阔的途径。杨氏云："腹痛……有寒有热，有死血，有食积，有痰饮，有虫……"，并把虫痛与诸痛表现加以比较，指出："气血、痰水、食积、风冷诸证之痛，每每停聚而不散，惟虫痛则乍作乍止，来去无定，又有呕吐清沫之为可验。"此后诸家，各抒己见，远远超出"腹中寒痛"的范围，从而丰富了腹痛辨证施治的内容。

刘完素重视热郁腹痛，强调："热郁于内而腹满坚结痛者，不可言为寒也。"并创制了许多治热的方剂，如凉膈散、防风通圣散等。朱丹溪则着眼于"六郁"致病，认为治腹痛须以通因通用之法，强调"初得时，元气未虚，必推荡之"，指出"诸痛不可补气"，"盖补其气，气旺不通而痛愈甚"，并指出治腹痛用药须分气血：气用气药，如木香、槟榔、香附、枳壳之类；血用血药，如当归、川芎、桃仁、红花之类。验之于临床，腹痛初起，虚者少见，故"诸痛不可补气"之说有一定参考价值。药分气血是对"通因通用"的补充，使"通"法不限于"推荡"一种，凡可行滞活瘀、使气血畅达的各种手段皆可达到"通则不痛"的目的。

关于腹痛的辨证，多数医家立足于病因与病位，如朱丹溪称："腹痛有寒积、热、死血、食积、湿痰。"并指出："脉弦，食；脉滑，痰湿。上者多属食，食能作痛。"又称："腹痛以手重按者属虚……腹痛不可以手按者属实。"《景岳全书》主张："凡心腹痛证，必须先辨寒热。"李东垣以疼痛部位测病所属经脉，提出"腹痛有部分"的论点，略言之，"中脘痛，太阴也；脐腹痛，少阴也；小腹痛，厥阴也"。明·李梴《医学入门》不但以疼痛部位测知病位，而且由此推断病因，他说："大腹痛多食积、外邪，脐腹痛多积热痰火，小腹痛多瘀血及痰与溺涩，脐下卒大痛，人中黑者，中恶客忤不治。"这些都可于临证时做参考。

辨腹痛寒热之法，医籍所载很多，如戴思恭《证治要诀》云："若腹痛，欲得热用按及喜热食者，此是冷积作痛。"《古今医统》亦云："腹中常觉有热而暴痛暴止者，止为积热。"此外，尚有以饮水测寒热方法，如："凡腹中痛甚，饮凉水一盏，其痛稍可者属热痛；若饮水愈加作痛，属寒痛。"

辨腹痛虚实，以按诊为最具特色，早在《伤寒杂病论》中就有不少记载，后世也有不少医籍涉及按腹诊病的方法，《明医杂著》所述："大凡腹满痛，按之不痛为虚，痛为实。"但若要确切测知虚实，还须以脉、舌、色、症互参，即《景岳全书》所谓的"脉与证参，虚实自辨"。

此外，张景岳谓腹痛当辨有形无形，其云："无形者痛在气分，凡气病而为胀为痛者，必或胀或止而痛无常处，气聚则痛而见形，气散则平而无迹，此无形之痛也。有形者痛在血分，或为食积，凡血食积而为胀痛者，必痛有常所而胀无休止，不往不来，不离其处者，是有形之痛。"判断有形无形对治疗效果预测、疾病预后等有一定的参考价值。

【辨证】

1. 辨寒热　《景岳全书》指出："凡心腹痛证，必须先辨寒热。"寒痛多有明确的诱因，如过食生冷之物，寒邪直接侵袭，起病多急暴，痛势无间断，甚则面色苍白，得温可减，遇寒则重，脉多有弦紧之象，舌质偏淡，苔白润滑。热痛病起于食积，疼痛阵作，痛势较剧，腹中灼痛，喜进凉物或饮冷，脉象弦滑且数，舌红，苔黄垢腻。以上所说寒热，指实证而言，至于虚寒及虚热证候，当以虚证论治。

2. 辨虚实　腹痛发作，实证为多。缠绵日久，多成虚实夹杂之证；平素体弱或年迈老人，可能成纯虚之证。必须详细辨证，结合脉、舌、色、症，综合分析。一般说，新病暴痛，痛势急剧，脉实有力者为实证；久病腹痛，时作时止，痛势缠绵，脉细弱无力者属虚证；脉轻触濡软，按之弦滑有力者，当考虑虚中夹实。判定虚实之后，还要进一步详察在气、在血，所属脏腑经脉，定其病源、病位，才能全面地分析病机，进而准确地推敲用药。

3. 辨气血　实证腹痛有在气、在血之不同，虚证有气虚、血虚的差异，临床上应当仔细辨别。初病多在气分，痰饮、气郁、食积诸因阻滞气机，腹痛且胀，脉弦劲有力；久病可深入血分，叶天士所谓"久痛入络"，即指此而言，病邪入络，痛势如针刺，腹胀不明显，部位多固定，舌呈瘀斑、瘀点或舌质紫暗，脉或见涩象。气虚腹痛多在于脾胃，舌淡脉弱。吴崑《医方考》称："腹中者，中气之所居也，一有疾痛则坏中气。"血虚腹痛临床少见，但有血虚血滞而作腹痛和气血俱虚而作痛者，当分别用养血活血和益气养血方法，求其经脉通畅，腹痛必解。

4. 辨部位　腹内脏器的病变往往反映在一定的部位：如肝胆疾患主要反映于胁肋，有时可窜及上腹部；脾胃、肠道病变，痛在脐上；虫积肠道痛在脐周；腹痛初起痛遍全腹，继而脐周痛，最后多定在右下腹部。三阴经脉内连肝、脾、肾三脏，其路经过胸腹，三经受邪亦发腹痛，如李东垣所说"中脘痛太阴也，脐腹痛少阴也，小腹痛厥阴也"，可做参考。此外，腹以外部位的病变，也可以表现出腹痛症状。凡属肝胆气滞、郁热、胁肋作痛，都可连及腹部；胸痹多表现为上腹疼痛，每随情志不遂而发作，移时缓解。凡属外因而发作的疼痛，治当辨明痛因，不可因痛在腹部而忽略他故，必求其本，治其因，防其复作。

5. 辨性质　中医对腹痛性质十分重视，其描述亦较为细致。如绞痛、隐隐作痛，痛有休止和痛无休止，痛兼胀和不胀者等，这些情况所反映的临床意义有所不同，当细加鉴别。痛且胀者为气机阻滞；绞痛者气血闭阻较甚；痛剧无休止多为实证腹痛；痛有休止或隐隐作痛者多属气血虚弱，失于温养；又有痛泻并作，泻后痛减者，多为食积，泻尽病已。欲得温暖者为寒，思冷者为热。腹痛压痛明显，或有反跳痛者，急查白细胞，以助诊断，若能详察病因，细辨脉舌，确诊不难。

总之，腹痛辨证以辨寒、热、虚、实及病位为主要内容，其依据不外脉、舌、色、症。至于腹痛特点，可作临证参考，不可拘泥于有某症状即属某病。

【论治】

一、寒痛

寒邪侵袭，或恣食生冷，阳气因寒邪闭阻而不得畅行，不通则痛。

［主症］有明确的受寒诱因，腹痛急暴，得温痛减，遇冷更甚，小便清长，

大便或溏，脉象沉弦或沉迟，舌淡苔白滑润。

[治法] 温中散寒拈痛。

[方药] 良附丸加味：高良姜 6g，香附 10g，炮姜 3g，炒官桂 3g，桂枝 6g，苏梗 10g，陈皮 6g，青皮 6g。

[加减法]

（1）若中脘堵满，恶心欲呕，可用温中和胃以降逆止呕，主方加半夏曲 10g、姜厚朴 6g、竹茹 6g。

（2）若舌白滑润，满闷异常，可用温运中阳法以行寒积，主方加草果 6g、焦三仙各 10g、木香 6g。

（3）若饥则痛甚，遇冷加剧，脉来缓且濡者，用温养中焦方法以缓其痛，主方加饴糖（冲服）30g、大枣 20 枚。

（4）寒湿中阻，舌白润腻，胃痛满闷者，温中化湿以畅气机，主方加草蔻 3g，易炮姜为干姜 3g，艾炭 5g。

（5）老年因虚且寒，脉来细弱者，可用益气温阳散寒法，主方加炙黄芪 20g、党参 10g、白术 10g、炙甘草 6g。

（6）中虚里寒，凝滞不下，舌白根厚滑润，可用温里通下以除积滞，主方加焦槟榔 10g、巴豆霜 0.1~0.3g。

二、热痛

内热蕴积，阻于肠道，气机不畅而作痛。

[主症] 腹坚拒按，痛势剧烈，口渴心烦，大便干结，小溲黄赤，脉象滑数，按之弦劲有力，舌红，苔黄且燥。

[治法] 泄热导滞，畅达气机。

[方药] 金铃子散合小承气汤化裁：川楝子 10g，延胡索 6g，大黄 1g，枳壳 6g，厚朴 6g，木香 6g，黄芩 10g，黄连 6g，赤芍 15g，白芍 15g，炙甘草 6g。

[加减法]

（1）若舌苔垢厚糙老，脉象滑实有力，因于胃肠积滞，壅阻气机，可用导滞通下法以开达气机，方中加焦槟榔 10g、焦三仙各 10g。

（2）若属湿遏热阻，郁于中焦，苔厚且腻，腹痛且胀，食后尤甚者，用升降疏化法以除湿热，方中加草蔻 3g、焦栀子 6g、大腹皮 10g、大腹子 10g。

（3）若热郁于内，气血壅滞，脉络失和，用泄热疏郁方法以开热结，方中去甘草，加蝉衣 6g、僵蚕 10g、片姜黄 6g。

（4）若积滞与热邪互结阻于肠腑，气血不通，痞、满、燥、坚、实俱备，可用大承气汤方法，攻下开结以祛腑实，药用大黄 3~6g、枳实 6g、厚朴 3g、黄芩 10g、郁金 6g、柴胡 6g、芒硝（冲服）6g。

三、实痛

实痛范围较广，诸如气滞血瘀、饮食积滞、虫积等。

（一）气滞腹痛

［主症］腹痛且胀，攻窜不定，得矢气则痛可减轻，恼怒、忧虑则加重，甚则拒按或攻冲作痛，脉多沉弦，舌多无明显变化。

［治法］疏通气机以缓疼痛。

［方药］木香顺气散加减：木香 6g，檀香 3g，绛香 3g，陈皮 6g，青皮 6g，白芍 12g，半夏 10g，枳壳 6g。

［加减法］

（1）若气滞日久，水湿停留，或因湿郁导致气机闭阻者，先祛其湿，湿行则气调，可用宣化升和以除湿郁，加苏叶 10g、杏仁 10g、苦梗 10g、升麻 6g、柴胡 6g。

（2）肝郁克伐脾胃，脉络失和而作腹痛者，用疏肝和中以调木土，取逍遥散方义，主方去檀香、绛香，加柴胡 6g、川楝子 6g、佛手 10g、茯苓 12g。

（3）素体肥胖，气滞中焦，蕴湿生痰，痰气互结阻遏气机，日久入络而致疼痛者，行气之中须配化痰开结通络之品，用疏郁化痰法以通脉络。上方加苏子 10g、莱菔子 10g、白芥子 6g、山楂 10g、片姜黄 6g。

（4）若气滞日久，伤于血络，气郁血阻，偏于气郁重者，于调畅气机之中，配入活血通络之品，行气活血以通血脉，加赤芍 10g、生蒲黄（布包）10g、五灵脂 10g、归尾 10g。

（二）血瘀腹痛

［主症］痛势较剧，状如针刺，或如刀绞，痛处不移，见于久病之体或外伤之后，脉弦硬有力或见涩象，舌色青紫或有瘀斑及瘀点。病重且日久者，多见消瘦，面色黧黑，皮肤干燥状如蛇皮等。

［治法］活血化瘀通络。

［方药］少腹逐瘀汤加减：当归 12g，赤芍 15g，延胡索 6g，生蒲黄 10g，五灵脂 10g，没药 3g，片姜黄 10g，桂枝 6g，桑枝 10g，香附 10g。

［加减法］

（1）若在腹部手术之后，因轻度粘连而作痛者，用散瘀破血以止其痛，主方加泽兰 10g、草红花 6g；如属跌仆创伤之后，瘀阻作痛，加王不留行 10g、三七粉（冲）6g。

（2）若血瘀因于寒凝气滞，或瘀血日久，阳气耗伤，经脉失于温煦者，用温经通络缓痛方法，方中加炒官桂 3g、小茴香 6g、艾叶炭 10g。

（3）血瘀阻于肠道，与糟粕互结，大便不通或色黑者，方中加桃仁 6g、大黄 1~3g。

（4）热郁阻络日久形成瘀血，或瘀血阻遏阳气，郁而化热，瘀热相搏，按之腹痛尤甚，甚则可触及肿块，固定不移，舌红且绛，脉弦或涩，临床上可借助其他诊断手段加以鉴别，视情况可予以凉血活瘀通络方法，方中加莪术 6g、三棱 6g、丹皮 10g、土鳖虫 3g。

（三）食积腹痛

宿食停滞胃肠，壅阻中焦，气机升降失常，肠腑不通，不通则痛。多见于幼儿贪食或脾胃素弱者。

［主症］脘腹胀满且痛，食后尤甚，嗳腐吞酸，或痛而欲泻，泻后痛胀俱减，或大便秘结不通，畏食，恶心呕吐，舌苔垢腻，脉滑实有力。

［治法］消食导滞，和胃缓痛。

［方药］保和丸、枳实导滞丸化裁：枳实 6g，焦三仙各 6g，焦槟榔 10g，大腹皮 10g，黄芩 10g，大黄 1g，香附 10g，木香 6g，延胡索 6g。

［加减法］

（1）食滞中焦，郁而化热，食滞与蕴热互结者，可用清热化积方法，主方加马尾连 10g、连翘 10g、胡黄连 6g。

（2）导滞和胃法，用于食滞而胃失和降，痛胀且呕逆，方中加半夏曲 10g、陈皮 10g、姜竹茹 6g。

（3）食滞蕴郁久则成为湿浊，可用化湿导滞方法，方中加苍术 6g、泽泻 6g。

（4）因脾胃虚弱，运化失职，食滞作痛者，用健脾和胃方法，取枳术丸方义，导滞与健中并用，主方加白术 10g、茯苓 10g。

（5）食积日久，化热耗液，形体瘦弱，幼儿将成疳积，当以化滞消疳方法，加重化滞之品，方中加莪术 6g、蟾蜍 1 只（焙粉冲服）。阴液耗伤明显，羸瘦、腹大者，配养阴增液药物，如石斛 10g、白芍 10g、五味子 6g。

（四）虫积腹痛

蛔虫内居肠道，扰乱胃肠气机，或虫体攻窜胆道而作痛。

［主症］腹痛发作有时，痛势剧烈，平时胃脘嘈杂，睡中龂齿，嗜食异物，面黄肌瘦，唇内有粟粒状小点，或面有色黑不匀花斑。

［治法］驱虫为主，佐以理气化滞。

［方药］使君子散或化虫丸化裁：使君子 10g，苦楝根皮 6g，槟榔 10g，木香 6g，乌梅 10g，枳实 6g，柴胡 6g，川楝子 10g。

［加减法］

（1）虫积日久，气滞生湿者，驱虫剂配入调畅气机、分化湿浊药物，方中加半夏 10g、陈皮 6g、苍术 6g、茵陈 10g。

（2）驱虫之后，脾胃虚弱，可改用健脾调中方法，方中加健脾益气药物，或以香砂六君子汤调理。

（3）若突发胁下、脘腹剧痛，按之明显，甚则汗出肢冷，呕吐蛔虫者，当认真鉴别。属蛔虫攻窜所致，称作蛔厥，可用酸苦辛温缓急之剂乌梅丸以缓急安蛔；若痛势剧烈，持续不解，恐有蛔阻肠道或胆道蛔虫症，必要时请外科会诊。民间疗法速饮热醋 20~30g 有效。

四、虚痛

中阳损伤，气血不足，不能温养脏腑，脉络失和而作腹痛，多属久病。

［主症］腹痛绵绵，时作时止，喜温喜暖，饥饿及劳累之后痛甚，得食或稍作休息之后稍减，兼见气短乏力，怯寒神疲，舌淡苔白或滑润，脉沉细无力。

［治法］温阳益气散寒。

［方药］小建中汤加减：炒桂枝 6g，白芍 10g，炙甘草 6g，炮姜 4g，炒官桂 4g，炒小茴 4g。

［加减法］

（1）气血不足，中气虚弱较甚，加养血益气之品，或方中加饴糖（冲）30g、大枣 10 枚、炙黄芪 20g。

（2）气虚兼有气滞者，以调畅中焦为主，方中加木香 6g、砂仁（后下）3g。

（3）温化寒湿用于中阳不足、脾失健运、寒湿内生者，方中加草蔻 3g、苍术 6g、半夏 10g、陈皮 6g。

（4）气虚神疲，乏力自汗者，益气补虚，方中加炙黄芪 30g、太子参 10g、生牡蛎 20g。

（5）中阳虚衰，日久伤及下元，脾肾阳气不足，取附子理中汤方义，温补脾肾，方中加炮附子 6g、白术 10g、芡实米 10g。

【小结】

腹痛是指以腹部疼痛为主要症状的一类疾病，其病因病机不外脏腑经脉受邪、气血阻滞和阴阳偏虚失于温养两个方面。治疗遵循"通则不痛"的原则，但"通"法不限于通下，凡能开结畅达气机，行瘀通畅血脉及温通阳气的方法都可列入"通"法之中。因寒积而痛者，散寒邪以通阳气；热郁者清热开郁；食积者化食导滞，虫积腹痛以驱虫为主，兼以调畅气机；气虚者益气温养；气血双亏者补气养血，调畅经脉。临床所见，往往虚实寒热错杂，在辨证时必须审明主因，细切脉象，分析主要症状，辨证全面而且确当，然后方可立法、处方、用药。

本节列治腹痛常用方法及加减变化示例共 38 条，不是辨证论治的全部，医者临证时当前后互参，灵活应用。

【治验】

案 1 余某，女，37 岁，1932 年 9 月初诊。

腹痛阵阵，以手按之则舒，脉象弦细带滑。中年禀质薄弱，木土不和，气分郁滞，脉络失养。用养血和阴、疏调木土方法。

当归 10g，乳香 2g，旱莲草 10g，女贞子 10g，益母草 10g，何首乌 10g，生地 10g，木瓜 10g，白芍 10g，炙甘草 10g，桂枝木 6g，生牡蛎 20g。

服 5 剂后腹痛逐渐减轻，再进 5 剂，诸症全失。

按：腹痛之证，要在辨虚实。本案痛而喜按，属虚无疑，且有肝木犯脾之象，病由禀赋不足、血虚失养所成。故方中用旱莲草、女贞子（二至丸）补益肝肾，培其不足；当归、生地、首乌养血和阴；白芍、木瓜味酸入肝，缓急止痛；木瓜且能代肝理脾，桂枝木抑肝扶脾，二药相伍，使肝木得疏，脾不受克，则木土自和；益母草、乳香活血化瘀；为防温补助热，用生牡蛎之咸、微寒，以清肝热。全方补而不滞，温而不热，切合病机，故能获效。

案 2 郁某，女，30 岁，1986 年 2 月 3 日初诊。

形瘦面白，四肢不温，自觉疲乏无力，少腹时时作痛，舌白滑润，脉沉弱无力。中阳不足，虚寒内生，治以益气温经缓痛。

党参 10g，黄芪 10g，茯苓 10g，柴胡 6g，半夏 10g，香附 10g，炮姜 6g，吴茱萸 6g，炒官桂 6g，防风 6g。

服 5 剂后，痛势减轻，再进 5 剂而愈。

按：中焦虚寒，脉络失和，则腹痛作；阳气不足，运血无力，则面白肢冷。方用党参、黄芪、茯苓甘温益气，以帅血行；官桂补命门之火，且通阳活血，善治心腹冷痛；炮姜入脾胃，温中散寒，守而不走；吴茱萸温肝经之寒，与官桂、炮姜共用，何寒不去！柴胡、香附、半夏相配，疏肝理气和胃，助上药温行之功，使无内郁之患；防风通经脉，助阳气通达，以充四末。全方补行结合，温通并举，使寒去而阳回，其痛自止。

第十四节　泄泻

【概述】

泄泻是指大便次数增多，粪质稀薄或完谷不化，甚至泻出如水样，伴有腹部不适为特征的病证。从发病来看，有急性和慢性的不同；从病情来分，有寒、热、虚、实之异。其病机，主要是脾胃功能失调，而致清浊不分，水谷混杂而下，并走大肠而成。一般说与湿盛有关，即所谓"湿胜则濡泄""湿多成五泻""无湿不成泻"。本病一年四季均可发生，但以夏、秋季节为多见。

中医学对泄泻早有论述，在《内经》中就有"鹜溏""飧泄""濡泻""注下""洞泄"等名称。病因可分为风、寒、湿、热及清气在下等。《难经》中提出了胃泄、脾泄、大肠泄、小肠泄、大瘕泄等 5 种泄泻。后世历代医家对泄泻都各有论述，到明清之际其论述已较为全面而完善。如《景岳全书·泄泻》中有"泄泻之本，无不由于脾胃""泄泻之因，惟水、火、土三气为最""凡泄泻之病，多由水谷不分，故以利水为上策"。又认为："惟暴注新病者可利，形气强壮者可利，酒湿过度、口腹不慎者可利，实热闭塞者可利……若病久者不可利，阴不足者不可利，脉证多寒者不可利，形气虚弱者不可利，口干非渴而不喜冷者不可利。"《医宗必读》中有治泻九法，即淡渗、升提、清凉、疏利、甘缓、酸收、燥脾、温肾、固涩。并认为"夫此九者，治泻之大法，业无遗蕴，至如先后缓急之权，岂能预设，须临证之顷，圆机灵变。"《医学心悟》中有："书云：湿多成五泻，泻之属湿也，明矣。然有湿热，有湿寒，有食积，有脾虚，有肾虚，皆能致泻，宜分而治之。假如口渴，溺赤，下泻肠垢，湿热也。溺清，口和，下泻清谷，湿寒也。胸满痞闷，嗳腐吞酸，泻下臭秽，食积也。食少，便频，面色㿠白，脾虚也。五更天明，依时作泻，肾虚也。"《临证指南医案·泄泻》认为："治泻之法，不过分清降浊，利水通气"，"凡泄泻无不有痰，有湿，有寒，有风，故肠内不和而生此病。"

本病多由胃肠、肝胆、胰腺等器官的功能性和器质性疾病引起，如急慢性胃肠炎、肠结核、肠功能紊乱、结肠过敏及消化系统的某些肿瘤等。

【病因病机】

1. 外邪侵袭　感受外邪，以暑、湿、寒、热较为常见，尤以湿邪最为多见。脾恶湿而喜燥，湿邪困脾，脾失健运，升降失司，清浊不分，混杂而下，成为泄泻。寒、暑、热邪致泻也多伤及脾胃，以致脾胃腐熟、运化功能障碍，水谷不分，混杂而下，但多与湿邪相兼为病。

2. 脾胃损伤　饮食过量，停滞不化；或恣食肥甘，湿热内蕴；或误食生冷不洁之物，损伤脾胃，致运化失司，湿浊不化，下走大肠而成泄泻。

3. 七情内伤　忧思抑郁，肝气不舒，肝木克脾，脾失运化，水谷难消，而成泄泻。

4. 脾胃虚弱　多因久病体虚，或年老体弱，或素体薄弱，劳倦内伤，脾胃运化失司，每因伤食、精神紧张，而泄泻作矣。

5. 脾肾阳虚　多因高年体弱，或久病伤及下元，脾肾阳虚，甚或命门火衰，脾失温煦，运化失司，湿浊不化，而成泄泻。且肾为胃关，开窍于二阴，肾阳不足，阴气内盛，关闭不密，则大便下泻。

【辨证】

泄泻以排便次数增多、便质稀薄，或完谷不化、肠鸣腹痛为主要诊断依据，常伴有寒湿、暑湿、伤食、肝郁等见症，多有暴饮暴食或误食生冷、不洁之物及慢性消化系统疾病史等。本病以夏秋季节为多，但一年四季内均可见到。辨证过程应注意腹痛、便色形状的辨析。

1. 辨腹痛　如风寒泄泻腹痛多为肠鸣，腹中切痛，喜头痛。寒湿泄泻腹痛，多为肠鸣辘辘，腹痛绵绵，得暖则缓，逢寒则急。湿热泻腹痛，多为腹内肠鸣作痛，痛则即泻，伴有肛门灼热疼痛。火热泄泻腹痛，多为腹中绞痛，痛一阵即泻一阵，伴有肛门灼热，便势急迫。食积泄泻腹痛，多为腹痛即泻，泻下痛减，伴有畏食、嗳腐等。肝气犯脾泄泻腹痛，多为腹痛即泻，泻后痛减，常与情志有关。脾虚泄泻腹痛，多为脘腹胀满隐痛，伴有四肢清冷，神倦疲乏。肾虚泄泻多是老年久泻，脉象虚弱，其腹痛多为隐隐，痛且喜按，多发于黎明之前，伴有肠鸣，痛则即泻，泻势缓慢，且有腰膝酸软，眼花耳鸣等。

2. 辨病因　起病急，便多稀水，小溲清长，伴有寒热时作者多为风寒致泻。大便水样清稀淡冷，后坠不畅，伴肢体沉重、困倦者多为寒湿致泻。腹痛泄泻，便色黄褐，状如藕泥，腥臭，小便赤热者多为湿热致泻。便势急迫，气味恶臭，得泻则痛势渐减，心烦恶心，多为火热泄泻。腹痛即泻，时轻时重，时作时止，每与情志有关，泻势似猛，其量不多，脉象弦急，多为肝脾不和之泄泻。泻下稀淡，甚则完谷，臭味不浓，每因食生冷油腻等难消化之食物则加重者，多为脾虚泄泻。大便稀薄，多混有不消化食物，每遇黎明即腹痛肠鸣作泻者，若在老人或久病之后，多为肾虚泄泻。另外晨泻又有肾虚泻与肝热泻之不同。《张聿青医案》中有这样的论述："肾泻又名晨泻，每至黎明辄暴迫而注者是也。然肝病也有至晨而泻者，以寅卯属木，于旺时辄乘土位也。疑似之症，将何以辨之哉？盖肾泻是命门火衰微而无抑郁之气，故暴而不痛。肝病而木旺克土，则木气抑郁，多痛而不暴，以此为辨可以了然。"又肾泻脉多沉伏，肝热泻脉以弦急为主。

3. 辨轻重缓急与寒热虚实　泄泻的辨证除上述外，还应分清泄泻的轻重缓急，寒热虚实。暴泻病程短，病情多急，且又有寒热之不同。久泻病程长，病情多复杂，似以脾虚为主，但又有肝郁、阳虚之不同。泄泻的辨证，最应与痢疾相鉴别。泄泻以大便次数增多，便质稀薄或如水样，或完谷不化为主症，腹痛或有或无，无里急后重及大便脓血；而痢疾则以腹痛、里急后重、下利赤白脓血为主症。

4. 结合西医检查　西医在诊断腹泻时，十分重视对粪便的肉眼观察。以感染性腹泻为例，从粪便性状可判定病变部位：水样便，无里急后重，病变多在小肠；黏液便，病变多在结肠；黏液带果酱色血便，病变多在下段结肠；粪便表现带血或伴明显里急后重，病变多在直肠或末端结肠。粪便性状也可判断病变性质：水样便，无炎性细胞，病变多为非侵袭性；黏液脓血便，炎细胞甚多，病变多为侵袭性。粪便性状更可提示可能的病源：水样便见于病毒性、弧菌性、毒素性、大肠杆菌性及多数细菌性食物中毒；洗肉水样、淘米水样便，量多，不伴发热与腹痛，以霍乱类疾病多见；黏液无脓血，见于贾兰鞭毛虫感染或过敏；黏液脓血便，伴发热、腹痛，以志贺菌、空肠弯曲菌、沙门菌感染多见；

呈不消化颗粒状，见于念珠菌感染或大肠杆菌感染；伴有明显呕吐的水样或血水样便，多见于各种细菌性食物中毒等；伪膜性腹泻见于抗生素相关性或金葡菌肠炎等。

【论治】

泄泻的施治，应以疏调分化、升清降浊、恢复脾胃功能为原则。暴泻多以热为主，治疗以清化分利为法，表邪未解者佐以疏解，兼热者佐以清热，夹寒者佐以温寒，有滞者佐以化滞。久泻以脾阳受困为主，治疗宜扶脾健运，见肝郁者宜疏肝，中气下陷者宜益气升阳提陷，久泻不止滑脱者宜温阳固涩，肾阳不足者佐以温肾。暴泻忌补涩，久泻慎分利。治痢慎用补涩之法，治泻亦慎用补涩法，以防恋邪留病。

一、暴泻

（一）风寒泄泻

[主症] 风寒束表，寒邪克犯中焦脾胃，症见头痛寒热，腹痛，或肠鸣切痛，喜得温按，初起不渴，小溲清长，便多稀水，舌淡，苔白腻，脉象浮紧或沉紧。

[治法] 疏解表邪，温寒拈痛。

[方药] 藿香叶 10g，苏叶 10g，葛根 10g，厚朴 6g，白芷 6g，炮姜 4g，炒官桂 4g，木香 6g，灶心土（布包）30g。

[方药分析] 本型是因风寒之邪外束皮表，寒邪内犯脾胃，使脾胃升力不及、降力过度而发生泄泻。故治疗在于外疏表邪，内和脾胃，以调升降。故用藿香叶、苏叶外解风寒，内和脾胃；用葛根、白芷升阳解表；厚朴、木香化湿理气，和胃缓痛；炮姜、官桂温寒拈痛以缓其急；灶心土能温中止泻，但无壅滞之性，是治泻之佳品。加减之法当随症灵活变通，所列几则，只是在于立规矩，不可拘泥。

[加减法]

（1）若寒邪重，舌苔白滑润，身痛腹痛，脉弦紧者，可加用桂枝 6g、干姜 3g、艾叶 3g；腹中痛甚者，可采用理中汤丸。

（2）若风邪偏重，发热恶风，体痛头痛者，可加荆芥 6g、防风 6g，或羌活 6g、独活 6g。

（3）若夹有食滞不化，苔白腻中根厚，脉濡软，关尺滑甚者，可加用焦三仙各 10g；若腹胀明显者，可再选用草豆蔻 3g、半夏 10g、陈皮 6g、佛手 6g 等。

（4）若外有风寒，内有蕴热，发热恶寒，体痛，并口干，心烦急躁，苔黄，脉数者，可去姜、桂等辛温之药，加用黄连 6g、黄芩 10g；若有积滞者，可加用槟榔 10g、莱菔子 10g、大黄 1~2g 等。

（5）若久病脾弱，伴有舌淡胖，苔白滑润，脉濡软者，可加用枳术丸 10g、焦三仙各 10g，以扶脾化滞。

（二）寒湿泄泻

［主症］胸脘满闷，四肢乏力，肠鸣辘辘，腹痛绵绵，得暖则缓，逢寒则急，大便如水，清淡稀冷，后坠不畅，时而呕恶，面色淡黄，舌淡，苔白腻滑润，脉濡软或沉缓。

［治法］温中缓痛，化湿止泻。

［方药］苏叶 6g，藿香（后下）10g，桂枝 6g，炮姜 5g，苍术 6g，茯苓 15g，灶心土（布包）30g。

［方药分析］本型是因寒湿之邪，内伤脾胃，致使脾胃运化失司，水浊不化而泄泻。故治疗在于温寒化湿，疏调脾胃升降之机。方中选用苏叶、藿香，芳香化浊升清；桂枝、炮姜温中散寒；苍术、茯苓、灶心土温脾化湿而止泻。诸药合用，能升能降，则寒自散，湿自化，气机调矣。

［加减法］

（1）若为寒湿重证，脉沉伏，舌苔白润，泻势重，四肢冷者，加炮姜到 6g、炒官桂 6g、淡附片 6g，或吴茱萸 3g、草豆蔻 3g。

（2）若寒湿夹滞，苔白腻根厚，脘腹胀满，腹痛得泻则缓者，可加用枳壳 6g、草豆蔻 3g、焦三仙各 10g。

（3）若湿邪偏重，可加陈皮 6g、半夏 10g、厚朴 6g、茯苓皮 10g。

（4）若寒湿泄泻日久不愈，中气不足，则以温寒为主，可选用枳术丸加干姜、附子、吴茱萸等；若见脉软无力，舌胖润滑，气短乏力者，可在原方中加党参 6~10g、茯苓 10g、白术 10g、炙甘草 10g，以助阳气。

（三）湿热泄泻

［主症］腹痛即泻，便色黄褐，状如藕泥，肛门灼热，略有下坠后重感，小溲短赤，口干欲饮或口淡无味，思凉而不欲饮，舌红，苔腻黄厚或滑，脉濡滑且沉数。

［治法］芳香化浊，苦泄坚阴以止其泻。

［方药］苏叶 6g，藿梗 10g，葛根 10g，黄芩 10g，马尾连 10g，木香 6g，厚朴 6g，滑石 10g。

［方药分析］本型属湿热为患，湿热交阻，脾胃运化失司，升降失调，气机不和而泄泻。治疗既要清热，又要化湿，但以和调脾胃为旨。方中用苏叶、藿梗、葛根芳香解表，化浊升清而和胃；木香、厚朴理气化湿；黄芩、马尾连清热燥湿；滑石凉可退热，滑可利小便，导湿从小便而出，即所谓"利小便而实大便"。诸药合用，湿去热清。临床还应区分湿与热的轻重多寡而加减变化，不可拘泥于一方。

［加减法］

（1）若暑热较重，自汗烦渴，面赤油垢，脉洪有力，舌红、苔滑者，加炒山栀 6g、黄柏 6g、白头翁 10g、焦麦芽 10g。

（2）若积滞较重者，可加大腹皮 10g、大腹子 10g、大黄 1~2g。

（3）若热不重，以湿象明显，头身困倦，下泻不爽，腹痛阵作，有下坠后重感，舌苔润胖，脉沉软者，可减芩、连之量，加荆芥 6g、防风 6g、半夏 10g、陈皮 6g、冬瓜皮 10g、车前子 10g 等，以升阳化湿和脾胃。

（4）若服寒剂过量，出现凉遏现象，症见舌红或淡，苔白腻滑浮黄，脉沉细或沉细数，可去寒凉之药物，加用桂枝 6g、防风 6g、草豆蔻 3g，甚者可用干姜 6g、附子 6g，以宣阳化郁，去其凉遏，随症加减。

（四）火热泄泻

［主症］火热内郁，腹中绞痛，痛一阵，泻一阵，痛随泻减，发热口干，心烦思凉饮，肛门灼热，小便短赤，便势急迫，气味恶臭，舌红且干，脉象急数。

［治法］苦泄坚阴以止其泻。

［方药］葛根 10g，黄芩 12g，马尾连 12g，灶心土 30g，生甘草 6g。

［方药分析］火热泄泻，来势急，病情凶，变化快，多因火邪郁迫，内窜为患，易伤津液，耗伤正气。治疗急宜苦寒坚阴，折泄其热，以止其泻；若见脱水之象，又当急于补充体液，以防虚脱。方用葛根升清阳、发郁热而和胃；黄芩、黄连苦寒折热，坚阴以止泻；生甘草解热缓急；灶心土扶脾止泻，又能缓芩、连之苦寒，与甘草合用有增强缓急之效果。

［加减法］

（1）若腹中痛，舌红脉弦，肝经郁热明显者，加木瓜 10g、白芍 10g、生甘草 10g，以缓急止痛。

（2）若夹湿邪，郁而不开，腹中痛不解，舌苔白滑而润，加木香 10g、吴茱萸 3g、白芍 12g。

（3）若大热伤及气阴，口干舌燥，烦渴引饮，疲乏气短，两目凹陷，脉象细数，此属脱水之象，急当输液 2000~3000ml，中药可加入沙参、太子参、白芍、五味子等以益气生津。若脱水不严重者，可频饮酸梅汤、淡盐水或西瓜汁；也可用世界卫生组织推荐的"口服补液盐"，即采用 2% 葡萄糖电解质溶液，补液量应为排泄量的 1.5 倍，少量多次。在急性期忌饮牛奶等以防增泻。

（4）若因饮食或服药不慎，过于寒冷，而出现寒湿内阻之象，症见舌胖、苔白润、脉细弱，可用干姜 4g、肉桂 4g、艾叶 3g、木香 6g、乌药 6g、灶心土 30~60g、茯苓皮 10g、冬瓜皮 30g 等，以宣阳温寒化湿。

（5）若夹有食滞不化者，可加用焦三仙各 10g、鸡内金 10g，重者可用大腹皮 10g、大腹子 10g。

（五）食泻

[主症] 泻下恶臭，矢气难闻，嗳腐吞酸，脘腹饱满，腹痛即泻，泻后痛减，舌苔黄腻根厚，脉滑数有力，两关独盛。

[治法] 消食化滞，和胃止泻。

[方药] 葛根 6g，马尾连 6g，焦三仙各 10g，木香 6g，槟榔 10g，青皮 6g，陈皮 6g，黄柏 6g，鸡内金 10g，大黄末（冲）1~3g。

[方药分析] 食泻多因饮食不节，或饮食过量，停滞不化，或恣食肥甘，湿热内蕴，或误食生冷不洁之物，损伤脾胃，致运化失司，湿浊不化，下走大肠而成泄泻。治宜消食化滞，和胃止泻。方中焦三仙、木香、槟榔、青皮、陈皮、鸡内金，消食化滞；大黄导滞，推陈致新；黄柏、马尾连清热燥湿止泻；葛根升清阳、化湿浊而止泻。

[加减法]

（1）若婴幼儿食泻，仍当以疏风和胃为主，可用防风 3g、荆芥炭 5g、灶心土 20g 等，配以消食化滞之品。泻重者，可适当佐以扶脾之剂。

（2）若高年体弱者，可在输液的同时，服用中药，但峻攻泻下之药当慎用，可选用香砂枳术丸，佐以疏调胃肠之品，如荆芥穗炭 10g、葛根 10g、灶心土 30g、白术 6g。

（3）若孕妇伤食，怀孕六七个月者，不宜用大攻峻补之剂，以疏调为主。若在怀孕初期，或者习惯性流产者，忌用破气、破血、攻泻之药，以防坠胎，可用苏叶 6g、葛根 10g、荆芥炭 10g、黄连 6g、黄柏 6g、白术 10g、灶心土 30g、茯苓 10g、焦三仙各 10g、鸡内金 10g 等，以疏和安中。

（4）若为久病脾胃虚弱者，可选用枳术丸加减；正气虚者，可加太子参 6~10g，以扶正气。

二、久泻

（一）肝气乘脾

［主症］每因情志不遂而腹痛、腹泻阵阵发作，时轻时重，甚则晨起即泻，腹中绞痛，势急迫，其量不多，舌红口干，脉象弦数或细弦滑数。

［治法］泄其郁热，以缓其急。

［方药］荆芥炭 10g，防风 6g，马尾连 10g，黄芩 10g，白芍 12g，陈皮 6g，灶心土（布包）30~60g，冬瓜皮 30g，甘草 6g。

［方药分析］本型主要病机是肝脾不和，木郁化火，g犯脾土，升降失和，而生泄泻。治疗关键在于疏肝郁而泄其热，扶脾土而缓其痛。故方用荆芥炭、防风疏肝解郁，升清阳而降其热；白芍、甘草酸甘化阴，柔肝缓痛；马尾连、黄芩泄肝热而燥湿；灶心土、冬瓜皮和胃化浊止泻，且补性不大，防增肝热。

［加减法］

（1）若肝郁化热，心烦梦多，舌红口干，小溲赤热，脉弦细数，可加白芍到 15g，甘草到 10g，另外加用左金丸（布包）6~10g、川楝子 10g 等以泄肝热。

（2）若脾虚明显，食少，疲倦无力，舌润，脉虚者，可加用扶脾之品，如香砂枳术丸之类。

（3）若血虚阴伤，口干，舌红而瘦，头晕眼花，面色无华，脉弦细者，可加当归、川芎、木瓜、白芍等，以养血育阴。

（4）若兼有湿浊内阻者，可加苏叶 10g、苏梗 10g、防风 6g、半夏 10g、陈皮 6g、大腹皮 6g 等。

（二）湿阻脾阳，升力不足

［主症］湿郁中宫，胸腹满闷，大便次数增多，泄泻便溏，面色淡黄，舌淡胖，苔白腻滑润，脉濡软、沉取无力，病已日久，正气不足。

［治法］升阳化湿，扶其脾运。

［方药］羌活 6g，防风 6g，升麻 6g，桂枝 6g，炮姜 6g，茯苓 12g，苍术 4g，白术 4g，灶心土 30g，炒官桂 4g。

［方药分析］本型病机关键在于湿郁与脾阳之间的相互关系，湿久不化，脾阳不升则下陷而为泄泻。治疗在于升阳化湿。方中用羌活、防风、升麻以风胜湿，且有升清阳之功；桂枝、炮姜、官桂温运脾土而化湿浊；茯苓、苍术、白术、灶心土健脾温中，化湿止泻。诸药合用起到振奋脾阳而化湿浊的功用。

［加减法］

（1）若湿夹秽浊之气，内阻太阴，症见头昏体痛、腹痛拘急、呕吐泻下、胸脘堵闷者，加草豆蔻 3g、砂仁（研冲）3g、藿香 10g 等，以化秽浊之气。

（2）若素体脾阳不足，饮冷过多，寒湿内留，水谷难化，升降不利，上吐下泻，肢冷脉伏者，加干姜、肉桂、草果、杏仁等，仿大顺散加减。

（3）若病久，湿渐化，而正气渐弱者，可加太子参 6~10g 或党参 6~10g、白扁豆 10g、焦麦芽 10g，若正虚不甚者，可仿薛氏七叶芦根汤，以轻清芳化，醒脾和胃。

（三）脾胃虚寒

［主症］面色萎黄，胃纳欠佳，食后脘腹胀满，四肢清冷不温，神倦疲乏，泻下稀淡，甚则完谷不化，臭味不浓，腹痛喜得温按，舌胖苔润腻，脉沉软无力。

［治法］益气补中，升阳止泻。

［方药］党参 6~12g，白术 12g，茯苓 12g，陈皮 6g，半夏 12g，扁豆 12g，薏苡仁 12g，大枣 5 枚，升麻 6g。

［方药分析］本型是脾胃虚弱，运化迟钝，寒湿内阻，升降不调而致泄泻。治疗在于振奋脾阳，补益脾胃。方中党参、白术、茯苓、大枣健脾益气，扁豆、薏苡仁健脾化湿，陈皮、半夏理气和胃化浊，升麻升清阳而降浊气。诸药合用，使脾阳得健，而湿浊得化，泄泻自愈矣。

［加减法］

（1）若脾虚寒湿内阻，肢冷脉伏，舌淡苔腻，泄下稀水，完谷不化者，可加桂枝 6g、干姜 4g、附片 4g、荆芥炭 10g 等。

（2）若脾虚气陷，头晕目眩，神倦乏力，气短懒言，肛坠明显甚或脱肛者，可加用人参粉（冲）1~10g、黄芪 15g、肉豆蔻 10g、灶心土 60g、葛根 10g 等，以益气升阳，固摄正气。

（3）若见少腹冷痛较甚者，可加炮姜 4g、官桂 4g、艾叶 3g、吴茱萸 3g 等。

（四）久泻滑脱

[主症] 高年体弱，久泻不止，脱肛，少腹隐痛，神倦疲乏，动则气喘，泻后两目昏花，四肢麻木，舌淡胖润滑，脉沉微迟。

[治法] 升阳益气，少佐固涩。

[方药] 升麻 6g，黄芪 15g，党参 15g，白术 12g，白扁豆 30g，陈皮 10g，山药 30g，灶心土（布包）60g，茯苓 15g，诃子肉 10g。

[方药分析] 本型主要是久泻不止，正气内耗，脾肾两虚，关门不力，而致滑脱不固。故治疗重在益气升阳固涩。方中重用黄芪、党参、白术、扁豆、山药以温脾益气，陈皮、茯苓健脾化湿，升麻、灶心土、诃子肉升阳温涩而止滑脱，必要时还得重用益气温阳升提的药物。此外饮食禁忌尤当注意。

[加减法]

（1）若高年体弱，气虚明显者，可加人参粉 8g，分 3 次温水冲服。

（2）若中气下陷，升力不及者，加柴胡 3g、羌活 6g、肉豆蔻 10g、附子 6g，以温阳升提。

（3）若肾阳虚，形寒肢冷，腰膝酸软，脉沉无力，加附子 6g、肉桂 4g、吴茱萸 3g、补骨脂 10g、仙灵脾 10g 等以温肾阳。

【小结】

泄泻一证，甚为常见，世人之一生，鲜有不罹患泄泻者也。究其成因，外感风、寒、暑、湿、火热，皆可致泻，尤以湿为主因，故经云"湿胜则濡泄"。凡泄泻因邪而起者，必有其特点。如火热之泄泻，必暴泻如注，如经所云"暴注下迫，皆属于火"者是也；因食积之泻，必泻下奇臭；感寒作泻，多兼腹痛；若痛一阵泻一阵，泻后痛减者，多是木克土，治当疏调木土。泄泻治不如法，亦可迁延日久不愈，然久泻未必皆虚，仍当依据脉、证，审因论治，不可一味补涩，以防留邪，反致难愈。

【治验】

案1 姜某，女，41 岁。

头痛寒热，肠鸣彻痛，喜得温按，便溏长，舌淡，苔薄白，脉浮紧。风寒外束，寒客中焦，治以疏解表邪，温寒拈痛。

[处方] 苏叶 10g，葛根 10g，桂枝 6g，炮姜 6g，炒官桂 5g，灶心土（布包）

20g，白芍 10g，炙甘草 6g，服上方 3 剂，诸症皆释而愈。

按：风寒外袭，内犯中土，脾胃升降失司，清浊不分，水谷并走大肠则成泄泻。方用苏叶、葛根疏散表邪，使无内犯；且葛根升举脾阳，桂枝、官桂、炮姜温散中焦之寒；白芍缓急止痛；灶心土、炙甘草温中健脾。寒邪去，中阳复，脾胃升降有序，清浊各行其道，其泄泻何由不止？

案 2 陈某，男，27 岁。

腹中绞痛，痛一阵泻一次，泻一次轻一些，心烦，口干思凉饮，舌红且干，脉象滑数。证属火热泄泻，治用苦坚泄热方法。

［处方］葛根 10g，黄芩 10g，黄连 10g，生石膏 20g，秦皮 10g，灶心土（布包）20g。

服上方 3 剂，诸症大减，再进 3 剂而愈。

按：火热内郁，犯扰脾土，升降失常而成泄泻。火热急迫则腹痛作，泻后其热势减，故腹痛轻。方用葛根黄芩黄连汤加生石膏、秦皮清透内蕴之热；灶心土性温，既能制上药之过寒，又可健脾止泻，全方共达清热止泻之功。

案 3 孙某，男，78 岁。

半年来，晨起即泻，泻后则舒，心烦梦多，口干思饮，舌瘦尖红，两脉细小弦滑，重按力弱。此属老年阴分不足，久泻阳虚，肝经郁热，脾土受克。曾服甘温扶脾，似是扶正，然肝热加重，脾土倍伤。先以扶土泄木，调其中阳。

［处方］荆芥穗炭 10g，防风 3g，土炒白术 3g，炒枳壳 3g，黄连 3g，鸡内金 6g，焦麦芽 6g，生薏苡仁 10g，连皮茯苓 10g，灶心土（布包）20g。

服上方 5 剂后，病情大减，再以调理肝脾及饮食收功。

按：《内经》云："湿胜则濡泄"，湿为阴邪，法当温化，然年迈之人，阴阳俱损，温之恐耗阴助阳，补阴又虑滋湿为患，清之又恐凉遏其湿。方中用白术、连皮茯苓、生薏苡仁健脾渗湿，黄连清其郁热，灶心土止泻。全方祛湿健脾而不燥，清热而不寒，气机调，脾土健，则其泄泻能愈。

第十五节　痢疾

【概述】

痢疾是见于夏秋季节的一种胃肠道常见的传染疾病，它以腹痛、里急后重、大便赤白带脓血为主要症状，其发病多由饮食不当或湿热蕴郁、暑邪外迫而引起。三焦不得宣通，大肠传导失职，气血失和是其主要病理基础。一般来说，痢疾初起以实证、热证多见，肠道积滞表现较突出，故有"无积不化痢"之说。缠绵日久或年迈体弱罹患者可兼见虚象，但纯虚无实者仍属罕见，因此又有"痢无补法"的见解。

临证时，本病须与泄泻相鉴别。泄泻多因暑湿积滞互阻中焦，一般不损伤血络，也很少导致气机郁阻，故无里急后重、大便脓血等表现。必要时，可检查大便有无脓细胞以确诊。

痢疾，《内经》称"肠澼"，《难经》作"大瘕泄"，《伤寒论》谓之"下痢便脓血"。至《诸病源候论》、《千金要方》时，方以"痢"命名，沿用至今。又因本病以下痢涩滞不畅为主要见症，所以也称作"滞下"。《证治要诀》云：痢疾古名滞下，以积久成痢，气滞成积故也。可见，自《内经》开始，医家们对痢疾就有了一定的认识。

《内经》对痢疾病因、发病、临床特点及预后的论述虽不详尽，但已初步奠定了基础。《素问·六元正纪大论篇》："太阳司天之政……四之气，风湿交争，民病……注下赤白。"《素问·至真要大论篇》云："少阳司天，火淫所胜，民病……泄注赤白。"《素问·太阴阳明论篇》则认为："食饮不节，起居不时者……下为飧泄，久为肠澼。"说明痢疾的形成与外感六淫之邪、饮食失当等因素有密切的关系，如《素问·气厥论篇》说："肾移热于脾，传为虚肠澼。"并且认识到邪热内迫这一重要病理机制，谓："三阳者，至阳也，积并则为惊，并于阴则上下无常，薄为肠澼。"除此之外，《内经》对便脓血、腹痛等症状的辨析也较详细，并用以结合脉色，决断预后，如《素问·通评虚实论篇》问答所示：肠澼下白沫，脉沉则生，脉浮则死；下脓血者，脉悬绝则死，滑大则生等等。《难经》已认识到"腹痛，便脓血，里急后重"为本病的主要临床症状，认为与本病联系最密切的是大肠、小肠，故有"大肠泄""小肠泄"之称。具体辨治痢疾当首推《伤寒杂病论》，张仲景认为"下利圊脓血"是邪热蕴郁的缘故，清内热、凉血分，用白头翁汤为主方治疗。其观点对后世影响很大，白头翁汤至今仍为治痢常用方。隋唐时期，由于医疗经验和药学知识的积累已达到一定程度，同时一大批较有作为的医家出现，临床水平提高很快。其中，巢元方、孙思邈两家尤为突出。《诸病源候论》对痢疾按临床表现进行了详细的分类，并指出了治疗方法及方药。《千金要方》对痢疾的认识，突破了前人的水平，首次以病机为主要依据，结合临床表现分类，即所谓"痢有四种，谓冷、热、疳、蛊。冷则白，热则赤，疳则赤白相兼，蛊则纯痢瘀血"，比起《难经》的

"大肠泄""小肠泄"来，更符合临床实际。此外，《千金方》中还列举了治痢大法19条，丰富了本病辨证论治的内容，为后世医家进一步探讨奠定了基础。到金元时期，医家们对本病的认识更加深刻，其主要表现是对病因病机的分析更加细致，在治法方面较前也更加充实了。刘完素从火邪及湿热入手，解释痢疾的形成和诸症状的发生，他认为："下迫后重里急……火性速而能燥物也，肠胃隔绝，传化失常而为滞下。"又谓："诸痢皆由于热，气不得宣通，湿热甚于肠胃之中。"首次明确地指出痢疾的发生在于邪滞肠胃，传化失常。并且提出了邪伤气血在痢疾占有很重要的地位，因此必须"调气理血"，至今仍为公认的治疗原则之一。李东垣在病因上强调湿热蕴郁于肠胃是作痢之本，认为邪滞肠胃，"水谷与血另作一派"，热自内迫，故见下痢赤白脓血，主张以凉血地黄汤为主治疗，并创升阳降火诸方，用升降分化方法祛除滞留之邪，调整人体气机，对临床医家启发很大，至今仍有较强的生命力。朱丹溪提出了痢疾虚实用药原则，指出"（痢疾）初得之时，元气未虚，必推荡之，此通因通用之法，稍久气虚则不可下。壮实初病宜下，虚弱衰老久病宜升之。"在《丹溪心法·痢篇》中还有关于"时疫作痢"的记载，进一步认识到了本病的传染性。

【病因病机】

痢疾多由外受六淫之邪或时疫之气，内伤饮食生冷或不洁之物，导致肠胃积滞，渐伤气血而成，其发病多与季节有关。《证治汇补》指出："无积不成痢，痢乃湿、热、食积三者。"《医宗金鉴》把饮食不当与外感时邪作为致痢的两个共同因素，认为"痢之为证，多因外受暑湿，内伤生冷而成。"

1. 外感时邪　六淫之邪或时疫之气侵入人体，郁而化热，伤及气血，留滞于肠胃之间，大肠传导阻滞，邪热与气血搏结而化为赤白脓血，成为热痢甚至疫毒痢。《济生方》谓："大肠虚弱而风冷暑湿之邪得以乘间而入，故为痢疾。"张景岳则更明确指出："酷热之毒蓄积为痢。"六淫致痢，尤以湿热突出，故本病于夏秋暑湿盛季多发。

2. 内伤饮食　饮食不当，日久可以致痢。如素嗜肥甘厚味，酿生湿热，湿热内蕴，腑气壅阻，气血凝滞，化为脓血而成痢。误食不洁之品，邪从口入，伤及胃肠，气机阻滞，邪蕴而渐伤气血，气滞血瘀，与邪气及肠中腐浊之气相互搏结，化为脓血而成痢，《景岳全书》又述："因热贪凉者，人之常事也，过食生冷，所以致痢。"说明了夏暑季节痢疾多发的客观原因。

本病病位在大肠，但与脾胃密切相关。如湿热痢、疫毒痢，可上攻于胃；或久痢伤正，胃虚不纳，而成为噤口痢；或反复发作，损伤脾胃，中气虚陷，下痢不止，甚至可进一步伤及下元肝肾而致滑脱，形成久痢。

总之，本病发生的原因与感受时邪及伤于饮食有关，其病位在肠，湿热、疫毒、寒湿之邪壅塞肠中，气血与之搏结，使肠道传导失职，肠络受伤，气血凝滞，腐败化为脓血而痢下赤白。里急是邪迫欲出的表现，腹痛乃气机阻滞、腑气不通的结果，虽泻但积滞未尽，故便意不除，是谓后重。

【辨证】

痢疾辨证，当首辨寒热、虚实，审邪滞部位，定邪气性质。《景岳全书·痢疾》说："凡治痢疾，最当察虚实，辨寒热。"《医门法律》除指出须审病情虚实之外，尚强调"分标本先后"和"分所受湿热多寡"，辨证更为细致，都可参考。根据临床实践，治痢疾还必须进一步清楚表里、气血、升降、新久等问题，必须明确里急、后重、便脓血的临床意义，这样才能准确地立法用药。

1. 辨表里　痢疾病证，表里往往相互关联。邪自外袭，使表气郁闭，可导致里热蕴邪。这个时候，表闭是本源，热郁是结果，清里不仅不能撤热，反而会使气机遏阻，表里俱闭，愈治愈重，永无愈期。若能以辛开方法开其表闭，畅其气机，里热可借此而消散，表里俱可安和，痢疾亦可渐愈，这就是所谓的"逆流挽舟"方法，是"治病求本"的一种体现。纯里无表者才可清其里，但仍要注意邪郁之机，于清剂之中配入宣透之品。有须用导滞通下者，也须配入畅气机、开郁结的药物，旨在使邪气宣畅，热郁尽除，正气回复。

2. 辨气血　邪有伤气、伤血之不同，它反映了病位的深浅、病情的轻重。治法用药都须区别开来。邪在气分病尚轻浅，阻碍气机，影响传导而已。症以后重、下痢涩滞，便脓血为主，审其郁滞之因，或化湿，或导滞，或消食，气调则病减。邪在血分，病已深入，损伤血络，迫血妄行，症以便血、腹痛为主，须凉血活血和络才得安宁。临床上，多属气血俱伤，腹痛、里急后重、便脓血俱见，此时当区别在气、在血之多寡，推敲病势进退，紧扣病机而用药。

3. 辨升降　升降失常是邪干气机的结果，包括升降过度和不足两个方面。在痢疾中，这个问题表现得很突出，因为影响脾升胃降这个环节，对痢疾来说是必然的。早期多为火热郁于上焦，胃降功能受制，邪火上亢，可出现头晕、耳鸣、目赤等症；后期因久痢伤气耗血，脾气衰弱，升力不足，可出现滑泄、脱肛等中气下陷、下元不固的伴随症状。大部分痢疾是邪郁于中焦，损及下焦，三焦壅滞，升降困难，全身气机因而不得宣畅，无论是热郁、湿郁，还是单纯气郁，都必须以调畅气机为主。热郁用清宣方法，湿阻用芳化方法，或化食导滞，通下腑实，三焦道路畅通，气机升调自可恢复正常。

4. 辨新久　是病程长短，但没有严格的界限，一般来说，发病急、体格壮实者，虽拖延数日，甚至月余，不宜按久病论。有年迈体弱，正气不支，反复发作达数十日者，或因误治邪气留恋不尽，病情时时反复，日久不愈者，方可认为是久病。新病当着眼于邪实，不可偏执一症，就认为是虚而投以补剂，久病频发，亦当首先考虑邪气的有无，湿邪伤人最易与虚混淆，且病程缠绵，当凭脉、舌、色、症细细辨别，辨证明确之后，才可定补泻之用。初宜轻补试服，循序渐进，总宜细致调理，不可单补单泻。

5. 辨脉、舌、色、症　痢疾的症状很有特点，几乎单凭症状就可以做出诊断，如里急后重、便脓血等。但是，凭这几个特异性表现来判断病因病机，则显得很不够，还必须结合其他症状，结合脉、舌、色、症全面考察，才能得出正确的结论。

6. 辨里急与后重　里急是指腹中不适、便意急迫的一种感觉，有时伴轻微疼痛。但不同于腹中痛，积滞内蕴而邪欲外达，二者相迫故作里急。临床上，应当以里急为特点，结合脉、色及其他症状，来推断其属性。如里急频作，腹痛较甚，脉滑数或弦滑且数，舌红且干，面色红赤可考虑热郁；里急、腹痛俱甚，下痢纯白或黏冻，四肢清冷，面色青灰，脉沉迟或弦紧，舌白润者，当考虑寒湿。

后重是指痢后肛门沉重下坠，便意不减，与大肠气滞、传导失司有关。无论湿热、暑湿、食积，还是单纯气郁引起的气滞，都可能产生此结果，因此刘河间指出："调气则后重自除。"这里的"调气"泛指能使气机条达的所有方法，不限于理气一法。如湿郁化湿即调，热结泄热即调，郁则开郁即调，有滞消导即调等，都属"调气"的具体方法。便脓血的临床意义，自古争论较大。刘河间认为"白属气，赤属血"；张从正则认为赤白当按新久断，赤白分心肺等等。究其争论原因，皆因忽视脉证合参，以症论证。白而黏腻恶臭者，脉必滑数，舌必红绛，其证属热；虽赤而便稀色淡，脉濡软无力，舌淡胖苔白者，可以定虚。根据整个病情，综合考虑，不拘于赤白，也不拘于时间，细致分辨，寒热、虚实、气血自可清楚。

【论治】

一、湿热痢

夏暑季节，热盛湿重，湿热互阻不化，蕴郁留滞肠道，遏阻气血，形成痢疾，以头晕身热、周身酸楚、阵阵恶寒、胸中满闷为特点，其痢下脓血黏滞，泻而不爽，后重且坠，舌白苔腻或滑润，脉多濡滑数或弦滑有力。该证型临床上可出现以下几种情况。

（一）初起表邪较重

［主症］发热恶寒，头痛体痛，恶心发热，轻度下痢，以痢下黏滞白脓为主，里急后重亦较轻，舌苔白腻滑润，脉濡滑，按之弦滑，略有数意，或浮紧沉取滑数。此暑湿积滞阻于肠间，发为痢疾。

［治法］疏表化湿，升降分化，仿喻西昌逆流挽舟方法。

［方药］荆防败毒散加减：荆芥炭 10g，防风 6g，葛根 10g，羌活 4g，独活 4g，黄芩 10g，马尾连 10g（或黄连 6g），焦三仙各 10g。

［加减法］

（1）芳香醒湿，升降分化：感受秽浊之气，或暑湿较重，症见身热、头痛且晕、恶心呕吐、饮食不进者，加藿香 10g、佩兰 10g、白芷 6g、苏叶 10g、灶心土（布包）30g。

（2）理气畅中以除胀痛：湿热阻滞，气机郁结，腹胀且痛者，加半夏曲 10g、厚朴 6g、木香 6g、沉香（研冲）2g。

（3）温运中阳重于化湿：湿邪偏重，遏阻中阳，或过用寒凉以致凉遏、寒凝、冰伏，四肢不温，面色青灰，舌苔白腻水滑者，加炒官桂 5g、炮姜 6g、草豆蔻 3g。

（4）化食导滞以通胃肠：胃肠积滞较重，脘腹胀满，嗳腐吞酸，舌苔腐垢且厚者，加槟榔 10g、大黄 2g、大腹皮 10g，或用保和丸（布包）20g。

（二）偏于热重

［主症］恶寒轻微，胸闷烦热，口中干渴，痢下涩滞不畅，赤白脓血相兼，小溲色黄，舌白浮黄，质红口干，脉象滑数或弦滑而数。

［治法］清化湿热，调理气血。

［方药］葛根芩连汤加味：葛根 10g，黄芩 10g，马尾连 10g（或黄连 6g），

生甘草 10g，木香 6g，防风 6g，焦三仙各 10g。

［加减法］

（1）凉血解毒以清肠热：痢下赤白较甚，肛门灼痛，舌红尖绛，于方中加炒槐米 10g、淡地榆 10g、忍冬藤 10g。

（2）宣畅三焦以除后重：胸闷腹胀，后重较甚者，加苏梗 10g、藿梗 10g、木香 3g。

（3）消导中下以除垢滞：舌苔黄厚，小腹闷胀且痛者，加焦槟榔 10g、莱菔子 10g、冬瓜子 10g。

（4）稍佐甘寒以增阴液：痢下日久，身体自觉干热，舌红且干，口渴思冷，于方中加白芍 20g、沙参 15g、天花粉 10g。

（三）湿热蕴郁，互阻不化

［主症］表证已罢，湿热胶着，互阻不化。腹痛且胀，里急后重较甚，大便脓血黏滞，舌红苔黄根厚，脉弦滑数，两关尤甚。

［治法］寒温并用，消导分化。

［方药］芍药汤加减：黄芩 10g，黄连 6g，炒官桂 5g，赤芍 10g，白芍 10g，葛根 10g，木香 6g，槟榔 10g，大黄粉（冲）1g。

［加减法］

（1）疏风解表，调和升降：患痢期间，复感风寒而兼表证者，加苏叶 6g、白芷 3g、防风 6g 以疏解表邪。俟表解卫疏，三焦通畅，痢下即除。

（2）攻下腑实以畅气机：湿热郁久，腑实形成，虽下痢不止，但有形之积不去，与"热结旁流"相似，舌红口干，少腹胀满，当加大黄粉至 3g、枳实 6g、芒硝（冲）6g。

（四）湿热积滞，病在血分

［主症］下痢脓血，赤多白少，腹中剧痛，里急尤甚，小溲赤热，舌红唇紫且干，脉象弦滑急数，舌苔垢厚黄腻。

［治法］苦寒泄热，升降分化。

［方药］白头翁汤加减：葛根 10g，黄芩 10g，黄连 6g，白头翁 10g，黄柏 6g，秦皮 6g，银花 10g，生地榆 10g，防风 6g。

［加减法］

（1）腹中剧痛，舌赤且有瘀斑，痢下血色秽暗者，血热瘀阻，用活血通络方法以缓其痛，主方加桃仁 10g、丹皮 10g、赤芍 10g。

（2）湿热入血，蕴生热毒，上冲心脑，邪入心营，神昏谵语，病势危急者，已成"疫毒痢"。用清心解毒方法以开窍醒神，主方加水牛角 10g、鲜生地 15g、菖蒲 6g、郁金 6g，或急用神犀丹、紫雪丹配合，必要时应根据情况采取急输液体以清神明。

二、热毒痢

暑邪伤人，蕴郁不解，或平素嗜食辛辣，热毒自内而生，煎熬阴液，灼伤血络，病发于大肠则成痢疾。

［主症］痢下血色暗褐，里急较甚，次数频多，肛门灼热，形体消瘦，甚则干呕不止，饮食不进，俗称"噤口痢"，舌绛体瘦且干，脉象细数。

［治法］苦寒折热，甘寒育阴。

［方药］开噤散加减（《医学心悟》方）：黄连 6g，银花 30g，白头翁 12g，冬瓜皮 30g，沙参 15g，麦冬 10g，赤芍 15g，白芍 15g，荷蒂 10g，陈仓米（可用糙米炒黄代用）60g。

另配米汤、牛乳等调补，如有条件可配合输液，增加水分而护其阴。本证为阴伤至极，当清补结合，正邪兼顾。

三、寒湿痢

素体阳虚，或因热食凉，脾阳受遏，升降失调，寒湿留滞中焦不去，凝滞于血脉，日久与肠中糟粕搏结而下，发为寒湿痢疾，当用温化方法。

（一）纯寒无热

［主症］下痢白多赤少，如冻如涕，黏而且稀，里急虽较轻，后重尤甚，腹痛绵绵不休，喜温畏寒，得暖则痛缓，舌润舌白滑腻，脉濡迟缓，面色苍白或淡黄。

［治法］温运中阳，芳香化湿。

［方药］不换金正气散加减：苏叶 6g，苏梗 6g，苍术 3g，厚朴 6g，炮姜 6g，炒官桂 6g，木香 6g，桂枝 6g。

［加减法］若脉濡软，舌胖嫩，属中气不足时，可改用补中益气、宣阳化湿方法，前方加白术 10g、太子参 6g、茯苓 15g、葛根 10g。

（二）寒热错杂

［主症］痢下赤白相兼，腹痛绵绵不休，里急后重较轻，肛门灼热，口干心烦，渴不欲饮，舌红苔白，脉象濡滑，按之弦滑有力，面色苍白或青灰。

［治法］升阳疏化，分理寒热。

［方药］一加减正气散出入：藿梗 10g，厚朴 6g，葛根 10g，麦芽 10g，大腹皮 10g，苏叶 10g，炮姜 6g，肉桂 6g，黄芩 10g，黄连 6g。

四、久痢

痢疾日久不愈，正气大伤，或因治疗失当或补涩过早，积滞不尽，痢下不止者为久痢。其病机特点为虚实相兼，寒热错杂。治疗当视其寒热、虚实以调之，尤其要重视分化积滞这一关键环节。

（一）食复痢

［主症］痢疾新愈，脾胃功能尚未复原，余邪未清，饮食不节，积滞再度形成，痢疾又作。舌淡苔黄且厚，脉滑数，按之细弦数，腹胀或痛，嗳噫时作，痢下赤白臭秽，后重明显，自觉短气乏力。

［治法］分化滞热，疏调肠胃。

［方药］香砂枳术丸加减：葛根 6g，升麻 3g，木香 6g，砂仁 3g，枳壳 10g，白术 10g，焦三仙各 10g，黄芩 6g，黄连 3g，炒官桂 3g，炮姜 3g。

［加减法］

（1）扶脾和胃兼以消导：脾气受损明显，周身乏力，神疲困倦，脉濡缓者，于上方加太子参 6g、黄芪 10g、保和丸（布包）10g。

（2）开郁兼以泄热，导滞少佐升阳：积滞郁久化热，热与积滞搏结，症见手足心热，夜间汗出，舌绛苔垢，脉滑，按之弦硬有力，于主方中去官桂、炮姜、升麻，加蝉衣 6g、僵蚕 10g、片姜黄 6g、焦三仙各 10g。

（二）休息痢

［主症］下痢时作时止，日久难愈。便带黏液或杂有赤白之色，时时腹痛里急，舌淡苔腻根厚，脉濡软，按之濡滑或带弦数。

［治法］升和分化兼调理肠胃。

［方药］仓廪汤加减：苍术 3g，白术 3g，干姜 3g，甘草 6g，黄连 6g，防风 6g，荆芥炭 10g，木香 6g，焦三仙各 6g，陈仓米 60g，煎汤代水。

［加减法］

（1）温阳健中以胜寒湿：脾阳虚弱，神疲倦怠，腹痛，肢冷，面色苍白者，加炮姜 6g、炒官桂 6g、党参 6g、草果 3g，或改用《千金要方》温脾汤方。

（2）益气补中以助脾运：老年久痢，虚证突出，饮食不进，倦怠嗜卧，动辄气短，舌白胖嫩，脉虚无力者，于主方中加人参 3g、黄芪 20g、山药 20g、芡实 10g。

（3）清除积滞以利中下：久痢气血不足，积滞不除，痢下不爽，后重较甚，舌苔滑润且腻，加焦槟榔 6g、枳实 6g、大黄炭 3g。

（三）滑脱痢

泻痢日久，或反复发作，痢后气短，两目昏花，或年迈体衰罹患本病，脾肾虚衰，中阳不升，下元不固而成滑脱之象。

[主症]痢下频繁，状若脂冻，稀便如水，泻后脱肛，俯首乍举，两目昏花，四肢冰冷不温，脉象沉细迟缓，舌淡胖大，苔白润滑。

[治法]

（1）升阳扶脾，调养中焦：用于脾阳虚衰，升力不足者。

（2）温中升阳，固脱止痢：用于脾肾阳虚，下元不固者。

（3）健脾和中，调补气血：用于久痢恢复期。

[方药]

（1）香砂六君子汤加味：党参 10g，茯苓 12g，白术 10g，甘草 6g，木香 6g，砂仁 3g，升麻 6g，柴胡 6g，葛根 6g，半夏 10g，陈皮 6g。

（2）真人养脏汤加减：人参 6g，白术 10g，苍术 6g，炮姜 6g，附子 6g，炒官桂 6g，芡实 10g，茯苓 10g，诃子肉 6g，升麻 6g。

（3）十全大补汤加减：熟地 10g，当归 10g，白芍 10g，川芎 10g，党参 10g，茯苓 15g，白术 10g，甘草 10g，半夏 10g，陈皮 6g，木香 6g，砂仁 3g。

【小结】

痢疾的临床特征是痢下赤白脓血、腹痛、里急后重，辨证当分寒、热、虚、实，明确在表在里，在气在血，察病程之新久，审气机升降之变化。感受外邪者，初病多兼有表证，或是暑湿郁热，夹滞互阻，注意"逆流挽舟"方法，有时可一药而愈。病程不久者多属实证，日久不愈可能夹虚，注意鉴别。湿热痢疾临床较多，证型亦较复杂，总以清化湿热、调理气血为主。纯寒湿型比较少见，多呈寒热错杂之证，当以苦温苦寒并用、宣阳化湿为主。热毒痢来势较急，虽多邪聚日久而成者，亦不可忽视，本型较易灼伤营阴，内犯心包，影响神志，当注意抢救。急证之后，多呈阴伤火旺之象，当以甘寒育阴为主，兼以苦寒折热，少佐化滞。久痢病机较复杂，但总不外虚实夹杂，当细审虚实之多寡，邪气之偏属，区别开来。痢疾诊断当注意脉、色、舌、症合参，不可偏执一症而定虚实寒热。

本节共列举治法 29 条，为常见之方药，虽变化万千，仍守"痢无补法"之古训，防其积滞不清，导致留邪。

【治验】

案 1 霍某，男，35 岁，1974 年 8 月 10 日初诊。

发热恶寒，头晕恶心，周身酸楚疼痛，阵阵腹痛，大便一次，带有少量脓血，送检发现有大量脓细胞及红细胞、白细胞，舌苔白腻根垢而厚，两脉濡滑而按之弦细且数，小溲色黄，心烦急躁。暑湿积滞蕴蓄太甚，势将成痢，用升降分化、芳香祛暑、逆流挽舟方法，希图暑解表疏，湿热得化，则痢疾自愈矣，饮食寒暖，诸当小心。

陈香薷（后下）3g，苏叶（后下）4.5g，藿香（后下）10g，葛根 8g，马尾连 10g，炒官桂 3g，炮姜 3g，炒白芍 12g，焦三仙各 10g，莱菔子 6g，1 剂。

二诊：1974 年 8 月 11 日。

昨服芳香疏化、苦温化湿，佐以导滞之后，遍体得汗而恶寒、头痛皆解，身热已退，腹痛未作，周身酸痛大减，大便未行，苔白腻渐化，根部仍厚，今诊两脉濡滑，尺部有力，本属暑热积滞互阻不化，下迫于肠，痢疾已成，今用芳香疏化以逆流挽舟方法，一药而缓解危势，改用升降疏化，兼以消导。

葛根 10g，马尾连 10g，黄芩 10g，木香 6g，藿梗 10g，苏梗 10g，半夏 10g，莱菔子 10g，焦三仙各 10g，槟榔 10g，2 剂。

三诊：1974 年 8 月 14 日。

前服逆流挽舟、升降分化、芳香疏调之后，身热退而腹痛、痢下皆解，舌苔已化而根部略厚，今日大便已转正常。镜检无脓血，惟觉胸中满闷，胃纳欠佳，此暑湿积滞渐化，表里已解，湿邪减而未尽，再以芳香升降并用，以善其后。

荆芥炭 10g，防风 6g，马尾连 10g，黄芩 10g，木香 6g，半夏 10g，焦三仙各 10g，原方 3 剂之后，痊愈。

案 2 邓某，女，67 岁，1934 年 10 月 5 日初诊。

痢疾缠绵 3 个月未愈，腹痛后重，大便带有脓血，曾服参、芪、归、芍等补益气血之品，又服鸦片等固涩之品，病势未减，心烦急躁，舌苔垢黄且厚，积滞不清，补益固涩邪无出路，仍用清化郁热积滞方法。

煨葛根 10g，升麻炭 6g，黄芩 10g，黄连 3g，木香 6g，香附 10g，防风 6g，赤芍 10g，鸡内金 10g，莱菔子 10g，槟榔 10g，炒枳壳 6g。

3 剂后，大便正常，原方去升麻炭、黄连；继服 2 剂，痊愈。

第十六节 便秘

【概述】

便秘是大便秘结不行，排便时间延长，或欲大便而艰涩不畅的一类病证。

便秘的一般表现是大便干燥或秘结不通，如二三天或五六天才排便一次；或者排便间隔不正常，大便坚硬，排出困难；也有少数患者，常有便意而不下，大便不干结，又有排解不尽，临厕努挣，甚则临厕努挣亦不能顺利排出，还有大便未下而脱肛等。

便秘多见于各种急、慢性疾病之中，只是其中的一个症状，本节专论便秘，是指以便秘为主要症状者，范围包括习惯性便秘、老年性便秘、产后便秘等多种疾病。

【病因病机】

饮食入胃，经过胃之腐熟，脾之运化，吸收其精微之后，所剩糟粕由大肠传送而出，即为大便。正如《内经》所论，"水谷者，常并居于胃中，成糟粕而俱下于大肠"，"大肠者，传导之官，变化出焉"。大便通畅与否是胃肠功能是否正常的标志。若胃肠功能正常，则大便畅通。若胃肠受邪，或因燥热内结，或因气滞不行，或因气虚无力传送，或因血虚肠道干涩以及阴寒凝结等，都能引起便秘。便秘的形成，主要是由于大肠气机阻滞和肠道干涩，传导失灵所致。

凡阳盛之体，或恣食酒浆、过食辛热厚味以致肠胃积热；或热病之后，余热留恋，津液不足，导致肠道燥热，且津液失于输布而不能下润，于是大便干结，难于排出，致成热秘。

忧愁思虑，情志不舒，或久坐少动，而致气机郁滞，不能宣达，于是通降失常，传导失职，糟粕内停，不得下行，因而大便秘结。或外科手术后肠道粘连，或跌打损伤，伤及胃肠，或虫积、食滞阻于胃肠，或肺气不降，或肠道肿瘤，或肠外脏器及肿物压迫，均可导致大肠气机郁滞，通降失常，传导失职，糟粕内停而形成气秘。

病后、产后及年老体弱之人，气血亏虚，或病中过用汗、吐、下、利尿及燥热之剂，伤津损阴；或劳役过度，或房劳过甚，损伤气血阴津；或素患消渴；或放射化疗，阴津亏耗；或气虚大肠传送无力；血虚阴伤则津枯不足以滋润大肠，都可致虚秘。

嗜食寒凉生冷之物，或过用苦寒阴冷药物，克伐阳气；或素体阳虚；或年高体弱，真阳不足；或病久及肾，损及真阳。脾肾阳气虚弱，温煦无权，不能蒸化津液，温润肠道，于是阴寒内结，糟粕内滞，凝积于肠道而成冷秘。

便秘之病机，主要责之于肺、肾、脾、大肠。肺与大肠相表里，肺之燥热下移大肠，则大肠传导失职而成便秘。又肺主一身之气，肺气肃降正常则大肠功能如常。如肺失清肃，津液不能下达，且大肠气机不畅，则可见大便艰难。脾主运化，脾虚运化失常，糟粕内停，无力推导亦可形成便秘；脾阳衰微则阴寒内生，阴寒凝结则大便不畅；肾主五液，司二便，肾精亏耗则肠道干涩，糟粕滞而难下；真阳不足则阴寒凝结，传导不行而致便秘。

西医对便秘病理的认识有以下几个方面，包括：排便动力缺乏，肠道所受刺激不足，神经精神紊乱；肠蠕动迟缓，或肠腔狭窄、肠麻痹等；直肠肛门疾病如直肠炎、肛门裂、痔疮等引起的肛门括约肌痉挛；肿瘤、瘢痕性狭窄等均可引起便秘；妇科疾患如卵巢囊肿、子宫纤维肌瘤、妊娠等和腹腔各种肿物压迫肠道也可引起便秘；又如某些药物，如碳酸钙、阿托品、溴丙胺太林、阿片等可致药源性便秘。

【辨证】

1. 审察病因　详细询问病史，从年龄、性别、体质、气候、饮食习惯等诸方面，细心诊察，寻求病因。如平素喜食辛辣厚味，煎炸油肉酒食，素体阳盛者，易致肠胃积热而成热秘。向来忧郁少动，抑郁寡欢，性格内向，跌打损伤或有手术史者，便秘多为气血郁滞所致。年老体弱或久病、产后或经汗、吐、下、利误治，或有失血病史，多为气血阴津亏损之虚秘。年老体弱，平素阳气虚弱或嗜食寒凉生冷之物，或经寒凉阴冷药物误治，其所成之便秘为冷秘。

2. 分析性状　仔细询问、观察大便性状和特点，也有助于诊断和辨证。如大便干燥，则多为热秘或阴血虚秘；大便不干硬者，则多为气秘；大便干燥，排便每需用力排泄方通，排出大便坚硬者，多为热秘；大便虽不干，但无力排出，常须临厕努挣者，多属气虚之秘；大便艰涩难解，排出时肛门自觉冰冷者，亦属冷秘。

3.分清内外　引起便秘不仅有肠内因素，还有肠外因素。肠外因素有腹腔脏器肿物压迫，如腹膜后肿瘤、腹膜后脓肿以及妇科的卵巢囊肿、子宫纤维肌瘤和妊娠等，应结合西医方法，仔细检查清楚。由肠外因素引起的便秘，不属主症，治疗时就应以治疗原发病证为主。肠内因素所致之便秘，当结合西医学认识，辨病与辨证相结合，进行治疗。如良、恶性肿瘤所致便秘，治疗当以辨证为主，结合活血化瘀、软坚散结和抗肿瘤药物；如为肠粘连时，辨证之中少佐理气化瘀药物等。

【论治】

一、燥热秘

［主症］大便干燥，硬结如球，排便必须用力努挣方通，脉多滑数有力，舌红，苔黄且干，口燥，唇焦裂，面赤身热，喜冷恶热。

［治法］清热润肠通便。

［方药］凉膈散加减：竹叶 6g，瓜蒌 15g，薄荷（后下）6g，栀子 9g，黄芩 9g，枳实 6g，生大黄粉（冲）1.5g，玄明粉（冲）1.5g。

［加减法］

（1）津伤明显者，加石斛 15g、玉竹 15g。

（2）兼痔疮便血者，加槐花 10g、生地榆 10g。

（3）兼郁怒伤肝者，见目赤易怒，脉多弦数，夜寐不安，可加更衣丸以清肝通便。

（4）因痰热壅肺，致大肠结热便秘者，加瓜蒌仁、黄芩、冬瓜仁等以清肺润肠泄热。

（5）因小便数而大便不利者，加郁李仁、麻子仁、杏仁。

二、气秘

［主症］腹胀欲便，排便不畅，脉象多沉涩，舌白苔腻，胸胁痞满，嗳气不舒。

［治法］疏通气机。

［方药］仿六磨饮加减：苏梗 9g，杏仁 9g，瓜蒌皮 15g，枳壳 9g，青皮 6g，陈皮 6g，枇杷叶 12g，郁金 6g，旋覆花（布包）9g。

［加减法］

（1）若气分结滞较甚，可加木香 6g、沉香 1g、香附 10g。

（2）若体质偏弱而气滞又甚者，可于方中加白檀香 2g、紫绛香 2g、蔻仁 2g。

（3）如体弱气虚者，不可专用破气散结，可用橘叶 3g、绿萼梅 6g、代代花 6g，以防耗散正气。

（4）患者体质过虚而又气分郁结者，可于补正之中加砂仁（研冲）1~2g 即可。破气之品不可多用，以防伤正。

（5）气郁日久化火，症见口苦咽干、苔黄、脉数者，加栀子 6g、龙胆草 3g 等。

（6）七情抑郁，忧郁寡欢，沉默不语者，可加柴胡 6g、白芍 10g、合欢皮 10g。

（7）食滞阻于肠间者，加莱菔子 10g、大腹皮 10g、水红花子 10g。

（8）虫积阻滞者，加槟榔 10g、使君子 10g、雷丸 10g。

（9）跌仆损伤后或术后肠粘连者，宜加赤芍 10g、桃仁 6g、当归 10g、丹参 10g。

三、虚秘

（一）血不足

［主症］大便干结，状如羊屎，脉象弦细或细弱，舌红口干，心烦梦多，面色不华，多见于产后或失血之人。

［治法］养血润燥通幽。

［方药］仿五仁丸加减：生地 12g，熟地 12g，当归 9g，赤芍 12g，白芍 12g，菟丝子 12g，黑木耳 9g，阿胶珠 9g，桑寄生 10g，肉苁蓉 20g。

［加减法］

（1）若湿邪较重，气机不畅，方中去生地、熟地，加疏风化湿之品，防其湿阻。药如荆芥 6g、防风 6g。

（2）若血虚而肝热又起，先以泄其虚热为主，可用苦泄折热之剂 1~2 服，俟热除再行养血育阴，药如柴胡 6g、黄芩 10g、川楝子 10g、炒山栀 6g 等。

（3）血虚燥热明显，可加油润之药，如桃仁 6g、杏仁 10g、郁李仁 12g、松子仁 12g 等。

（4）血虚有热，兼见口干心烦，苔剥，脉细数，宜加生首乌 15g、玉竹

12g、肥知母 6g 等生津清热，以润肠道。

（5）另外，可用当归 60g 单味浓煎频服，其补血润燥之功甚捷。

（6）血虚热重时，可用生白芍 50g 煎汤代茶饮用。

（二）气不足

[主症] 大便虽不干结，但无力排出，常临厕努挣，乏力而难出或所出甚少。脉象细弱或虚濡无力，舌胖嫩而润，面白神疲，便后汗出气短，神疲懒言。多见于老年人或久病之人。

[治法] 补中行气。

[方药] 黄芪汤加味：党参 9g，黄芪 30g，白术 12g，茯苓 9g，炙甘草 5g，附子（先煎）9g，肉桂粉（冲）3g，升麻 6g，陈皮 10g。

[加减法]

（1）若阳虚气弱较甚者，可加人参粉（分冲）1.5g、黄芪加倍。

（2）若遇气虚便秘者，单用升麻 3g、生白术 60g，每能奏效。

（3）若患者腹胀，气机不畅时，可加砂仁（研冲）3g、木香 6g，或仿六君子汤加减。

（4）气虚下陷脱肛者，可用补中益气汤治疗。

（5）肺虚久咳气短者，加沙参 15g、麦冬 10g、五味子 6g、紫菀 6g。

（6）气虚日久，病及于肾，宜兼补下元，加补骨脂 10g、肉苁蓉 10g、杜仲 10g。

（7）用单味药肉苁蓉 60g 代茶，每日饮之有效。

（三）血虚化燥

[主症] 便干带血，状如羊屎，或有肛裂，脉细弦数，舌绛干裂，面色黑浊，心烦梦多，形瘦，性情急躁。

[治法] 养营和血润燥，少佐泄热。

[方药] 润肠丸加减：白芍 20g，生地 12g，黄芩 12g，麻仁 10g，黑桑葚 16g，黑芝麻 15g，瓜蒌 20g。

[加减法]

（1）若血热肛裂，舌绛、尖部起刺，全是燥热化火之象，加生地榆 10g、炒槐米 10g、鬼箭羽 10g、知母 10g、生地 15g。

（2）若燥热较重，溲赤且热，加桃仁、杏仁以润燥，并可酌情加玄明粉（冲）2~3g，但不可久用、过用。

（3）此证用单味生白芍 90g 煎汤频饮，多有显效。

（4）用番泻叶 20g，煎汤代茶饮之。

四、冷秘

[主症] 大便干或不干，艰涩难解，或见腹中冷痛，两脉沉迟虚弱，舌白胖腻，唇淡，口和面色青白，小便清长，多见于老年阴亏、久病阳虚或素嗜生冷之人。

[治法] 温阳化结，以运中焦。

[方药] 补中益气汤合理中汤加减：淡附片（先煎）10g，吴茱萸 3g，淡干姜 6g，黄芪 30g，党参 10g，炙甘草 6g，肉桂 3g。

[加减法]

（1）腹中冷痛者，用吴茱萸至 6g。

（2）若腹痛引及少腹者，可倍用肉桂，加木瓜 10g、乌药 10g。

（3）若服药有效，但未巩固，时又反复者，可酌情加重药量，附子可加至 15g，先煎半小时；党参可加至 15g，黄芪可加至 60g。

（4）若年老肾不纳气，小便失禁，脉沉微若无者，另加硫黄粉胶囊吞服，每服 1g，每天早晨 1 次。或用半硫丸每次 3g，每早 1 次。

（5）遇阳虚甚而寒凝、便闭不通者，可用白通汤（附子 10g 先煎，葱白 4 寸）。

（6）可用单味药肉苁蓉 60g 煎汤代茶送服人参粉 6g，早晨服。

【小结】

便秘为主症者，多为习惯性便秘。虽有寒、热、虚、实、气、血之分，总归肠道失于传导，故当佐以疏调气机之品，并积极加强运动锻炼，增进肠道蠕动，方可收以全功。若别有主症，而兼见便秘者，通其大便，必有助于主症之治疗。盖阳明以通为顺故也。

【治验】

案 1 吴某，女，50 岁。

便秘有年，痔疮出血，经常发作。形体消瘦，舌红口干，脉象弦细滑数。全是血虚阴伤，虚热化火之象。养血育阴以治其本，甘寒折热兼治其标。

银柴胡 6g，当归 6g，杭白芍 30g，瓜蒌仁 30g，生地 15g，玄参 12g，知母 10g。

案2　邹某，女，60岁。

大便经常干结，每遇便后气短乏力，舌胖苔白，面色萎黄，脉濡软，按之无力。中阳不足，运化无能，先以甘温益气，温运中焦。

生黄芪 30g，党参 10g，当归 10g，炙甘草 10g，茯苓 10g，焦麦芽 10g，白术 12g，木香 6g，砂仁（研冲）1g。

案3　阮某，男，35岁。

病温半年有余，阴血早伤，脉象弦细，舌红且干。养血育阴，滋水通便。

玄参 30g，生地 30g，白芍 30g，沙参 60g，麦冬 15g，知母 15g，五味子 10g，天花粉 12g，石斛 15g，珍珠母（先煎）60g。

按：以上三案，均属虚秘之列。肠胃腐熟、受纳水谷，全凭气主温煦，血主濡润，阴津沃泽，则水谷化生精微，脾气转输，肺气宣布，脏腑得养，糟粕经肠道传导排出。气虚无力，血虚肠枯，则精微不生，糟粕不出。治当益气养血、生津补液以治便秘。方选润肠丸加减以养血，黄芪汤加减以益气，增液汤加味以补阴增液。

第十七节　肠痈

【概述】

肠痈是指热毒内聚，瘀结于肠中而生痈疡的一种病证。发病率较高，多见于青少年，男多于女。本病初起多为肠中郁热而见恶寒发热，突然腹痛，始于上腹或脐周，至天枢穴附近，痛而拘急，少腹肿痞。本病包括西医的阑尾炎及下腹部的一部分化脓性炎症。本病的一般病机是：膏粱厚味，饥饱劳伤，负担过度，导致实邪壅结，运化不通，气血凝滞，留积不散，肉腐为脓。

肠痈之名始见于《内经》，《素问·厥论篇》云："少阳厥逆，机关不利，机关不利者，腰不可以行，项不可以顾，发肠痈不可治。"汉代《金匮要略》一书，专设"疮痈肠痈浸淫病脉证并治"一篇，讨论肠痈，对临床表现及辨治方法有了较为明确的论述。晋代至唐代诸医著中如《肘后备急方》《千金要方》《诸病源候论》等都有所记载。至清代有把肠痈分为大肠痈、小肠痈者，《辨证录·小肠痈门》云："然而肠中生痈不同，有大、小肠之分，屈右足者大肠生痈，屈左足者小肠生痈也。"《类证治裁》则云："小肠在脐之左，关元穴属小肠，患痈则左腿不能伸；大肠在脐之右，天枢穴属大肠，患痈则右腿不能伸，部位虽分，为病相似，治亦略同。"又有缩脚肠痈和盘肠痈等名称，缩脚肠痈是指发病时右腿屈而不能伸，伸则疼痛加剧。盘肠痈是指绕脐生疮的肠痈。此外，《张氏医通》云："若脓从大便出者，为直肠痈，可治；若从脐中出者，为盘肠痈，多不治。"

总之，肠痈虽名称很多，但病因病机均相似，证治亦相同，故可统称为肠痈，临证以大肠痈为多见。

《灵枢·上膈》认为本病的病因是"喜怒不适，食饮不节，寒温不时"。《诸病源候论》亦云："肠痈者，由寒温不适，喜怒无度。"宋《圣济总录》继承前人的见解，同时还指出"肠胃虚弱，寒温不调，邪热交攻"发为肠痈。《外科正宗》总结前人的论述，认为本病发病有以下病因："男子暴急奔走"；"妇人产后，体虚多卧，未经起坐，或坐草艰难，用力太过，育后失逐败瘀"；"饥饱劳伤，负担重物，致伤肠胃"；"醉饱房劳，过伤精力"。《疡医大全》指出肠痈之所以生于内，是因为："其生痈也，由冷毒积久，肠厚而不能发越于外，故生于内。"从上述文献可知，古代医家对肠痈成因的认识是较为全面的。

《灵枢·上膈》篇认为本病发生乃"卫气不营，邪气居之……积聚内留，留则痈成"。《灵枢·玉版》篇则云"阴阳不通，两热相搏，乃化为脓"，"夫痈疽之生，脓血之成也，不从天下，不从地出，积微之所生也"。意即气血不行，瘀热蓄积，酿而成脓。隋代《诸病源候论》具体地指出："邪气与营卫相干，在于肠内，遇热加之，血气蕴结，结聚成痈，热积不散，血肉腐败，化而为脓。"宋代《圣济总录》则认为："营卫相干，血为败浊，流渗入肠，不能传导，蓄结成痈。"至清代《外科正宗·肠痈论》则认为："夫小肠痈者，皆湿热瘀血流入小肠而成矣。"《医灯续焰》则指出痈之形成："或积垢瘀滞，或败血留滞，壅塞不行，久郁化热，久热腐脓，而痈斯成也。"综上所述，历代对肠痈病机的认识可归纳为：一者邪气侵犯肠内，正邪交争，蕴积腐化，壅塞不行而成；二者则为湿热瘀血流入小肠，不能传导而成。

本病的治疗首载于《金匮要略》，脓未成时用大黄牡丹汤，脓已成时用薏苡附子败酱散治疗。其对后世影响很大。唐《千金要方》除内服药之外，首次记载了以灸法治疗本病。宋、元以来，除内服药、外用药的运用之外，对脓已成者，采用穿刺排脓疗法，《外科正宗·肠痈论》云："腹胀日久，脐高突出。转侧响如水声，脓内蓄，急针之。"《本草经疏》提出了本病的治疗大法与禁忌："肠痈属大肠实火，忌燥热，宜下，苦寒，解毒。"《医学入门》对本病愈后的调养、禁忌、预后转归作了详细论述，并指出"愈后却宜静养"。

【病因病机】

根据历代医家的认识及临床观察，肠痈之病因病机有以下几方面。

1. 饮食不节　嗜食膏粱厚味，或恣食生冷，导致食滞中阻，肠胃受损，运化传导失职，湿热食滞郁积，致气血凝滞，郁而化热，气血腐蒸，则生脓痈。

2. 过劳内伤　用力过度，暴急奔走，或跌仆损伤等，均能导致肠络受伤，气滞血瘀，肠道传化不利，壅遏化热，肉腐成痈。

3. 寒温不适　寒温不调，外邪侵袭，肠胃受损，气机失调，经络受阻，气血瘀滞，郁久化热，腐而为痈。

4. 情志所伤　喜怒无度，忧思抑郁，气机不畅，影响肠道运化，痞塞不通，气血凝滞，日久化热，腐而为痈。

5. 虫积窜扰　蛔虫窜扰，钻入阑尾，或虫积肠道，气机阻滞，湿热内阻，郁而化热，血肉腐而成痈。

总之，本病发生乃因饮食不节、寒温不适、暴急奔走、跌仆损伤、忧思郁结等，致寒凝、热壅、食滞、湿阻、虫积、气郁、血瘀，而终致大肠传导不利，瘀滞痞塞，蕴郁化热，血肉腐败，化而为脓。以上诸因素往往综合而致病。

【辨证】

1. **辨腹痛**　腹痛自脐周始，或起于上腹或脐左侧下方，数小时后就可转到右侧少腹天枢穴附近。腹痛持续，或阵阵而作，腹部拘急，以手指按之而突然松开后，其痛加剧。伸右足则腹痛加剧，故患者往往屈足不伸，是本病特点。

2. **辨病期**　早期当以宣散为主，开郁泄热，以开结散痈，非以辛温之品，意在随证选药，旨在宣达气机，运行血气，开其结痈。脓已成者，往往疼痛加剧，局限一处，拒按，触之有块，局部隆起，重则腹胀大，转侧有水声，此时当以消痈化脓为治。脓溃以后，初以化瘀和血，继则调和气血，终以调理脾胃，切不可贸然进补，以免留邪为害，致余邪不尽，病情缠绵。

【论治】

本病治疗须审证求因，切不可一见发热，就投以清热解毒消炎之品。尤其本病初期以郁结为主，当以开郁为先。此外，对于坏疽性阑尾炎或并发穿孔者应及时采取手术治疗，药物保守治疗只适用于单纯性阑尾炎。

调护方面，患者饮食当以清淡流质为佳，以免助生内热。并应注意休息，在早期脓未溃者应以卧床休息为主，防止穿孔。对于术后患者则应鼓励其进行适当的、轻微的活动，使气血畅达，防止粘连。对于行保守治疗的患者，应密切观察其体温、腹痛情况，若体温升高，腹痛加剧，说明病情发展、恶化，应请外科协助诊治。

（一）脓未成期

［主症］腹痛或先绕脐，或始于上腹，数小时后转至右少腹，右腿屈而不伸，痛处拒按，舌红，苔黄腻，脉滑数，伴身热恶寒，口干且渴，大便干结，尿黄赤。血常规：白细胞总数增高，中性比例增高。

［治法］清化湿热，活血化瘀，兼以通便。

［方药］大黄牡丹皮汤加减：苏叶6g，银花12g，丹皮10g，蚤休12g，天花粉12g，防风6g，大黄10g，芒硝（冲）6g。

［加减法］

（1）疼痛甚者，加香附10g、延胡索6g。

（2）有外伤史者，加丹参10g、红藤10g。

（3）有蛔虫史者，加使君子10g、槟榔10g。

（4）兼夹食滞者，加莱菔子10g、大腹皮10g、大腹子10g。

（5）若风寒外束、内有郁热者，加麻黄1g、桂枝3g、荆芥10g。

（6）病发暑期，兼夹暑热而见头晕、恶心、胸闷、身热者，加芳香疏化之品，如藿香（后下）10g、佩兰（后下）10g、半夏10g。

（7）若兼风热上袭，舌红口干，脉滑数者，加桑叶10g、连翘10g、芦根10g。

（二）脓成期

［主症］初期失治误治，郁结日久，化而为脓，腹痛局限于右下腹，拒按，少腹拘急，或扪及肿块，便秘尿赤，身热，口干渴饮，舌红或绛，苔黄腻，根厚腻，舌糙老且干，脉弦滑且数。

［治法］祛风清热，解毒消肿，少佐化瘀。

［方药］薏苡附子败酱散加减：荆芥穗6g，防风6g，黄连6g，薏苡仁30g，败酱草30g，生草梢9g。

［加减法］

（1）若扪及肿块者，加皂角6g、穿山甲6g。

（2）便溏不爽，呕吐，胸脘痞闷，湿热偏甚者，加佩兰（后下）10g、藿香（后下）10g、苏叶 6g。

（3）热盛深入血分者，加凉血清热之品，药如银花 20g、天花粉 15g、赤芍 15g、蒲公英 30g。

（4）胃肠积滞较重，大便不畅者，加大黄 1~3g。

（三）溃脓以后

[主症]溃脓以后，腹痛减轻，包块消失，但腹部按之仍痛，或重按痛，脉濡滑，舌苔薄腻，此期较长。

[治法]清化湿浊，活血化瘀。

[方药]薏苡仁汤加减：生薏仁 30g，白芍 12g，天花粉 12g，当归 9g，苍术 9g，茜草 10g，柴胡 6g。

[加减法]

（1）病后体弱者，以补托之法，可用八珍汤加黄芪、肉桂、丹皮、五味子。

（2）湿热未尽，气机不畅，腹部不舒者，加川朴花 3g、大腹皮 6g、丝瓜络 10g、郁金 6g。

（3）脓排不尽者，加皂角 6g、穿山甲 6g、白芷（后下）6g。

（4）按之痛甚者，加丹皮 10g、桃仁 6g、赤芍 10g。

（5）血虚者，加丹参 10g、何首乌 10g、枸杞子 10g。

（四）其他疗法

1.针灸疗法　取双侧阑尾穴、足三里为主，随证选用其他穴位，用泻法，留针 1 小时，每 15 分钟捻转 1 次，每日 4 次，病情好转后改为 2 次，每次留针半小时。

2.外敷疗法

（1）消炎散

[组成]虎杖 20g，大黄 5g，泽兰 10g，煅石膏 30g，冰片 1.5g。

[用法]研细，拌匀，以水或醋调成糊状，外敷患处，厚 0.3cm，以纱布固定，每日更换数次。

[主治]早期阑尾炎及脓肿者。

（2）大蒜硝黄散

[组成]大黄粉 5g，芒硝 15g，大蒜 6 枚。

[用法]大蒜捣烂如泥，加入芒硝、大黄粉，以醋调成糊状，外敷，约 2 小

时去药。

［主治］急性单纯性阑尾炎及早期化脓性阑尾炎。

（3）消结膏

［组成］生半夏30g，生南星30g，生川乌30g，猪牙皂30g，土贝母30g，片姜黄30g，黄芩30g，大黄30g，黄柏60g，败酱草60g，芙蓉叶60g，穿山甲45g，白芷15g。

［用法］共研细，以凡士林调成糊状，外敷，每日1次。

［主治］局部包块不消者。

3. 简易方

（1）蒲公英30g，生大黄9g，川朴6g，防风6g，水煎服。

（2）金银花30g，大黄10g，桔梗10g，水煎服。

（3）红藤30g，金银花15g，紫草30g，甘草6g，水煎服。

（4）赤芍15g，白芍15g，生甘草12g，乳香9g，没药9g，水煎服。

【小结】

肠痈非小病，贵在早发现，早诊断，早治疗。应结合西医的物理诊断方法及实验室检验结果，综合判断。对于腹部扣诊，应给予充分的重视。对于急性发作的肠痈，具备手术指征的，应及时给予手术治疗。

第十八节　积聚

【概述】

积聚以腹内结块，或胀或痛为主要临床特征。积和聚有不同的病因和病机：积是有形，固定不移，痛有定处，病多属血分，乃为脏病；聚是无形，聚散无常，痛无定处，病多属气分，乃为腑病。《难经·五十五难》说："故积者，五脏所生；聚者，六腑所成也。积者，阴气也，其始发有常处，其痛不离其部，上下有所终始，左右有所穷处；聚者，阳气也，其始发无根本，上下无所留止，其痛无常处，谓之聚。故以是别知积聚也。"《金匮要略·五脏风寒积聚病脉证并治》云："积者，脏病也，终不移；聚者，腑病也，发作有时，辗转痛移，可为治。"一般来说，聚病较轻，为时尚暂，故易治；积病较重，为时较久，积而成块，故难治。

中医文献中的癥瘕、癖块、痃癖，以及伏梁、肥气、息贲等疾病，皆属积聚范畴。积聚之名，首见于《灵枢·五变》："人之善病肠中积聚者……皮肤薄而不泽，肉不坚而淖泽。如此，则肠胃恶，恶则邪气留止，积聚乃伤。"其病因病机，《内经》着重谈到寒邪外侵及内伤忧怒，以致"血气稽留""津液涩渗"，着而不去，渐结成积。在《内经》里，也提到诸如"伏梁""息贲""肥气""奔豚"等病名，亦皆属积聚范畴。在治疗方面，《素问·至真要大论篇》提出的"坚者削之""结者散之""留者攻之"等原则，具有一般的指导作用。

《难经》不仅对积、聚作了明确的区别，而且明确地将肥气、伏梁、痞气、息贲、奔豚作为五脏之积的名称，并对其主要症状作了具体描述，如《难经·五十六难》有"肝之积，名曰肥气，在左胁下，如覆杯，有头足，久不愈，令人发咳逆""心之积，名曰伏梁，起脐上，大如臂，上至心下"等。除奔豚属于聚的病证外，其余均指腹部不同部位的痞积包块。

《诸病源候论·积聚病诸候》对积聚的病因病机有进一步的论述，既认为积聚主要由于卫虚感邪所致，又指出积聚之成一般都有一个渐积成病的过程："积聚者，由阴阳不和，腑脏虚弱，受于风邪，搏于腑脏之气所为也……诸脏受邪，初未能成积聚，留滞不去，乃成积聚。""癥瘕病诸候"所论癥瘕的症状特点是："盘牢不移动者，是癥也，言其形状可征验也""瘕，痛随气移动是也，言其虚假不牢，故谓之为瘕也""瘕者假也，谓虚假可动也"。可知癥即是积，瘕即是聚。

治疗积聚的方药，晋·葛洪《肘后方》即收载了"治卒心腹癥坚方"内服、外用共 16 方；唐·孙思邈《千金要方》收载治疗积聚的方剂多达 44 首，王焘《外台秘要》治积聚方计 38 方，其中既有大剂复方，也有不少单方。宋·严用和《济生方·积聚论治》强调积聚发病与七情攸关，其香棱丸、大七气汤等方，一直沿用至今。金元时期《活法机要》一书强调了人体正气亏虚是积聚发病的重要原因，因此扶正是治疗积聚的一个重要原则。罗天益《卫生宝鉴·腹中积聚》搜集治疗积聚的方剂 17 首，其中理气导滞、活血消积的药物在处方中所占的比重比唐代的方剂明显增加，而且把三棱、莪术作为治疗积聚的重要药物。明·王肯堂的《证治准绳·积聚》提出了"治疗是病必分初、中、末三法"的主张，谓初者"治其始感之邪与留结之客者，除之，散之，行之，虚者补之"；中者"当祛湿热之邪，其块之坚者削之，咸以软之，此时因病邪久踞，正气尤虚，必以补泻迭相为用"；末则"补益其气，兼导达经脉，使荣卫流通，则块自消矣"。《景岳全书·积聚》说："治积之要，在知攻补之宜，而攻补之宜，当于孰缓孰急中辨之。凡积聚未久而元气未损者，治不宜缓，盖缓之则养成其势，反以难制，此所急在积，速攻可也。若积聚渐久，元气日虚，此而攻之，则积气本远，攻不易及，胃气切近，先受其伤，愈攻愈虚。"李中梓《医宗必读·积聚》认为："积之成也，正气不足而后邪气踞之。"他在治疗上把攻、补两大治法与积聚病程中的初、中、末三期有机地结合起来，谓："初者，病邪初起，正气尚强，邪气尚浅，则任受攻；中者，受邪渐久，邪气较深，正气较弱，任受且攻且补；末者，病魔经久，邪气侵凌，正气消残，则任受补。"并总结临床经验指出，治积不能急于求成，可以"屡攻屡补，以平为期"。清·潘楫《医灯续焰》认为不能将古代医家"积属脏病，聚属腑病"的说法绝对化，提出"治之者，当于留止聚散上相机，不当于脏腑二字上作功夫也"，这个提法是符合临床实际的。王清任在《医林改错》中特别强调积聚之成，无不与瘀血有关，他说："无论何处，皆有气血……气无形不能结块，结块者必有形之血者。血受寒则凝结成块，血受热则煎熬成块。"

综上所述，在唐代以前，对积聚的病因病机、临床表现及其分类已有较明确的认识。晋唐时代，搜集方药渐多，治疗经验也日益丰富。宋元以至明清，进一步明确正虚、邪结是积聚发病的两个基本方面，重视气血积滞是形成积聚的重要病理变化。在治疗上，确立了扶正祛邪、攻补兼施的原则。并在前人经验的基础上提出了比较完整的治疗方案。

【病因病机】

积聚的发生，多因情志郁结，饮食所伤，寒邪外袭以及病后体虚，或黄疸、疟疾等经久不愈，以致肝脾受损，脏腑失和，气机阻滞，瘀血内停，或兼痰湿凝滞，而成积聚。故《景岳全书·积聚》篇说："积聚之病，凡饮食、血气、风寒之属皆能致之。"一般而言，聚证以气机阻滞为主，积证以瘀血凝滞为主。但气滞日久，可致血瘀而成有形之积；有形之血瘀，亦必阻滞气机。故积聚在病机上有区别，亦有一定联系，积聚日久，均可导致血虚，一般初病多实，久病多虚。

1.情志失调　情志抑郁，肝气不舒，脾气郁结，导致肝脾气机阻滞，继而由气及血，使血行不畅，脉络瘀阻，日积月累而成，如《金匮翼·积聚统论》篇说："凡忧思郁怒，久不得解者，多成此疾。"一般来说，若偏重于影响气机的运行，则为聚；气血瘀滞，日积月累，凝结成块则为积。

2.饮食所伤　由于饮酒过度，或嗜食肥甘厚味，煎煿辛辣之品；或饮食不节，饥饱失宜，损伤脾胃，脾失健运，不能输布水谷之精微，湿浊凝聚成痰。痰浊阻滞进一步影响气血的运行，致气机郁滞，血脉瘀阻，气、血、痰互相搏结，而形成积聚。《景岳全书·痢疾·论积垢》说："饮食之滞，留蓄于中，或结聚成块，或胀满鞭痛，不化不行，有所阻隔者，乃为之积。"说明饮食所伤也可成积聚。

3.**感受寒湿**　寒湿侵袭，脾阳不运，湿痰内聚，阻滞气机，气血瘀滞，积块乃成。如《灵枢·百病始生》篇说："积之始生，得寒乃生。"亦有风寒侵袭，复因饮食所伤，脾失健运，湿浊不化，凝聚成痰，风、寒、痰、食、诸邪与气血互结，壅塞脉络，渐成本病。如《景岳全书·积聚》说："不知饮食之滞，非寒未必成积，而风寒之邪非食未必成形，故必以食遇寒，以寒遇食，或表邪未清，过于饮食，邪食相搏，而积斯成矣。"

亦有外感寒邪，复因情志内伤，气因寒遏，脉络不畅，阴血凝聚而成积，如《灵枢·百病始生》篇说："卒然外中于寒，若内伤于忧怒，则气上逆，气上逆则六输不通，温气不行，凝血蕴里而不散，津液涩渗，著而不去，而积皆成矣。"

4.**他病转移**　黄疸病后，或黄疸经久不退，湿邪留恋，阻滞气血；或久疟不愈，湿痰凝滞，脉络痹阻；或感染血吸虫，虫阻脉道，肝脾气血不畅，血络受阻。以上因素均可导致积聚。

可见，七情、饮食、邪毒等致病因素，常交错夹杂，混合致病。正如《金匮翼·积聚统论》说："积聚之病，非独痰、食、气、血，即风寒外感，亦能成之。然痰、食、气、血，非得风寒，未必成积；风寒之邪，不遇痰、食、气、血，亦未必成积。"说明积聚之成，往往与多种致病因素有关。

【辨证】

1.**辨积与聚的不同**　积与聚合称为一个病证，二者既有联系，又有区别。积证具有积块明显，固定不移，痛有定处，病程较长，多属血分，病情较重，治疗较难等特点；聚证则无明显积块，腹中胀气时聚时散，发有休止，痛无定处，病程较短，多属气分，病情一般较轻，治疗相对较易。至于古代文献以积为脏病、聚为腑病，不可拘泥，因不少积块就发生在胃、肠等脏器。

2.**辨积块的部位**　积块所在的部位不同，标志着所在病的脏腑不同，临床症状、治疗方药也不尽相同。故有必要加以辨别：一般心下属胃，两胁及少腹属肝，大腹属脾。若右胁腹积块伴见胁肋刺痛、黄疸、纳呆、腹胀等症状者，病在肝；胃脘部积块伴见反胃、呕吐、呕血、便血等症状者，病在胃。辨别积块的部位，可以及早发现病变，并加强治疗上的针对性。

3.辨初、中、末期虚实不同　积聚一证，大体上可以分为初、中、末三期。不同时期虚实不同，须加辨识。

一般初期正气未至大虚，邪气虽实而不甚。表现为积块较小，质地较软，虽有胀痛不适，而一般情况尚好。中期正气渐衰而邪气渐甚，表现为积块增大，质地较硬，持续疼痛，舌质紫暗或有瘀点、瘀斑，并有饮食日少、倦怠乏力、面色渐黯、形体逐渐消瘦等症。末期正气大虚，而邪气实甚，表现为积块较大，质地坚硬，疼痛剧烈，舌质青紫或淡紫，有瘀点、瘀斑，并有饮食大减、神疲乏力、面色萎黄或黧黑、明显消瘦等衰弱表现。

4.辨标本缓急　在积聚的病程中，由于病变发展，常可出现一些危重急证。如因血热妄行，气不摄血，或瘀血内积而吐血、便血；因胃失和降，胃气上逆而剧烈呕吐；因肝胆郁滞，胆汁外溢而出现黄疸等。这些证候对积聚本病而言，属于标，应按照急则治其标或标本兼顾的原则及时处理。

【论治】

积证、聚证因在气、在血有所侧重，治疗也有差别。聚证病在气分，以疏肝理气、行气消聚为基本治则；积证病在血分，以活血化瘀、软坚散结为基本治则，重在活血。然积证病程较长，病情较重，应根据病程初、中、末不同时期，掌握攻补分寸。初期积块不大，软而不坚，正气尚未大虚，治宜行气活血、软坚消积为主；中期积块渐大，质渐坚硬，正气耗伤，邪盛正虚，治宜攻补兼施；末期积块坚硬，形瘦神疲，正气伤残，治宜扶正培本为主，酌加理气、化瘀、消积之品，切忌攻伐太过。

积聚日久，损伤气血，故在治疗上要始终注意保护正气，攻伐之药，用之不宜过度，邪衰应扶正祛邪，以免伤正。正如《素问·六元正纪大论篇》所说："大积大聚，其可犯也，衰其大半而止。"

一、肝郁气滞

（一）肝气横逆

[主症]　恼怒之后，气分不畅，木郁横逆，腹中攻窜胀痛，时聚时散，善太息，胸闷食少，其发作每与情志有关，苔薄白，脉象弦细数。

［治法］疏调气机，以缓疼痛。

［方药］柴胡6g，苏梗9g，半夏10g，厚朴6g，茯苓9g，青皮10g，陈皮10g，片姜黄6g。

［方药分析］方中柴胡疏肝解郁，苏梗、厚朴、青皮、陈皮疏肝理气，半夏、茯苓健脾燥湿化痰，片姜黄疏肝活血祛痰，气行郁解，则聚消结散。

［加减法］

（1）若脉数心烦时，加川楝子6g、玄胡粉（冲）3g，以疏肝泄热。

（2）若气郁明显者，加绿萼梅6g、橘叶6g，增强疏肝解郁之力，以缓疼痛。

（3）若肝郁化火，呕吐酸水，舌红苔黄，心烦口渴，于方中加左金丸（吴茱萸1g、黄连6g），泻火止酸。

（二）血虚肝郁

［主症］素体血虚，肝失所养，脉络拘急，故两胁刺痛而少腹掣痛不舒，时而积聚成块，舌瘦质红，脉弦细。

［治法］养血和阴，调气消聚。

［方药］柴胡6g，当归10g，白芍12g，茯苓10g，木瓜10g，川楝子10g，青皮6g，陈皮6g，炙甘草3g，生牡蛎（先煎）20g。

［方药分析］方中柴胡、白芍疏肝、柔肝；当归、木瓜养血滋阴，柔肝缓急；茯苓健脾以防木克；青皮、陈皮理气解郁；川楝子、生牡蛎清肝泻热；炙甘草与芍药相配，甘酸化阴，缓急止痛。

［加减法］

（1）若血少阴亏日久者，当加生地10g、旱莲草10g、女贞子10g、丹参12g、稽豆衣10g。

（2）血虚而肝阳亢者，可加潜镇之品，如生石决明20g、生蛤壳15g、玳瑁10g。

（3）若肝阴虚而火旺者，可于方中去青皮、陈皮，少佐苦泄肝热之品，如山栀6g、黄芩3g、夏枯草6g，若肝热较甚者，可加龙胆草3g。

（三）肝郁寒凝，互阻脉络

［主症］素体肝郁血虚，筋脉失养，又感寒邪，或恣食生冷，寒阻气机，凝滞肝脉，脘腹阵阵绞痛，舌瘦而干，脉象沉紧弦细。

［治法］温寒拈痛，养血育阴。

［方药］柴胡6g，当归10g，炒白芍12g，炙甘草6g，炮姜5g，炒小茴香

5g，木香 6g，炒官桂 5g。

［方药分析］方中柴胡疏肝解郁；当归、白芍、炙甘草养血柔肝，缓急止痛；木香理气；炮姜、小茴香、炒官桂温经散寒，寒解脉通则痛减，即"通则不痛"之意也。

［加减法］

（1）若寒又兼湿者，加陈皮 10g、半夏 10g、茯苓 10g 以健脾燥湿。

（2）肝气郁结，血分受阻，当以活血化瘀通络为法。

（四）肝郁蕴热，脉络瘀阻

［主症］肝郁蕴热，深入血分，胁下有块，既胀且痛，按之更甚，每于夜间病势增重，活动后痛势渐为缓解，大便色深（呈棕黑色），小溲色黄，舌色暗，有瘀斑或瘀点，脉沉细弦而略数。

［治法］理气活血，化瘀消积。

［方药］川楝子 10g，延胡索末（冲）3g，炒五灵脂 10g，生蒲黄 10g，生香附 10g，丝瓜络 10g，苏木 3g。

［方药分析］方中川楝子、延胡索清热行气、活瘀止痛；炒五灵脂、蒲黄活血祛瘀；生香附疏肝理气；丝瓜络、苏木活血祛瘀通络。合方共奏理气活血、化瘀消积之功。

［加减法］因痛已日久，宜用丸、散、膏剂缓缓调之，如鳖甲煎丸、大黄䗪虫丸之类。

二、气滞血瘀

［主症］积聚病久，深入血分，脉络失和，血气凝结，腹中积块明显，硬痛不移，面色黧黑，皮肤干涩，形体消瘦，女子癸事色深有块，阵阵心烦，舌质红，苔白根部厚腻，两脉沉涩。

［治法］活血化瘀，行气拈痛。

［方药］木香 6g，桃仁 6g，赤芍 10g，延胡索 6g，当归 10g，五灵脂 10g，红花 6g，枳壳 6g。

［方药分析］方中桃仁、赤芍、当归、五灵脂、红花活血祛瘀，养血通脉；木香、枳壳理气解郁；延胡索行气活血止痛。共奏行气活瘀止痛之效。

［加减法］若邪气尚盛，而正气已虚时，则应在祛邪的基础上，参以补正，

以防邪祛正衰。

三、气血不足，瘀结日久

[主症] 瘀结日久，气血早衰，腹中有积块，硬痛不移，日渐加剧，形体消瘦，面色萎黄，肌肤甲错，倦怠乏力，少气懒言，月事衰少，色深有块，舌质紫暗有瘀斑，舌体胖苔滑色白，脉沉弱细涩。

[治法] 益气补正，养血活瘀。

[方药] 旋覆花15g，当归30g，赤芍30g，白芍30g，肉桂15g，延胡索9g，炙鳖甲90g，党参30g，茯苓30g，白术30g，枳实15g，黄连15g，莪术15g，三棱15g，独活15g，防风15g，焦楂炭60g，青皮30g，陈皮30g。

上药共为细末，炼蜜为丸，如梧桐子大小，每日早、午、晚各服6g，或早、晚各1次，白开水送下，如遇感冒暂停。

这张丸药方，适用于虚实夹杂的慢性患者，表面看来药量比汤剂小，但长期服用，持之以恒，多能取得满意疗效。在服丸药期间，应嘱患者节制饮食，逐渐增加体力活动，以配合活血化瘀治疗。

四、正虚气弱，脉络失和

[主症] 素体薄弱，正气又虚，肝郁不畅，腹中似有积块，过劳即发，得休息则病势即缓，一身乏力，舌淡苔润，舌边尖有小瘀点，脉象虚弱。

[治法] 益气养血，少佐活络。

[方药] 当归10g，生地10g，白芍10g，川芎10g，党参6g，茯苓10g，白术10g，炙甘草10g，丝瓜络10g。

外用阿魏化痞膏，贴于患处。

[方药分析] 方中党参、白术、茯苓、炙甘草益气补虚，当归、生地、白芍、川芎滋阴养血，丝瓜络通经活络，诸药合用，共奏扶正化积之功。

【小结】

积聚是指腹内有结块，或痛或胀的病证。形成的原因，主要与情志抑郁、酒食内伤及邪毒侵袭有关。气滞、血瘀、痰结、毒蕴是形成积聚的主要病机。然积和聚病因病机虽有联系，但也有不同之处，应严格区别，辨证治疗。聚证病在气分，为时尚暂，病情较轻，尚易治疗；积证由于气血痰湿壅塞，痹阻血络，瘀结为患，积而成块，为时较久，病情较重，故治疗上必须掌握正邪虚实的关系。一般初起邪实正未衰，以攻为主；中期邪伤正气，则宜攻补兼施；后期正气大伤，应在培补气血、扶正的基础上，酌加攻瘀之剂。攻药可用消积、软坚、化瘀之品以达逐渐化积，不可妄用下药。正如《丹溪心法·积聚痞块》篇说："凡积病不可用下药，徒损真气，病亦不去，当用消积药，使之融化。"同时，积证日久，正气渐虚，攻伐之品，亦当有渐，过则伤正，正气伤则不能运化，而邪反固，则病深难解。

积证可发生在一个部位，也可几个部位同时兼见，或由一个部位的积证进而引起另一部位发生积证，治疗应详细辨证，合理用药。积证病情虽重，若在病发初起，就及时治疗，医护得当，可望痊愈或好转。

若积证见有黄疸，或见吐血、便血，或后期转为臌胀，应根据不同情况，参考有关各节辨证治疗。若确属肿瘤一类的疾病，应中西医结合治疗。

【治验】

案1 张某，女，52岁。

面黄形瘦，体质较差，右胁肿块按之作痛（肝硬化两年余），脉象弦细滑数，胃纳不佳，口鼻牙龈经常出血（血小板 $30 \times 10^9/L$）。病属肝郁气滞已久，癥瘕重证，先以活血化瘀、软肝缩脾方法，防其日渐增重，辛辣、油重之品皆忌。

银柴胡6g，赤芍9g，白芍9g，青皮6g，陈皮6g，枳壳9g，白茅根30g，紫丹参30g，三棱6g，莪术6g，白头翁9g，鸡内金9g，焦三仙各9g。

按：体质薄弱，病久肝郁气滞，由气及血，使血行不畅，脉络瘀阻，形成积块。故治用活血化瘀软坚方法。以柴胡疏肝解郁，青皮、陈皮、枳壳理气行滞，赤芍、白芍、白茅根、紫丹参、三棱、莪术、白头翁凉血活血化瘀，鸡内金、焦三仙消食导滞。病系癥瘕重证，故宜缓化慢消，并注意饮食调摄。

案2 王某，女，60岁。

肝硬化已久，经常大便带有血迹，近来牙龈出血较重，血小板减至 $10 \times 10^9/L$，经触诊右侧腹部痞块如拳大（肋下8cm），经常乏力，夜寐梦多，食欲不振。先以凉血育阴，以观其后。

蝉衣3g，僵蚕9g，片姜黄3g，旋覆花（布包）6g，枳壳6g，陈皮6g，丹参9g，杏仁9g，枇杷叶15g，焦三仙各9g，大黄1.5g，木香6g。

按：肝郁日久，血脉瘀滞，血行不畅，溢于脉外，故表现为便血、衄血等出血症状，故先以通宣理气、活瘀凉血方法，气行则血行，出血止再施软肝方法。

案3 赵某，女，55岁。

少腹有形积块，半年有余，甚则抽痛，闭经半年，面色花斑，胃纳不佳，心烦梦多。病由忧郁而起，先以活血化瘀方法。

柴胡 6g，黄芩 9g，川楝子 9g，香附 9g，丹参 9g，桃仁泥 6g，枇杷叶 12g，川芎 6g，当归尾 6g，片姜黄 3g。

按：情志忧郁，肝气不疏，血瘀少腹，故见积块、疼痛，治以疏肝解郁，活血化瘀方法，并建议去妇科作检查。

第十九节　黄疸

【概述】

黄疸是以一身面目黄染、尿黄为主症的疾病，其中以目睛黄染为主要特征。早在《内经》中就有关于此病的论述，如《灵枢·论疾诊尺》篇说："身痛而色微黄，齿垢黄，爪甲上黄，黄疸也。"

汉代张仲景在《金匮要略》中对黄疸论之甚详，将其分为 5 类，即黄疸、谷疸、酒疸、女劳疸和黑疸，并提出了一些基本治则和方药，有的一直沿用至今。后世在此基础上有了不同程度的发展和提高，如《诸病源候论》将本病分为二十八候，《圣济总录》分为九疸三十六黄，宋代《伤寒微旨论》提出了阴黄的辨证施治法则。明代张景岳在《景岳全书》中全面总结了古代医家对该病的认识，认为黄疸为病，不出阴阳二证，阳者多实，阴者多虚，并提出"胆黄"的概念，提高了对该病发展机制的认识。

【病因病机】

黄疸的病机要点是湿邪郁阻。《金匮要略》说："黄家所得，从湿得之。"湿邪内阻，或从外感，饮食所伤而来，或因中焦虚寒，运化失职而患，造成脾胃升降乖逆，阻碍肝胆疏泄，胆汁外溢，不循常道而成黄疸。

1.感受外邪　外感湿热毒邪，内阻中焦，湿热交蒸，致肝失疏泄，胆汁浸淫，而成此病；若疫毒暴入，伤及营血，可见急黄，且有较强的传染性，古代称之"瘟黄"。

2.饮食损伤　饮食不节，饥饱失常，或嗜酒过度，损伤脾胃，助湿生浊，蕴积生热，湿热交蒸，而生黄疸。

3.中焦损伤　素体脾胃阳虚，或病后脾阳受损，运化不利，湿以寒化，寒湿阻滞，胆液被阻，外溢而发为黄疸；或素体阴虚，胃阳虚亢，湿从阳化热而为湿热，郁滞发黄。

4.积聚内阻　瘀血、肿瘤阻滞胆道，胆汁外溢，发为黄疸。

【辨证】

尤在泾指出："胃热与脾湿，乃黄疸之源也。"阳黄是湿从火化，热郁于里，湿热蕴蒸，胆汁外溢，浸淫肌肉皮肤，故黄色鲜明而光泽如橘皮，发病急，病程短。阴黄是湿困脾阳，运化无权，气血瘀阻，胆汁流通不畅，溢于皮肤，故色晦暗而无光泽，发病缓，病程长。两种黄疸在病因病机上有本质的差别，治疗上也就因之而异。

【论治】

一、阳黄

[辨证要点]一身面目黄色鲜明，呈橘子皮色，身热口渴，心中烦热或懊侬，发热口苦，胸闷纳呆，脘腹胀满，大便秘结，小溲赤黄短少，舌苔多黄腻、质红且干，脉象濡滑或滑数有力。其证型可分为3种。

（一）表气郁闭，湿热并重

[主症]黄疸，发热恶寒，无汗，头重胸闷，周身乏力，口淡无味，甚则恶心欲吐。

[治法]宣阳疏解，化湿泄热。

[方药]麻黄连翘赤小豆汤加减：麻黄3g，桂枝6g，防风6g，荆芥炭10g，杏仁10g，黄芩12g，虎杖30g，泽兰（后下）12g。

[方药分析]因表气郁闭，风寒湿外束，故见恶寒发热无汗，方中用麻黄、桂枝疏表开闭，俾邪有出路；湿邪郁遏上焦，见头重胸闷，泛恶无力，故以防风、荆芥、杏仁宣肺达邪，使肺气能畅，气机条达，湿浊能化；黄芩、虎杖清利湿热，利胆退黄，逼邪外出；泽兰叶芳香清灵，理脾渗湿以配合上述诸药，郁开湿化，黄染自退。

[加减法]如胸闷泛恶加佩兰、藿香，如脘痞嘈杂加厚朴、郁金，如心烦加

川连、栀子。

（二）湿胜于热

[主症]口淡乏力，纳谷不香，胸脘痞满，时时泛呕，苔腻白滑润，脉象濡软。

[治法]淡渗利湿退黄。

[方药]茵陈五苓散加减，湿重时当合平胃散。药用：茵陈30g，泽兰（后下）12g，桂枝6g，防风6g，苍术6g，泽泻12g，茯苓12g。

[方药分析]湿热中阻，运化被遏，故见口淡乏力，纳谷不香，气机不畅，甚则逆行，而见胸脘痞满，时时泛呕。方中茵陈清热利湿以退黄；泽兰、泽泻、茯苓淡渗利湿，使水湿下行；苍术理气燥湿，与淡渗药相辅相成；加入防风，取肺为水之上源，主一身之气化，调气以化湿；湿邪较重，阳气被遏，故加入桂枝以通脾阳。

（三）热重于湿

[主症]黄疸较重，口干而苦，胸满心烦，恶心欲吐，便秘，小便短少黄赤，舌红苔黄腻，脉滑数或弦数有力。

[治法]苦寒清泄。

[方药]如茵陈蒿汤、栀子柏皮汤、栀子大黄汤等。药用：茵陈12g，虎杖12g，山栀6g，防风6g，荆芥炭12g，黄柏6g，大黄（后下）3g。

[方药分析]湿热亢盛，热耗津伤，故见口渴口苦，小便短少而赤；阳明热盛则便秘；湿热熏蒸则胸满心烦，恶心欲吐。方中茵陈、虎杖重用以清热利湿，利胆退黄；大黄、栀子、黄柏清热苦寒泄下，解除湿热蕴结；防风、荆芥炭宣肺理气，使一身之气机调畅，热散湿化。

二、阴黄

[辨证要点]面目黄色晦暗如烟熏，精神萎靡，乏力，气短困倦，四肢不温，畏寒少食，大便溏薄，小溲不利，舌淡苔白，舌体胖有齿痕，脉多沉迟或沉细无力。晚期腹部胀满发膨，或筋现脐突。

（一）脾虚寒湿

[主症]黄疸，气短乏力，纳谷不香，四肢沉重不温，恶心呕吐，口淡不渴，腹胀，溲色淡黄，舌胖苔白，脉细弱无力。

[治法]健脾化湿。

[方药] 茵陈五苓散加减：党参 3g，黄芪 6g，白术 6g，茯苓 10g，炙甘草 6g，附子（先煎半小时）3g，干姜 3g，肉桂 1g。

　　[方药分析] 脾胃气虚，中焦湿阻，运化不利，胆汁排出不畅而成黄疸，同时伴见气短乏力，纳谷不香；脾阳虚亏，湿浊泛滥，故四肢沉重不温，口淡不渴，恶心呕吐。药中四君子汤加黄芪，重在益气补中，振奋中气；附子、干姜、肉桂温补中阳，兼顾肾阳，俾阳通而运化有力，水湿渐去，黄疸自退。

　　（二）寒湿偏重

　　[主症] 手足逆冷，畏寒喜暖，大便溏薄，胃纳不香，舌胖苔白，脉沉迟，甚则沉细而涩。

　　[治法] 温化寒湿。

　　[方药] 茵陈术附汤加减：防风 3g，干姜 3g，吴茱萸 3g，桂枝 6g，白术 6g，苍术 3g，半夏 10g，陈皮 6g，苏木 6g。

　　[方药分析] 脾胃阳虚，阳气不达，故见手足逆冷，畏寒喜暖；湿困脾土，运化功能失常，故胃纳不香，大便溏薄。方中附子配干姜、吴茱萸温补脾肾，振奋阳气；苍术、白术、半夏、陈皮燥湿健中，温运脾气；因久病入络，气血不和，故以桂枝配苏木活血温阳通络，利胆退黄。

　　（三）体质薄弱，肝气郁结

　　[主症] 气短乏力，周身疲倦酸软，两胁胀满疼痛，黄疸晦暗不泽，急躁易怒，脉象细弦。

　　[治法] 疏肝健脾，理气解郁。

　　[方药] 逍遥散加减：柴胡 6g，当归 10g，白芍 12g，茯苓 12g，白术 10g，香附 10g，绿萼梅 3g，丹皮 10g。

　　[方药分析] 肝气郁结，脉络不畅，见两胁胀满疼痛，急躁易怒，胆汁不循常道故见黄疸；肝郁已久导致脾虚，正气不振，故气短乏力，周身酸软。方中柴胡配香附、绿萼梅疏肝解郁，理气利胆，退黄止痛；当归、白芍养血柔肝；配丹皮以活络软肝；茯苓、白术健脾益气，扶正祛邪。

　　（四）肝络瘀阻，水湿内蕴

　　[主症] 见于黄疸晚期，肝脾大，面色黑浊，黄疸晦暗，牙龈衄血，或吐血、便血，大便干结，或见腹水如臌。

　　[治法] 理气活血，通络利湿。肝郁气滞时以调肝为主；血热为主，重在凉

血；脉络瘀滞重者当以活血化瘀为主；正气不足时酌情益气补虚。

[方药] 柴胡 6g，炙鳖甲 12g，苏木 6g，蛴螬 3g，赤芍 12g，白芍 12g，当归 6g，茯苓 15g，冬瓜皮 30g，生薏苡仁（先煎）60g。

[方药分析] 肝络瘀滞，气血不畅，久则成结，故肝脾大；久瘀气血不荣则面色黧黑腻浊；肝络瘀阻，胆道失畅故黄疸；若久瘀血热动血则易出血；阴伤不润故便干；湿浊内蕴，水道不畅，水湿泛滥，积而成臌。方中柴胡疏肝理气；炙鳖甲、苏木、蛴螬活血通络，软肝缩脾；赤芍、白芍、当归养肝阴，柔肝止痛；茯苓、冬瓜皮、生薏苡仁化湿利尿，疏解湿郁。

【小结】

黄疸的辨治，要首先区分阴黄和阳黄。湿热盛者为阳黄，治宜清化湿热，疏肝利胆；寒湿盛者为阴黄，治宜温阳健脾，利湿退黄。黄疸病归于肝、胆、脾、胃，辨治以此 4 个脏腑为主。更应引进西医学的黄疸分类，对于阻塞性黄疸、肝细胞性黄疸和溶血性黄疸分别辨治。

【治验】

案 1 张某，男，30 岁。

面目、一身皆黄，大便色白，溲色黄赤，两脉沉涩，按之弦数。全是湿热蕴郁之象，以茵陈蒿汤加味。

茵陈 12g，山栀 10g，大黄（后下）6g，佩兰（后下）12g，藿香（后下）10g，马尾连 10g，黄芩 10g，丹参 10g，赤芍 10g，川楝子 10g，槟榔 10g，大腹皮 10g。

按：湿热蕴郁，气机阻滞，一派阳黄之征，故主以茵陈蒿汤清利湿热，导滞下行。黄芩、马尾连加强清热化湿、解毒退黄之力；佩兰、藿香芳香升宣，俾湿邪开透，与热分解；丹参、赤芍活血通络利胆；川楝子、槟榔、大腹皮行气化滞。

案 2 杜某，女，42 岁。

两目暗浊色黄，肤色黄染，胸脘满闷，周身酸楚，纳食不香，脉沉弦涩无力。湿郁已久，气机不调，脾胃受伤，服药全是甘寒滋腻，湿遏中焦。法当芳香宣化为主，防其因循增重。

旋覆花 6g，木香 6g，炒枳壳 6g，苏叶 6g，苏梗 6g，杏仁 10g，豆蔻（后下）2g，香附 12g，焦三仙各 10g，姜黄 5g，丹参 12g，生姜 6g，桂枝 4.5g。

按：本案属湿阻中阻之黄疸，因前治误用甘寒，使湿郁更甚，遏滞不畅，气机失和，故治疗重在脾胃气机之宣通。旋覆花、木香芳香轻达，苏叶、苏梗、杏仁宣畅肺气，枳壳、豆蔻、香附理气畅中，全在疏理气机，气化则湿化，黄疸自去。配以丹参、姜黄活血通络；生姜、桂枝通阳化湿，则遏滞得开；焦三仙理中健脾助运。

案3 何某，男，29岁。

黄疸色深，臌胀已成，脐突筋现，形体消瘦，枯槁无力，舌红少津，苔腻薄黄，脉弦滑，按之细数，心烦急躁，溲黄短少。臌胀、黄疸重证，湿热泛滥，阴分又伤。姑拟一方，备后专家厘定。

沙参15g，麦冬15g，五味子10g，香附10g，木香6g，青皮6g，陈皮6g，大腹皮10g，路路通10g，商陆6g，茯苓10g，冬瓜皮（煎汤代水）60g，舟车丸（分两次吞服）6g。

按：本案属本虚标实之证，湿热久蕴，黄疸不退，内耗阴液；水湿泛滥形成臌胀，养阴恐助其湿热，清利更耗阴液，两不可施，治疗最为棘手。处方意在标本兼顾，护阴救本兼以清利治标，用沙参、麦冬、五味子甘寒酸以补阴液，本固才堪祛邪；香附、木香、青皮、陈皮行气化湿；大腹皮、路路通理气除胀；商陆、茯苓、冬瓜皮合舟车丸渗利逐水，退黄而治标急。

第二十节　臌胀

【概述】

臌胀是因腹部胀大如鼓而命名。臌胀以腹胀如鼓，皮色苍黄，甚则腹皮青筋暴露，四肢不肿或微肿为特征。中医文献中有"臌胀""单腹胀""气臌""水臌""血臌""蛊臌"等名称，为中医杂病四大证（风、劳、臌、膈）之一。

臌胀之名，最早见于《灵枢·水胀》、《素问·腹中论篇》。张仲景对于肝水、脾水、肾水3种水病的论述和《内经》所述的臌胀颇相似。刘河间认为臌胀是由于热气内郁，不散而聚形成；李东垣认为"脾胃之气虚弱，不能运化精微，而致水谷聚而不散，而成胀满"；朱丹溪认为湿热相生，清浊相混，隧道壅塞乃成臌胀。

明·李梴对臌胀病机及治法论述精辟，认为"凡胀初起是气，久则成水"，"治胀必补中行湿，兼以消积，更断盐酱"。张景岳对臌胀病名解释合理，治胀主张辨虚实及气血、寒热。《医宗必读》区别了臌胀和蛊胀。喻嘉言、陈士铎等均认识到皮肤红点、红纹、蟹爪纹络等外部体征和臌胀之间有密切的联系。《杂病源流犀烛》《医宗金鉴》已认识到臌胀患者能出现神志异常及出血等严重的并发症。

西医学的肝硬化腹水、血吸虫病后期等，可参考本节辨证施治。

【病因病机】

臌胀病因主要有酒食不节，情志所伤，或肝炎过久，感染血吸虫，以及黄疸、积聚失治等。嗜酒伤食，脾胃受损，运化失调，清浊相混，湿热壅滞；肝气横逆，木气克土，侵及脾胃，气机受阻，血流不畅，经络壅塞；传染病后（如血吸虫感染）、肝硬化等均可致臌胀。

本病病机为肝、脾、肾三脏功能障碍，导致气滞、血瘀、水停，积于腹内而成。形成臌胀的 3 个重要病理变化是肝气郁滞、血脉瘀阻、水湿内停。

【辨证】

1. 辨虚实　辨虚实可从两方面来辨：一是体质的强弱、年龄的大小及神色；二是从腹胀与水肿出现的先后、二便的性质、脉象等。另外还可以根据臌胀本身来辨。

2. 辨气结、血瘀、水裹　大凡臌胀初起，以气结为主，按压腹部，随按随起，如按气囊。失治则成水裹或血瘀。水裹者，腹部坚满，摇动有水声，按之如囊裹水；血瘀者，腹上青筋暴露，面、颈、胸部出现红缕赤痕。

【论治】

一、气臌

本病论治宜辨标本虚实，以"衰其大半而止"为原则。

［主症］腹部膨隆胀满，拍之鼓声，胸胁支胀且痛，胃纳不佳，食后腹胀、嗳气，小便少，苔白腻，脉弦滑。

［治法］疏肝理气，除湿消满。

［方药］中满分消丸加减：厚朴 10g，枳实 6g，黄连 3g，黄芩 10g，知母 6g，半夏 10g，陈皮 6g，茯苓 10g，猪苓 10g，泽泻 10g，砂仁 3g，干姜 3g，姜黄 6g，人参（研另煎兑）3g，白术 10g，甘草 10g。

［方药分析］本证属臌胀初起阶段，主要为气机阻滞，兼有少量水湿，故以消湿除满为目的。方由理气导滞、清热化湿、温中健脾三大类药物选加而成，使中满得以分消。

［加减法］

（1）尿少者，加苏叶、杏仁、车前子、瞿麦。

（2）腹胀甚者，加木香、大腹皮、大腹子。

（3）若单腹胀大，面色晦滞，尿黄而少者，乃气滞夹热，宜用排气饮加白茅根、车前草。

二、血臌

［主症］臌胀日久，由气分入血分，腹大坚满，腹皮隐隐色紫红，胁下有痞块，面色瘀黑，头颈部有蜘蛛痣，唇色紫褐，吐血、衄血，大便色黑，脉沉涩或芤，舌瘦质红且干，有瘀斑。

［治法］活血祛瘀。

［方药］化瘀汤加减：丹参 10g，丹皮 10g，当归 10g，赤芍 10g，茜草 10g，姜黄 6g，大黄 3g，川芎 10g，香附 10g，川楝子 6g，五灵脂 10g，桃仁 6g，牡蛎（先煎）20g，珍珠母（先煎）15g。

［方药分析］本证乃瘀血阻于肝脾脉络之中，隧道不通而成。上方由养血活血、凉血化瘀、软坚破瘀等药物组成，合方起到活血化瘀通络、行气消坚利水之效。

［加减法］胀满甚、体质尚好者，可暂用十枣汤。当以粉剂试服。甘遂 1g、大戟 1g、芫花 1g 共研细为末，一次服。

三、水臌

表现为腹皮薄，腹大有移动性浊音，色苍，筋现脐突，小便少，苔白腻，脉缓软且滑。本证以腹水为主症，常分三型论治。

（一）寒湿型

［主症］舌白滑润，脉象沉濡且弱，畏寒，便溏。

［治法］温阳散寒，化湿利水。

［方药］实脾饮加减：附子 6g，干姜 3g，白术 10g，甘草 10g，厚朴 10g，木香 6g，草果 4g，大腹子 10g，茯苓 10g，木瓜 10g，生姜 3 片，大枣 5 枚。

[方药分析] 寒湿停聚，阻滞中阳，水蓄不行，故腹大胀满，治应散寒温阳化湿。方中附子、干姜、草果温阳散寒除湿，白术、甘草健脾运湿，厚朴、木香、大腹子、木瓜宽中理气化湿，茯苓渗湿利水。诸药相伍，复脾阳，化水湿。

[加减法] 根据体质情况，方中药物剂量可酌减。

（二）湿热型

[主症] 腹水症状之外，有心烦急躁，口苦梦多，溲赤便干，舌边尖红，苔黄腻，脉弦数。

[治法] 清热化湿。

[方药] 茵陈蒿汤加导赤散加减：茵陈 10g，栀子 6g，大黄 6g，木通 2g，甘草梢 10g，竹叶 10g，生地 10g。

[方药分析] 湿热互结，水浊停聚，故治宜清热化湿。茵陈清热祛湿；栀子、大黄清热散结，荡涤热毒；导赤散利湿清热。诸药配合，湿化热清。

[加减法]

（1）水湿困重者，暂用舟车丸，每服 2~3g，每日 1~2 次。

（2）骤然大量出血，为热迫血溢，可用犀角地黄汤试服。

（3）湿热蒙闭心包、神昏谵语，可用安宫牛黄丸或至宝丹，但用量必须小。

（三）阴阳两虚

[主症] 腹水日久，精神紧张，阴气大亏，故口干舌绛，脉多弦细略数。

[治法] 滋养肾阴。

[方药] 六味地黄丸加减。

[加减法]

（1）若阴虚阳亢，营分受灼，鼻口出血，用咸寒育阴，凉血止红，如犀角地黄丸。

（2）舌胖淡，体胖嫩有齿痕，脉沉细或弦大重按无力，用健脾温肾，化气行水，如附子理中汤或桂附八味丸之类。

【小结】

臌胀乃内科大证，责之肝、脾、肾三脏。既有初、中、末之分期，又有气、血、水之分型。本病为本虚标实之证，治宜标本兼顾。又须患者积极配合，树立信心，谨慎饮食，断妄想，戒淫欲，慎起居，防外感，常乐观，积极锻炼，坚持服药，方为有益。

第二十一节　腰痛

【概述】

腰痛是以一侧或两侧腰部疼痛为主症的一类疾病的总称。病因有内伤、外感、外伤之不同；其证又有寒、热、虚、实之异。腰痛的发病与肾关系尤为密切，但又不止于肾。总而言之，论治腰痛当从脉、舌、色、症仔细辨析。

腰痛的病因，《内经》认为主要有内伤、外感及外伤3种。外感责之于寒湿两邪，与气候有关，《素问·气交变大论篇》说："岁水不及，湿乃大行……腰股痛发。"又说："岁火不及，寒乃大行……胁下与腰背相引而痛，甚则屈不能伸。"《素问·六元正纪大论篇》更明确地提出："腰脽痛，寒湿推于气交而为疾也。"发于内伤者，病在于肾，《素问·脉要精微论篇》说："腰者肾之府，转摇不能，肾将惫矣。"同时还认识到精神因素与腰痛发生有关，《灵枢·本神》篇云："肾盛怒而不止则伤志，志伤则喜忘其前言，腰脊不可以俯仰屈伸。"《内经》还论述了其他脏腑的病变也可以引起腰痛，非专在于肾，如《素问·藏气法时论篇》说："心病者……虚则胸腹大，胁下与腰相引而痛。"《灵枢·邪气脏腑病形》篇说："小肠病者，小腹痛，腰脊控睾而痛。"外伤方面，《素问·刺要论篇》言及："刺筋无伤骨，骨伤则内动肾，肾动则冬病胀、腰痛。"认为针刺伤骨至冬则易发为腰痛。汉代《金匮要略》主要论述了虚劳及外感寒湿腰痛。从隋唐时起，对腰痛的病因进行了广泛的探讨，隋·巢元方《诸病源候论》把腰痛的病因分为五类："一曰少阴……二曰风痹……三曰肾虚……四曰臂腰，坠堕伤腰……五曰寝卧湿地"。唐代《千金要方》的认识与巢氏相仿。至宋代陈无择《三因极一病证方论》首以三因统论腰痛之病因，认为："腰痛属肾虚，亦涉三因所致，在外则脏腑经络受邪，在内则忧思怒恐，以至房劳堕坠，皆能使痛。"金元至明清时期，对腰痛病因的认识更加深入，分类也越来越细。《丹溪心法》分为湿热、肾虚、瘀血、挫闪、痰积5种。明代戴元礼《证治要诀》分为涩血痛、风痛、血痛、痛虚、闪扑5种。李中梓《医宗必读》则细分为感寒、伤湿、风痛、热痛、闪挫、瘀血、气滞、痰积、肾虚9类。至清代《医宗金鉴》把历代认识归纳为肾虚、风、寒、湿、痰饮、气滞与血瘀、湿热、闪挫9种。不过尽管后世分类很细，终不如宋代陈无择三因统括，简明切要。

腰痛的病位，《内经》强调以肾为主的同时，还认识到与心、肝、小肠、肺、膀胱等脏腑有关。同时提出经脉、经筋之病也可致腰痛，非必深入脏腑。《灵枢·经筋》篇云："足少阴之筋……其病……在外者不能俯，在内者不能仰。故阳病者腰反折不能俯，阴病者不能仰。"经脉病理方面，主要责之于足太阳膀胱经，这是因为膀胱经"其直者，从巅入络脑……挟脊抵腰中……其支者，从腰中下挟脊贯臀。"(《灵枢·经脉》)后世有关腰痛病位的认识，都没有超越《内经》所述的内容。概而言之，其浅者在经络、筋肉，其深者在脏腑。

在腰痛的辨治方面，《内经》虽未记载药物疗法，但以经络分证进行针刺治疗，是独树一帜的。对此，《素问·刺腰痛篇》作了专题讨论，论述了足太阳令人腰痛、阳明令人腰痛等14类腰痛的针刺疗法。汉代《金匮要略》首以理法方药结合论治腰痛。"五脏风寒积聚病脉证并治"论述了用甘姜苓术汤治疗外感寒湿的肾着腰痛。"血痹虚劳病脉证并治"记载以肾气丸治疗虚劳腰痛。隋唐以后，随着对腰痛病因认识的深入及方药学的发展，腰痛治法日趋详备，各家根据各自的病因分类，提出了相应的方药。凭脉辨治腰痛较为系统的当为宋代严用和《济生方》，其认为："大抵腰痛之病，脉皆沉弦，沉弦而紧病者，寒腰痛；沉弦而浮者，风腰痛；沉弦而濡细者，湿腰痛；坠堕闪肭以致气血凝滞而痛者，脉多沉弦而实也。"根据疼痛情况辨治腰者，以《丹溪心法》论述较详，认为："湿热腰痛者，遇天阴或久坐而发者是也，肾虚者疼之不已者是也；瘀血者，日轻夜重是也。"明标本，辨虚实，论治腰痛，当宗明代李中梓《医宗必读》，其言腰痛："有寒有湿有风热有闪挫，有瘀血有滞气有痰积皆标，肾虚其本也，标急则从标，本重则从本，标本不失，病无遁状矣。"关于腰痛的具体治法，明时《医学正传》提出，"虚者补之""挫闪者行之""瘀血者逐之""湿痰流注者消导之"，具有较高的临床实用价值。手法治疗腰痛，《千金要方》首先提出腰痛正骨手法，名之为"腰痛臀痛导引法"。此外历代治疗腰痛的剂型十分多样，除肾着汤、独活寄生汤等常用汤剂之外，历代医家根据各自的临床经验总结了许多丸、散、膏、酒剂，就《三因极一病证方论》而言，就记载了青娥丸、牛膝酒、杜仲酒、橘子酒治疗腰痛，简便易施。

腰痛治疗方面存有争议的，以丹溪及景岳观点之争影响较大。《丹溪心法》认为："凡诸痛皆属火，而寒凉峻补药不可用，必用温散之药。""诸痛不可用人参，盖人参补气，气旺不通则痛愈甚。"张景岳对此提出异议，认为："凡劳伤虚损而阳不足者，多有气虚之证，何为参之不可用？又如火聚下焦痛极而不可忍者，速宜清火，何为寒凉不可用？但虚中夹实，不宜用人参者有之，虽有火而热者，不宜过用寒凉药者亦有之，若概不可用，岂其然乎。"据其所论，《丹溪心法》针对利弊提出腰痛不可峻补及过用寒凉,有其历史意义,而景岳所论对现在临床仍不失其指导意义。

【病因病机】

腰为肾之府,腰痛与肾虚有密切关系。肾虚是腰痛发生的根本内因,但外感、痰浊、瘀血等标邪也不可忽视,明代王肯堂及李中梓对此均作了详细论述,如《证治准绳》认为腰痛:"有风、有湿、有寒、有热、有挫闪、有瘀血、有滞气、有痰积,皆标也;肾虚其本也。"综合历代所论及临床所见,腰痛的病因及病机可归纳为以下几方面。

1. 外邪侵袭,脉络失和　外感六淫均可导致腰痛,但以风、寒、湿、热为多。感受风寒多见于冬季寒盛之时,多由风寒入侵太阳膀胱经致其经气不利而作。寒湿之受,多为日久坐卧湿地或涉水作业或汗出当风而致。至于湿热之受,多见于夏秋湿热主令之时,此外寒湿郁久亦可化热而为湿热腰痛。

2. 劳伤肾亏,腰府失荣　由于素体禀赋不足,或房劳过度,或长期情志刺激,劳伤肾志,或年老体亏,下元不足,均可导致肾中阴阳精气亏损,使腰府失于濡养温运而发为腰痛。同时,摄生不当致使肾虚又为外邪侵袭创造条件,所谓"邪之所凑,其气必虚",而且往往易形成虚实错杂之证。

3. 跌仆闪挫,瘀血阻络　劳伤筋骨,或不慎闪扑,或为外物器具所伤,致腰部肌肉、筋骨、脉络损伤,轻者致气血不畅,脉络一时受阻为病,重者伤及筋骨,瘀血内留而痛。正如张景岳所说:"凡跌仆伤而腰痛者,此伤在筋骨而血脉凝滞也。"此外,外感腰痛日久,久病入络,亦可形成瘀血腰痛,致使病情更为复杂难疗。

总之,腰痛与下焦有关,虚是其一个方面,因虚而邪气侵袭是另一方面,另外要考虑邪实的方面,必须从客观的脉、色、舌、症加以分析。

【辨证】

有宗《内经》"腰为肾之府"之论,而专治于肾。其实,《内经》同时也提出"太阳所至为腰痛",说明外感之后,太阳经气不利,也能出现腰痛,因而辨治腰痛也应以脉、舌、色、症综合分析。根据临床心得,把腰痛的辨证原则归纳如下。

1. 明辨标本　肾虚是导致腰痛的根本内因,是外邪入侵的先决条件。但内伤肾虚与外感标邪,在临证之时亦有主次轻重不同。因此,分其标本轻重,才可以确立是以补为主，以祛邪为主，还是攻补兼施，正如李中梓所言："标急则从标，本急则从本，标本不失，病无遁状矣。"

2. 细察寒热　明代张景岳认为："凡腰痛有寒热证。"以外感言之有外感风寒、寒湿与湿热之不同；以内伤言之，有肾阳虚之虚寒证与肾阴虚之虚热证，在临证之时当细察分明。

3. 病证结合　即在中医辨证的同时，还必须结合西医学的内容，辨病与辨证相结合。以西医学而言，急性腰扭伤、腰椎间盘突出、腰骶部骨质增生、类风湿性脊柱炎、结核性及化脓性脊柱炎、急性脊髓炎、肾脏病如肾炎、肾积水、肾结核、肾结石等均可出现腰痛。此外有些疾病，如急性胰腺炎、胃溃疡、胆囊炎、胆石症、前列腺炎有时会出现腰背反射痛，此时应当详细分析病情，不应误作腰痛治疗。再者，外伤引起的腰痛，由于损伤程度不同，处理也不一样。轻者可按一般常规处理，但重度腰部损伤如脊柱损伤致骨折及脱位，应当审慎处理，必须与外科医生配合，以免延误病情。

【论治】

一、风邪外袭

［主症］外感风邪，太阳之脉受阻，腰痛并多抽掣，牵引腿足，上连脊背，或有寒热头痛，舌白苔腻，脉浮滑。

［治法］祛风化湿，活络缓痛。

［方药］独活寄生汤去补品加减用之：独活 6g，细辛 1.5g，荆芥穗 10g，防风 6g，秦艽 6g，桑枝 30g，鸡血藤 10g，丝瓜络 10g。

［加减法］

（1）疏散风寒法：若恶寒较重，咳喘气促，表闭无汗，舌苔白滑，可加麻黄 3g、桂枝 6g。

（2）兼清里热法：若口干舌红，心烦咽痛者，此有内热，当去细辛、独活、荆芥穗等辛温之品，加防风 3g、忍冬藤 15g、连翘 10g、鲜芦根 20g、丝瓜络 10g。

（3）兼化湿浊法：外风夹湿内袭，致腰痛伴沉重感，脉象见濡软，舌苔白滑润腻，可加羌活 6g、独活 6g，以祛风化湿。

二、外感寒湿

［主症］寒湿犯太阳之络，周身酸楚、沉重、乏力，转侧不便，每遇阴雨则

腰痛加重，舌苔薄白，脉沉濡。治法：温化寒湿。

［方药］甘姜苓术汤加减：苏叶 6g，桂枝 6g，干姜 6g，茯苓 12g，苍术 10g，白术 10g，羌活 6g，独活 6g。

［加减法］

（1）解表祛寒法：若患者体痛、恶寒、无汗、风寒较重者，可去苏叶，改用麻黄 3g 以宣郁解表祛寒。

（2）化湿泄热法：若湿已渐化热，舌质变红，脉略有数意，方中加黄芩 6g、生石膏 10g，减桂枝、干姜、羌活、独活之用量。

（3）兼补下元法：若素体下元不足而感寒湿者，可加杜仲、续断以补肾壮腰。

（4）兼祛风邪法：寒湿夹风邪入侵，伴关节痛发游走者，可加独活 6g、防风 6g。

三、湿热阻络

［主症］湿浊蕴热，阻于脉络，气机不调，发为腰痛，溲黄，舌苔黄腻质红，大便不爽，肛门灼热，心烦梦多，口苦纳差，脉濡滑数。

［治法］清热化湿，疏风缓痛。

［方药］加味二炒散加减：荆芥穗 10g，防风 6g，大豆卷 10g，黄柏 6g，苍术 6g，泽泻 10g，丝瓜络 10g，石楠藤 15g，路路通 10g。

［加减法］

（1）权衡变通法：湿热阻络当分湿热轻重、多少及在气、在血不同，初起以宣散开郁化湿为主，晚期久病入络当兼以活血之品。

（2）兼凉血通络法：湿热久蕴不化，湿阻热入血分，舌红绛，口不渴，面色苍白，痛有定处，当以活血通络方法，加片姜黄 6g、桃仁 10g、鸡血藤 15g、制乳香 2g、制没药 2g、赤芍 10g。

（3）兼化痰浊法：体丰、素体痰湿偏甚者，可加用三子养亲汤，如白芥子 6g、莱菔子 10g、苏子 10g。

四、肾虚腰痛

（一）阳虚腰痛

［主症］肾阳不足，下肢逆冷，腿膝无力，遇劳即重，舌胖苔白，脉微无

力，小便清长。

［治法］温补肾阳。

［方药］肾气丸或青娥丸加减：破故纸 10g，杜仲 12g，桑寄生 10g，胡桃 10g，白术 10g，熟地 10g，芡实米 10g。

（二）阴虚腰痛

［主症］心烦不眠，手心灼热，夜梦失精，溲黄便结，舌红口干，脉小细数，沉取弦滑，腰痛以酸软为主，遇劳则剧。

［治法］滋阴降火，填补下元。

［方药］大补阴丸加减：生地 10g，熟地 10g，知母 6g，芡实 12g，补骨脂 10g，金樱子 10g，龟板（先煎）12g，续断 12g，杜仲 10g。

［加减法］

（1）兼养阴血法：若兼见血虚便干者可加旱莲草 10g、女贞子 10g、稽豆衣 10g。

（2）兼泄虚热法：若心烦梦多为急者，可兼以泄其虚热，加竹茹 6g、马尾连 10g，服 2~3 剂后再加白芍 20~30g、沙苑子 15g 以补其阴。

（3）丸药缓补法：无论肾阴虚还是肾阳虚的腰痛，凡药后有效者，均可改用丸剂，每早晚服，同时加强锻炼。

（4）扶正祛邪法：肾虚之证多夹感外邪，诸如风、寒、湿、痰诸邪，临证之时当于虚实中详细分析其轻重偏颇，若以邪实为主者当以祛邪为先，若正虚为主者扶正不忘祛邪，诸法变通宜以权衡为用。

五、闪挫腰痛

［主症］由于动作不慎，腰际闪挫，动则痛甚，不能俯仰转侧，每于呼吸亦牵引作痛，因其多有明显外伤史，较易诊断，初期舌脉多无明显变化。

［治法］理气和血，兼以缓痛。

［方药］复元通气散加减（茴香、穿山甲、玄胡、白丑、甘草、陈皮、南木香）。另服跌打丸，每早 1 丸，以黄酒送下。

［加减法］治标缓痛法。急性腰扭伤常以疼痛为主，缓解疼痛是治疗主要目的，内服跌打丸可达理气和血止痛的目的，但其起效较慢，为了增强止痛效果可配合外治法。

六、瘀血腰痛

[主症] 曾有外伤病史或久病瘀血阻络，腰痛如刺，日轻夜重，大便黑或秘结，舌质暗或有瘀斑，脉以涩为主。

[治法] 活血祛瘀止痛。

[方药] 四物汤加味：当归尾 6g，桃仁 10g，生地 15g，川芎 12g，土鳖虫 3g，赤芍 10g，旋覆花（布包）10g，醋炒大黄 1g。

[加减法]

（1）益气活血法：久病体弱者，舌淡，脉濡软无力，一派气虚之象，可加益气补中之品，但不可多用，以防壅补滞邪。

（2）温通活血法：若瘀血夹寒或久病肾虚，阳虚生寒，寒瘀阻络，可加附子 5g、肉桂 3g，以温阳散寒，活血通络。

（3）壮腰活血法：若腰痛且酸软无力，两脉尺弱，下元不足，腰府失荣，可配合补肾壮腰之品，如杜仲 10g、川断 10g、补骨脂 10g。

（4）泄热活血法：瘀血内阻，郁而化热，舌质红，脉见数意，心烦易急，可加入泄热之丹皮 10g、丹参 10g、蝉衣 6g、僵蚕 10g、片姜黄 6g。

（5）养阴活血法：久病阴血亏损，瘀血内留，两脉细涩，此时可增加四物之量，并配入白芍 10g、熟地 10g 以养阴血，但此时不可一味填补，应以行补兼施，使行血不伤正，养阴不留瘀。

【其他疗法】

1. **热熨法** 适应于风寒腰痛、寒湿腰痛、肾阳虚腰痛及血瘀有寒之腰痛。

[方法] 可将上述介绍之内服验方，煎汤取汁后剩下的药渣加温后放入纱布袋中，放于腰痛部位，热熨 10~30 分钟，每日 2~3 次。

本法具有温经散寒止痛之功，而且较为经济，有利于充分利用药源又有较好的临床效果。

2. **针灸法** 各种腰痛都可以试用，但灸法主要适用于寒性腰痛。

[取穴] ①阿是穴；②肾俞、委中；③虚寒腰痛可艾灸命门。

[行针手法] 随其虚实，虚者补之，实者泻之。对于瘀血腰痛可采用平补平泻手法。

3. **耳针疗法** 适用于各种腰痛，可把王不留行子用胶布贴于腰骶椎穴、肾穴、皮质下穴，每穴 1 粒，每 7 日为 1 疗程，休息几天后可进入第 2 疗程。

4. 按摩疗法

（1）急性腰痛、急性腰痛，多伴局部组织肿胀，有炎症存在，所以原则上不用按摩，但为了缓解疼痛可用轻手法，如松解腰背肌肉，用抖腿法理顺腰部肌筋。

（2）慢性腰痛：此时可采取轻重手法结合，先以轻手法（见上）放松腰部肌肉，再采用重手法如阿是穴点按镇痛，弹拨肌筋方法以理顺紊乱之肌肉筋膜，点按肾俞、环跳、承山等穴，酌情配合斜扳、侧扳方法，以上各手法每次选2~3种即可。

【小结】

腰痛之形成与肾关系密切，但外感风、寒、湿、热也可致之，更有外伤闪仆而致者也不少见。因此临证当细审病史，详察脉、舌、色、症，审虚实，明标本，定寒热，方可立法处方，切不可言及腰痛，动辄以补肾。此外，多种方法如针灸、按摩、药物外用等综合治疗，可取得更好的疗效。

【治验】

案 1 钱某，女，49 岁，1985 年 10 月 7 日初诊。

腰痛如带五千钱，脉象沉软，舌白淡腻，湿阻不化，先以宣郁化湿，活络缓痛方法。

［处方］大豆卷 9g，秦艽 6g，防风 6g，威灵仙 9g，炒地龙 9g，土鳖虫 4.5g，独活 4.5g，丝瓜络 9g，桑枝 30g，伸筋草 9g，鸡血藤 9g。

案 2 李某，男，42 岁，1979 年 7 月 5 日诊。

扭伤之后，腰痛经常发作，每遇阴雨则病势更甚，舌白淡腻，脉象细弦。疏风缓痛，稍佐化瘀。戒恼怒，勤活动，以络通为务。

［处方］全当归 9g，独活 4.5g，制乳香 3g，制没药 3g，防风 6g，细辛 2.4g，秦艽 6g，土鳖虫 3g，茜草 9g，桑枝 30g，丝瓜络 9g。

案 3 俞某，女，65 岁，1978 年 12 月 4 日诊。

面色萎黄不华，形体消瘦，腰痛经常发作，每遇劳累病势更增，两脉沉软无力，按之缓软，老年下元不足，肝肾亏虚，法当填补下元，宜乎静摄修养，防其因循致怯。

［处方］熟地黄 24g（盐砂仁 1.5g 同炒），沙苑子 30g，桑寄生 15g，补骨脂 9g，川续断 9g，厚杜仲 9g，菟丝子 9g（乳香 3g 同炒），鸡血藤 9g。

案4 赵某，男，70岁，1983年11月21日诊。

腰痛已久，每冬发较重，舌白腻滑润且胖，脉象沉迟，下肢不温，行动痿软无力。老年中阳不足，下元亏损，先以温阳固本，以观其后，防其增重。

[处方]淡附片（先煎）15g，淡干姜9g，吴茱萸9g，肉桂子4.5g，葫芦巴9g，仙茅15g，仙灵脾15g，当归15g，山萸肉4.5g，枸杞子9g，鹿茸粉（分两次冲服）0.6g。

按：腰痛的发生，从病因而言，有风、寒、湿、热、瘀血（损伤）等，但其本在肾，因为腰为肾之府也。虽云其本在肾，并非治腰痛当以补肾为先。须从脉、舌、色、症详分其正虚与邪实的轻重偏颇，惟邪已祛尽，方可用大量填补下元之品，否则易致胶着难解，留邪为寇。案1、案2均为邪实之证。案1为湿阻不化，脉络不和所致，故脉见沉软，腰重痛，苔白腻。治以防风、独活、大豆卷疏风宣郁化湿；威灵仙、桑枝、丝瓜络、伸筋草化湿通络；土鳖虫、地龙、鸡血藤活络止痛。案2为扭伤之后，肾府已伤，瘀血内留，再感风湿，故用独活、防风、细辛、秦艽、桑枝等疏风化湿和络，当归、地鳖虫、茜草、乳香、没药以活血化瘀止痛。案3、案4均为正虚之证，多属老年下元不足所致，《内经》云："男子不过八八，女子不过七七，而天地之精气皆竭矣。"肾精亏损，腰失所养，每发腰痛。但同为虚证，亦有阴血不足与阳气亏损之别。案3乃肾之阴精不足，治以熟地为君，填补肾阴，当归补之；继用沙苑子、杜仲、川断、补骨脂、芡实米等补肾壮腰，补而不温，又有"阳中求阴"之妙，用为佐药；使以乳香、鸡血藤活络止痛以治标。案4为肾阳不足，中阳又虚，治以温阳为先，方中用大量附子、干姜、吴茱萸、肉桂子、葫芦巴、二仙、鹿茸以温肾壮阳，茯苓以助中阳，当归、枸杞子、山萸肉补阴助阳，所谓"阴中求阳"也。

第二十二节　水肿

【概述】

水肿是体内水液潴留引起头面、眼睑、四肢、腹背甚至全身浮肿的疾病。中医学认为水肿多与肺、脾、肾三脏功能失调、三焦水道不利有关。

中医学对水肿的论述，早在《内经》中就有论述。《素问·阴阳别论篇》中说："三阴结谓之水。"《灵枢·水胀》中又说："水始起也，目窠上微肿，如新卧起之状，其颈脉动，时咳，阴股间寒，足胫肿，腹乃大，其水已成矣。"在

《素问·汤液醪醴论篇》中，对水肿的治疗也有论述，"平治于权衡，去菀陈莝，微动四极，温衣，缪刺其处，以复其形。开鬼门，洁净府，精以时服，五阳已布，疏涤五藏，故精自生，形自盛，骨肉相保，巨气乃平。"自《内经》以后，汉代张仲景在《金匮要略·水气病脉证并治》中把水肿分为风水、皮水、正水、石水、里水、黄汗、心水、肝水、肺水、脾水、肾水等。并论述了其临床表现和治疗，丰富和发展了《内经》的治疗思想，提出："诸有水者，腰以下肿，当利小便；腰以上肿，当发汗乃愈。"并拟定了越婢汤、越婢加术汤、防己黄芪汤、防己茯苓汤、甘草麻黄汤、麻黄附子汤等治疗水肿的有效方剂。《丹溪心法·水肿》把水肿分为阴水和阳水两大类，认为"若遍身肿，烦渴，小便赤涩，大便闭，此属阳水"；"若遍身肿，不烦渴，大便溏，小便少，此属阴水"。其后医家对水肿的论述也不乏独到之处。如明·李梴《医学入门》对水肿的病因论述较为全面；张景岳对水肿的治疗强调补益脾肾；清·李用粹《证治汇补·水肿》认为，调中健脾，脾气自能升降运行，则水湿自除，是治水肿之大法。

【病因病机】

人体水液的运行，有赖于脏腑气化，肺气的通调，脾气的转输，肾气的开阖，从而使三焦能够发挥决渎的作用。反之，肺、脾、肾三脏功能障碍，三焦决渎无权，膀胱气化不利，即可发生水肿。

1.风水侵袭，肺气不宣　风邪外袭，肺卫不调，肺之宣肃功能不畅，则水道不利，以致风水相接，泛滥于肌肤，发为水肿。风为百病之长，或夹寒，或夹热，或风湿相聚，则其临床表现又有不同。

2.湿热内蕴，肺脾不调　湿热内蕴，肺脾之气受阻，通调转输功能受阻，水液代谢障碍，水湿内聚，或因风邪外袭，水湿热泛溢于肌肤，而发为水肿。

3.脾虚水泛　素体虚弱，或久病脾气不足，以致运化转输功能障碍，水湿内聚不化，或因脾气不足，中阳不振；或阳虚及阴，脾阴不足，均可导致气化不调，水道不利，而发为水肿。

4.肾虚水肿　久病不愈，或素体不足，房劳过度，肾气内伤；或阳气不足，或阴精内耗，以致气化无力，开阖失常，水蓄于内，泛溢于肌肤，形成水肿。

水肿的病因病机是多方面的，且也较复杂，但总以肺、脾、肾为中心，正如《景岳全书·肿胀》中所说的："凡水肿等证，乃肺、脾、肾三脏相干之病。盖水为至阴，故其本在肾；水化于气，故其标在肺；水惟畏土，故其制在脾。今肺虚则气不化精而化水，脾虚则土不制水而反克，肾虚则水无所主而妄行。"

【辨证】

水肿以头面、眼睑、四肢、腹背甚至全身浮肿为临床特征，严重者还可伴有胸水和腹水等，临床辨证应弄清病变性质，内伤外感，脏腑病位，但总以脉、舌、色、症为依据。

1. 辨阴水和阳水　水肿若见烦渴身热，小便赤涩，大便干结，皮肤润泽光亮，舌红，苔白或黄，脉沉而有力或滑或数，证属表、属实，多因风水侵袭，水湿浸渍，湿热蕴结所致，为阳水。水肿若以腰以下为甚，按之凹陷不起，不烦渴，小便少，大便溏，面色萎黄不泽，舌淡，苔白滑，脉沉细弱，观其属里、属虚或属表、属实，以阴阳两不足者，为阴水。

2. 辨内伤与外感　外感水肿多起病急，常有恶寒发热、头痛身痛、脉浮等症；内伤水肿，或因素体不足，或久病不愈，正气不足，多有便溏、神疲、脘闷肢冷、面色不华、脉沉弱等症。

3. 辨病变性质　辨水肿应分清寒热虚实之不同。一般来说，阳水多属实、属热，阴水多属寒、属虚，但也有寒热虚实兼夹者，当分辨清楚，再予处理。

4. 辨水肿的部位　水肿的病因、病机及病程长短不一，水肿的部位也不一样。有以头面眼睑肿为主的，有以上半身肿为主者，也有以下半身肿为主或以下肢肿为主者，有全身皆肿甚或伴有胸水、腹水者，临证之际皆当分辨清楚，结合舌、脉、色、症，以定病之寒、热、虚、实。

【论治】

水肿病变以肺、脾、肾及三焦为病变中心，皆因气不化水所致，虽有阴水、阳水之分，但治疗应以宣气化水为主，气化则水湿也化。只要肺、脾、肾三脏功能正常，三焦水道通利，则水肿自可消矣。西医学的急慢性肾小球肾炎、肾病综合征、充血性心力衰竭、肝硬化、内分泌失调及营养障碍疾病出现的水肿，可参考本节辨证施治。

一、阳水

（一）风水侵袭，肺气不宣

[主症]湿热内蕴，风邪外袭，肺气不宣，三焦失利，身热头晕，眼睑头面浮肿，逐渐波及上肢、胸部及全身，恶风，骨节酸痛，舌白苔腻，脉浮数。

[治法]宣肺气，化湿邪，利三焦以消水肿。

［方药］麻黄 3g，生石膏 25g，杏仁 10g，甘草 10g，生姜 3g，大枣 5 枚，苍术 6g。

［方药分析］湿热内蕴，风邪外袭，则风湿相搏，气机被阻，肺气不宣，水道不利，发为水肿。治当以宣肺气以化湿邪，气化则湿亦化；利三焦以消水肿，水道通则湿自消。方中麻黄宣肺气、祛风寒而利水道，杏仁开肺气、化湿邪，生石膏清肺热，苍术化脾湿，以治水湿之源，姜、枣、草以和营卫。

（二）肺气不宣，湿热蕴蓄

［主症］一身浮肿，身热烦渴，头晕且胀，甚则神志昏迷，小溲赤少，舌绛口干，脉象弦滑且数。

［治法］清热凉血，宣肺化湿，通利三焦。

［方药］苏叶 3g，荆芥炭 10g，防风 6g，生石膏 30g，杏仁 10g，赤芍 10g，连翘 25g，鲜茅根 30g，鲜芦根 30g，焦山栀 12g，菖蒲 10g。

［方药分析］湿热蕴郁较重，肺气不宣，三焦不利，当以宣郁化湿以利三焦。方中苏叶、荆芥炭、防风疏风调气化湿；杏仁、菖蒲宣气化湿，赤芍凉血清热，生石膏、连翘、鲜茅根、鲜芦根、焦山栀清热泻火。诸药合用使湿郁得开，热郁得清，气分宣通，三焦通利，水湿自化。

［加减法］

（1）若热郁重而神志蒙闭，酌情加局方至宝丹半丸，分两次服。

（2）若肺胃热盛者，加滑石 10g、黄芩 10g 以泄肺胃之热。

（3）若舌苔黄厚者，加入消导之品，如保和丸之类。

（4）若尿中带血或蛋白（＋），血尿素氮高于正常值者，可于原方酌减辛宣药物，加炒地榆 10g、炒槐米 10g、白头翁 10g 以清化下焦湿热，凉血止血。

（三）湿热蕴郁，三焦不利

［主症］热与水结，三焦不通，发为水肿，周身沉重，胸脘痞满，小溲黄少，大便干结，舌苔老黄垢厚，质红且干，两脉沉弦且实，按之有力，脉、证皆实。

［治法］宣气机以通三焦，泄腑浊峻下逐水。

［方药］苏叶 6g，羌活 6g，防风 6g，青皮 9g，陈皮 9g，茯苓皮 15g，大腹皮 10g，赤小豆 15g，商陆 6g，黑白丑粉（冲）1.5g，太乙玉枢丹（研冲）1.5g。

［方药分析］热水互结，水道不利，腑气不通，湿浊内盛。治当宣气通腑，逐水泄浊。方中苏叶、羌活、防风疏风胜湿，青皮、陈皮、茯苓皮、大腹皮、赤小豆理气化湿消肿，商陆、黑白丑、太乙玉枢丹逐水泄浊兼通腑气。诸药合

用，能开能泄，有升有降，气机宣通，水浊自泄。

［加减法］

（1）若服药后大便泻势较重者，暂停服药，缓 1 日再服。若脉、证仍实者，可再服 1 剂。凡峻剂只可暂用，中病即止。

（2）若患者体质较差，服 1~2 剂后，改用利水、祛风、扶脾之剂治疗。

（3）若腹满不减，大便秘结，可合用己椒苈黄丸加减治疗。

（四）阳水日久，脾不运化

［主症］水肿为日较久，水肿四肢较重，肿处皮肤光泽，按之窅而不起，小便不畅，舌淡，苔白腻，两脉濡缓。

［治法］温阳化水，扶脾健运。

［方药］黄芪 12g，桂枝 6g，苍术 6g，白术 6g，防风 6g，防己 12g，茯苓 20g，大腹皮 10g。

［方药分析］水肿日久，脾运大伤，气不化水，治当扶脾健运，温阳化水。方中黄芪、苍术、白术、茯苓扶脾健运，桂枝、防风、防己、大腹皮温阳理气化水，脾运健，阳气化，则水自消。

［加减法］

（1）若药服后见效，可酌加剂量。

（2）若药服后，心烦梦多，肿势不减，甚则口干舌红，此内有郁热之象，宜先清郁热，后议温阳。

（3）若湿浊中阻，脘闷便溏，舌腻滑，口淡，湿郁较重者，可加草豆蔻 3g、炮姜 3g。

二、阴水

（一）脾气不足

［主症］水肿日久，正气不足，脾阳不振，运化无权，全身高度水肿，面色萎黄不华，胸脘闷胀，食欲不佳，大便溏薄，小溲不畅，四肢发凉，舌质淡，苔白滑，两脉沉缓。

［治法］益气健脾，温阳化水。

［方药］黄芪 30g，防己 12g，防风 6g，苍术 10g，白术 10g，茯苓 20g，桂枝 10g，淡附片 6g，干姜 6g。

［方药分析］水肿日久，正气不足，脾阳不振，气不化水，治当益气扶脾，

温阳化水。方中黄芪、苍术、白术、茯苓益气健脾，防己、防风化湿消肿，附片、干姜温阳化气行水。

[加减法]

（1）水肿较重，加薏苡仁 30g、冬瓜皮 30g、陈皮 10g。

（2）脾阳不振，因于命门火衰者，可加大桂、附、姜之用量以温阳化水，温命火、壮脾阳则水自化。

（二）脾阴不足

[主症] 水肿为日较久，中阳不足，脾阴也伤，心烦口干，周身浮肿，胃纳不佳，小溲短赤，手心灼热，舌质红，脉细数。

[治法] 益脾阴，清虚热，通络化湿。

[方药] 沙参 10g，生山药 20g，生扁豆 20g，生薏苡仁 20g，冬瓜皮 30g，生白术 10g，丝瓜络 10g，大腹皮 10g。

[方药分析] 水肿因于脾阴不足者，多因脾不足而虚热内生，脉络不和，水湿内滞之故。治当以益脾阴，清虚热，通络化湿。方中沙参、生山药、生扁豆、生白术益脾阴，生薏苡仁、冬瓜皮、丝瓜络、大腹皮通络化湿。

[加减法]

（1）阴虚较重，便干溲赤，可加天花粉 20g、石斛 10g、知母 10g。

（2）若湿邪较重，也可加风药，以疏风胜湿。

（3）若胃中积滞不化，舌苔糙垢者，可加焦三仙各 10g。

（三）肾阳虚

[主症] 水肿日久，全身弥漫作肿，腰以下为重，按之窅而不起，下肢寒冷，精神困倦，舌体色淡滑润，脉沉迟。

[治法] 温肾通阳，化气消肿。

[方药] 淡附片（先煎）10g，吴茱萸 6g，淡干姜 6g，炒川椒目 3g，茯苓 30g，冬瓜皮 30g，肉桂 3g。

[方药分析] 肾阳不足，气不化水，水湿内蓄发为水肿。当以温肾阳、化气消水为法。方中附片、肉桂、干姜、吴茱萸温阳化水，云茯苓、冬瓜皮、川椒目化气行水消肿。诸药合用，肾阳得温，阳气得化，水湿自消。

[加减法]

（1）若肾阳不足，下肢清冷，可酌加重药量，以助温化之力。

（2）如兼中气不足时，加参、芪、术、草之类，以补中益气。

（3）若虚阳上浮，头目眩晕，可加生龙骨 30g，生牡蛎 30g，以潜阳定眩。

（四）肾阳肾阴两不足

［主症］久病脾虚及肾，阴阳两亏，浮肿经久不愈，下肢尤甚，面色萎黄，一身乏力，腰脊酸痛，有时心烦急躁，舌胖腻而尖部发红，脉沉弱，按之弦细。

［治法］益火填精，调补阴阳，化气行水，以退其肿。

［方药］附子（先煎）10g，白术 12g，芍药 12g，茯苓 3g，当归 12g，熟地 18g，芡实 25g，山药 25g，山萸肉 10g，泽泻 6g。

［方药分析］肾脾不足，阴阳两亏，气不化水，治当以益火填精、脾肾双补、化气行水。方中附子温肾阳，白术、茯苓益脾气以化湿，当归、熟地、芡实、山药、山萸肉益肾填精，泽泻化浊行水。

［加减法］

（1）本方既治脾肾之阳虚，又顾脾肾之阴亏，临床可根据脉、舌、色、症，分清阴阳亏损之程度，酌情加减。

（2）若阴阳两虚之外，又有热郁于内之证，可先用丹栀逍遥散以调肝解郁清热，俟郁热除，再行调补。

【小结】

水肿的病因虽不一，病机也复杂多样，但总以肺、脾、肾三脏的功能失调，气化失司，三焦水道不利为其症结所在。治疗当以恢复肺、脾、肾三脏之功能为主，使气化得力，则水湿自消。辨证应以脉、舌、色、症为依据，区别阳水与阴水之不同。关键在于谨守病机，有者求之，无者求之，以疏调气血，令其条达而致平和为治。当然也要看尿素氮、尿蛋白、尿红细胞、白细胞及管型、上皮细胞等。切不可滥用补药。

【治验】

案1　邱某，男，12 岁。

面目一身皆肿，身热咳嗽，体温 38℃，中脘满闷，小便量少色黄，舌红苔白，脉沉细弦数，风热上扰，三焦不畅，查血压 130/80mmHg，尿蛋白（+++），尿红细胞 10~15 个 /HP，尿白细胞 15~20 个 /HP。先以越婢汤方法加减，以观其后，防其增重。

麻黄 1g，杏仁 10g，生石膏 12g，生姜 6g，大枣 5 枚。

服 3 剂后，肿势大减，再进 6 剂其肿全消，后以他方进退，月余而愈。

按：风热外袭，肺失宣发，风水相搏，水郁气结，水道不畅，而成水肿。方以麻黄、生姜宣肺行水；石膏清透内蕴之热；杏仁肃降肺气，以利水气下行；大枣补益脾肺，使中焦健旺，营卫调和，微微汗出而风水随汗而去。全方宣中有降，温清相宜，使表邪去而水湿行，故其肿能消。

案 2 程某，女，20 岁。

体质薄弱，一身疲乏无力，面目一身日渐作肿，胃纳不佳，小溲不畅，舌苔白腻滑润，脉沉迟，中阳不足，气分亦虚，先拟益气补虚，以观其后。

黄芪 15g，党参 6g，白术 10g，茯苓 10g，粗桂枝 6g，防风 6g，炒薏苡仁 12g，服上方 5 剂，病势见轻，再以本方进退月余而愈。

按：水为阴邪，最喜温化，且水惟畏土，故其制在脾。脾胃阳气不足，无以制水化气，则水湿泛滥而成水肿。方用党参、茯苓、白术、黄芪，有四君子汤意，而健脾益气之功尤甚；桂枝、茯苓、白术有苓桂术甘汤之功，温阳化气行水；防风、防己胜湿利水；炒薏苡仁健脾利湿；脾土得健，阳气得复，则水湿有制而不肆行，其肿自能消退。

案 3 徐某，男，8 岁。

热郁于内，湿滞中阻，昨夜突然面目一身皆肿，咳嗽气粗，小溲短少，湿热蕴郁，又感风热。查尿蛋白（＋），上皮管型（＋），尿红细胞 10~20 个 /HP，先拟疏风清热化湿，以退其肿。宜节饮食，慎起居，防其增重。

苏叶 1.5g，荆芥 6g，防风 3g，前胡 3g，杏仁 6g，枇杷叶 10g，茅根 10g，芦根 10g，生地榆 6g，丹参 6g，焦三仙各 6g。

按：水肿之证，虽以水湿为患，但不能味利水消肿，应详加辨证，视其病机症结之所在，进行施治。本案乃风邪外袭不解，内热蕴郁不清，治以疏风清热化湿，虽未用利水之品，仍达水去肿消之功。另外，水肿患者节饮食、慎起居、加强锻炼也是十分必要的。

第二十三节 五淋

【概述】

小便滴沥涩痛，欲出不得，小腹拘急不舒谓之淋，是小便困难、尿道疼痛的疾患。

淋之名称，最早见于《内经》，嗣后汉代张仲景在《金匮要略》中有较详细的论述。如《金匮要略·消渴小便不利淋病脉证并治》篇中说："淋之为病，小便如粟状，小腹弦急，痛引脐中。"

因淋证表现为多种形式，故古代医家就此有多种分类方法，如《中藏经》中分为冷、热、气、劳、膏、砂、虚、实八淋；《诸病源候论》中分为石、劳、气、血、膏、寒、热七淋；《备急千金要方》提出淋证有石淋、气淋、膏淋、劳淋、热淋五种。本节根据临床实践，将淋证分为石淋、气淋、血淋、膏淋、劳淋五淋。

【病因病机】

1.**膀胱湿热** 《金匮要略·五脏风寒积聚病脉证并治》篇认为淋病为"热在下焦"。如若下焦不洁，湿热移浊内侵，或久嗜甘醴肥厚，饮食不节，造成湿热内蕴，移及下焦膀胱则成淋证。若湿热伤及血络，则尿血且涩痛而成血淋；湿热蕴结，煎熬尿液，久之则尿中渣滓成石，变为石淋；湿热阻痹，气机不畅，分清泌浊紊乱，脂液下沥则成膏淋。

2.**脾肾不足** 久病体虚、累及脾肾，或年老体弱、脾肾不固，及久淋不愈，湿热耗伤正气，脾虚中气下陷则发为气淋；肾虚不固，脂液下泄，尿液白浊则为膏淋；肾阴不足，虚火内灼，损伤血络则为血淋；如诸淋遇劳则发，则为劳淋。

3.**肝郁气滞** 郁怒伤肝，气滞不畅，阻痹下焦，影响膀胱气化，则小腹胀满，小便涩痛而发为气淋。《证治要诀·淋闭》篇说："气淋，气郁所致。"若气郁化火，伤及血络，小便红赤而发为血淋。

【鉴别】

（一）与其他类似证的鉴别

1.**尿浊** 尿浊是指尿液混浊不清，或白如泔浆，与膏淋相似，但无排尿疼痛感。

2.**尿血** 尿血是指小便出血，尿液红赤，甚则尿出纯血，与血淋相似，但血淋尿时尿道疼痛，滴沥难忍，少腹拘急，尿血则无疼痛感，或仅有轻微热痛或胀痛。

3.**癃闭** 癃闭以排尿困难、小便量少、甚或点滴全无为特征，或有少腹胀满，但无尿道疼痛感。淋证则尿时点滴涩痛，但每日总尿量多为正常。

（二）各淋之间的鉴别

1. 气淋　以少腹胀满疼痛、拘急明显为特征，小便点滴涩痛，尿后余沥。

2. 石淋　尿中排出砂石。

3. 血淋　尿液红赤出血而涩痛。

4. 劳淋　小便淋沥，遇劳即发或更甚。

5. 膏淋　尿液白浊或如脂膏、稠米泔而尿道涩痛。

淋证虽大体分为五种证型，但各淋又有虚实之不同。一般讲，病起较急，多为实证，以膀胱湿热、砂石积聚、气机郁滞为主。病起较缓，病程较长，或屡发屡止者多为虚证或以中气下陷、下元亏虚为主，临证当审慎分明，方不致贻误病情。在小儿科，可能是食滞不清，或吃糖、吃淀粉过量，如花生之类，是为常事，也当注意。

【论治】

一、石淋

［主症］少腹拘急，小便艰涩，尿中夹有砂石，或尿时突然中断，尿道刺痛，剧烈难忍，或尿中带血，舌质红，脉数。

［治法］清化湿热，通淋排石。

［方药］石韦散加减：荆芥炭10g，石韦30g，冬葵子12g，杏仁10g，防风6g，瞿麦10g，琥珀末（冲）2g，金钱草（煎汤代茶）30g。

［方药分析］湿热下注，尿渣煎熬成石，阻滞尿道则小便艰涩，疼痛难忍，尿中结石较大可导致排尿中断，损伤血络则尿血。方中金钱草、石韦清利湿热，消坚排石；冬葵子、瞿麦、琥珀加强利湿通淋作用，琥珀并能止尿血；杏仁、防风意在宣畅肺气，使全身气机调畅，则湿化而石出；若病久阴血内耗，成阴虚湿热并存之证，则宜标本兼顾，或方中加荆芥炭、防风以升阳化郁为主，或加入养阴之药。

二、气淋

（一）实证

［主症］少腹胀满疼痛，小便涩滞，尿有余沥，脉象沉弦。

〔治法〕疏理气机。

〔方药〕沉香散加减：沉香（冲）2g，石韦 30g，滑石 12g，瞿麦 10g，冬葵子 30g，当归 10g，通草 3g，荆芥 6g，防风 6g，杏仁 10g。

〔方药分析〕气机郁滞，水道不畅，则小便涩滞，淋沥不宣，腹部胀满，脉沉弦为肝郁之征。方中沉香、当归调理气血；荆芥、防风升散，以疏肝气之郁结；杏仁宣肺，以开水道之上源；石韦、滑石、通草、瞿麦、冬葵子，皆以利水通淋为功。

（二）虚证

〔主症〕少腹隐隐坠胀，尿有余沥，滴沥不畅，伴有里急后重，甚则脱肛，苔白润滑，脉沉细无力。

〔治法〕培补脾气。

〔方药〕补中益气汤加减：黄芪 15g，党参 10g，白术 10g，陈皮 6g，当归 10g，升麻 6g，柴胡 6g，苏叶 6g。

〔方药分析〕中气下陷，气化不利，则小便滴沥不畅，少腹坠胀，甚则里急后重、脱肛等。方中黄芪、党参、白术培补中气，配以升麻以冀脾气升提，当归、陈皮调畅气血。

三、血淋

（一）湿热下注

〔主症〕小便灼热艰涩，尿道刺痛，尿中带血，血色红紫，甚则夹有血块，常伴有腰痛。脉细弦数有力，舌红苔黄腻。

〔治法〕清利湿热，凉血止红。

〔方药〕导赤散加减：细生地 15g，木通 3g，竹叶 6g，生甘草 10g，炒槐花 10g，白头翁 12g。

〔方药分析〕湿热蕴结下焦，损伤血络则出血而尿色红赤，甚则夹有血块；瘀热阻痹，气机失畅，则小便艰涩疼痛，腰部疼痛；脉数，舌红苔黄腻，均为湿热之象。方中生地黄凉血止血；炒槐花、白头翁清利湿热，兼以凉血止红；木通、竹叶清利湿热通淋；生甘草解毒清热。诸药配合，血止湿化，热清而不碍阴分。

（二）阴虚火旺

〔主症〕小溲色红，滴沥不畅，心烦急躁，夜寐梦多，舌红瘦且干，脉象细数。

[治法] 养阴清热，少佐分化。

[方药] 茜根散加减：小蓟 12g，鲜藕节 30g，生蒲黄 12g，侧柏炭 10g，阿胶珠 10g，茜草根 10g，白芍 10g，炒槐米 12g。

[方药分析] 淋证日久，阴分大耗，虚热灼伤血络，迫血妄行则见尿血；阴虚火旺，心神失养，虚火内扰则心烦失眠。方中阿胶、白芍柔养阴液，平抑虚热；小蓟、藕节、槐米凉血止血清热；生蒲黄、侧柏炭凉血活血止血。

（三）脾不摄血

[主症] 小溲色红，小腹坠胀，面色萎黄，心悸气短，唇淡，舌胖苔白，脉虚弱无力。

[治法] 益气养血，健中摄固。

[方药] 归脾汤加减：生黄芪 15g，炙黄芪 15g，党参 6g，白术 12g，当归 10g，炙甘草 6g，阿胶 10g，白芍 15g，茯神 12g，远志 10g，炒枣仁 12g，龙眼肉 30g，净丝棉（焙灰研冲）10g。

[方药分析] 淋证已久，失血过多，脾不统摄，则小溲滴沥下血，少腹坠胀，乏力短气；气血不足，濡养无力，则面色萎黄、唇淡、舌胖、脉弱；心神失养则可见惊悸、失眠等。方中黄芪、党参、白术、炙甘草补益中气，加强脾气统摄功能；当归、龙眼肉养血固本；茯神、远志、枣仁养心安神；丝棉焙灰存性以止血。

四、膏淋

（一）湿热下注

[主症] 小溲涓滴，似脂腻如膏，尿时尿道疼痛，脉滑数、沉取细弦，舌红，苔腻白。

[治法] 清热通淋化浊。

[方药] 萆薢分清饮或八正散加减：荠菜 30g，萆薢 12g，石菖蒲 10g，甘草梢 10g，乌药 6g，茯苓 15g，瞿麦穗 10g，海金沙 15g，通草 3g，焦三仙各 10g，赤芍 10g，荆芥炭 10g。

[方药分析] 湿热郁阻下焦，膀胱气化失常，不能分清泌浊，则脂液下泄；气机不畅则尿痛；脉滑数、舌红苔腻均是湿热之象。方中荠菜、萆薢、通草清热利尿，化湿通淋；石菖蒲、乌药芳香宣化，行气化湿以助分清泌浊；

瞿麦、海金沙、茯苓、甘草梢加强清热化湿之力；焦三仙、赤芍、荆芥炭以清化湿浊。

（二）阳虚湿阻

[主症] 小溲白浊，腰酸膝软，肢冷便溏，脉沉细，舌苔白腻。

[治法] 益肾固精利湿。

[方药] 菟丝子丸加减：菟丝子 10g，芡实 12g，山药 30g，莲子肉 10g，枸杞子 10g，茯苓 30g，龙骨 15g，荆芥炭 10g。

[方药分析] 久病体虚，肾阳不足，湿浊不化，精微不固则小溲白浊，腰膝酸软，肢冷便溏。方中菟丝子、芡实温肾助养阳气；枸杞子补养肾精；山药、莲肉、茯苓健脾肾而利水湿；龙骨加强涩精作用；荆芥炭入下焦血分，且宣阳化湿，阳通则气机畅矣。

五、劳淋

（一）中气不足

[主症] 淋病遇劳则发，疲乏无力，少腹坠胀，胃不思纳，唇淡，脉弱。

[治法] 补中健脾。

[方药] 补中益气汤加减：炙黄芪 15g，党参 10g，白术 10g，陈皮 6g，升麻 3g，柴胡 10g，当归 12g，防风 6g，茯苓 15g，白芍 15g，清阿胶（烊化）10g。

[方药分析] 脾气虚弱，不能运化水湿，则淋浊迁延不愈，遇劳即发，伴有神疲乏力、腹胀纳差等一派脾气不运之征。方中黄芪、党参、白术、茯苓益气健脾；防风宣理气机；陈皮、当归理气调血；柴胡、升麻助脾气升提；用白芍、阿胶以和阴分。

（二）肾阳亏损

[主症] 淋证遇劳则发，腰痛，乏力，四肢逆冷，大便溏薄，舌淡，脉沉细。

[治法] 温肾补虚。

[方药] 金匮肾气丸加减：熟地 12g，山药 30g，菟丝子 10g，巴戟天 10g，炒杜仲 12g，补骨脂 12g，桑寄生 15g。

[方药分析] 肾阳不足，元气不固，则淋病遇劳即发，腰痛、乏力、肢冷、舌淡、脉细等均是肾阳亏损之象。熟地、山药温肾益精，菟丝子、巴戟天、杜

仲、补骨脂温肾壮阳，桑寄生补肾兼化湿浊。

【小结】

从中医认识，淋证主要为三焦气机失常，与肺、脾、肾有密切关系，多易损伤阴分，故治疗当忌汗、慎补。如有癥肿之可能，更须进一步设法，力争早期治疗为要，仍以清化活瘀为法。

【治验】

案1 邱某，男，25岁。

小溲频数不畅，甚则滴沥不下，欲出不得，少腹拘急，舌质红，苔白腻且厚，两脉弦细滑数。全是湿热蕴郁下焦，膀胱气化失司，热淋之象，先拟开肺气以利三焦，饮食当慎。

苏叶6g，杏仁10g，枇杷叶10g，茅根30g，芦根30g，蝉衣4.5g，姜黄4.5g，车前草10g，滑石（布包）12g。

按：本案之淋证呈一派湿热蕴阻下焦之象，治却重在肺，意在开通水之上源，提壶揭盖法也。肺主一身之气，肺气畅则全身气机调畅。故用苏叶、杏仁、枇杷叶宣畅肺气以化湿浊；蝉衣、姜黄一升一降，邪热之郁阻得开；茅根、芦根、车前草、滑石渗利下焦湿热。诸药相合，气畅、热开、湿下则淋浊自愈。

案2 米某，女，35岁。

身热（体温38.6℃），头晕，恶心呕吐，胸闷，一身酸软无力，心烦失眠，小溲不畅，艰涩难下。暑湿蕴热，互阻不通，当芳香宣透，清暑化湿。

鲜佩兰（后下）16g，陈香薷6g，藿香（后下）6g，半夏10g，竹茹6g，陈皮6g，黄连3g，黄芩6g，益元散（包）12g，鲜西瓜翠衣60g。

按：暑湿内蕴，中焦困顿，湿热下移则小溲淋痛。治之以消暑化湿为急务，而不应一味渗利以治其末。佩兰、香薷、藿香芳香宣化，受暑湿之邪用之最宜；半夏、竹茹化湿除浊；陈皮理气畅中；黄连、黄芩清化暑热；益元散、西瓜翠衣清暑利尿，三焦并施，暑湿去则淋浊除。

案3 刘某，男，39岁。

脉象弦滑有力，舌红，苔黄腻根厚，心烦寐差，小溲赤少作痛，肾部拍片见右肾10mm×8mm结石一块，腰肾剧痛，痛时尿血。石淋之证，郁热下迫，先以宣化，兼以清利。

苏叶 6g，杏仁 10g，枇杷叶 10g，木通 3g，车前子（后下）12g，瞿麦穗 10g，萹蓄 10g，大黄（后下）6g，滑石（布包）12g，石韦 12g，琥珀粉（分两次冲）1g。

按：砂石内阻，郁热夹湿下迫，治仍以调畅上焦气机，化湿透热。用苏叶、杏仁、枇杷叶、大黄使邪热下降，一升一降则郁热能开，湿浊得化；木通、车前子、滑石利尿，清化湿热；瞿麦、石韦、萹蓄化石通淋；琥珀活瘀通络并能止血。

附　尿浊

尿浊，是指尿液混浊不清，排尿时无痛感。一般分为两种：混有血液者为赤浊，无血液者为白浊。

本病的病因病机主要是湿热下注，也见有肾阴、肾阳不足，脾虚气陷，膀胱气化欠畅者。食滞不化、胃肠积滞及过食肥甘也与本病有一定关系。本病病程多较长，本虚标实者多见。若湿热较重者，治当以清利湿热为主，兼以固本，方用治浊固本丸（药用黄柏、黄连、茯苓、猪苓、半夏、砂仁、益智仁、甘草、莲须等）；若正气虚弱为主者，当以益气补虚为主，兼以清利，方用清心莲子饮（药用人参、黄芪、甘草、地骨皮、柴胡、黄芩、麦冬、赤茯苓、车前子、石莲肉等）。

［方药］柴胡 10g，黄芩 10g，石莲子 10g，黄柏 6g，苍术 3g，茯苓 30g，猪苓 10g，焦三仙各 10g，鸡内金 10g，小蓟 12g，丹参 15g，郁金 6g。

方中柴胡、黄芩清热解毒利湿，疏畅气机；苍术、黄柏、小蓟、石莲子清利下焦湿热；猪苓、茯苓分利湿浊；鸡内金、焦三仙健中运脾。

第二十四节　遗尿

【概述】

遗尿，是指小便不受意识控制，自行排出体外而言。其中，小便频数不禁者，多见于老人、妇女或病后；睡中遗尿者，以幼儿为常见；若发于青壮年，则病多复杂，当仔细推敲，辨证施治。

遗尿，早在《内经》就有记载。如《素问·宣明五气篇》说："膀胱不利

杂病证治

177

为癃，不约为遗溺。"《灵枢·本输》篇又说："虚则遗溺，遗溺则补之不仅认识到遗尿的病位在膀胱，病性多属虚，还指出补法为一般的治疗原则。而后汉代张仲景补充了《内经》理论，提出了外感热病的危重阶段可出现小便失禁，如《伤寒论·辨太阳病脉证并治上》说："太阳病，发热而渴，不恶寒者，为温病……若被下者，小便不利，直视失溲。"自汉以降，后世医家对此病多有阐发，如《诸病源候论·尿床候》认为："夫人有于睡眠不觉尿出者，是其禀质阴气偏盛，阳气偏虚也。"又《小便病诸候》说："遗尿者，此由膀胱虚冷，不能约制小水故也。"并专列《小便不禁候》云："小便不禁者，肾气虚，下焦受冷也。"进一步认识到遗尿与禀赋素质有关，且病机多属阳虚阴盛，下焦膀胱虚冷。唐·孙思邈《千金要方》提出治疗遗尿，应用方药、针灸、外治等，大大丰富了治疗方法。宋《太平圣惠方·治遗尿诸方》明确提出"治遗尿恒涩"的原则，在《内经》温补的基础上，又增加了收涩一法。唐、宋医家注重温补与收涩的治法，主要是从下焦虚冷立论。此外，《仁斋直指附遗方论》指出，下焦蓄血，心肾不交亦可引起小便不禁。

金元诸家多循《内经》与《诸病源候论》之说，惟朱丹溪认为，小便失禁有"属热属虚"和"虚热虚寒"之分，对其病机的认识有所发挥。明·王纶《明医杂著·小便不禁》总结前人经验，归纳遗尿、小便不禁的病因病机有虚寒、火邪、血少、气虚等，并论述说："小便不禁或频数，古方多以为寒，而用温涩之药。殊不知有属热者，盖膀胱火邪妄动，水不得宁，故不能禁而频数来也。"《赤水玄珠》提出湿热致病之说。《证治准绳》指出其病位涉及肺、肾、肝、膀胱。到了清代，林佩琴在《类证治裁·闭癃遗溺》中阐发《内经》关于督脉生病为遗尿、肝所生病为遗尿之旨，认为"小便不禁，虽膀胱见症，实肝与督脉、三焦主病也"，尤其强调"治水必先治气，治肾必先治肺"的论点，颇有见地。

【病因病机】

遗尿的病因有内伤、外感两大类。以内伤为多见，多由五脏虚损、三焦气化不利而致；外感方面有湿热太盛，或邪热内迫引起。详论如下。

1.脏腑虚损　劳伤过度，忧思气结，损伤肝、脾、肺，水液代谢失常，则发遗尿。肺主气，通调水道，下输膀胱，肺虚治节失司，则膀胱不约；脾主运化，职司转输水液，脾气不足，中气下陷，水液无制而自遗；足厥阴肝经循阴器，系廷孔，肝气不调，疏泄失司，可发遗尿。此外，心气亏损或心肾不交之时，亦可发生遗尿或失禁，如《奇效良方·遗溺失禁》说："盖心属火，与小肠为表里，二气所以受盛，是为传送；又肾属水，合膀胱为表里，膀胱为水之府，水注于膀胱，而泄于小肠，实相交通也。若心肾气弱，阴道衰冷，传送失度，必遗尿失禁。"肾主水，主膀胱气化，若房劳伤肾，或病后、老年体虚肾亏，下焦虚冷，固摄无权则发遗尿。

2. 湿热下注　外感湿热，或脾湿内停，郁久化热，湿热蕴结，下注膀胱，膀胱失约，则发遗尿，如《医学六要·遗尿》说："亦有下部湿热太盛，迫水妄行者，其人必嗜酒。"

3. 肝郁化火　肝经绕阴器，抵少腹，七情内伤，肝气郁结，疏泄不及，久郁化火，郁火下迫，经气阻滞，影响膀胱气化，则可发生遗尿。如《灵枢·经脉》篇指出："肝足厥阴之脉，……是主肝生病者，……遗溺闭癃。"

综上所述，本病的部位，虽在膀胱，但与肺、脾、肾、肝均有关系。一般说来，肺气虚弱、脾气不升、肾气亏虚多属虚证；湿热蕴结、肝郁化火多属实证。

【辨证】

遗尿以肾与膀胱虚寒为多见。睡中遗尿，多见于儿童，常随年龄增长、发育日趋健全而自愈；心肝郁热下迫，亦发遗尿，积滞蕴郁亦可发作；成年遗尿，多与禀赋素弱或肺、脾、肾不足有关。小便失禁，多见于老人、病后体虚、产后损伤和虚劳病患者，多发生在白昼，且多见于女性。

1. 辨轻重　遗尿虽是虚证者多，实证者少，但应注意辨别虚证的轻重。一般而论，幼年患病阳气未充，病轻，可随其生长发育而自愈；少年患病，脾气不足，候其气壮即固，病亦轻；成年患病，脾肺气虚，必须调理后可愈；壮年患病，阳气渐衰，病较重；老年患病，元气亏衰，阳气虚极，病则更重。若以症状而论，有梦而遗尿者，病较轻；无梦而遗尿者，病较重；夜有遗尿而昼有不禁者，则病重。咳嗽或谈笑而尿不禁者较轻，无故不禁者较重。在其他病变中，如热病过程中，出现昏迷、尿失禁，更是病情重险的征象。

2. 辨寒热　遗尿虽是寒证居多，但热证亦有之。其辨别之要，着重从全身症状和舌、脉分析。寒证多畏寒神怯，背脊冷凉，平日小便清长，舌质淡，苔白，脉沉缓。热证常夹阴虚，多手足心热，面颊潮红，口干咽燥，小便短黄，舌质红，苔少，脉细数，如兼湿热则舌苔黄腻。

【论治】

遗尿病势较缓，恒多虚寒，故以温补为治本之法，佐以固涩以治其标，此为治遗尿之常法。必须根据脉、舌、色、症分析用药。如病实邪，有湿热、肝火者，则大忌温补收涩之品，必待实邪已去方可用之，否则易留邪为患，反生他证。

（一）湿热下注

[主症] 湿热下注，厥阴受扰，宗筋失和，遗尿时作，溲赤而热或尿滴涩淋沥，苔白腻，脉象濡滑略数。

[治法] 苦辛芳化法。

[方药] 泽兰叶（后下）15g，苏梗 10g，藿梗 10g，柴胡 6g，黄芩 10g，防风 6g，苍术 6g，黄柏 6g，杏仁 10g。

[方药分析] 方中杏仁宣肃肺气、通调水道；防风味辛以化湿郁；苏梗、藿梗芳化湿邪，理气解郁；柴胡疏肝；黄芩、黄柏清热燥湿；苍术性温燥湿；泽兰叶轻清利湿。诸药合用，共奏清化湿热之功。

[加减法]

（1）若湿热较重，下肢浮肿，小溲时遗而不畅，周身酸沉，舌苔黄腻，可于方中加防己 10g、茯苓皮 15g。

（2）若热重，大便干结，脉象弦实者，可加川楝子 10g、龙胆草 1~2g。

（3）若经络不和，周身作痛，可于方中加秦艽 10g、羌活 6g、独活 6g、丝瓜络 10g、桑枝 15g。

（二）肝热化火

[主症] 肝热化火，眩晕耳鸣，心烦口苦，大便干结，溲赤而臭，时而遗尿，舌绛干裂，六脉弦实有力。

[治法] 清肝泻火。

[方药] 龙胆草 4g，炒山栀 6g，黄芩 10g，柴胡 6g，防风 6g，杏仁 10g，黄柏 6g，知母 6g，川楝子 10g，灯心草 0.5g。

[方药分析] 方中龙胆草、炒山栀、黄芩、黄柏味苦性寒以清肝泻火，柴胡疏肝解郁，杏仁、防风宣郁，知母清热，川楝子清泄肝热，伍以少量灯心草清心利尿，合方共奏清肝泻火之功，火祛则遗尿止。

[加减法]

（1）若舌绛口干，阴分不足者，可于方中加凉营养阴之品，如生地 30g、丹皮 10g、赤芍 10g、白头翁 10g、炒地榆 10g。

（2）若夹有血瘀者，可加赤芍 10g、丹皮 10g、茜草 10g、当归 10g 等。

（三）脾肾两虚

[主症] 老年体弱，脾肾气虚，失于固摄，症见经常腰痛，四肢逆冷，小便点滴而下，不能自禁，脉沉尿迟缓，舌白质淡。

[治法] 健脾补肾。

[方药] 生黄芪 12g，桑螵蛸 10g，海螵蛸 10g，补骨脂 10g，覆盆子 10g，麻黄 2g，生牡蛎 30g。

[方药分析] 方中生黄芪益气健脾；桑螵蛸、海螵蛸、补骨脂、覆盆子、生牡蛎补肾壮阳，固肾缩尿；麻黄少许宣开肺气，以利水道。

[加减法]

（1）若属命门火衰，肾阳不足者，加附子 6g、肉桂 6g、炒川椒 3g、葫芦巴 6g、对蚕蛾 6g。

（2）若督脉不足，腰脊冷痛，小便失禁者，加鹿茸粉（冲）1~2g、胎盘粉（冲）3g、人参粉（冲）2g。

（3）若气短、少气，以肺气不足为主者，可加党参 6g、白术 10g、山药 10g，以加大益气作用。

【小结】

遗尿是指小便不能控制而自行排出的一种病证。其病因病机主要为肺、脾、肾、肝及督脉虚损，也可因湿热、肝火引起，一般以下焦虚冷最为常见。治疗上除清热利湿、清肝泻火外，多以温补、固涩为大法，适当配合针灸、敷贴则效果更好。在热病等疾病过程中出现昏迷、尿失禁则是病情危重的征象，治疗较难。

【治验】

案 1　张某，男，7 岁。

遗尿经常发作，指纹色紫，脉象弦数，舌苔黄厚，大便干结。全是肝胆郁热下迫，胃肠积滞不清，先以清泄肝胆方法。

柴胡 6g，蝉衣 6g，龙胆草 3g，防风 4.5g，木瓜 6g，钩藤 9g，鸡内金 9g，焦三仙各 9g，水红花子 9g。

辛辣、油重皆忌。

按：肝脉绕阴器，抵少腹，七情郁结，久郁化火，郁火循经下迫，膀胱气化失利，则发为遗尿。据指纹色紫、脉弦数、苔黄厚，辨为肝胆郁热下迫，胃肠积滞不清，以柴胡、蝉衣、防风疏肝解郁，龙胆草清肝热，木瓜、钩藤柔肝缓急，鸡内金、焦三仙、水红花子消食导滞以利肠腑。

案2 王某，女，10岁。

遗尿时作，素体薄弱，心烦急躁，夜寐不安。屡服滋补肝肾，皆未见效，全是血虚阴伤，木郁日久，先以清肝热、泻胆火方法。

川楝子9g，蝉衣6g，柴胡6g，黄芩6g，片姜黄4.5g，大黄3g，钩藤6g，木瓜6g，茅根9g，芦根9g，焦三仙各9g。

按：遗尿有虚、实两大类。虽以五脏虚损、三焦不利为多见，但对邪热下迫者也不能忽视。本案先用滋补肝肾无效，证属血虚阴伤，肝经郁热，用柴胡、黄芩、川楝子疏肝泄热，蝉衣、片姜黄、大黄宣郁清热，钩藤、木瓜柔肝缓急，茅根、芦根养阴凉血。服数剂而遗尿止。

案3 孙某，男，87岁。

遗尿经常发作，形体消瘦，四肢不温，腰酸肢软，舌胖苔白。填补下元，治在肝肾。

桑寄生15g，补骨脂9g，金樱子9g，桑螵蛸12g，木瓜9g，白芍12g，炙甘草9g，焦麦芽9g。

按：本案属老年肝肾不足、下元亏虚、失于固摄之证，故用养肝补肾、壮阳缩尿方法，病情日见减轻。

第二十五节　癃闭

【概述】

癃闭是指小便量少，点滴而出，甚则闭塞不通为主症的一种疾患。癃是指小便不利，点滴不畅，滴沥短少，病势较缓；闭是指小便不通，欲解不得，病势较急。癃和闭虽有区别，但都是指排尿困难，二者在症状上仅有程度之差，一般合称"癃闭"。

癃闭最早见于《内经》，该书有"癃""癃闭""不得小便""泾溲不利""涩于小便""闭癃""气癃""不得溲"等提法。《内经》已认识到本病的病位在膀胱，与三焦气化息息相关。张仲景对小便不利的治疗，从气化不行、水热互结、瘀血夹热、脾肾两虚等角度立法处方，为癃闭的辨证施治奠定了基础。

《诸病源候论》提出了"肾与膀胱有热"的病因观，《千金要方》《外台秘要》亦载有多首治小便不利的方剂，治法、方药均有突破。值得一提的是，《千金要方》首次运用了导尿术，即用葱管纳阴茎孔中治疗小便不通的方法。

朱丹溪认为小便不通有"气虚""血虚""痰风闭""实热"等多种不同的原因，认识较前人又进一步，并且运用探吐法治疗小便不通。

明代始将癃闭与淋证分开论治。张景岳谓癃闭原因有四：火在下焦，膀胱热闭；热居肝肾，败精瘀血阻塞；真阴下竭，气虚不化；肝强气逆，移碍膀胱。并提出"论证三条""论治七条"，使癃闭的论治日趋完备，并为后世所推崇。明代医籍中还记载了许多外治通闭的方法。

清代又提出了"肺中伏热""久病津枯""脾虚气弱"在癃闭发病中的作用，并且强调肺气通畅是治小便不通的主要治法之一，认为"由肺气不能宣布者居多，宜清金降气为主，并参它症治之"。

【病因病机】

西医学中各种原因引起的尿潴留及无尿症，临床可参阅本节进行辨证论治。

正常情况下，人体三焦气化功能旺盛，则小便通畅；若三焦气化不利，则小便就会发生排泄困难。影响三焦气化的主要脏腑是肺、脾、肾，其中尤以肾为关键。在生理情况下，水液通过胃的受纳，脾的转输，肺的肃降，而下达于肾，再通过肾的气化功能，使清者上归于肺而布散全身，浊者下输膀胱而排出体外，从而维持人体水液代谢的平衡。若以上环节出现障碍，则可影响三焦气化，从而产生癃闭病证。

常见的病机有：湿热蕴结膀胱则气化不利；肺热气壅则热气闭阻，肃降无权；脾气虚弱则清气不升，浊阴难降；肾元亏虚则阴无以生，阳无以化；肝郁气滞，疏泄不及，膀胱气闭；尿路被有形之物阻塞。

总之，本病的病位在膀胱，但与三焦、肺、脾、肾的关系最为密切；上焦不利责于肺，中焦不利责于脾，下焦不利责于肾。

【辨证】

辨虚实　癃闭的临床表现主要是小溲涓滴不利，或点滴全无。临证之时宜辨虚实：凡病机属湿热蕴结、肺热气壅、肝郁气滞、尿路阻塞者，多为实证；

若脾气不升、肾元亏虚者，多是虚证。

【鉴别】

癃闭和淋证均表现为小便排泄困难，临床应予鉴别。淋证一般以小便频数、短涩、滴沥刺痛、欲出未尽为特征。其小便量少、排尿困难与癃闭相似，但尿频而疼痛，且日排尿量多为正常。癃闭无排尿刺痛感，每天排尿量低于正常。故二者不难区别。

【论治】

（一）上焦气化不利

[主症] 由于上焦之气不化，肺经有热，咽干烦躁，口渴欲饮，呼吸短促，苔薄黄，脉滑数。

[治法] 清肺热以利水道。

[方药] 黄芩清肺饮加减：苏叶 10g，杏仁 10g，淡豆豉 10g，炒山栀 10g。

[方药分析] 清肺饮为清热宣肺、通利水道之剂，本人临床取其法，自拟苏杏栀豉汤，意在宣肺气，开郁热，提壶揭盖，使水之上源宣畅。古有探吐法治小便不利，亦即清肃水之上源。方中苏叶、杏仁一宣一降，利肺气、化痰浊；栀豉汤宣郁清热，涌吐肺浊。如此肺得清肃，上焦气化自利，水道通调，则溲自出矣。

[加减法]

（1）肺热盛者，加黄芩、桑白皮、麦冬。

（2）口渴、唇干、心烦者，加北沙参、知母。

（3）心烦急躁、舌尖红赤者，加黄连、竹叶、琥珀粉。

（4）大便不通者，加大黄、枇杷叶、瓜蒌。

（5）兼表证者，加薄荷、桔梗。

（6）兼风寒束表、肺气阻遏者，加麻黄。

（二）中焦气化不利

[主症] 由于脾阳运化欠灵，中焦之气不化，多见体重酸沉，身倦乏力，胸中满闷，少腹胀满，渴不欲饮，舌体胖嫩，舌苔滑润，脉象缓弱。

[治法] 益气健脾，升清降浊。

[方药] 补中益气汤加减：黄芪 12g，党参 9g，白术 9g，茯苓 12g，陈皮

6g，升麻 3g，柴胡 6g，当归 9g。

［方药分析］上方补中气、升清阳，脾气升运则浊阴得降。赵献可云："后天脾土，非得先天之气不行，此气因劳而下陷于太阴，清气不升，浊气不降，故用升、柴以佐参、芪，是方所以补益后天中之先天也，凡脾胃不足，喜甘而恶苦，喜补而恶攻……此方得之矣。"

［加减法］

（1）小便不利、口渴、饮入即吐者，加五苓散。

（2）面色苍白、舌质淡、少寐多梦者，加川芎、白芍、鸡血藤。

（3）手足不温、少腹发凉者，加肉桂、乌药。

（4）腰膝酸软者，加独活、杜仲、牛膝。

（三）下焦气化不利

［主症］命门式微，面色㿠白，下肢清冷，神气怯弱，大便溏稀，脉来沉细。

［治法］温阳益气，补肾利尿。

［方药］金匮肾气丸加减：附子 9g，肉桂末 2g，熟地 10g，山药 10g，山萸肉 6g，丹皮 10g，茯苓 10g，芡实 10g。

［方药分析］方中肉桂、附子补下焦之阳，以鼓舞肾气；地黄、山药、山萸肉补肾益精，壮水之主；茯苓、丹皮、芡实健脾清热利湿；本方以少量温肾药于滋肾药之中，取"少火生气"之义，肾阳得复，命火充足则可温煦膀胱，使之化气行水，通利小便。

［加减法］

（1）形神委顿、腰膝酸痛者，用香茸丸补养精血、助阳通窍。

（2）若无尿、呕吐、烦躁、神昏者，治宜《千金要方》温脾汤合吴茱萸汤。

（3）若为肾阴亏耗，不得尿、咽干心烦、手足心热、舌红光泽、脉细数者，用六味地黄丸合猪苓汤加减。

（4）下焦有热者，用知柏地黄丸；若阴虚而阳不化气者，用滋肾通关丸。

（四）膀胱湿热蕴阻

［主症］小便点滴不通，或量极少而赤灼，少腹胀满，口苦口黏，大便不畅，舌质红，苔根黄腻，脉数。

［治法］清热利湿。

［方药］八正散加减：车前子 12g，枇杷叶 10g，萹蓄 10g，木通 2g，黄连

4g，炒栀子 6g，滑石（布包）15g，琥珀粉（冲）2g。

[方药分析] 方中车前子、木通、萹蓄通闭利小便；枇杷叶宣肃肺气，有澄清水源之功；黄连、山栀清心火；滑石利下焦湿浊；琥珀安神散血利尿。诸药配伍，可奏清热利湿之功。

[加减法]

（1）大便干者，加大黄。

（2）舌苔黄腻且厚者，加二妙散。

（3）尿少或无、面色晦滞、恶心呕吐、烦躁者，宜黄连温胆汤加车前子、白茅根、木通等。

（五）肝郁气滞

[主症] 情志抑郁，或多烦善怒，小便不通或虽通不畅，胁腹胀满，舌红，苔薄黄，脉弦。

[治法] 疏利气机，通利小便。

[方药] 沉香散加减：沉香 6g，陈皮 6g，当归 10g，王不留行 10g，石韦 10g，冬葵子 10g，滑石（布包）15g。

[方药分析] 方中沉香、陈皮疏达肝气；配合当归、王不留行通行下焦气血；石韦、冬葵子、滑石通利水道。诸药共伍，有疏利气机、通窍开达之力。

[加减法]

（1）口苦目赤、心烦者，加龙胆草、山栀。

（2）胁痛甚者，加延胡索、枳壳、郁金。

（3）尿涩不爽者，加川楝子、乌药。

（六）尿路阻塞

[主症] 小便点滴而下，或尿如细线，甚则阻塞不通，小腹胀满疼痛，舌质紫暗或有瘀点，脉涩。

[治法] 行瘀散结，通利水道。

[方药] 代抵当丸加减：当归尾 6g，穿山甲 10g，桃仁 6g，大黄 6g，芒硝 6g。

[方药分析] 是方有通瘀化结之效，或加红花、牛膝以增强其活血化瘀的作用。

[加减法]

（1）病久气血两虚，面色不华者，宜加黄芪、丹参、归身。

（2）小便一时不通者，可加麝香少许（0.01g）吞服。

（3）尿路结石者，酌加金钱草、海金沙、石韦、枳壳、延胡索。

（4）尿血者，可吞服参三七 3g、琥珀粉 3g。

【小结】

癃闭若得到及时而有效的治疗，尿量增加则病情向愈。若失治或治疗不当，病情加重，临床可出现头晕、目糊、胸闷、喘促、恶心、水肿等表现，甚至昏迷、抽搐，是癃闭转为关格之象，应及时予以抢救。

本病防护重在平时调养，锻炼身体，保持心情舒畅，消除各种外邪入侵和滋生湿热的因素，如憋尿、过食肥甘、纵欲过劳等，积极治疗淋证和水肿等疾患，从而达到防止癃闭发生的目的。

【治验】

1973 年在东直门中医院工作时，有一本院女职工求诊。患者 1 年来，入暮则小溲涩滞难出，少腹憋胀，苦不堪言，日间则一如常人，曾多方求医，服过八正散、五苓散及补中益气汤等利尿、补气诸方均未获效。顷诊，胸闷、气促，时有咳嗽，舌苔薄白，脉沉弦，寸口独大。清·李用粹言："一身之气关于肺，肺清则气行，肺浊则气壅。故小便不通，由肺气不能宣布者居多，宜清金降气为主。"该病正与此相符，属肺气壅滞，肃降失司，水道不通所致。故拟投与苏叶，辛温入肺，助肺之宣发；杏仁辛温入肺，助肺之肃降。各取 10g，煎汤代茶，俟肺气宣降正常，水道通畅，则其溲自利，所谓提壶揭盖是也。果然，三日之后，患者来告，痼疾全失。

第二十六节　阳痿

【概述】

阳痿是指青壮年时期，阴茎不能勃起，或举而不坚，影响正常性生活的病证。属痿证范畴。阳痿的常见病因是肾气不足。但也有湿热浸淫、宗筋弛缓所致者，或由于用脑过度、工作繁忙、无暇顾及性生活日久致痿的。总的说来，一定要从四诊方面仔细观察才能不误。本病有初起即不能勃起而痿软者；有初起勃起而不坚，未交即泄者；或已入内而痿软者。程度不同，轻重不一。阳痿病除少数器质性病变难以治愈外，绝大多数为功能性疾病，经过合理治疗和适当调护后，一般可以恢复，但是一定要加强体力锻炼，切不可见阳痿即认为是虚。

《内经》未载"阳痿"之名，而有"阴痿""阴器不用""宗筋弛纵""纵挺不举"诸名称。其后诸书皆宗《内经》而称为本病为"阴痿"。阴痿、阳痿皆同，阴者指阴部，阳者指阳具。《济生方》则称本病为"阳事不举"。至《景岳全书》始以"阳痿"名本病，并以"阳痿"名篇。曰："阴痿者，阳不举也。"明确指出阴痿即是阳痿，至此阳痿之名才定。

《内经》对阳痿的病因认识比较全面，如《素问·痿论篇》云："思想无穷，所愿不得，意淫于外，入房太甚，宗筋弛纵，发为筋痿。"《灵枢·经筋》云："足厥阴之筋……阴器不用，伤于内则不起，伤于寒则阴缩入，伤于热则纵挺不收。"又曰："悲哀动中则伤魂，魂伤则狂妄不精，当人阴缩而挛筋。""恐惧不解则伤精，精伤则骨酸痿厥。"说明外感邪气，损伤足厥阴肝经，或精神情志不当，悲哀恐惧亦可致阳痿。至明代张景岳对本病病变因素的认识有了进步，《景岳全书·阳痿》云："男子阳痿不起，多由命门火衰，精气虚冷；或七情劳倦，损伤阳气；亦有湿热炽盛，以致宗筋弛纵而为痿弱者。"指出湿热可致本病。王节斋则认为少年志意不遂，抑郁不伸，可致本病。林佩琴《类证治裁·阳痿》提出"先天精弱者"易致本病的观点。这些论述表明，对阳痿病因的认识越来越深入和完备。

对于阳痿之病机，历代论述颇丰：①命门火衰。《外台秘要》云："五劳七伤，阴痿。"《证治汇补》亦云："房劳太甚，宗筋弛缓，发为阴痿者，乃命门火衰……"②肾虚精衰。《诸病源候论·虚劳阴痿候》云："劳伤于肾，肾虚不能荣阴器，故萎弱也。"《外台秘要》云："病源肾开窍于阴，若劳伤于肾，肾虚不能荣阴气，故痿弱也。"《伤寒六要》则云："阴痿责之精衰，凿丧太过所致。"可见劳伤过甚，肾阴肾精亏损，亦是阳痿形成的病机之一。③肝筋受伤。《医学纲目》云："阴痿皆耗散过度，伤于肝筋所致。经云足厥阴之经，其病伤于内则宗筋不起矣。"④下焦郁火。沈金鳌云："亦有思想无穷，气郁心肾而为阴痿者，乃下焦火郁。"《锦囊秘录》亦云："苟志意不遂，则阳气不舒，阳气者即真火也，譬诸极盛之火，置之密器之中，闭闷其气，使不得发越，则火至死而寒矣，此非真火衰也，乃闷郁之故也。"⑤肝气郁结。沈金鳌云："失志之人，抑郁伤肝，肝木不能疏达，亦致阴痿不起……"⑥肝经湿热。《素问·生气通天论篇》云："因于湿，首如裹，湿热不攘，大筋软短，小筋弛长，软短为拘，弛长为痿。"

《临证指南医案·阳痿》亦云："更有湿热为患者，宗筋必弛纵而不坚举。"⑦气血不足。《景岳全书·阳痿》云："若以忧思太过，抑损心脾，则病及阳明冲脉，而水谷气血之海必有所亏，气血亏则阳道不振矣。"《临证指南医案·阳痿》云："又有阳明虚，则宗筋纵，盖胃为水谷之海，纳食不旺，精气必虚。"由此可见，脾胃受损，气血不足，亦可阳痿。

痿证之治，《内经》有"治痿独取阳明"之说。隋唐诸家则多从温肾壮阳、填精补髓论治本病。《明医杂著》补充了清火坚阴一法。《临证指南医案》则以峻补真元、固肾升阳、舒胆行郁、坚阴祛湿、通补阳明诸法治痿。

【病因病机】

本病的病因除与先天生长发育有关外，大部分是后天因病而致。常见的病因病机有以下几方面。

1.湿热下注　久处湿地，偏嗜生冷甜腻等，致湿热内生，湿性重浊而向下，故湿热易下流至下焦。湿热为病，"大筋软短，小筋弛长，软短为拘，弛长为痿"，湿热下注，宗筋弛纵，故阳痿而不起也。

2.命门火衰　恣情纵欲，房事过度，或误犯手淫，或先天不足，以致肾精亏损，阴损及阳，导致命门火衰，物行阳则动，无阳则静，阳气不足，肾阳不足，故可出现阳痿。其他如腰部外伤，肾督受伤，或病后误治失治，过用寒凉克伐遏凝，或他脏阳虚延损及肾，均可致命门火衰而阳痿。

3.心脾受损　"饮食自倍，肠胃乃伤"，思虑忧郁，损伤心脾，则病及阳明。"阳明主束骨而利机关也"，且脾胃为水谷之海，生化之源，脾胃受伤，必致气血生化不足，宗筋失养而致阳痿。

4.恐惧伤肾　多由素体懦弱，惊恐与疑虑丛生，寐食两废。《素问·举痛论篇》有"恐则气下""惊则气乱"，《灵枢·九针论》云："形数惊恐，筋脉不通。"因惊恐而气下，气乱则气能帅血而正常运行，气血运行失常，宗筋失荣发为阳痿。

5.肝经郁热　足厥阴之脉环绕阴器，如情绪不舒，心情急躁，偏嗜辛辣刺激，或素嗜烟酒，肝经郁热，郁则气机不畅，郁极则上逆，热则灼阴耗血，致气血不输注于下，遂致宗筋失养，弛缓不收而阳痿成也。

【辨证】

据临床所见，阳痿以湿热下注和命门火衰两类较常见，由肝经郁热所致者亦不少。

1. 辨清虚实　发病缓慢，先有纵欲过度、遗精、早泄、手淫而后引起，舌淡，尺脉弱，面色㿠白不荣，精神萎靡，腰膝酸软者，多为虚证；起病急骤，病程较短，无纵欲过度、遗精、早泄、手淫史，素体壮实，此种阳痿则常为实证。

2. 推究原发脏腑　本病每多由肝、肾、脾、胃等脏腑疾病引起，因此辨证中必须推究原发脏腑，据脏腑病变的不同而采取不同的治疗。如见阳事不举，精薄清冷，面色㿠白，精神萎靡，腰膝酸软，畏寒肢冷，舌淡苔白，脉沉迟，有恣情纵欲、早婚、手淫史及素体薄弱者，多为肾脏疾病所致。如病起于思虑忧郁，见阳事不举，面色不华，胃纳不佳，舌质淡，苔薄腻，脉濡软沉取力弱者，多由脾胃疾患所致。如病由情志不舒，心情急躁，精神紧张，见阳事不举，精神抑郁不展，或心烦急躁易怒，夜寐不安梦多，胸胁痞闷，嗳气不舒，脉弦滑，苔薄白者，多由肝脏疾病所致。

3. 辨别无火有火　阳痿的辨证治疗，历来注重命门火衰，而以温补肾阳为主。但临床上，不能一概以温补肾阳为主，须辨别有火、无火。如阳痿而兼见面色㿠白，畏寒肢冷，舌淡苔白，脉沉迟者，是为无火；阳痿而兼见烦躁易怒，小便黄赤，苔黄腻，质红，脉濡数或弦滑者，是为有火。辨证的依据，以脉象、舌苔为主。

《医津一筏》认为治痿不可纯以助火之剂。《临证指南医案·阳痿》则指出："盖因阳气既伤，真阴必损，若纯乎刚热燥涩之补，必有偏胜之害，每兼血肉温润之品缓调之。"

【论治】

（一）心脾不足

[主症] 长期睡眠不足，精神疲惫，劳伤心脾；或脾胃虚弱，化源不足，或思虑过度，精神紧张，日久则心脾皆亏；神倦乏力，便溏，饮食不甘，夜寐不安，梦多不恶，阳痿或举而不坚，性欲减退。脉沉细或虚大无力，舌胖淡润。

[治法] 养心安神，扶脾益气。

[方药] 归脾汤加减：党参 6g，当归 9g，白术 9g，生黄芪 9g，炙甘草 3g，茯神 12g，炒枣仁 12g，木香 3g，龙眼肉 30g，生牡蛎 30g。

[加减法]

（1）若气短严重，甚至兼见脱肛、内脏下垂等中气下陷表现，可加升麻

6g，加重黄芪用量至 15~30g。

（2）若饮食不甘，食少者，勿用消导，只宜生发胃气，加焦三仙各 10g，或少用生谷、稻芽等各 3~6g。

（3）大便溏稀，次数较多者，加葛根 10g、煨姜 6g。

（4）中虚不运而兼腹胀难消者，加大腹皮 10g、木香 6g、砂仁 3g。

（5）若舌苔白腻，胸痞脘闷，脉兼濡象者，中虚不运而生湿也，加苏叶 6g、佩兰（后下）10g。

（二）肾阳不足

［主症］少年手淫，或早婚，或纵欲过度，久则命门火衰。面色枯萎不荣，色㿠白，头晕，后脑作痛。阳痿势重，阴头寒，痿而不起。脉象沉迟两尺尤甚，舌胖嫩苔滑润，边有齿痕。

［治法］温补下元，治在肝肾。

［方药］五子衍宗丸加减：熟地黄 12g，芡实米 24g，枸杞子 12g，覆盆子 9g，菟丝子 9g，当归身 9g，山萸肉 3g，巴戟天 9g，补骨脂 12g。

［加减法］

（1）若火不甚衰，只因气血薄弱者，治宜宗左归丸。

（2）若小便清长不禁，或夜尿频多者，加肉桂 3g、益智仁 6g、桑螵蛸 9g。

（3）若肾气亏，腰膝酸软者，加杜仲、川续断、狗脊、牛膝各 9g。

（4）若服壮阳药，强行房事，房事后，冷汗自出，气喘面黄，手足厥冷，睾丸抽缩，此阳脱证，急宜回阳救脱。用淡附片 9g、淡干姜 6g、吴茱萸 3g、生黄芪 30g、人参粉 3g，浓煎热服，或俟冷服。

（三）湿热下注

［主症］体丰多湿，热病后余热未清，或素嗜酒，过食肥甘，湿热蕴结不解，下焦宗筋弛缓。阳痿不举，阴茎痿软，阴囊潮湿。小溲赤热，大便初硬后溏，一身无力，心烦梦多，两脉沉濡，按之弦细，舌绛，苔腻胀厚。

［治法］清化湿浊，兼以泄热。

［方药］二妙丸加减：黄柏 6g，苍术 4.5g，防风 6g，川楝子 9g，泽兰 9g，菖蒲 6g，郁金 6g，六一散（布包）12g，焦三仙各 9g。

［加减法］

（1）若少腹不适、睾丸肿痛者，加青皮 6g、橘核 9g。

（2）尿白浊、尿后余沥不禁、臊臭者，加赤茯苓 9g、萆薢 12g、萹蓄 9g。

（3）若肝经郁热较甚者，加龙胆草 3g、柴胡 6g、黄芩 10g、木通 3g。

（4）若心烦急躁、梦多者，兼胆热上扰，加竹茹 6g、炒枳壳 6g。

（四）肝胆郁热

[主症]素体阳盛，性情急躁，体质强壮，暴怒之后，胆火肝热蕴郁不解，肝热下迫，宗筋失养而见阳痿，病日较短，病发较速；口干苦，面赤，小溲赤热，大便干结，脉弦细滑数，或弦滑数，舌红尖部起刺，苔黄腻。

[治法]急用清肝泻火。

[方药]龙胆泻肝汤加减：青黛粉（冲）6g，川楝子 12g，防风 6g，龙胆草 3g，柴胡 6g，黄芩 12g，栀子 9g，杏仁 10g，苍术 3g。

（五）下元虚损

[主症]素体薄弱，或纵欲过度，老年肝肾早亏致阳事不兴，阴茎痿软不举。下肢逆冷，行动不利，大便溏稀，小溲清长，腰酸，两目视物不清，脉象濡软，按之力弱，苔滑润，舌淡嫩。

[治法]填补下元，温养肝肾。

[方药]固精丸加减：芡实米 15g，菟丝子 9g，巴戟天 12g，仙茅 9g，仙灵脾 9g，补骨脂 9g，桑螵蛸 9g，鹿角霜 9g，生龙骨 15g，生牡蛎 15g。

【小结】

肾为先天之本，司藏精而主生殖；厥阴之脉过阴器；阳明之脉主宗筋。此三脏，皆与人之性功能相关。故阳痿之病，亦当求之此三脏。不独命门火衰可致阳痿也。故临床之际，大忌一见阳痿，便谓命门火衰，而投温补之剂。当合参脉证，详究病机。若湿热壅滞者清化之，肝气郁结者疏解之，胃气匮乏者健运之，大惊卒恐者安定之，阳郁不伸者升发之，瘀血阻络者疏通之。贵在得其病机耳。

【治验】

孙某，男，24 岁。

新婚 3 个月，婚后即阳事不举，特来求诊。患者主诉半年来嗜睡严重，工作中即可入睡。体质较胖，面色光亮且红，婚后 3 个月即阳痿，夫妻关系恶化，两月来苦闷异常，曾购服补药百余元，未见好转，每晚都饮酒解愁。脉濡软且滑，按之濡数，沉取弦数且急。舌苔垢腻根厚，舌质红。同学中有谓重用参、芪以补气，有谓用大量桂、附以温阳，有谓当用填补以益精，亦有建议服山西龟灵集，最后皆同意以三鞭丸、龟灵集朝暮服用。余根据病者脉、舌、色、症，予清化湿热。

[处方]柴胡 6g，苏梗 10g，藿梗 10g，独活 5g，草蔻 5g，车前子 10g，山栀 6g，黄芩 10g，龙胆草 10g，醋大黄（后下）10g，2 剂。

二诊：5 天后，患者来道谢，谓阳痿已愈，嗜睡已轻，已上班两天，今请再赐一方以资巩固。诊脉左手弦滑，按之濡数，其势渐缓，右手关尺仍濡，但数急之象大减，苔已渐化，而舌质红。此病湿热积滞蕴郁渐化，三焦气机渐通，药后大便畅通 3 次，腑热明显大减。本例阳痿，体质强实，其乏力、体胖与湿热有关。湿郁蕴热，胃肠积滞，又加嗜酒，肝经为湿热蕴郁下迫而致阳痿，如肝经湿热积滞渐化，则嗜睡、阳痿可愈。若总以滋补肝肾，温养命火，抑或益气，其后果可知。故再予清化湿热、活血通络以缓筋急。

[处方]柴胡 6g，黄芩 10g，泽兰叶 10g，片姜黄 6g，蝉衣 6g，钩藤 10g，川楝子 10g，防风 6g，杏仁 10g，大黄粉 2g，龙胆草（后两味研细分冲）4g。3 剂。

并嘱患者禁糖、戒酒，忌蒜、葱、韭、辣椒等辛热之品，劝其每日增加体力锻炼以巩固疗效。

第二十七节　遗精

【概述】

遗精分为梦遗和滑精两种。梦与女交而遗精者为梦遗；没有梦感而精液自滑或见色而流精者谓之滑精。遗精的发生不全属病理。成年未婚男子身体健康，偶有遗精（每月不超过 2~3 次）属于正常；或已婚男子，与爱人分居，偶有遗精，也属正常生理现象，不能按病论处。

隋汉以前，遗精多从虚损立论。自《内经》开始就认为五脏主藏精，不可伤，伤之则失守，并论述了恐惧伤肾，肾失所藏，即为遗精之证。《灵枢·本神》篇说："恐惧而不解则伤精，精伤则骨酸痿厥，精时自下。"张仲景《金匮要略》亦从虚劳立论，认为："劳之为病，其脉浮大，手足烦，春夏剧，秋冬瘥，阴寒精自出，酸削不能行。"并提出用小建中汤、桂枝加龙骨牡蛎汤治疗。隋代巢元方《诸病源候论》亦将遗精归入虚劳中，认为："肾气虚弱，故精溢也。"

唐宋时期，对遗精的认识有很大发展，《千金要方》《外台秘要》等都记载了许多治疗遗精的方剂，而且在病因上也开始突破虚劳的范畴。如《普济本事方·卷三·膀胱疝气小肠精漏》认为遗精有数种，既有"下元虚惫，精不禁者"，又有"情欲动中，经所谓所愿不得"。

元明时期，遗精的辨证论治体系逐渐完善。朱丹溪把遗精分为4种，认为："有用心过度，心不摄肾，以致失精者；有思色欲不遂，精乃失位，输精而出者；有色欲太过，滑泄不禁者；有年壮气盛，久无色欲，精气满而泄者。"说明当时已认识到遗精有病理之变，亦有生理之常。更可贵的是，丹溪强调梦遗多有热证，尤其湿热者更多，并提出了具体方药，同时把遗精分为滑精和梦遗两类进行论治。至明代，许多医家强调治遗精必须辨证，不可概用补涩之法。《证治要诀》认为："失精梦泄，亦有经络热而得者，若以虚冷用热剂，则精愈失。"《医学纲目》将之分为神浮、痰饮、伤阴、伤阳、阴阳俱伤五类，强调"不可一概用药"，《明医杂著·梦遗滑精》补充湿热遗精一证，认为："殊不知此证，多属脾，饮酒厚味，痰火湿热之人多有之。"至《景岳全书》综合诸家之论，对遗精的证治进行了系统的概括，认为："遗精之证有九，凡有所注恋而梦者，此精为神动也，其因在心；有欲事不遂而梦者，此精失其位也，其因在肾；有值劳倦即遗者，此筋力不胜，肝脾之气弱也；有因心思索过度辄遗者，此中气有不足，心脾之气虚陷也；有因湿热下流，或相火妄动而遗者，此脾肾之火不清也；有无故滑而不禁者，此下元亏虚，肺肾不固也；有素禀不足，而精易滑者，此先天元气之单薄也；有久服冷利等剂，以致元阳失守而滑泄者，此误药之所致也；有壮年气盛，久节房欲而遗者，此满而溢者也。"

明清两代医家不仅认为遗精与肾有关，还与五脏七情有关。《医宗必读》认为："五脏各得其职，则精藏而治。苟一脏不得其正，甚则必害心肾之主精者焉。"明清医家如李中梓、程国彭等都认为："以不梦而自遗者，心肾之伤居多；梦而后遗者，相火之强为害。"即以有梦、无梦别其所病脏腑在心还是在肾。受其影响，后世有"有梦为心病，无梦为肾病"之说。对此论的评价，林佩琴《类证治裁》较为公允。他认为有梦治心，无梦治肾，虽为简要，但也必须认识到："其所因不同，为遗为泄亦异，皆当分别施治。"清代《石室秘录》针对时弊强调："梦遗原无止法，愈止而愈泄。"执论虽有偏颇之处，但对后学者不无启迪。

此外，文献中还有"白淫"一词，《医宗必读》释为："有色欲不遂而得精泄者……甚则耳闻目见，其精即出，名白淫。"其论治历代医家多归于遗精范围。

【病因病机】

遗精的病因是多方面的，不独肾失封藏，同时亦有属实的一面，现概述如下。

1.劳心思欲　劳心过度，思欲不遂，暗耗心阴，心阳独亢，心火不能下交于肾，肾水不能上济于心，心肾不交，内扰精室，即林佩琴所说"用心过度，心不摄肾"之理。

2.郁怒伤肝　情志不节，气郁不调，肝气不达，郁而化火，肝胆内寄相火，致相火偏妄，内扰精室发为遗精。正如《张氏医通》所论："以肝热则火淫于外，魂不内守，故多淫梦失精。"

3.房劳伤肾　恣情纵欲，房劳过度，肾精亏损，阴虚则火旺，虚热内扰精室而发为遗精；或肾中阳气亏损，失其封藏之职，精不内藏而滑泄于外，是为滑精之病。即《证治准绳》所谓"入房太甚，宗筋弛纵"之病变。

4.湿热下注　本证多因素体丰腴，痰湿内盛，更加嗜食肥甘厚味，贪图安逸，湿浊内生，湿郁化火，湿热下注，热扰精室而作。正如《古今医鉴》所说："饮食厚味，痰火湿热之人多有之。"

总之，遗精之发病，多与人的思想因素有很大关系。此外，贪图安逸、饮食肥甘之人，亦每易患此证，临证之时不可忽略。

【辨证】

1.辨常与病　遗精一证，多有属于正常范围者，尤其青年未婚男子多见，加上卫生知识缺乏，多来求医问病，因此应在详细询问病史的基础上，辨明是否属于生理性，否则妄施药物，同时会增加患者的思想负担，这点应向患者解释清楚。

2.辨虚与实　遗精属虚者有之，但属实者尤多，应以脉、舌、色、症详细分析。肾虚精滑者多有较长的病程，其多表现为一派虚损之象，与湿热下注、肝胆火旺、心火偏亢者在脉象和证候上大不相同。

3.辨寒与热　论治遗精切不可动以补涩，当分其寒热，定其虚实。心阳偏亢，心肾不交，肝胆火旺，湿热下注之证，其性为热，切不可施以温补之品，以免助热伤阴。再者，肾虚之证亦有寒热、阴阳之别，肾阴虚者多为虚热之变，肾阳虚者多为虚寒之变，不可不识。

【论治】

（一）心神不宁，虚火妄动

[主症] 用心过度，思欲未遂，头晕心悸，寐欠安宁，梦遗心烦，大便干结，口干，甚则口舌生疮，脉见细弦小滑，舌尖多红。

[治法] 镇心安神，定志止遗。

[方药] 安神定志丸化裁：朱茯苓 12g，朱茯神 12g，沙参 10g，远志 10g，菖蒲 10g，麦冬 10g，玄参 15g，生龙齿 20g，灯心草 3g。

[加减法]

（1）兼泻胆火：兼见胆火上扰，心烦梦多，惊悸不宁者，可加竹茹 6g、陈皮 10g、半夏 6g。

（2）兼疏肝郁：若见肝郁气滞，肝经郁热，脉沉弦数者，可加用疏肝达郁泄热之品，如柴胡 6g、黄芩 10g、郁金 6g、香附 10g。

（二）肾不藏精，相火偏旺

[主症] 肾阴久亏，阴分不足，阴虚则相火偏旺，虚热扰于精室而精液自遗。肾虚故腰酸；虚热上扰故头晕耳鸣，疲乏无力。久病体弱，形瘦气少，面色不华，精神疲惫，甚则时时精液自流，脉沉弱，舌白尖红。

[治法] 滋肾阴，泻虚火，止遗精。

[方药] 大补阴丸化裁：生地 10g，熟地 10g，龟板（先煎）20g，白芍 12g，黄柏 6g，知母 6g，芡实米 10g，生牡蛎 20g。

[加减法]

（1）益肾摄精法：若肾阴不足，肾气亦亏者，可于方中加杜仲 10g、补骨脂 10g、川续断 10g、肉苁蓉 10g。

（2）阴阳并补法：若阴损及阳，阴阳两虚者，可于本方中加双蚕蛾 6g、肉桂子 9g、山萸肉 6g、龙眼肉 10g，或肾气丸亦可。

（三）肝热上扰，胆火过炽

[主症] 肝胆郁热，胆火妄动，心烦急躁，寐则噩梦纷纭，舌红口干尖绛肥刺满布，苔黄根厚，口臭味恶，大便干结，小溲赤热，脉弦滑而数。

[治法] 清泄肝胆，以止其精。

［方药］龙胆泻肝汤加减：龙胆草 3g，栀子 6g，黄芩 10g，黄连 6g，防风 6g，郁金 6g，大黄 1g，钩藤 10g，木通 3g。

［加减法］

（1）养阴清热法：若脉细弦，舌绛口干，阴分不足者加白芍 15g、生地 10g、玉竹 10g，以育阴清热。

（2）通腑泄热法：若大便干结者，乃为腑气不通，热郁不得开达，可加大黄 2~3g，以开其郁闭，透达郁热。

（3）开郁泄热法：若肝郁为主，而热象不重者，当先开其郁闭，调其肝气，不可过用寒凉，可选用升降散方法。药用蝉衣 6g，僵蚕 10g，片姜黄 6g，大黄 0.5g，柴胡 6g，黄芩 10g，香附 10g，郁金 6g。

（四）湿热下注，热迫相火

［主症］素嗜茶醇厚味，湿热蕴郁下焦，相火妄动夹湿热下迫，故遗精发作，口淡且苦，一身酸楚，四肢乏力，舌多黄腻，质多红，脉见濡数。

［治法］清化湿热，兼泻相火。

［方药］防风通圣散化裁：防风 6g，大黄 1g，荆芥炭 10g，苏梗 3g，栀子 6g，黄柏 6g，冬瓜皮 30g，黄芩 10g，六一散（冲）10g。

［加减法］

（1）兼凉血活瘀法：湿热蕴郁日久，血脉瘀滞，脉络失和，脉濡软，按之弦滑且数，舌质红，甚见瘀斑，可加赤芍 10g、茜草 10g，以凉血散瘀。

（2）生活调理法：患者一则必须注意饮食清淡，忌食肥甘厚味、辛辣刺激的食物；二则必须坚持身体锻炼，使气血畅达，三焦通畅，有利于湿热之邪的祛除。

【小结】

遗精一证，古法颇多，但贵在临证权衡变通。究其因有湿热，有肝热，有神浮，有肾亏；辨其证有寒、热、虚、实之异；论其治则有清化湿热、疏肝泄热、安神定志、滋补下元等不同，而涩精之法只宜于肾虚失藏者，若邪未去者，切不可用，否则有闭门留寇之弊。

【治验】

案 1　有张某富商之子，因遗精久不愈，经余诊后，脉、舌、色、症皆如常，几年来每服参、芪、桂、附皆不效。即告之，切不可自服补药。建议每晚练拳，夜间睡觉用布带制成圈套，将两腿与项部共套成弓形，晚间素食，量宜少，即效。

案2　钱某，男，20岁，1974年10月诊。

二八后，肾气渐盛，内热蕴郁，夜梦失精，非属肾虚，乃热迫下元所成。今诊脉象弦细且数，全是阴伤阳亢之象，用清热育阴、泻南补北方法。

沙参10g，麦门冬10g，玄参10g，生知母10g，五味子10g，珍珠母20g，竹茹10g，炒枳壳10g，服3剂后，病势大减，继服5剂而愈。

按：男子八岁，肾气实，齿更发长，二八肾气盛，天癸至，精气溢泻。本属正常，若内热蕴郁，心神妄动，君相火旺，干扰精室，致使封藏失职，则成遗精之证。日久必伤阴分，方中用沙参、麦冬、玄参、生知母以清蕴热，滋肾水，济心火；珍珠母清肝热，安心神；五味子皮肉甘酸，核中苦辛，且都有咸味，五味俱备，故能安神敛精；竹茹、枳壳调内乱之气机。郁热去，心神安，气机调则其病渐愈。

第二十八节　疝气

【概述】

疝有两种解释，一指少腹引睾丸作痛，或睾丸肿痛；一指腹中攻冲作痛。目前中医所探讨的寒疝、㿉疝、水疝、狐疝、气疝等，其含义属于后者，即指睾丸、阴囊肿胀作痛或牵引少腹疼痛的一类疾病的总称，属于狭义疝气的范围。几千年来中医积累了丰富的治疗经验，但是病情危急或治疗不成功的病例仍需用手术治疗，切不可专以服药为主。

隋代以前的医籍中，疝的含义有两方面，一指阴囊、睾丸作痛或牵引少腹，即后世所谓睾丸之疝；一指腹中攻冲作痛，即后世所谓腹中之疝。《金匮要略》所谓"寒疝，腹中痛，逆冷，手足不仁"及《素问·五脏生成篇》所谓"有积气在腹中，有厥气，名曰厥疝"即属后一种含义。《内经》中疝的分类较多，其中属于阴囊、睾丸肿痛者有谓之"狐疝""癩疝""癃疝""㿗疝"；属于少腹攻痛者谓之"冲疝""厥疝"。隋时巢元方认为："疝者，痛者也。"并将其分为厥疝、癥疝、寒疝、气疝、盘盘盘疝、附疝、狼疝等七疝，但据其所述，仅狼疝指睾丸、阴囊肿痛之疾。唐以降，论疝多侧重于睾丸之疝，唐代《千金方》、宋代《济生方》均把癩疝分为肠癩、卵肿、气癩、水癩等四种。《济生方》认为：

"病则卵核肿胀，偏有大小，或坚硬如石。"至金元时期，对睾丸之疝的论述更为详尽。张子和《儒门事亲》从"环阴器而上入少腹者，足厥阴肝经也"立论，强调"诸疝皆归肝经"。论疝皆以病在前阴为主，并把疝分为七类，"七疝者何也？寒疝、水疝、筋疝、血疝、气疝、狐疝、㿉疝，是谓七疝。"并且详细论述了七疝的临床表现。自子和所倡，后世多从其说，惟明代李中梓《医宗必读》持有异议，李氏大驳张子和、巢元方七疝分类，而取《内经》之义，概为"冲疝""狐疝""㿉疝""厥疝""瘕疝""癀疝""癃癃疝"七类，但其观点没有大的突破，亦不为后世采纳。

从《内经》开始，有以男子言疝，女子不言疝而言瘕之说。《景岳全书》概言之"但女子不谓七疝，而谓之瘕"。不过，仍多从疝气辨治，张氏同时也批评"女子无疝"论者，指出："今人但知男子之疝，而全不知妇人之疝，殊失之矣。"其实，前人已有论述女子疝病，只是将其定义为"瘕"而已。再者，《甲乙经》认为疝为"邪在小肠"。故后世有谓疝气为小肠气，至今小肠气还被认为是疝气的代名词。但切不可认为疝气即是小肠之病，这点张子和早已进行了批驳。

睾丸之疝的成因，《内经》认为与任脉、肝经有关，《素问·骨空论篇》说："任脉为病，男子内结七疝，女子带下瘕聚。"《灵枢·经脉》篇说："是主肝生病者……狐疝遗溺闭癃。"但唐以前多从虚、寒立论，如巢元方认为："皆由荣卫虚弱，饮食寒温不调，致风冷邪气乘虚入腹中，遂成诸疝。"唐以后对疝气形成的认识渐为完善，宋《济生方》指出："多由不自卫生，房室过度，久蓄忧思恼怒之气，或久坐湿处，或劳役无节，皆能致之。"《河间六书》更明确地指出疝气亦有因热而致者。《丹溪心法》强调湿热、痰湿、瘀血、寒气四者相互为用发为疝气，指出："疝痛湿热，痰积流下作痛，大概因寒郁而作，即是痰饮、食积并死血。"张子和《儒门事亲》首倡"疝者归之肝经"。明代《古今医统》较为全面地概括了疝气的成因："疝者多湿热，怒气伤肝，房劳过度，心肾包络郁结，小肠皮里膜外，气聚无出，以致如斯。"

隋以前，论疝主于寒，故用药多以温通为法。《金匮要略》用大乌头煎、乌头桂枝汤、蜘蛛散等治疗。唐宋以降，论治多强调审证求因，不可拘于一证。《河间六书》指出："不可止言为寒，当以脉证别之。"明时《医宗必读》从症状辨其寒热、虚实、气血之异，指出"寒则多痛，热则多纵，湿则肿胀，虚者亦肿坠且冷，在血分者不移，在气分者多动。"张景岳在强调"必当因其所因，辨而治之"的同时，指出"治疝必先治气"，具有一定的临床意义。在生活调理方面，《医学入门》指出："细思非断房事与厚味不可。"这是只考虑虚弱的一个方面。

总之，疝气自《内经》就有较为详细的论述，但鉴于概念上较为繁杂，后世提出了"七疝"之分。同时，疝气的概念从腹中之疝与睾丸之疝合论的广义疝气说，逐渐演变为专指睾丸之疝的狭义疝气说。其中张子和"七疝"之论，对后世影响较为广泛，可谓具有划时代的意义。

【病因病机】

疝气形成的原因主要责之于足厥阴肝经，与任脉也有一定关系。导致本病发生的原因很复杂，概而言之，有感受寒湿、内伤七情、嗜食肥甘及劳役过度等。

1. 阴寒凝结　素体阳虚，或久居湿地，起居失节，感受阴寒冷湿，阴寒凝结阴分发为疝痛。正如张景岳所说："必因先受寒湿或犯生冷，以致邪聚阴分。"

2. 湿热下注　素为体丰痰湿内盛之体，又嗜食肥甘厚味，导致中焦失运，湿热内生，下注于下焦阴分；或由寒湿郁久化热而成。正如《丹溪心法》所论："疝痛湿热痰积，流下作痛。"

3. 水湿下流　由于饮食失节，水湿内生，流蓄下焦，聚于阴分发为疝病。较之上条，本病机偏于湿饮为盛，而上条则为湿热俱盛。

4. 肝郁气滞　情志抑郁，肝气不疏，气滞络阻而发。《医学入门》指出了本型的特点是："气疝上连胃俞，下及阴囊，得号哭愤怒之郁而胀，或劳役坐马，致核肿胀。"

5. 气虚下陷　年老素体虚弱，加之劳役过度，或久病之后，中气虚弱，升举无力，而导致本病的发生，《儒门事亲》指出："小儿亦有此疾，俗名偏堕，得于父已年老，或年少多病，阴痿精怯，强力入房，因而有子，胎中病也。"强调先天不足，每易发为疝病。

总之，正如《古今医统》所说："疝者多湿热，怒气伤肝，房劳过度。"加之感受寒湿，阴寒凝聚，遂成是病。

【辨证】

1. 辨寒热虚实　从病辨之，寒之为病有寒湿凝聚之实与阳虚阴盛之虚；湿之为病有寒湿与湿热之寒热不均；气之为病有肝郁气滞与气虚下陷之虚实相异。从症状辨之，《医宗必读》指出："寒则多痛，热则多纵，湿则肿胀，虚者亦肿坠且冷，在血分者不移，在气分者多动。"

2.辨轻重缓急 从临床观察所见，疝之轻重缓急迥然有异，轻者来势缓，发展慢，可采取药物保守治疗。重者，来势急，发展快，如西医所谓嵌顿疝，处理不当，易致组织坏死，甚则危及患者生命，应急转外科手术。因此，临证当详细检查，不可疏忽。

【论治】

（一）寒疝

[主症] 阴寒凝结，故阴囊冷，结硬较重，时有阳痿之证，或掣睾而痛，甚则坠胀，舌淡滑腻，脉必沉迟，四肢逆冷，便溏溲长。

[治法] 温肝散寒。

[方药] 暖肝煎加减：炒小茴 3g，肉桂子 2g，高良姜 4g，干姜 4g，沉香 1.5g，吴茱萸 5g，附子 6g。

[加减法]

（1）若兼肝郁气滞者，先以疏调之剂，或于方中加香附 10g、木瓜 10g、晚蚕沙 10g。

（2）若中气虚者，方中加党参 10g、桂枝 10g、白术 10g、当归 10g、艾叶 6g。

（3）若寒邪较重者，可于方中增附子至 10~20g，吴茱萸至 10g，再加川椒目 6g。

（4）外熨法：食盐 500g 炒热，加茴香子 60g（炒香，以味出为度），喷洒食醋 100g，熨痛处。

（二）癫疝

[主症] 气分不足，湿浊下流，故睾丸肿大重坠，如升如斗，不痒不痛，一身酸楚，腰际作痛。

[治法] 清化湿热。

[方药] 三层茴香丸加减：柴胡 6g，升麻 6g，小茴香 10g，川楝子（巴豆油炒）10g，木香 6g，荜茇 6g，附子（先煎半小时）6g，茯苓 12g。

[加减法]

（1）湿邪较重时，加苍术 6g、防风 6g、赤苓 10g。

（2）若下肢脉络不和者，加桑枝 15g、丝瓜络 10g、赤芍 10g、红花 6g。

（三）水疝

[主症] 水湿流于下焦，阴囊肿痛如水晶，光亮透明，甚则痒而出黄水，少

腹按之有水声，热郁于内，脉沉实且数。

[治法] 分消湿热，以退囊肿。

[方药] 大分清饮加减：川楝子10g，大腹皮10g，大腹子10g，栀子6g，黄柏6g，黄芩10g，茯苓30g，车前草12g，橘核6g，防风6g。

[加减法]

（1）若属三焦不利，可加苏叶6g、杏仁10g以宣肺气，并畅三焦。

（2）若湿盛而热不明显者，可酌加宣阳之品，如桂枝3g、防风6g、生姜3g、茯苓10g。

（3）若体壮、脉浮沉皆有力者，可用禹功散以逐其水。药用：川楝子10g，炒小茴6g，海藻15g，黑、白丑末各（冲）1~2g。

（四）狐疝

[主症] 疝病气分不足，升力不够，行动站立则出少腹入囊中，偏坠或睾丸肿大，卧则入少腹中，恢复常态。

[治法] 升阳举陷。

[方药] 补中益气汤加减：黄芪15g，党参15g，升麻6g，柴胡10g，陈皮6g，炒小茴6g，白术10g，当归10g，橘核6g，荔枝核6g。

[加减法]

（1）若中气过虚，阳气不足时，下肢浮肿，脉象沉迟，加肉桂6g、附子6g，并可酌加人参粉（分冲）3~10g。

（2）外治法：可用"丁"字托垫，或加外用洗药、敷药。

（3）本病发生多因腹壁薄弱或腹股沟鼠蹊皮下环关闭不全导致，往往须采取手术修补，药物治疗效果多不满意。

（五）气疝

[主症] 由于气滞而引起疝病发作，以气窜为主，两脉均有力。

[治法] 疏理气机，以退其疝。

[方药] 天台乌药散化裁：旋覆花（包）10g，炒小茴3g，橘核6g，青皮6g，川楝子（巴豆油炒）10g，沉香末（冲）1g。

[加减法]

（1）若因气郁或暴怒而疝气发作，可加苏叶10g、苏梗10g、杏仁10g，以宣气开郁。

（2）若有郁热时，可用苦寒泄热、疏理气机之品，配合外用热敷等。

【小结】

疝气乃奇经之证，虽有气、血、寒、水、狐、癫等诸疝之分，总属正邪相混，虚实夹杂之证。故治疗必以疏理条达为法，祛邪扶正，标本兼治。又，此病日久入络，亦必然之事。又当参以活血通络，仿叶天士络病治法，虫蚁搜剔，丸剂缓攻。若发生嵌顿，宜速手术治疗，不可不知。

【治验】

张某，男，57岁，1931年6月诊。

少腹引左侧睾丸肿痛，舌白苔腻，脉象沉迟，少腹发凉，此属下焦虚寒，为寒疝之证，当用橘核丸方法以暖其痛。

橘核6g，荔枝核6g，台乌药6g，祁艾叶6g，炒香附10g，吴茱萸3g，炮姜3g，苏叶10g，肉桂3g。

附　奔豚气

奔豚气即指患者自觉气从少腹上冲胸咽，如豚猪之奔状。

早在《内经》就有类似的记载，如冲疝、伏梁、息贲、肥气、痞气等。明确论述本病的临床表现及证治方药者，为《伤寒论》与《金匮要略》，仲师认为："奔豚病，以少腹起，上冲咽喉，发作欲死，复还止，皆从惊恐得之。"并采用苓桂剂及奔豚汤来治疗，其后各家多从其说。

本病之形成，主要有两方面。一者乃惊恐恼怒，肝郁化火，冲气上逆；二者乃因久病或失治误治，劳役过度，心肾阳虚，水湿内生，阴寒上逆而为。故其证治，亦当分而论之。

（一）肝郁化火，冲气上逆

[主症]惊恐恼怒之后，肝郁蕴热，气从少腹上冲胸咽，脉必弦细而数，形体瘦弱，心烦急躁，其他无器质性病变。

[治法]苦泄折热。

[方药]奔豚汤加减：桑白皮（代李根皮）15g，白芍15g，生草6g，半夏12g，黄芩10g，葛根10g，川楝子10g，代赭石10g。

[加减法]

（1）若大便干结，舌苔黄厚质红者，可加龙胆草3g、瓜蒌20g、片姜黄6g。

（2）若血虚体弱者，宜加养血药，可用甘草20g、大枣20枚、浮小麦30g，煎汤送逍遥丸 6g，亦可合四物汤、二至丸化裁。

（二）阳虚阴盛，水寒上冲

［主症］水寒之气上冲，气从少腹冲心，舌白胖，脉沉弱。

［治法］温阳散寒，降逆定冲。

［方药］桂枝加桂汤加减：桂枝 10g，白芍 15g，炙甘草 10g，生姜 3g，大枣 20 枚，上肉桂粉（分冲）1.5g。

［加减法］

（1）若中阳不足者，可加参、芪、苓之类。

（2）若下元不足者，可加附子 10g（先煎半小时）、干姜 6g。

这类疾病主要缘于情志抑郁，应当告诫患者，注意节制情感，锻炼身体，饮食宜清淡为佳。

绍琴按：本病在三四十年代曾治不少，多属神经衰弱一类病中，应用这类不同的方子，全能取得成功。一种是属于阴虚肝热者，一种是属于阳虚不足者。主要在于能明确病机。

第二十九节　头痛

【概述】

头痛是临床上的一个自觉症状，多见于各种急、慢性疾病过程中，有时因风、寒、暑、湿、燥、火引起，或因颅压过高、脑血管疾患所致。头痛部位也是各有不同，当分别论治。当以头痛为主要症状时，可按本节有关证型论治。若属某种疾病过程中所出现的兼症，则应参考相应疾病论治。

头痛的差异很大，除与疾病轻重程度及疾病部位特点有关外，还与个体的耐受性有很大关系。因此，临床诊断要通过脉、舌、色、症或结合其他诊断手段判定性质，把握本质。

西医学认为，引起头痛的病变部位可在颅内组织，也可在颅骨或颅外组织，也可由于全身器官性疾病或功能性疾病所致。临床上有必要加以辨别，以判断预后和参考治疗。头痛，自《内经》开始，历代医家都有论述，兹择其主要观点加以概述。

《内经》对外感和内伤因素所致头痛，已有初步认识。《素问·奇病论篇》

指出："当有所犯大寒，内至骨髓，髓者以脑为主，脑逆故令人头痛。"脑髓受邪，功能紊乱则出现头痛。《素问·脏气法时论篇》则有："气逆则头痛。"言气机逆乱，经气有上无下，则头痛作。为后世详论头痛之病因病机奠定了理论基础。

《难经》根据受邪病位和发病特点的不同，把头痛分作"厥头痛"和"真头痛"两类。云："手三阳之脉，受风寒伏留而不去，则名厥头痛。""入连脑者，则名真头痛。"头为三阳之会，三阳经受邪，经气不利则头痛，病在于经脉。邪侵入脑，脑髓受邪，头痛尤剧，故曰"真头痛"，有如"真心痛"之谓。

《伤寒论》不仅更详尽地论述了外感、内伤致头痛的病机，而且立足临床，开创了辨治头痛的先例。外感头痛以风寒病因为主，根据风寒之邪所在部位，划分六经，把头痛作为六经病中的症状之一，加以辨证施治。内伤头痛有寒饮所致，用茱萸汤，谓："干呕，吐涎沫，头痛者，茱萸汤主之。"但是，张仲景并没有把头痛作为一个病来论述。

宋·严用和《济生方·头痛论治》对《内经》"厥头痛"和"真头痛"的发病机制有更进一步的解释。说："气血俱虚，风寒暑湿之邪，伤于阳经，伏留不去者，名曰厥头痛。""痛引脑巅，甚而手足冷者，名曰真头痛。"此外，他认为："风热痰厥，气虚肾厥，新沐之后，露卧当风，皆令人头痛。"已包含了头痛发病的外感、内伤两个因素。直到明·徐春甫《古今医统大全·头痛大法分内外之因》才把外感、内伤的不同明确区分开来。他说："头痛自内而致者，气血痰饮，五脏气郁之病……自外而致者，风寒暑湿之病。"指出外感头痛以三阳经受邪为主。《儒门事亲》谓："夫头痛不止，乃三阳经受病也。"并进而区分疼痛性质之不同，"头与项痛者，是足太阳膀胱之经也；只额角上痛，俗呼为偏头痛，是少阳头痛"。内伤头痛有虚、实两种，朱丹溪认为："头痛多主于痰，痛甚者火多，诸经气滞亦作头痛。"又谓："头风痰者多，有热，有风，有血虚。"

在医书中，头痛门尚有头风一病，《证治准绳》解释说："医书多分头痛、头风为二门，然一病也，但有新久去留之分耳。浅而近者名头痛，其痛卒然而至，易于解散速安也；深而远者为头风，其痛作止不常，愈后遇触复发也。"区别如此。

关于头痛的辨证，伤寒学派辨外感六经甚详，宋·朱肱《南阳活人书》继承《伤寒论》辨证方法，谓："太阳证头痛，发热恶寒……阳明证头痛，不恶寒反恶热……少阳证头痛，小柴胡汤（以方代证）。"李东垣则略辨内证外感云："内证头痛有时而作，有时而止；外感头痛常常有之。"《景岳全书·头痛》辨证最为详尽，谓："凡诊头痛者，当先审久暂，次辨表里。盖暂痛者，必因邪气，久病者，必兼元气。以暂病言之，则有表邪者，此风寒外袭于经也，治宜疏散，最忌清降；有里邪者，此三阳之火炽于内也，治宜清降，最忌升散，此治邪之法也。其有久病者，则或发或愈，或以表虚者，微感而发，或阳盛者，微热则发，或以水亏于下而虚火乘之则发，或以阳虚于上而阴寒胜之则发，所以暂病者当重邪气，久病者当重元气。此固其大纲也。"张氏此论，指出了久病与暂病的不同病机，久病多因虚感邪而痛作，故重元气，但仍应区别虚实之主次，不可盖言补也。暂病多因外感，治当疏散清降，因证而异。

头痛的治疗，除遵照辨证论治总原则之外，医家们还总结出了一系列分证用药法，又谓"引经药"。《卫生宝鉴》说："太阳头痛，并诸血虚头痛，川芎主之；少阳头痛，柴胡主之；阳明头痛，白芷主之；诸气虚，气血俱虚头痛，黄芪主之……"

【病因病机】

头痛病因多端，但归纳起来不外内伤、外感两大类别。头为"诸阳之会"，"清阳之府"，又为"髓之海"，五脏六腑之精血阳气皆上注于头。是故六淫之邪外袭，随经上犯巅顶，邪气稽留，阻遏阳气；或内伤诸疾，致使气血逆乱，经脉瘀阻，脑失所养，均可发生头痛。

1.外感头痛　因起居不慎，露卧当风，感受风、寒、暑、湿之邪，而以风邪为主。"伤于风者，上先受之"，"高巅之上，惟风可到"。故外邪自表侵袭于经脉，上犯巅顶，清阳之气受阻，气血不畅，脉络受阻，而致头痛。风为百病之长，风邪多夹时气而发。若夹寒邪，寒凝血滞，脉络被阻，则为头痛；若夹热邪，风热上炎，侵扰清窍，而为头痛；若夹湿邪，清阳不展，湿邪蒙蔽，而致头痛；又有湿热互阻，三焦不畅，清阳不升，浊邪上犯，是谓浊邪害清，亦可致头痛。

2.内伤头痛　"脑为髓之海"，五脏六腑之精气上注为养，内伤头痛发病与肝、脾、肾三脏关系尤为密切。因于肝者，一因情志所伤，肝失疏泄，郁而化火，上扰清窍，而为头痛；一因火盛伤阴，肝失濡养，或下元不足，水不涵木，导致肝阴亏损，肝阳上亢，上扰清窍而致头痛。因于肾者，多由肾精久亏，脑髓空虚而致头痛；亦可因阴损及阳，肾阳衰微，清阳不展而为头痛。因于脾者，多系脾胃虚弱，生化不足，或失血之后，营血亏虚，不能上荣于髓，脉络失养，而致头痛；或因饮食失节、嗜食肥甘，脾失健运，痰湿内生，上蒙清窍，阻遏阳气而致头痛。又有外伤日久，气滞血瘀，脉络瘀阻，不通则痛，亦可致头痛。

【辨证】

头痛辨证以辨外感、内伤与虚实最为切要，其辨证除依据脉、舌、色、症之外，还应结合病史，参考疼痛性质、部位，以求辨证准确。此外，还须注意脉络阻滞在头痛（尤其是在久痛）中的作用。

1.辨内外　外感头痛，一般发病较急，痛势较剧，痛无休止，病程相对短。疼痛多表现为掣痛、跳痛、灼痛、胀痛、沉重痛。其中，掣痛多属寒邪所致，跳痛为风邪甚，灼痛多为热，胀痛多为风热上扰之象，沉重痛为湿蒙清阳之征。疼痛的部位可作为判断病位的参考。如太阳经头痛，多在头后部，下连于项；阳明经头痛，多在前额部及眉棱等处；少阳经头痛，多在头之两侧，并可连及耳部；厥阴经头痛，则在巅顶部位，或连于目系等等。

内伤头痛，一般起病较缓，痛势亦轻，时作时止，其发作及加重每每与过劳、恼怒等因素有关。因有虚实，临证表现各异。

2.辨虚实　内伤头痛须辨虚实。虚证头痛多表现为逐渐而来的隐痛、空痛、昏痛，痛势悠悠，遇劳则剧，时作时止，以肾虚、血虚尤为常见。实证头痛有瘀血致痛、痰浊致痛、火热致痛等。瘀血头痛多见刺痛、钝痛、固定痛，或有头部外伤史、久病不愈史；痰浊头痛，常兼呕吐，痛且昏蒙；火热头痛痛势剧烈，头痛如劈。又有因虚致实、虚中夹实者，如肝肾阴虚、肝阳上亢之证，痛必兼眩，怒则加剧，脉弦有力，按之细数。辨虚实之法，因证而异，但都须结合脉、舌、色、症，综合判断，方能做到辨证细致，用药精当。

3.痛久入络　实证头痛日久不愈，邪留经脉，阻滞血络，每触即发，难以根除，古人谓之"头风"。头风之根源在于络阻，而不在于受风，因此，治疗主张活血通络以散风，是谓"血行风自灭"也。久痛入络，脉证多无明验，但舌质可见紫暗或有瘀斑、瘀点。临证之时，全靠细心察看，结合病史，详参诸症，方能认得"头风"之病机。

【论治】

一、外感头痛

（一）风寒头痛

［主症］头痛暴作，身热恶寒，鼻塞流涕，头痛引及项背，周身关节作痛，

如遇风吹则头痛加重，口不渴，舌苔白腻，脉象浮紧，时或咳嗽。

［治法］疏风散寒，活络止痛。

［方药］川芎茶调散加减：荆芥穗 10g，防风 6g，川芎 6g，细辛 2g，白芷（后下）6g。

［加减法］

（1）如体痛较重，风寒湿夹杂，当加减风胜湿之品，方中配入羌活 6g。

（2）临床上可根据疼痛部位适当配入引经药。如头顶痛甚者加藁本 5g，两侧额角痛者加柴胡 6g、僵蚕 6g，痛连项背者加葛根 6g。

（3）若舌红口干，身热恶寒，口渴者，为内热外寒，用疏透清化方法，方中加黄芩 10g、栀子 6g、淡豆豉 10g。

（4）舌苔厚腻，腹中胀满，嗳噫食臭，为食滞内停，用疏化消导方法，方中加焦三仙各 10g、槟榔 10g、枳实 6g、鸡内金 10g。

（5）若咳嗽明显，流涕清稀而多，为寒束肺气，宣降失司。当用宣肺疏调方法，方中加杏仁 10g、桔梗 6g、炒枳壳 6g、前胡 6g、枇杷叶 10g。

（6）若鼻声重，呼吸不畅者，肺气郁闭明显，当于宣透之中，加入通鼻窍之品，如辛夷花、苍耳子之类。

（二）风热头痛

［主症］头痛且晕，恶风身热，口渴，咽红且痛，阵阵烦热，小溲短赤，大便干结，舌红，苔浮黄，两脉滑数，两寸尤甚。

［治法］清透疏化。

［方药］桑菊饮加减：桑叶 10g，菊花 10g，薄荷（后下）3g，钩藤 6g，连翘 10g，白蒺藜 10g，银花 10g，晚蚕沙 10g，茅根 10g，芦根 10g。

［加减法］

（1）如咽痛明显，是为肺热壅盛，当加重清热利咽之力，方中加生甘草 6g、桔梗 6g、黄芩 10g、牛蒡子 10g。

（2）若风热化火，内热炽盛，面赤口干，烦渴思凉，头痛如裂，目赤鼻干，便结溲赤，甚则口舌生疮，舌黄且干，脉弦滑细数，改用苦泄清化方法。取凉膈散方义，药用：川芎 6g，白芷（后下）6g，生石膏 15g，桑叶 10g，薄荷（后下）6g，白蒺藜 10g，黄芩 10g，苦丁茶 10g，大黄末（冲）1g。

（3）若兼肝热上扰，烦躁易怒，头痛且晕，加清肝之品，如龙胆草 3g、川楝子 10g、蝉衣 6g、片姜黄 6g。

（4）气分热盛，津伤口渴，舌红且干，脉洪数者，加生石膏 15g、天花粉 10g。

（5）若风火炽盛，头痛且胀如裂，恶心呕吐，吐如喷射状，颈项强直，此脑压过高，多系脑炎所致，应紧急处理，以防其昏迷。拟清肝熄风之法，防患于未然。

（三）风湿头痛

［主症］头痛沉重，周身酸楚，懒于言语，恶心欲呕，舌白苔腻，脉象濡滑。体丰，痰湿素盛，过饮冷物或过食肥甘厚味者易患此证。

［治法］清化痰湿，以清头目。

［方药］半夏白术天麻汤加减：半夏 10g，胆星 6g，天竺黄 10g，钩藤（后下）10g，陈皮 6g，夏枯草 10g，苍术 6g，羌活 6g。

［加减法］

（1）痰湿壅盛，过于肥胖者，方中加苏子 10g、莱菔子 10g、白芥子 6g、皂角子 6g、冬瓜子 10g。

（2）湿痰壅阻阳气，胸中气机闭塞，用宣阳方法，方中加杏仁 10g、枳壳 6g、草蔻 3g、防风 6g。

二、内伤头痛

（一）气虚头痛

［主症］头痛朝重夕轻，由渐而来，逐日增重，自觉头内空痛，倦怠乏力，时或恶寒，胸闷，胃纳不佳，面色萎黄，动则气促，过劳则甚，舌白润腻，脉象沉濡无力。

［治法］益气补中，升阳缓痛。

［方药］补中益气汤加减：党参 10g，黄芪 15g，白术 10g，升麻 6g，柴胡 6g，当归 10g，甘草 6g。

［加减法］

（1）时时恶寒，阳气虚弱，重用参、芪，加鹿角胶 10g、桂心粉 1g 冲服，以温阳益气，振奋中阳。

（2）若下元不足，腰膝酸冷，用填补下元方法，加补骨脂 10g、桑寄生 10g、芡实米 10g、川断 10g。

（3）中气不足，运化失权，胃纳不佳，食滞中焦者，配合疏调气机方法，加焦三仙各 10g、鸡内金 10g。

（4）脾虚水湿不运，舌淡润滑，口中发甜者加茯苓 10g、半夏 10g、陈皮 6g。

（二）血虚头痛

［主症］头痛午后较重，形体瘦弱，面色不华，心悸怔忡，夜寐不安，癸事量少，大便干结，舌瘦口干质红，脉多细弦小数。

［治法］养血育阴，活络缓痛。

［方药］杞菊地黄丸加减：菊花 10g，枸杞子 10g，沙苑子 10g，赤芍 10g，白芍 10g，茺蔚子 10g，生地黄 12g，旱莲草 10g，女贞子 10g，生牡蛎 30g。

［加减法］

（1）阴伤不明显，仅以血虚为主者，方中去生牡蛎、枸杞子，加当归 10g、首乌藤 10g、熟地 10g。

（2）气血双亏者，加黄芪 15g 以益气养血，气血双补。

（3）血虚有热者，加凉血活血之品，如丹皮 10g、生地榆 10g、川芎 10g。

（三）肾虚头痛

［主症］后脑作痛，兼或耳鸣，腰膝无力，男子遗精，女子带下，脉沉细且弦。

［治法］滋养肝肾，填补下元。

［方药］杞菊地黄丸加减：熟地黄 15g，枸杞子 12g，沙蒺藜 15g，芡实米 15g，山药 30g，黑桑葚 15g，楮实子 12g，菟丝子 12g，生龙骨 15g，生牡蛎 15g，杭菊花 10g。

［加减法］

（1）肾虚阳衰之证，用阴阳双补法于阴中求阳，阳中求阴，方中加炒官桂 6g、鹿角胶 10g、制附片 6g（先煎半小时）。

（2）阳虚水泛，水饮上逆而作痛者，舌多白腻润滑，用温阳化饮方法，取真武汤方义，上方去枸杞子、杭菊花、芡实米、黑桑葚，加制附片 6g、茯苓 15g、白术 10g、炒桂枝 6g，水饮去后，再议填补调理。

（3）偏于阴虚火旺者，舌红口干，心烦不寐，脉细弦且数，用育阴泻火方法，方中加知母 10g、黄柏 6g。

（4）如兼中焦胃热，可加苦泄折热之品，如黄芩 10g、栀子 6g。

（5）如下虚与胃肠滞热并存时，先用疏调中焦方法，后议填补下元。

（四）肝阳头痛

[主症] 恼怒之后，头痛即发，心烦梦多，面赤口干，便秘尿赤，舌红苔黄，脉象细弦滑有力。

[治法] 平肝熄风，潜阳缓痛。

[方药] 羚羊钩藤汤加减：水牛角 10g，钩藤 10g，菊花 10g，桑叶 10g，生地 10g，茯神 10g，白芍 10g，玉竹 10g，川贝 6g，竹茹 10g。

[加减法]

（1）若肝热便秘，加清泄肝热之品，如龙胆草 3g、黄芩 10g、栀子 6g、川楝子 6g。

（2）血虚阴分不足，配和阴凉血之品，如白头翁 10g、炒地榆 10g、炒槐米 10g、鬼箭羽 10g。

（3）肝郁化火，伤阴而致阳亢者，用疏调肝经方法。药用：晚蚕沙 12g，菊花 10g，钩藤 10g，川楝子 12g，黄芩 10g，柴胡 6g，炒皂角子 6g。

（4）若肝火过亢，大便干结，先以清肝泻火方法，用龙胆泻肝汤、当归龙荟丸之类。待热势稍减，再拟平潜。

（五）瘀血头痛

[主症] 头痛经久不愈，痛有定处，如针刺般，夜晚加重，舌质暗紫，或有瘀斑，脉多沉涩。多因其他疾病引起瘀血阻滞所致，亦有因外伤或脑震荡后遗症所致者。

[治法] 活血通络以止痛。

[方药] 血府逐瘀汤加减：桃仁 10g，杏仁 10g，红花 6g，川芎 30g，赤芍 12g，生地 10g，柴胡 6g，熟地 15g，土鳖虫 6g。

[加减法]

（1）若兼痰火郁热较重者，方中加苏子 10g、莱菔子 10g、黄芩 10g、礞石 10g、大黄 3g。

（2）若兼胃肠积滞，壅阻不化者，方中加焦三仙各 10g、鸡内金 10g。

（3）若兼阴虚肝旺时，川芎量酌减，另加当归 10g、白芍 15g、生地 10g。

（4）若属肝阴不足，肝火偏旺时，可合入丹栀逍遥散，甚则加白头翁 10g、炒栀子 10g、牛膝 6g。

（5）若头痛顽固，经久不愈，古人谓"头风头痛"者，方中重用川芎以活血疏风，另加白芷（后下）6g、细辛 2g。

【小结】

头痛是临床常见的一个自觉症状，其原因多端，但临床辨证不外乎分清外感与内伤，辨别虚实寒热。外感头痛，为时短暂，风邪居多，临床上根据夹寒、夹热、夹湿之多寡，随证治疗。暑湿蕴郁而致头痛，时作时止，为病较多，有虚有实，有虚实夹杂，有寒有热，有寒热错杂，必须分清标本主次，找出主因，分析整体病理机转，因证治疗。诊断应以脉、舌、色、症合参。注意脉络阻滞在头痛病机中的主要地位，实证头痛兼用活络之品，虚证头痛当拟调理气血。临床上可配合针灸、气功等疗法，以求速效。

本节共将头痛分为 8 个证型，治法计 62 项，临床见症复杂，当前后互参，灵活运用。

【治验】

案1 文某。

身热恶风，口渴咽红，阵阵烦热，小溲短赤，大便偏干，两脉浮滑且数，寸口尤甚。风热上扰，当用清透疏化方法。

桑叶 10g，菊花 10g，白蒺藜 10g，苦丁茶 10g，蔓荆子 10g，茅根 10g，芦根 10g，薄荷（后下）3g。

案2 白某，女，58 岁。

体丰，气分不足，头痛朝重夕轻，自觉疲乏无力，每于过劳则甚，面色萎黄，动则气短，舌白滑润。体胖质粉，脉象沉滑无力，当以益气补中方法。

党参 6g，升麻 6g，柴胡 6g，黄芪 10g，茯苓 10g，白术 10g，当归 10g，炙甘草 6g，生牡蛎 20g。

案3 王某，女，49 岁。

形体瘦弱，面色不华，头痛午后较重，心烦，夜不成寐，癸事量少色淡，大便干结。全是血虚阴伤之象。每遇恼怒则甚。治宜养血育阴，从本入手。

枸杞 10g，沙苑子 10g，白蒺藜 10g，茺蔚子 10g，生地 10g，白芍 20g，旱莲草 10g，女贞子 10g，当归 10g，川芎 10g，杏仁 10g。

按：头痛一证，病由多端。手三阴三阳经从手走头，足三阴三阳经从足走头或从头走足，头面经络最为丰富。内外之因通过经络，均可影响头面。经络受邪所阻，经络不通，不通则痛，故头痛极易出现，或为主症，名曰头痛病；或为他病之中，兼杂出现头痛之症。辨治必须清晰，临证必须明了，直察其因，对因治疗，如风、寒、暑、湿、燥、火、痰、气、血、瘀、热等等，必将病因除去，纠正病理机转，方可痛止而愈。切勿一概止痛，不辨寒热、虚实、外感、内伤。

第三十节　眩晕

【概述】

眩即眼花，晕即头晕，二者往往同时并见，故习惯统称"眩晕"。古代文献又称"眩运"，运为运转，眩乃旋转不定。眩晕症状轻重差别很大，轻者闭目即止，重者如乘车船，不能站立，或伴有恶心呕吐，甚则昏倒致厥。

发病之因有虚实两端，实者多是痰火、郁热之邪阻闭三焦，清阳不升，头目失养或浊邪上泛，蒙扰清窍，则自觉旋转不宁。虚者多因气血、肝肾亏虚，精血不得上荣所致；或因体质过弱，血压过低，过劳即眩。《内经》记载"诸风掉眩，皆属于肝"，《金匮要略》则谓"心下有支饮，其人苦冒眩"，朱丹溪强调"无痰不作眩"，张景岳则认为"无虚不作眩"。诸医家分别从不同的角度对眩晕病因病机进行了概括，都有可取之处。但临床所见极为复杂，大凡外感、内伤皆可引发眩晕，诸如风、寒、暑、痰火、瘀滞、正气不足等等，临床上当细致鉴别，凭脉、验舌、观色、察症、辨证施治。

自《内经》以来，历代医家对眩晕发生、转化及治疗的论述较多。兹择其较有影响者加以综述，旨在窥其概貌。

《内经》认为本病的发生，根于阴阳气乱，与肝木风动和髓海空虚有关。《素问·宣明五气论篇》说："搏阳则为巅疾。""巅疾"指头脑为病，包括眩晕、头痛诸病。《素问·至真要大论篇》说："太阳之复，厥气上行，……时眩仆。""眩仆"指眩晕不能站立，突然昏倒，状如癫痫。又说："诸风掉眩，皆属于肝。"这是指肝风蕴热导致眩晕。《灵枢·海论》认为："髓海不足，则脑转耳鸣，胫酸眩冒。"总之，"搏阳""厥气"及"肝风"偏于实，"上气不足""髓不足"偏于虚，虚实皆可导致眩晕。

张仲景《金匮要略》首次把病机与治疗结合起来，创立了许多较有影响的治疗法则，并对该证的病机、辨证、临床表现等进行了卓有成效的探讨。如："心下有支饮，其人苦冒眩，泽泻汤主之。""心下有痰饮，胸胁支满，目眩，苓桂术甘汤主之。"这是以眩为主的疾病。作为伴随症状而出现的眩晕，如"身体羸，脚肿如脱，头眩短气""卒呕吐，心下痞，膈间有水，眩悸""吐涎沫而癫眩，此水也"等等。痰饮水邪与眩晕发生的关系可谓至尽至详矣。后世注家为有关条文作注，进一步解释了痰饮致眩的道理，《金匮要略真解》认为："支饮留于心膈，则上焦之气浊而不清，清阳不能走于头目，故其人苦冒眩。"《金匮要略心典》亦认为是"水邪犯上"的缘故。总之，清阳不升、浊阴上乘是导致眩晕的根本病机。

华佗《中藏经》提出："胆虚伤寒则头眩不能独卧。"刘完素注释《内经》"诸风掉眩，皆属于肝"时提出新见解，认为："风气甚而头目眩运者，由风木旺，必是金衰不能制木，而木复生火，风火皆阳，多兼化，阳主乎动，两动相搏则为之旋转。"首次引入"火"能致眩，风火相兼而致眩晕。为后世从风火入手治眩奠定了理论基础。《儒门事亲》对长年眩晕之实证者，认为是"胸膈痰涎壅塞气血"，主张"吐之"。现在吐法虽已少用，但张从正对病机的认识仍有参考价值。

朱丹溪认为眩晕与痰火有关，尤其与痰关系更为密切，他说："痰在上，火在下，火炎上而动其痰"，故致眩晕，并提出"无痰不作眩"的著名论点。所兼之气、火、虚、滞诸因，皆通过痰动而致眩，因此，要以"治痰为先"，主张"宜二陈汤"。可以看出，张仲景强调"饮邪"，病偏于寒，治以温药和之；朱丹溪则阐发痰火致眩的病机，主张兼用寒药，两医家所论有异曲同工之妙。此外，朱丹溪认为："眩晕者，中风之渐也"，治疗时十分注意体质因素，根据不同的体质分别立法，对今天治疗部分眩晕及预防中风发生具有重要意义。

与朱丹溪观点相对，张景岳大倡虚可致眩说，认为："眩晕一证，虚者居其八九，兼火兼痰者，不过十中一二耳。"提出"无虚不作眩"之论点。这与朱氏"无痰不作眩"的观点似有对峙，实有统一的基础，即病情发展的多变性。通过这两种见解，能更全面地认识眩晕的病因病机。在临床上就要察脉、观舌而定。就临床所见，虚实夹杂之证很多，丹溪氏看到痰火的一面，介宾氏看到虚的一面，但若断言某种病因致眩说，未免失之偏颇。古人看法与各人所处条件有关，用之于临床，就要脉、舌、色、症合参了。

【病因病机】

眩晕病因有外感、内伤两个方面。外感不外风、寒、暑、湿；内伤则有风、火、痰、虚。责之于肝、肾、脾诸脏。

（一）外感

1. 风寒　风为阳邪，中人上部，寒主凝滞，二邪合并，侵入肌表，上犯清窍，头痛目眩，痛为寒凝之象，眩乃风动之征。

2. 风热　俱为阳邪，上窜头目，扰其清窍，眩晕不宁。又因风与热合，阴津必伤，头失润养，也可见眩晕之症。

3. 暑湿　暑热上炎，扰乱清窍，湿阻不化，三焦不利，清阳不能上升，浊气因而乘之，则头晕目眩。即叶天士所谓"湿与热合，浊邪害清"之义。

（二）内伤

1. 肝阳上亢　忧郁恼怒，日久郁而化火，火耗肝阴，阴不制阳，风阳升动，上扰清窍发为眩晕；或素体阳盛，肝阳亢盛而致眩晕。古人认为，"肝胆之风"上冒，有中风之变的可能，故应加倍小心。

2. 痰浊中阻　恣嗜肥甘，蕴生痰浊；或劳倦伤于脾胃，运化失司，水湿不化，聚而生痰，痰浊中阻，清阳不升，浊阴不降，清窍不利，眩晕乃作。朱丹溪谓"无痰不作眩"，这都必须结合脉、舌、色、症再行定夺。

3. 中气不足　脾胃虚弱，元气不足，甚则有下陷之势。其病多见于素有脾胃疾患，或老年体弱者。中气虚衰升举无力，清阳不能上达，则清窍失养，头目无主，而作眩晕。

4. 气血双亏　失血之后或久病不愈，或脾胃虚弱，化源不足，导致气血亏虚。气虚清阳不得宣展，脑失所养，皆能导致眩晕，多与头痛并见。

5. 肾精不足　先天禀质薄弱，肾精不充，或老年肾气亏损等，均可导致肾精不足。脑为髓之海，精少则髓海不足，《内经》云："髓海不足，则脑转耳鸣。"

临证所见，眩晕多是多种因素致病，六淫外感，七情内伤，皆可导致眩晕。

【辨证】

眩晕首当区别外感、内伤，其次辨别虚实、寒热，进而详察邪实之所在。判断虚损所涉脏腑，气血阴阳之不平衡，虚实相兼等。当明确孰轻孰重，分清标本缓急。辨证准确，用药方能精妙。

1. 区别外感内伤　外感眩晕多伴头痛、寒热等明显表证或卫分证候，病程较短，当以外感证候为主论治。外感已解而眩晕仍重时，应考虑余邪未尽，上扰清窍，不可断为虚证而投之补，恐有余邪复燃；亦不可因病日久而断为内伤。

要详审舌脉，察余邪之多寡，病证之所在，使邪尽后安。

内伤眩晕起病较缓，多日久渐减，亦有一时暴怒而诱发者，若素无痼疾，又无兼夹，稍事休息即可平息。长久抑郁不舒，气结不行，变生痰、火、瘀阻者，察舌凭脉，知其详情。又因病久伤正，精血阳气暗耗，渐感眩晕，日益增重者，皆属内伤。

外感眩晕病程较短，治疗以祛邪为主。预后一般较好，也有病情危笃，来势凶猛，愈后留有后遗症者。内伤眩晕，病程较长，多反复发作，每与情志、劳累等因素有关，治当辨寒热虚实。其预后差异很大，当视具体情况而定。若平素眩晕较轻，近日加重，伴有手指发麻，肢体活动欠灵活，当考虑动脉硬化，警惕中风。

2. 辨虚实寒热　内伤眩晕较为复杂，风、火、痰、饮、郁、瘀、虚，既可单独致眩，又可多种因素合而为病，给临床辨证带来一定困难。

内伤眩晕首当辨虚实、寒热。实证如痰饮、瘀血、风火、郁结等。痰有湿痰、燥痰、风痰、痰火之不同，尤以风痰与痰火为多。饮邪多属"阳微阴盛"之证，但也有热饮一类。气郁变化较多，郁可化火，火盛动风，风、火、郁相兼为病都很常见。郁久可致脉络瘀阻，痰火诸邪皆可因其阻滞而难以化解。故郁结在实证中不仅作为直接病因致病，还是加重病情的重要因素，《内经》强调"疏其血气"有重要意义。虚证不外气血受损、中气不足、肝肾亏乏等，此外尚有因实致虚、因虚致实者。临证之时，不要拘泥于分型，当须依据病情，详问病史，全面审查，凭舌、脉、色、症，"有则求之，无则求之"，审证愈细，用药愈精。

此外，眩晕日久不愈未必是虚证，大凡风火为病急，来去速；痰浊郁滞为病，其来也渐，其去也缓，所谓"去病如抽丝"，虽数月不除，不可急用补药，否则壅遏气机，痰郁遂闭伏于内。若脉象、证候表现为一派虚象，邪迹无存，可稍予补剂。

3. 注意风邪为患　风邪有内外之分。外风为六淫之风，或兼寒邪，或兼热邪，因外证明显，辨证较易。内风无形质可察，最易疏忽，肝胆之风上冒为眩，流窜经脉则为掉，即震颤动摇之象。在眩晕病中，凡兼肢体麻木，手指颤动，或症状变化不定，语言不利，思维能力明显下降等，均属内风之象。内风主要在肝胆，但与他脏都有关系，《千金要方》说："风起于心气不足，痰热相感。"刘河间谓："风木旺，必是金衰不能制木。"《医学正传》说："岁木太过，风气流行，脾土受邪。"因此，辨识内风之源仍须根据脉、舌、色、症，审因定位，责之肝胆而不限于肝胆。风邪飘忽不定，在经者轻，在脏腑者重，若治不如法，恐有中风之变，须倍加注意。

【论治】

一、外感眩晕

由风寒、风热所致眩晕者参考"感冒"一节论治。

暑湿眩晕

[主症] 头目眩晕，昏重如裹，伴恶心呕吐，舌白滑腻，脉濡滑略数，病多见于早夏秋初暑季湿盛之时。

[治法] 芳香醒脾，苦甘泄热。

[方药] 桑菊饮加减：桑叶10g，菊花10g，晚蚕沙10g，白蒺藜10g，荆芥炭10g，黄芩6g，黄连6g，藿香（后下）10g，佩兰叶（后下）10g，竹叶6g。

[加减法]

（1）暑湿内蕴，寒邪束表，发热恶寒，无汗，头晕且痛，脘痞心烦者，加香薷6g、扁豆花10g、厚朴6g。

（2）湿邪偏重，口淡黏腻，舌白腻水滑，脉濡滑者，加苏叶10g、苏子10g、法半夏10g、草豆蔻3g、青皮6g、陈皮6g。

（3）湿热上蒙，头目眩且昏重，懒语嗜睡，甚则昏愦者，加石菖蒲6g、郁金6g。

（4）暑湿夹秽浊之气壅阻中焦，上蒙清窍，胃气失和，头晕且胀，呕吐较甚者，仿半夏泻心汤方义，加入半夏曲10g、生姜6g、白芷（后下）6g、青皮6g、陈皮6g；或配服玉枢丹（研冲）3g。

（5）暑湿夹滞，气机闭阻，大肠传导、膀胱气化异常，出现脘痞腹胀，二便不通者，加槟榔10g、炒莱菔子10g、神曲10g、通草3g、滑石10g。

二、内伤眩晕

（一）肝阳上亢，肝火内动

[主症] 头晕眼花，发作有时，心烦易怒，胸胁苦满作痛，舌红，脉弦滑数。

[治法] 清泄肝胆。

　　[方药]丹栀逍遥散加减：炒山栀 6g，丹皮 10g，柴胡 6g，黄芩 10g，川楝子 10g，白蒺藜 10g，晚蚕沙 10g，钩藤（后下）10g，菊花 10g，苦丁茶 10g，生石决明（先煎）30g。

　　[加减法]

　　（1）火邪炽盛，上冲头目，眩晕较重，头脑烘胀，耳鸣作响，或目赤流泪者，减柴胡 3g，加水牛角 6g、龙胆草 3g、珍珠母（先煎）30g。

　　（2）肝火上炎，肝风欲动，指尖发麻，肢体微微动摇，步履不稳，语言异常，谨防中风发生，加天麻 3g、僵蚕 10g、生牡蛎（先煎）20g。

　　（3）热盛便结者，加芦荟 1g。

　　（4）肝血不足，肝体失养，心烦急躁，夜寐不安，舌淡且瘦，脉弦细者，加生白芍 15g、全当归 10g。

　　（5）血虚阴亏，五心烦热，舌干，脉细弦略数者，加生白芍 15g、旱莲草 10g、女贞子 10g、玄参 15g，去柴胡。

　　（6）脉络阻滞，气血不畅，肢体麻木者，加桑枝 10g、丝瓜络 10g。

　　（7）暴怒诱发眩晕，热郁互结，胸胁苦满，脉弦滑数，按之有力，加赤芍 10g、蝉衣 6g、片姜黄 6g、大黄 1g。

　　（二）痰浊中阻，清阳不升

　　[主症]体形肥胖，嗜好肥甘，眩晕阵作，前额作痛，胸脘痞满，恶心欲吐，短气心悸，舌苔白腻，脉濡滑。

　　[治法]清化痰浊。

　　[方药]二陈汤加减：半夏 10g，陈皮 10g，天麻 10g，胆南星 10g，柴胡 6g，川楝子 10g，黄芩 10g，白芥子 6g，苏子 6g，泽泻 10g。

　　[加减法]

　　（1）痰蕴日久生热，苔腻舌红，脉弦滑数，加龙胆草 3g、炒山栀 6g、全瓜蒌 30g。

　　（2）湿盛阳微者，痰饮阻遏阳气，眩晕耳鸣，呕恶肢冷，舌苔白滑润，脉弦按之濡缓，上方去黄芩，加桂枝 6g、茯苓 15g、枳壳 6g。

　　（3）肝热与饮邪相合，热饮致眩，心烦不寐，舌红且瘦，脉弦滑而数，多有心下或心口作痛，方中加玉枢丹 3~5g。

　　（4）风痰上泛，蒙蔽清窍，眩晕阵作，甚则昏仆者，加石菖蒲 10g、旋覆花 10g。

（三）中气不足，清阳不升

[主症] 老人或素体虚弱者，时时眩晕，动则尤甚，面色萎黄，心悸气短，舌淡，脉虚弱无力。

[治法] 益气升阳。

[方药] 补中益气汤加减：炙黄芪10g，党参6g，白术10g，茯苓12g，炙甘草6g，升麻3g，柴胡6g，当归10g，山药10g，楮实子10g，胡桃10g。

[加减法]

（1）气虚已久，中阳虚弱，肢体不温，时时畏寒，或腹中冷痛，舌淡胖，苔润滑，脉沉缓甚则沉迟无力者，加桂枝6g、干姜3g、灶心土（煎汤代水）60g。

（2）中气不足，脾失健运，湿停中焦，口淡苔腻，舌胖边有齿痕，苔白腻水滑，脉濡缓者，加半夏10g、青皮6g、陈皮6g、草蔻3g。

（3）脾胃虚弱，消化欠佳，食滞中阻，纯补中气不能化除积滞，当用香砂枳术丸。

（四）气血双亏，清窍失养

[主症] 时时眩晕，劳动则重，面色无华，头发干枯，指甲不荣，唇淡苔润，心悸失眠，脉细弱无力，女子癸事色淡量少。

[治法] 益气补血。

[方药] 八珍汤加减：党参10g，黄芪12g，当归10g，白芍15g，生地12g，熟地12g，旱莲草10g，女贞子10g，生牡蛎（先煎）15g。

[加减法]

（1）气血亏虚偏于阳气不足，肢体倦怠，形寒肢冷，舌淡，面色㿠白者，加肉桂3g、桂枝6g、干姜3g。

（2）气血双亏，阴分不足，自觉手足心热，口干舌燥，夜寐不安，脉细无力，加玄参15g、麦冬10g、五味子6g。

（3）气血虚弱由于化源不足，益气补血治其标，健脾和胃顾其本，方中加茯苓15g、白术6g、半夏10g、陈皮10g。

（4）因精少髓空而致气血不足导致眩晕者，当加补益精髓药物如紫河车（冲）10g、潼蒺藜10g、冬虫夏草10g。

（五）肾虚眩晕

[主症] 头晕目眩或兼足跟疼痛，腰膝酸软，耳鸣遗精，脉两尺部无力。阴

虚者舌光质红且干，五心烦热，脉象细数；阳虚者舌淡胖，脉沉迟，甚则虚微，腰膝酸冷，时时畏寒。

［治法］填补下元，治在肝肾。

［方药］滋阴潜阳，用杞菊地黄丸加减：枸杞子 10g，菊花 10g，女贞子 10g，旱莲草 10g，沙蒺藜 10g，芡实米 10g，生地 15g，熟地 15g，茯苓 15g，生牡蛎（先煎）20g。

温补下元，用金匮肾气丸加减：制附子（先煎半小时，去上沫）6g，肉桂 3g，熟地 15g，茯苓 12g，沙蒺藜 10g，山药 15g，泽泻 10g。

［加减法］

（1）阴虚火旺，低热盗汗，舌绛干瘦，脉细弦数有力，加知母 10g、黄柏 6g、炙鳖甲 20g。

（2）下元虚冷，阴邪乘之，水饮不化，时时上泛，仿真武汤义，前方去熟地，加干姜 3g、土炒白术 10g。

【小结】

眩晕是指以头晕眼花为主症的一类疾病，其形成机制不外乎清阳不升，气血亏损，清窍失养及邪干清窍。临床辨证首当区分外感、内伤，虚实、寒热，特别要重视内风在眩晕机制中的特殊地位。外感眩晕有风寒、风热、暑湿之分，其中风寒、风温多以其他证候为主，分别按感冒等有关章节论治；暑湿当明确湿与热之偏重，有无表寒等，治疗以清透暑热、分化湿滞为主，又当视兼夹情况的不同而进行辨证。内伤眩晕临床较多，不外肝阳上亢、痰湿中阻、中气不足、气血亏损及肝肾虚亏等，其中相互夹杂、虚实兼有者甚多，临床当灵活处理。本节共列举眩晕治疗 33 法，举其概要而已，临床变化万千，不可拘泥于某型某证。凡作为兼症之眩晕，当依所在主病而论。

【治验】

案1 严某，男，36 岁。

眩晕经常发作，大便干结，素嗜烟酒，舌红，苔白根厚，脉象弦滑有力，按之搏指，肝阳上亢，木火上升，以熄风折热为法。

白蒺藜 10g、晚蚕沙 10g、蔓荆子 10g、钩藤 10g、菊花 10g、竹茹 6g、陈皮 6g、生石决明 20g、生牡蛎 20g、瓜蒌仁 20g、焦三仙各 10g，服 15 剂而安，随访一直未发。

按：素嗜烟酒之人，湿热内蕴，湿热郁阻于肝胆，肝阳偏旺，木火中生，上扰头目，则目眩头晕。热阻肠道，灼伤津液，故大便干结，湿热熏蒸，上泛于舌，而见舌红、苔白根厚，阳热内迫，脉道急促，故脉象弦滑，按之搏指。治宜清泄肝胆，熄风折热。药用白蒺藜疏风调肝，善治头眩；蔓荆子辛、平，清利头目，善止头痛；菊花、钩藤性微寒，疏风清热，平肝潜阳；生石决明、生牡蛎性微寒，清肝重镇，平肝潜阳；竹茹、陈皮行气化痰，和胃降逆；瓜蒌仁甘、寒，润肠通便；焦三仙消积化食。

案 2 蔺某，女，51 岁。

舌白滑润，伴有牙痕，脉象沉滑，胃中漉漉有声，头眩昏重，时而恶心欲吐。饮邪上犯，用苓桂术甘汤方法。

桂枝 10g，茯苓 15g，白术 12g，炙甘草 12g，半夏 10g，陈皮 6g，泽泻 10g，递进 20 余剂而苔转如常，眩晕未发，后以健脾化痰法以善其后。

按：本案患者痰饮中阻，故胃中辘辘有声；痰饮上泛，清阳不升，扰乱头目，故头眩昏重；水饮上泛于舌，而见舌白滑润，有齿痕；痰饮中阻，胃气不降，上逆为恶心欲吐；痰饮阻滞，脉道受阻，故脉象沉滑。治宜温化痰饮、健脾化湿，选用苓桂术甘汤加味。茯苓甘、淡、平，利水渗湿；桂枝辛温，通阳化气；白术甘、温，燥湿利水，健脾补气；甘草甘、平，益气调中；半夏辛、温，燥湿化痰，和胃止呕；陈皮辛、苦、温，理气调中，燥湿化痰；泽泻甘、淡、寒，利水渗湿。全方具有温化痰饮、渗湿利水之功效。

案 3 齐某，男，61 岁。

下虚上实，肾虚故两耳鸣响，时常头眩，心中怔忡不安，舌淡体胖，脉沉弱。当用填补下元方法。

熟地 10g，山萸肉 6g，枸杞子 10g，补骨脂 10g，生牡蛎 20g，川续断 10g，菟丝子 10g，生石决明 20g，楮实子 10g。

守方共服 50 余剂，诸症大减。

按：此案患者为肾虚作眩。肾为先天之本，主藏精髓，肾虚精髓不足，不能上养于脑，脑海空虚，则脑转耳鸣，眩瞀必作。肾精不足，不能上济于心，心失所养，则怔忡不宁。精髓不足，血脉失养，而脉沉无力。治宜补益下元，益肾填精。方选左归饮加减。药用熟地甘、微温，益肾填精；枸杞子甘、平，滋补肝肾；山萸肉酸、微温，补益肝肾；补骨脂苦、辛，大温，补肾壮阳，固精温脾；川续断苦、甘、辛，微温，补肝肾，行血脉，补而不滞；菟丝子甘、平，补阴益阳，而偏补肾阳；楮实子甘、寒，滋养肝肾；生石决明、生牡蛎咸、寒，重镇，潜纳虚阳入肾，引诸药填补下元。全方应用，则肾之精髓得以充养，而脑转耳鸣之症自除。

第三十一节　耳鸣、耳聋

【概述】

耳为肾之外窍，胆脉环走耳前后，故耳的生理病理与肾脏及肝胆关系尤为密切。《灵枢·脉度》篇云："肾气通于耳，肾和则耳能闻五音矣。"《中藏经》谓："肝气逆，则头痛耳聋颊赤。"除此之外，耳的听觉功能还与脑髓的生理病理状态有关，《灵枢·口问》篇称："上气不足，脑为之不满，耳为之苦鸣。"所谓"上气不足"指脑部气血失充而言，与《灵枢·海论》篇所说的"髓海不足，则脑转耳鸣"意义相同。

【病因病机】

耳鸣、耳聋原因很多，历代医家做了不少探讨，但归纳起来不外虚、实两端。虚证多属肾精亏乏、中气不足；实证多系风、火、痰、郁阻滞经脉，影响精气上充所致。耳鸣与耳聋虽然都属听觉障碍，病因病机大多相似，但程度不同。《医学入门》说："耳鸣乃是聋之渐也，惟气闭气不鸣便聋。"耳鸣的病理特征是邪动听户，时时自觉声响，刘河间认为，"若水虚火实而热气上蒸，客其经络冲于耳中，则鼓其听户"而成耳鸣。杨士瀛亦认为："耳触风邪与气相击，其声嘈嘈"，耳聋的病理特征是邪闭经络或精气不能上达，程度较之耳鸣为重。《古今医统》特别强调实证耳聋，认为"耳聋证乃气道不通痰火郁结，壅塞而成"，《仁斋直指方》则详释肾虚耳聋之故，谓："劳伤气血，风邪袭虚，使精脱肾惫，则耳转而聋。"随着年龄变老，精气渐渐不足，耳聋由轻到重，属于生理现象。《素问·阴阳应象大论篇》说："年五十，体重，耳目不聪明矣"，即指人在衰老过程中，耳、目及身体活动能力的变化，这种变化不是靠服药能够解决的，现在人们注意了身体保健，也推迟了衰老的到来。

古人根据耳聋的病因结合发病特点，对其进行了分类，如宋·杨士瀛《仁斋直指方》把耳聋分为"厥聋""风聋""劳聋"和"久聋"4种，他认为："脏气逆而为厥，厥气搏入于耳，是为厥聋"，"脉虚而风邪乘之，风入于耳之脉，使经气否而不宣，是为风聋"，"劳役伤于气血，淫欲耗其精元，昏昏愦愦是为劳聋","日就劳伤，风邪停滞，则为久聋"。

【辨证】

耳鸣、耳聋辨证，当先分新久，次明虚实，再辨轻重。《医学准绳》强调："耳鸣耳聋，须分新久虚实。忽因大怒大醉而聋或鸣者，属痰火，分轻重。治中年及体虚或病后有此悉属虚，但分气血耳。"暴得之耳鸣、耳聋多属实证；体虚及病后得之有虚、有实、有虚实夹杂，不可专务虚证立论。

【论治】

耳鸣、耳聋论治当根据病因病机，或祛风，或清利，或补虚，视具体病证而定。杨士瀛说，治该病应"风为之疏散，热为之清利，虚为之调养，邪气并退，然后以通耳调气安肾之剂主之"。

（一）肝胆火热，上扰清窍

[主症]耳鸣暴发，声如雷作，甚者耳聋，来势急而时间短，恼怒后病势即增，心烦多梦，舌红口干，便结溲赤，脉多弦数。

[治法]清泄肝胆，疏利气机。

[方药]柴胡清肝散加减：桑叶 10g，菊花 10g，柴胡 6g，郁金 6g，黄芩 10g，防风 6g，龙胆草 3g，川楝子 10g，栀子 6g。

[加减法]

（1）火郁较重，舌质红绛，脉弦数，按之搏指者，加蝉衣 6g、僵蚕 10g、赤芍 10g。

（2）肝火上炎，目赤面红，烦躁易怒者，用潜降泻火方法，前方加灵磁石 10g、夏枯草 10g、木通 3g。

（3）火灼阴分，下元受损，腰膝酸软，脉沉弦细且数，用育阴泻火方法，前方加玄参 10g、旱莲草 10g、女贞子 10g、生白芍 15g。

（4）痰火郁阻，舌红且腻，脉弦且滑数，胸中堵闷，烦躁不安，用豁痰开结、降火理气方法，前方加苏子 10g、莱菔子 10g、白芥子 6g、皂角子 6g。

（5）肝火炽甚，头胀且晕，欲作风动者，用泻火平肝熄风方法，方中加水牛角 10g（研细冲服），钩藤 10g、生石决明 20g。

（二）下元衰弱，肾阴不足

肾虚耳聋多见于老年人，或是下元过度虚损之体。

［主症］耳鸣如蝉，甚则两耳日渐不聪，终至耳聋。伴有腰酸腿软，一身无力，脉象虚弱，两尺更甚，头晕目眩，舌红苔少。

［治法］滋补肝肾，填充下元。

［方药］耳聋左慈丸加减：熟地15g，芡实12g，楮实子12g，山萸肉10g，山药30g，五味子10g，磁石15g。

［加减法］

（1）阴虚火旺，脉细且数，用养阴清火方法，甘苦化阴，方中加黄柏6g、知母10g、泽泻10g。

（2）阴阳俱虚，肾气衰弱，脉沉细微弱者，阴阳双补，填充下元，方中加菟丝子10g、补骨脂10g、杜仲10g。

（3）素体肾虚，耳鸣或听力差之患者，又新发肝胆郁热，使耳鸣、耳聋加重，这就要先治肝胆郁热之新病，俟热退之后，再议滋补。清热方法参考"肝胆火热，上扰清窍"类。疏通与调补是治耳鸣、耳聋的两大法门。

【小结】

总而言之，耳鸣、耳聋的原因不外虚、实两面。虚者为肾阴亏乏，精气不能上营，髓海失养所致；实者为风、火、痰、郁阻滞经脉或上扰清窍而成；又有素体虚弱，复感外邪或情志化火，是为虚实夹杂之证。临床辨证不外此3个方面。

虚证耳鸣其声如蝉，音调高而轻，持续不断，每因过劳而作；实证耳鸣其声如雷，音调低而重，发作有时，多与外感、情志等因素有关。虚证耳聋渐渐而成，往往是听力逐渐减退，终至不闻五音；实证耳聋多为暴发，或由耳鸣突然转为耳聋。临床辨证应结合以上发病特点，与脉、舌、色、症相参，细细推敲虚实、寒热，处方用药方可中的。

耳鸣、耳聋的治疗分虚、实两类。虚者以填补下元为主；实证以清泄肝热开郁疏通为主；虚实夹杂者审其偏重，辨明标本，当先祛邪然后扶正或扶正与祛邪并进，务必做到"扶正而不恋邪，祛邪而不伤正"。

【治验】

熊某，男，50岁。

肝胆郁热上扰，两耳鸣响暴发，其声隆隆，脉象濡滑，沉取弦细，心烦梦多，舌红苔白。治以清泄肝胆、疏利三焦方法。

柴胡 6g，防风 6g，炒山栀 6g，龙胆草 3g，川楝子 10g，桑叶 10g，菊花 10g，郁金 10g，焦三仙 10g。

按：本案患者病因肝胆郁热，足少阳胆经行耳后，入耳中，肝胆郁热，循经上扰，经气不利，清窍被蒙，故两耳鸣响。其病暴发，其声隆隆，均说明为实邪新病。郁热扰心，心神不宁，则心烦梦多。郁热伤津，灼烁津液，脉络失润，故脉象濡滑，沉取弦细。治宜清泄肝胆郁热，从三焦疏利而去。治疗用柴胡清肝饮加减。柴胡辛、苦、微寒，疏肝解郁，和解退热；龙胆草苦寒，泻肝火，清胆热；桑、菊辛凉，疏风清热，清肝利头目；川楝子苦寒，性降，疏泄肝热；山栀、黄芩苦寒，清热，疏利三焦；防风辛、甘、微温，祛风解痉；郁金辛、苦，性寒，疏肝清热。诸药合用使肝胆疏，郁热清，三焦利而耳鸣自除。

第三十二节　中风

【概述】

中风是指卒然仆倒，昏不知人的疾患，伴有口眼㖞斜，半身不遂，语言謇涩，或不经昏仆而仅以㖞斜不遂为主要特征。临床多见于脑血管疾患，包括脑出血、蛛网膜下腔出血、脑血栓形成等。《内经》已论及本病，书中对其症状、病因、病机都有不同程度的阐述。如《灵枢·刺节真邪》篇说："虚邪偏客于身半，其入深，内居荣卫，荣卫稍衰，则真气去，邪气独留，发为偏枯。"《素问·调经论篇》指出："血之与气，并走于上，则为大厥，厥则暴死，气复反则生，不反则死。"并且认识到体质、精神等因素与本病的发生有密切关系。

后世医家对中风论述很多，唐宋以前主要主张"外风论"，代表为张仲景，他在《金匮要略》中论述了外风中于身体深浅不同部位引起的不同表现。唐宋以后逐渐向"内风论"发展，代表性的有刘完素的"心火暴亢"说，李东垣的"正气自虚"说，朱丹溪的"湿痰生热"说，对中风的病机有不同程度的发挥。至明代张景岳强调中风并非风邪，倡导"非风论"，提出"内伤积损"的观点。清代叶天士进一步阐明"精血内耗，水不涵木""肝阳偏亢"等病机，使中风学说更趋全面。

【病因病机】

中风的病因主要是机体功能差，气血不足，肝肾阴虚，虚阳亢盛，化火生风，加之平素饮食起居不节，生痰生风，或感受外邪等诱因致使肝阳暴亢，风阳上扰，夹火夹痰，上逆脑络，蒙蔽清窍而成。

1. 素体虚损　年老体衰，气血不足，或肝肾亏损，真气耗散，肝阳偏亢，或久病体弱，气血亏耗，致肝肾阴虚，虚阳上亢，气血上扰发为本病。

2. 情志不节　五志过极，或心火暴亢，或抑郁过度，暗耗体液，致使阴不敛阳，阳气亢逆，风火相煽，气血上逆而发为中风。

3. 饮食所伤　嗜食厚肥醪醴，饥饱失常，生痰生热，或损伤脾胃，化湿生痰，痰郁化热，夹风上扰，阻蔽脑窍，或肝病犯脾，脾失健运，生痰蕴热，生风上逆，蒙蔽清窍。

【鉴别】

中风与其他类似疾病的鉴别如下。

1. 中风　伴见口眼㖞斜，手足偏废，苏醒后多有上述后遗症存在。

2. 痫证　伴见四肢抽搐，口吐涎沫，发出异常怪叫，醒后如同常人。

3. 厥证　伴见面色苍白，四肢逆冷，无四肢抽搐及偏废症状。

4. 痉证　伴见四肢抽搐，角弓反张，有严重的脏腑原发疾病存在，无手足偏废症。

【论治】

中风重症急性发作主要分为闭证和脱证。

一、闭证

［主症］突然昏迷，两手紧握，牙关紧闭，喉中痰鸣，声如拽锯，面赤气粗，脉洪数弦劲，或沉涩弦数，舌苔黄腻、质红且干。

［治法］清肝降火，豁痰开窍。

［方药］宜急用局方至宝丹、安宫牛黄丸、紫雪丹或牛黄清心丸之类。药用：菖蒲10g，郁金6g，天竺黄12g，钩藤12g，蝉衣6g，珍珠母30g，知母10g，黄芩12g，竹沥60g，姜汁3~5滴，大黄粉（分冲）1~2g，局方至宝丹（分两次服）1丸。

［方药分析］肝阳暴张，火旺风动，夹痰上冲，蒙蔽清窍，故见突然昏迷仆倒，不省人事；阳盛热甚则面赤气粗，脉象洪数或弦数，舌红苔黄；热痰上壅则喉中痰鸣，声如拽锯；痰热阻闭经络则牙关紧闭，两手紧握。方中局方至宝丹，配以菖蒲、郁金清热豁痰开窍；钩藤、蝉衣、珍珠母清肝熄风；黄芩、知母、大黄粉清热降火；竹沥、生姜汁、天竺黄清化痰壅。诸药合用，使火降风熄，窍开痰化，气血下行。

［加减法］

（1）若痰湿阻遏，气分郁闭，脉象沉滑，舌苔白腻且厚，是为郁闭之象。急用芳香开窍法，药用苏合香丸，加入竹沥90g，生姜汁3~4滴。

（2）若牙关紧闭，可用乌梅擦牙；热郁过深时，可用冰盐水擦牙；若经擦牙口仍不能开者，可用鼻饲或直肠给药。

（3）若痰热郁滞较重，大便不通，苔腻厚者，可用三化汤（厚朴、枳实、大黄、羌活）以疏解通腑。

二、脱证

［主症］突然昏仆，不省人事，目合口开，手撒不握，鼻鼾遗尿，冷汗如油，手足逆冷，声嘶，气息微弱，面青或白，血压下降，舌短，苔白腻滑润，两脉沉伏或微细欲绝。

［治法］急救元阳，摄阴固脱。

［方药］大剂参附汤合生脉散加减：人参粉（冲）3g，淡附片15g，黄芪60g，生牡蛎60g，生龙骨60g，瓦楞子30g，黑锡丹（分两次服）3g。

［方药分析］阴阳将离欲脱，正气衰竭，心神涣散，故突然昏仆，不省人事，目合口开，手撒遗尿，气息微弱，脉微细欲绝；阴精欲脱，阳气暴亡，则冷汗大出，手足逆冷，面白或青。方中人参、黄芪、附片益气回阳救脱；黑锡丹救阳散寒；龙骨、牡蛎、瓦楞子摄阴敛阳，协助固脱作用。病势将脱，防其厥变。

三、中风常规分类

（一）风痰阻络

［主症］头痛眩晕，肢体麻木拘挛，突然口眼㖞斜，语言不利，口角流涎，甚或半身不遂，或身热恶寒，身痛，脉多濡滑，按之弦，舌苔白腻。

　　[治法] 疏风通络, 养血清热。

　　[方药] 大秦艽汤或大、小活络丹加减: 秦艽 10g, 羌活 15g, 独活 15g, 防风 6g, 石膏 15g, 黄芩 12g, 赤芍 12g, 当归 10g, 炒地龙 10g, 生牡蛎 30g。

　　[方药分析] 素体虚弱或久病致虚, 气血不足, 经络失养, 则见头痛眩晕, 手足或肢体麻木拘挛; 正虚卫外不固, 风邪乘虚侵入, 阻痹气血则口眼㖞斜, 语言不利或半身不遂; 外邪袭入, 营卫相争, 见恶寒发热身痛。方中秦艽、羌活、独活、防风祛除外来风邪, 炒地龙、牡蛎镇肝平息内风, 赤芍、当归养血补虚通络, 石膏、黄芩清热祛邪。共奏攘外安内, 祛邪扶正之功。

　　(二) 肝阳上亢

　　[主症] 头目眩晕, 阵阵烦急, 耳鸣头痛, 口干便结, 舌红且干, 脉细小滑数。突然发生口眼㖞斜, 舌强语謇, 或半身不遂。

　　[治法] 平肝熄风, 兼折虚热。

　　[方药] 羚羊钩藤汤加减: 钩藤 12g, 生地 12g, 天竺黄 12g, 白芍 12g, 川楝子 10g, 菊花 10g, 白蒺藜 12g, 珍珠母 30g, 黄芩 10g。

　　[方药分析] 肾阴亏损, 肝阳上亢, 故头晕头痛, 耳鸣目眩; 风阳内动, 夹痰阻络, 则见口眼㖞斜, 舌强语謇, 甚则半身不遂; 方中生地、白芍滋阴柔肝熄风; 钩藤、白蒺藜、珍珠母、菊花平肝熄风, 配以黄芩清泄肝热; 川楝子、天竺黄行气化痰通络, 加强调畅气血之功能。

　　(三) 肝火亢盛

　　[主症] 头晕目赤, 少寐多梦, 面赤头痛, 口苦咽干, 心烦易怒, 大便秘结, 溲少且赤。突然口眼㖞斜, 舌强流涎, 甚或半身不遂。舌绛红苔黄燥, 脉弦数而大, 按之有力。

　　[治法] 清肝泻火, 开窍熄风。

　　[方药] 龙胆泻肝汤加黛蛤散、竹沥、姜汁。药用: 龙胆草 10g, 夏枯草 12g, 栀子 10g, 黄芩 12g, 柴胡 6g, 川楝子 12g, 钩藤 12g, 生石决明 30g, 蝉衣 6g, 生地 12g, 紫雪丹 (分冲) 6g, 或用牛黄清心丸 1~2 丸。

　　[方药分析] 素体肝肾阴亏, 阴不制阳, 阳热独亢, 冲逆于上, 则见头晕头痛, 面目红赤, 口苦咽干; 肝火扰心, 则心烦易怒, 多梦少寐; 火郁不散, 干犯大肠小肠, 便见粪结尿赤; 肝火上炎, 阳亢则风动, 夹痰阻络, 故见口眼㖞斜, 舌强流涎, 半身不遂。方中龙胆草、夏枯草、黄芩、栀子清肝泻火; 紫雪丹清火化痰熄风开窍; 水牛角、钩藤、蝉衣、生石决明镇肝熄风; 生地滋阴柔

肝，亦防苦寒药之燥烈；柴胡、川楝子疏调肝经气血；瓜蒌、玄明粉通便泄热，使邪火下行有路。

（四）痰湿阻络

［主症］体丰，痰湿素盛，面白痰多，四肢麻木沉重，头目眩晕，舌苔白腻，脉象濡滑，突然口眼㖞斜，语言謇涩，或半身不遂。

［治法］祛痰化湿，宣窍通络。

［方药］导痰汤加减：胆南星 12g，枳实 6g，橘红 10g，钩藤 12g，茯苓 15g，半夏曲 12g，远志 10g，生海浮石 15g，莱菔子 6g，冬瓜子 30g，石菖蒲 6g，郁金 6g。

［方药分析］素体痰湿较甚，故体丰、肥胖而痰多；痰湿蒙蔽清窍，则眩晕头重如蒙，口眼㖞斜，语言謇涩；痰湿夹风阻络，则肢体麻木沉重，甚则半身不遂。方中茯苓、橘红、半夏燥湿化痰，海浮石、莱菔子、冬瓜子、枳实化痰兼以通络；石菖蒲、郁金、远志豁痰通络开窍；胆南星、钩藤化痰兼以熄风。

（五）血瘀气弱

［主症］素体气血虚弱，中风以后，口眼㖞斜，语言不利，半身不遂，自觉疲乏力弱，肢体发麻，舌胖苔白，脉象沉弱而涩。

［治法］益气活血，化瘀通络。

［方药］补阳还五汤加减：黄芪 30g，当归 6g，川芎 10g，赤芍 12g，桃仁 6g，生地龙 10g，炒地龙 10g。

［方药分析］气虚血弱，经脉失养，则周身疲乏无力，肢体发麻；气血不足，鼓动无力，瘀血阻络，则口眼㖞斜，半身不遂，脉涩不利。方中大量黄芪益气扶正，当归、川芎补血活血，赤芍、桃仁活血化瘀，丝瓜络、地龙加强通络化痰作用。

（六）气阴不足

［主症］中风之后，行走不利，言语謇涩，自觉疲倦无力，气短懒言，小溲清长，大便溏薄，脉象虚弱或细弦。

［治法］益气养阴，填固下元。

［方药］地黄饮子或上午服六君子丸，每日 10g；下午服六味地黄丸或归芍八味地黄丸，每日 2~3 丸。

[方药分析] 气阴不足，正虚体弱则疲乏无力，气短懒言；阴血亏虚不养经脉，则行动不便，言语不利。药用上午服六君子汤益气固本，扶助正气；下午服六味地黄丸或归芍八味丸填补阴血，固摄真阴。仍应以早晚锻炼身体为要，以促气血之通畅。

【小结】

中风有真中、类中之不同，外风、内风之区别。风自外来，客于肌腠经络者为真中风；风自内生，源于脏腑，上扰神明者为类中风。类中风责之于肝，肝风夹痰热蒙蔽清窍，扰乱神明，导致卒中。临床应根据中风先兆、卒中急救和后遗症的不同分期分别治疗。中风先兆期以平肝熄风为主；卒中急救要分别闭脱，闭证属实，治宜开窍醒神，涤痰通腑，脱证治宜填补固脱；后遗症期治宜益气活血通络，并应加强功能锻炼。

【治验】

类中风门（汪逢春先生医案）

杨左。烦劳受暑，触动肝阳，头痛，左半身麻木，经西医抽脑脊液之后，手臂麻木虽止，头痛仍剧，左肺及腹部皆痛，舌苔白腻，两脉濡滑，姑以轻香辛化，通达阳明，防其痛甚致厥。

鲜佩兰（后下）5g，制厚朴 3g，白蒺藜 10g，大豆卷 10g，焦山栀 6g，赤芍药 5g，川连 2g，苦杏仁 10g，焦苡米 10g，建泽泻 10g，白蔻仁 5g，朱赤苓 12g，紫贝齿 30g，羚羊角（分两次冲）0.3g。

二诊：太阳穴疼痛减轻，头脑鸣响，眩晕，舌绛苔黄中厚，左脉濡滑，右部弦滑，暑邪干犯清阳，厥阳上逆，拟再辛香苦泄，宣达阳明。

省头草（后下）5g，白蒺藜 10g，明天麻 10g，三角胡麻 10g，焦山栀 6g，赤芍 10g，全瓜蒌 30g，枳实 6g，益元散 12g，鲜荷叶半张包刺，紫贝齿 60g，朱赤苓 12g，连翘 10g，郁金 5g，建泽泻 10g，羚羊角尖（分冲）0.3g。

三诊：头痛渐止，眩晕亦轻，咳嗽则腹部掣痛，舌苔已化，脉象细滑，再以柔降镇逆。

明天麻 10g，三角胡麻 10g，霜桑叶 10g，黑芝麻 10g，晚蚕沙 10g，磁朱丸 15g，决明子 10g，橘络 10g，朱赤苓 10g，陈香橼 5g，益元散 10g，鲜荷叶 1张，紫贝齿 60g，九孔石决明（先煎）60g。

按：素体肝旺，又感暑邪，引动肝风，内旋作乱。治当清暑平肝并举。暑多夹湿，故用佩兰辛、平，清暑化湿；大豆卷甘、平，解暑利湿；山栀、黄连苦、寒，清热燥湿；泽泻甘、淡、寒，泄热利湿；茯苓、苡米甘、淡，健脾利湿；湿为阴邪，恐前药寒凉，助其阴性而成凉遏，故用辛温之白蔻仁、厚朴以燥湿行气；用白蒺藜苦、辛、温，入肝经，散风止头痛；羚羊角咸、寒，清肝熄风；紫贝齿甘、平，重镇，清肝；赤芍苦、微寒、清肝中之血热。二诊，头痛稍减，但仍眩晕，脑鸣，且舌苔黄厚，乃肝热未清，痰热欲起。故于前方去大豆卷、厚朴、川连、杏仁、焦苡米、白蔻仁，加天麻甘、平，平肝熄风止头痛；三角胡麻（茺蔚子）甘、微寒，清肝明目；连翘、赤苓（朱砂制）入心（现已少用，以防汞中毒），苦、微寒，清透热邪；郁金辛、苦、寒，清心凉血解郁、瓜蒌甘、寒，清热化痰；枳实苦、微寒，降气消痰；益元散清暑利湿。全方平肝熄风、清热化痰之力大于前方。故服后，三诊头痛、眩晕均减，舌苔亦化，变前方只留明天麻、三角胡麻、朱赤苓、紫贝齿、益元散5味，加决明子甘、苦、咸、微寒，清肝明目；桑叶甘、苦、寒，清热平肝明目；石决明咸、寒，平地潜阳；磁朱丸，重镇潜阳明目；橘络甘、苦、平，通络化痰，顺气活血以疗腹痛，且与桑叶合用能止其咳；香橼辛、苦、酸、温，疏肝理气、化痰；蚕沙甘、辛、温，通络和胃化浊；黑芝麻甘、平，补益肝肾之精血，以治其本。全方平肝明目为主，兼以化痰补虚，标本同治以收全功。本案三诊，处方变化虽大，但与病机、病证相符，丝丝入扣，故病证虽杂，仍获全功，其中微妙之处，宜细细玩味。

第三十三节　惊悸

【概述】

惊悸、怔忡是指患者心中动悸不安，甚则不能自主的一种自觉病证。一般多呈阵发性，每因情志波动或劳累而发作。惊悸、怔忡又有不同。惊悸由外因引起，偶因惊恐、恼怒而发，全身情况较好，证较轻浅；怔忡每因内在因素而成，外无所惊，自觉心中惕惕，稍劳即发，全身情况较差，病较深重。《红炉点雪》曰："惊者，心卒动而不宁也；悸者，心跳动而怕惊也。怔忡者，心中躁动不安，惕惕然如人将捕之。"《医学正传·惊悸怔忡健忘证》篇亦说："惊悸者，蓦然而跳跃，惊动而有欲厥之状，有时而作者是也。""怔忡者，心中惕惕然，动摇而不得安静，无时而作者是也。"足见二者在病因、病情程度上有明显差异。二者亦有密切关系。一方面，因惊悸日久，可发展为怔忡，如《医学入门·惊悸怔忡健忘》篇说："怔忡因惊悸久而成。"另一方面，怔忡患者，又易受外惊所扰而使动悸加重，《石室秘录·内伤门·怔忡》篇说："怔忡之证，扰扰不宁，心神恍恍，惊悸不已。"总的说来，二者均为心慌一类的疾病，故并为讨论。

西医学中的各种心脏病或其他原因引起的心律失常，以及缺铁性贫血、再生障碍性贫血、甲状腺功能亢进、神经官能症等以心悸为主症时，可参考本节施治。

关于惊悸、怔忡的记载，《内经》就有类似的描述，《素问·举痛论篇》说："惊则心无所倚，神无所归，虑无所定，故气乱矣。"《素问·至真要大论篇》说："心怵惕，澹澹大动。"《灵枢·本神》篇也有"心怵惕""其动应衣"。到了汉代，张仲景在《金匮要略》和《伤寒论》中，才正式提出悸与惊悸的病名，并对其病因作了扼要的论述，认为主要是由惊扰、水饮、虚劳及汗后受邪等因素引发的。后世医籍对此又作了较为详细的说明，"惊自外至者也，惊则气乱，故脉动而不宁；悸自内惕者也，悸因中虚，故脉弱而无力"（《医宗金鉴·卷二十》），从脉象来分析和认识惊悸发生的原因，必须外有惊扰，内有所虚，内外相合，引发本证。至《济生方·怔忡论治》不仅对惊悸有所载述，而且还提出了怔忡之称，如对怔忡的病因认识有："夫怔忡者，此心血不足也……真血虚耗，渐成怔忡……又有冒风寒暑湿、闭塞诸经，令人怔忡，五饮停蓄，堙塞中脘，亦令人怔忡，当随其证，施以治法。"其后，《丹溪心法·惊悸怔忡》又提出"责之虚与痰"的认识，认为："怔忡者血虚，怔忡无时，血少者多；有思虑便动属虚；时作时止者，痰因火动。"《医林改错》则认为瘀血内阻亦能导致心悸、怔忡。

惊悸、怔忡的形成，常与精神因素、心血不足、心阳衰弱、水饮内停、瘀血阻络等有关，《杂病源流犀烛·怔忡源流》说："怔忡，心血不足病也……心血消亡，神气失守，则快快，心中空虚，快快动摇不得安宁，无时不作，名曰怔忡；或由阳气内虚，或由阴血内耗；或由水饮停于心下，水气乘心……或事故烦冗，用心太苦……或由气郁不宣而致心动……以上皆怔忡所致之由也。"

【病因病机】

本病常见病因病机有以下几点。

1.心神不宁　平素心虚胆怯之人，由于突受惊恐，以致心惊神摇、不能自主，渐至稍惊则心悸不已。正如《济生方·惊悸证治》所说："惊悸者，心虚胆怯之所致也。且心者君主之官，神明出焉，胆者中正之官，决断出焉，心气安逸，胆气不怯，决断思虑，得其所矣。或因事有所大惊，或闻虚响，或见异相，登高涉险，惊忤心神，气与痰郁，遂使惊悸。"此外，如大怒伤肝，大恐伤肾，怒则气逆，恐则气却，阴虚于下，火逆于上，动撼心神，而发惊悸。

2. 肝胆郁热　肝气郁结，久则化热，肝胆蕴热，上扰心神，或肝气横逆，脾土受克，脾湿失运，湿热相合，复因恼怒之后，郁火灼液成痰，痰火互结，上扰心神，而致心悸，此即《丹溪心法·惊悸怔忡》篇所谓"痰因火动"。

3. 心血不足　久病体虚，或失血过多，或思虑过度，劳伤心脾等，既可耗伤心血，又影响脾胃生化之源，渐致气血双亏，心失所养，故神不安而志不宁，发为心悸、怔忡。正如《丹溪心法·惊悸怔忡》篇所指出的："怔忡者血虚，……怔忡无时，血少者多。"

4. 阴虚火旺　久病虚劳，或房劳过度，或遗泄频繁，伤及肾阴，或肾水素亏之人，水不济火，虚火妄动，上扰心神，而致心悸。《素问玄机原病式》所谓："水衰火旺而扰火之动也，故心胸躁动，谓之怔忡。"

5. 心阳不足　大病久病之后，阳气虚衰，不能温养心脉，故心悸不安。此即《伤寒明理论·悸》篇所说："其气虚者，由阳气内弱，心下空虚，正气内动而为悸也。"

6. 饮邪上犯　脾肾阳虚，不能蒸化水液，停聚而为饮，饮邪上犯，心阳被抑，因而引起本证，正如《医学衷中参西录·论心病治法》所云："……心脏属火，痰饮属水，火畏水迫，故作惊悸也"。

7. 瘀血阻络　心阳不振，血液运行不畅，可引起心脉瘀阻，也可发展成本证。《素问·痹论篇》说："脉痹不已，复感于邪，内舍于心"，"心痹者，脉不通，烦则心下鼓"。《医宗必读·悸》："鼓者，跳动如击鼓也。"可见，风寒湿邪搏于血脉，内犯于心，以致心脉痹阻，营血运行不畅，亦能引起惊悸、怔忡。

【辨证】

心悸、怔忡首先应辨虚实。一般而言，惊悸之证，临床常因惊而悸，初起多为内因而成，以实证为多；无外因引发，经常心悸，胸闷不舒，发则悸跃不能自控，以虚证为多。实证务须分辨是瘀血，还是痰热。属瘀血者，当以活血化瘀为法；属痰热引发者，当从清化痰热着手。虚证当辨气、血、阴、阳。因心血不足引发的，当以养血安神为主；因阴虚火旺而致的，当以滋阴清火为治；

因心阳不振而发的，当以补养心气、温通心阳为法。若是素体虚弱，新感引发的实中夹虚之证，或久病虚中有实之证，病情较为复杂，则宜细察详审，标本兼顾，适当用药。

【论治】

（一）心血不足

［主症］血虚心失所养，心神不安，夜寐不宁，面色不华，头晕，倦怠乏力，时或心悸自汗，舌质淡红，脉多细弱。

［治法］益气补血，养心安神。

［方药］党参 10g，天冬 10g，麦冬 10g，五味子 10g，熟地 10g，远志 10g，当归 10g，合欢皮 12g，牡蛎（先煎）30g，炒枣仁 10g。

［方药分析］方中党参益气健脾，以资生化之源；当归、天冬、麦冬、五味子、熟地滋阴补血，养心敛神；远志、合欢皮、炒枣仁安神定志；牡蛎镇摄心神，血充神安，则悸自止。

［加减法］

（1）若纯是血虚，无肝热等其他兼症，方中可加桂圆肉 10g、炙甘草 6g、桂心 6g，温补气血。

（2）若气分亦虚，脉弱濡力少时，可于方中加黄芪 30g、人参粉（冲）3g，益气生血。

（3）若有肝热时，方中去党参，加太子参 5g、沙参 10g 合用，意在甘寒与甘微温合用，既益气又折热，并可酌加桑叶 10g、钩藤 10g、白芍 10g，以柔肝折热。

（4）若兼中焦食滞者，可加焦三仙各 10g、鸡内金 10g，消导食滞。

（二）阴虚火旺

［主症］肝肾亏虚，阴分不足，心悸不宁，心烦少寐，头晕目眩，耳鸣腰酸，舌质红，脉细数。

［治法］滋阴清热，养心安神。

［方药］沙参 10g，丹参 10g，玄参 15g，炒枣仁 10g，白芍 15g，生地 15g，莲花头 2 枚，麦冬 10g，五味子 6g，淡竹茹 10g。

［方药分析］方中沙参、玄参、麦冬养阴清热；丹参、白芍养血补心；炒枣仁、莲花头安养心神；淡竹茹泄胆火，折虚热。合方并用，使虚热得安，心神

不扰，悸动自止。

［加减法］

（1）若阴虚火旺较重者，必加大甘寒育阴之力，以壮水制火，可酌情选加玉竹 10g、白薇 10g、丹皮 10g、炒山栀 3g、木瓜 10g、旱莲草 10g、女贞子 10g。

（2）若火热较重时，可先用苦泄之剂以折其热，但不可多用，一二剂之后，亢热已衰，则改用壮水制火之法。

（3）若肾精亏损较甚，可酌情加用填精补髓之品，巩固下元。

（4）避免一切外界刺激及食辛辣食物。

（三）肝胆郁热

［主症］头晕目眩，面赤口干，心烦且悸，胸膈灼热，大便干，小溲赤，舌红苔黄，六脉弦数有力。

［治法］清肝胆，泄亢热，以定心悸。

［方药］黄芩 10g，连翘 10g，竹叶 3g，防风 3g，大黄 3g，芒硝 3g，白芍 10g，郁金 6g。

［方药分析］方中黄芩、连翘味苦性寒，泄肝胆之热；竹叶、防风宣解郁热，取"火郁发之"之意；白芍酸、甘、寒，柔肝养肝；大黄、芒硝苦寒泄下，通利肠胃，冀郁热得开，内热得泄，心神安宁。

［加减法］

（1）若肝胆郁热较重时，可用龙胆泻肝汤加减；大便干结者，用当归龙荟丸，也可于方中加龙胆草 2g、知母 6g、芦荟（研冲）1g，以加大清泄肝胆之力。

（2）若肝胆郁热而阴伤者，于方中加用木瓜 10g、知母 10g、白芍 10g、生地 10g，以和阴折热。

（四）阳虚停饮

［主症］阳虚饮停，水气凌心，心中惕惕而悸动，胸闷气短，体丰面白，形寒肢冷，食少乏力，气短腿肿，舌胖且润，脉象虚弱或沉细。

［治法］温通心阳，化饮定悸。

［方药］茯苓 20g，白术 10g，炙甘草 10g，肉桂末（研冲）3g。

［方药分析］方中重用茯苓扶脾利水，白术补脾燥湿，甘草、肉桂温通心阳。

［加减法］

（1）若心中悸动较甚者，可加龙骨 10g、牡蛎 10g，以安神定悸。

（2）若心阳虚衰，汗出肢冷，面青唇紫，喘不得卧者，可加人参、附子、黑锡丹以回阳救逆。

（3）若肾阳虚衰不能制水，水气凌心，见心悸喘咳，不能平卧，小便不利，浮肿较甚者，宜用真武汤加减，以温阳利水。

（4）若中气甚虚，可于方中加人参粉 3g、黄芪 20g 以益气回阳。

（五）心神不宁

［主症］惊恐之后，心悸烦乱，坐卧不宁，饮食无味，寐中多梦，脉象弦滑。

［治法］镇惊安神，温胆和胃。

［方药］枳实 6g，竹茹 6g，半夏 10g，陈皮 6g，黄芩 10g，茯苓 15g，青黛末（冲）1.5g，珍珠母（先煎）20g。

［方药分析］方中枳实破气导滞，有推陈致新之功；半夏、陈皮理气燥湿化痰；竹茹清胆火，泄虚热以和胃；黄芩苦寒泄热；青黛末清肝热，化痰浊；珍珠母咸寒沉降，镇惊安神。

［加减法］

（1）若属热郁较重时，可加黄连（研冲）3g，苦寒折热，以求定悸。

（2）若患者心气不足，体质虚弱时，可加远志 10g、炒枣仁 6g、太子参 3~6g，但温补之药不宜多用。

（3）若惊悸不安较重，则可酌加琥珀、磁石、朱砂等镇惊宁心，安神定志。

此外，尚有因心脉瘀阻而致心悸不安，胸闷不舒，心痛时作，或见唇甲青紫，舌质紫暗，或有瘀斑，脉涩或结代。治宜活血化瘀，理气通结，桃仁红花煎加减用之。

【小结】

惊悸、怔忡是指患者自觉心中悸动，惊惕不安，甚则不能自主的一种病证。多呈阵发性，每因情志波动或劳累过度而发作。临床辨证应首辨虚实，进行施治。大致分为 5 种类型，各具特点，有心血不足、阴虚火旺、肝胆郁热、阳虚停饮及惊恐之后心神不宁等。心悸初起，治疗及时，比较容易恢复；若失治或误治，病情亦可由轻转重，由实致虚。如年迈体衰，心病及肾，真气亏损者，治疗较难，恢复亦慢。所以掌握心悸发生的时间长短以及服药后病情的转归，是极为重要的。同时，治疗期间尽量避免患者精神上的刺激和饮食刺激。给予患者良好的环境，充分休息，注意饮食的调摄，对本病恢复有辅助作用。

【治验】

案1 张某，女，56岁。

心悸时时发作，面色萎黄不华，自觉乏力，半年来胃纳不佳，脉象沉软力弱，舌胖苔白，尖红口干。病属老年心脾两虚，当用归脾汤方法加减。

［处方］炒枣仁12g，炒白术12g，潞党参9g，黄芪12g，当归9g，茯神9g，远志肉9g，莲花头2枚，煅龙齿24g，桂圆肉30g。

按：老年之体，脾气虚弱，化源不足，心神失养而发心中悸动不安，故用归脾汤方法以补养心脾，使气旺血生，其病可愈。

案2 王某，女，35岁。

心悸经常发作，每于恼怒之后病势增重，脉象弦滑，舌红且干，心烦急躁，口苦咽干，大便干结，小溲赤红，夜寐梦多。全是胆热上扰之象，先以温胆汤方法加减。

［处方］竹茹12g，枳壳6g，陈皮6g，半夏9g，龙胆草3g，黄芩6g，焦三仙各9g，丹参9g。

按：本案属肝胆蕴热，痰热上扰，胃失和降，心神不安之证。故用温胆汤加减，清肝胆郁热，化郁阻之痰，痰热清则心自安宁。

案3 马某，男，40岁。

水停心下，自觉胸中跃动，头晕，小溲短少，舌白滑润，脉象沉弦。先以化饮法以缓悸动。

［处方］制半夏12g，粉甘草6g，北秫米30g，茯苓12g，白术12g，桂枝6g，泽泻9g。

按：水为阴邪，赖阳气化之，今阳虚不能化水，水饮内停，上凌于心，则诸症蜂起，故用化饮祛湿、振奋心阳之剂而获效。

第三十四节　神昏

【概述】

神昏是以不省人事、神志昏迷为特征的常见内科急证，中医历代医籍所记载的"昏迷""昏蒙""昏厥"等，均属神昏范畴，本病多系时行温病或中风、厥脱、喘逆等发展到严重阶段而出现的一种危候。西医学中急性传染性和急性感染性疾病，在出现中毒反应的过程中，常出现神昏。肺性脑病、心脑缺血综合征、肝性脑病、酸中毒及食物中毒等出现神昏者，可参考本节治疗。

早在《内经》、《伤寒论》中，已论及神志昏迷，《素问·厥论篇》说："厥或令人腹满，或令人暴不知人。"并指出暴不知人是阴阳之气逆乱所致。张仲景《伤寒论·辨阳明病脉证并治》对外感病神昏证治有比较详细的认识，载有："伤寒若吐、若下后，不解，不大便五六日，上至十余日，日晡所发潮热，不恶寒，独语如见鬼状。若剧者，发则不识人，循衣摸床，惕而不安……"是谓热结阳明所致神昏，仲景创"清热""攻下"两大治法，对后世治疗热病神昏有很大的影响。

金·成无己《伤寒明理论》首用"神昏"一词，其含义是"真气昏乱，神识不清"，"昏识不知所以然"。明代，对神昏的病因证治已有进一步发展，秦景明《症因脉治》论述"外感口噤不语"时说："内有积热，外中风邪，经络不通，发热自盛，热极生痰，上熏心肺，神识昏迷，则不语作矣。"陶华对瘀血昏迷病机已有所阐发。《伤寒六书》谓："凡见眼闭目红，神昏语短，眩晕迷妄，烦躁漱水，惊狂谵语……皆瘀血证也。"对后世颇多启发。

清朝，温病学说盛行，对热病神昏的认识尤为深刻，经验趋于丰富，叶天士将热灼营阴、心神被扰、热盛逼血、躁扰昏狂等作为温病营血辨证的重要标志，叶氏"外热一陷，里络就闭，非菖蒲、郁金等所能开，须用牛黄丸、至宝丹之类以开其闭"，"湿热熏蒸，将成浊痰蒙蔽心包"，"夏令受热，昏迷若惊，此为暑厥"及"瘀血与热为伍"阻遏窍机而致神昏的论述，对温病昏迷证治有重要指导意义。薛生白《湿热病篇》对温病由气入营、心包受灼、神昏谵妄，提出以清热救阴、泄邪平肝为治；湿热蕴结胸膈而致神昏者，用凉膈散；热结胃肠，用承气汤。余师愚《疫病篇》对疫证昏愦为迷，力主清瘟败毒饮。吴鞠通系统总结叶氏经验，对热病神昏颇多发挥。俞根初《通俗伤寒论》对热病昏迷创立多种方剂，大大丰富了治疗手段。如邪热内陷包络，用玳瑁郁金汤清宣包络痰火；瘀热互阻清窍，用犀地清络饮清宣包络瘀热；痰瘀阻塞心包，用犀羚三汁饮等。既祖述前人，又多有所创新。

中医学认为，神志改变当责之于心，因为"心者君主之官，神明出焉"。心是人体精神活动的中枢，神藏于心，正如《素问·六节藏象论篇》中所说："心者，生之本，神之变也。"心包是心的外围，为心主之宫城，《灵枢·邪客》篇说："心者，五脏六腑之大主也，精神之所舍也。其藏坚固，邪弗能客也。客之则心伤，心伤则神去，神去则死矣。故诸邪之在于心者，皆在于心之包络。"

【病因病机】

1. **热扰心神** 感受温热疫毒之邪，热毒炽盛，传变入里，由气及营，内陷心包；或温热之邪，由肺卫逆传心包；或热结胃肠，因胃络通于心，邪热炽盛，扰及神明；此外暑热内扰，郁闭清窍，或卒冒秽浊之气，闭阻气机，清窍失利，均可导致昏迷。

2. **痰浊蒙蔽** 湿热之邪外袭，弥漫上焦，津液蒸酿为痰，蒙蔽心包；或饮食失节，恣食肥甘厚味，以致脾胃损伤，痰浊内生，郁而化热，痰热互结，上蒙清窍，神明不用，发而昏迷。

3. **瘀阻心窍** 瘀热互结，是引起神昏的另一个重要因素。吴又可说："气属阳而轻清，血属阴而重浊，是以邪在气分，则易疏透，邪在血分，恒多胶滞。"热邪久羁，每致血瘀，瘀血为有形之邪，瘀热互结，阻滞脉络，堵塞心窍，或成下焦蓄血，热入血室，侵扰心神，则见神昏谵妄，如狂发狂。

4. **亡阴失水** 温病后期，热邪深入下焦，耗灼肝血肾精，肾之真阴消亡，全身水液枯涸，心阴大亏，心气告竭，心神失养，而神倦嗜睡，甚则神昏。或因热病中发汗、大泻、过用寒凉，或素体阳虚，正不胜邪可致阳脱之证，或形成阴阳俱脱。

【辨证】

神昏起病多较急骤，证情较为复杂，临床应掌握以下几点。

1. **审明病因病机** 神昏病因，有外感、内伤之分。热陷心营，阳明腑实和痰瘀交阻之神昏，多属温病逆传变证；喘促痰蒙和肝阳暴张之神昏，多属内科杂病变化而致的急证；湿热上蒸之神昏，外感及内伤变证都可见，但其理则一，皆属心脑闭塞不用或神明失守所致。

2. **详察神昏的特点** 温病热陷心营，表现为神昏谵语，或昏睡不醒，呼之不应；湿热痰蒙，表现为神志呆滞，时昏时睡，或半明半昧状态；阳明腑实之神昏，多谵语、烦躁不已；瘀热交阻，则表现为神昏狂躁，脉多沉弦而细。

3. **辨析热型特点** 热陷心营，多高热灼手；痰湿蒙蔽，多身热不扬；阳明腑实，为日晡潮热；瘀热阻窍，多为壮热夜甚。

4. **察舌苔、色、质变化** 热入心包，舌纯绛鲜泽；热伤营阴，舌质红绛，苔黄燥；痰湿蒙蔽，苔白腻或黄腻垢浊；阳明腑实，舌质红，苔黄厚糙老，甚如沉香色，或焦黑起刺；瘀热交阻，舌质紫绛；真阴亏耗，舌瘦干裂，甚则龟裂且剥。

【论治】

神昏的治疗应掌握以下 3 个原则。

首辨外感热病昏迷和内伤杂病昏迷的基础上，及早确定昏迷的性质，针对性治疗。

正确使用开窍法。开窍法是治疗昏迷的急救措施，应根据不同证候的病机，分别予以清热解毒、清营凉血、豁痰化痰等方法。神昏一证，在卫、气、营、血各个阶段均可出现，病位不同、病机亦异，治法更是大相径庭，必须根据脉、舌、色、症，全面分析，确定相应的治法，切不可一见神昏，谓其内陷心包而从营血论治，动辄安宫、至宝。确系内陷心包者，投之固属相宜，若邪尚在卫、气，投之则不无引狼入室之虞。况寒凉太过则凝涩愈甚，气机愈闭，而邪终难出矣。

注意内闭、外脱轻重。由于闭脱并见，危在顷刻，此时必须分析闭多脱少或闭少脱多，或闭脱并重。若闭证为多，则开闭为先，里闭一开，神志自清；若脱多闭少，急当救脱；闭脱并重，则两者兼顾。总之，要注意病情的动态变化，脉、舌的情况，方随证转。

（一）温热在卫

［主症］发热，微恶风寒，头痛，舌边尖红，苔薄白且干，脉浮数，时有神昏，小儿多见。

［治法］轻清宣泄。

［方药］银翘散加减：银花 10g，连翘 10g，杏仁 10g，前胡 6g，荆芥 3g，淡豆豉 10g，炒山栀 6g，钩藤 10g，焦三仙各 10g。

［治疗注意］邪在肺卫，误用寒凉，凝涩气机，郁闭益甚，郁热无外达之机，势必内迫而扰心神，神志遂致不清，或时清时昧。此时虽见神昏，邪热仍在肺卫，尚未深入气营，治疗必须辛凉轻清，宣泄肺卫，开其郁闭，使邪热外达，神志即能转清，切忌早投清心凉营，或投"三宝"及大剂寒凉，否则寒凉凝滞，气机愈闭，热邪内迫，病必加重。

（二）暑湿在卫

［主症］暑性炎上，湿性弥漫，暑湿相合，氤氲郁遏，内蒙清窍，可见沉困

嗜睡，神志模糊，状若昏蒙，或时清时昧，舌苔白秽，左脉洪大，右脉濡滑。

［治法］宣化上焦，辛开苦降。

［方药］三仁汤、藿香正气散加减：佩兰（后下）10g，藿香（后下）10g，紫苏叶 10g，杏仁 10g，蔻仁 3g，薏苡仁 10g，厚朴 6g，半夏 6g，滑石 10g。

［治疗注意］暑湿在卫，出现昏迷，不必惊慌，但当以法治之，使湿热分消而解，神志随之而清。惟其用药，大忌寒凉，以湿为阴邪，寒则凝涩，气机愈闭，恐病深难解。

（三）阳明热炽

［主症］壮热，口渴引饮，头痛有汗，舌红，苔黄糙老且干，六脉洪数，邪热炽盛，熏蒸心包，内扰心神，则烦躁不安，神志不清，甚则昏迷不醒。

［治法］辛寒重剂，清宣气热。

［方药］白虎汤加味：生石膏 20g，知母 10g，淡豆豉 10g，炒山栀 6g，银花 10g，连翘 10g。

［治疗注意］若气分之热不能外达而迫入里，波及营分；或因素体阴虚，气分之热未罢，营中之热复起，酿成气营两燔，而致神志不清者亦属多见。临床除气分热盛之表现外，兼见神昏、舌绛、尖部起刺，或皮肤斑点隐隐。此时急当清气热，凉营阴，使入营之热透出气分而解。方如加减玉女煎之类。

（四）阳明腑实

［主症］此属胃家实，邪热炼肠中糟粕成燥屎，热与燥屎内结肠腑，腑气因而不通，郁热上蒸，扰乱神明，心包受邪，故见神昏，甚则谵语，或喃喃呓语，同时伴见腹满胀痛拒按，手足濈然汗出，大便数日不通或下稀水，气味恶臭，舌苔老黄糙厚，甚则焦黑起芒刺，脉沉实有力。

［治法］急下存阴。

［方药］大承气汤加减：大黄 5g，芒硝 10g，枳实 10g，厚朴 10g，甘草 5g。

（五）热陷心包

［主症］身热灼手，神昏谵语，或昏愦不语，舌謇肢厥，舌质纯绛，鲜泽无苔，或有黄燥苔，脉沉，按之细滑数。

［治法］清心开窍。

［方药］清宫汤送服"三宝"。药用：水牛角（磨冲）10g，玄参 10g，连翘 10g，竹叶 10g，麦冬 10g，丹皮 10g，银花 10g，菖蒲 6g，郁金 9g。

热势重者用安宫牛黄丸，痰郁重者用至宝丹，动风且便干者用紫雪丹。治疗注意：临床上热陷心包往往不是单独出现，常兼夹他邪为患，故在治疗时除清心开窍外，尚根据各种不同兼症，采取相应的治法。如热陷心包兼有腑实者，当通腑开窍，方用牛黄承气汤；兼有瘀血阻络者，舌色必青紫黯润有瘀斑，当清心开窍兼以祛痰，方如犀地清络饮；若兼动肝风，症见神昏惊厥、四肢抽搐者，治当清心开窍，凉肝熄风，方用羚羊钩藤汤加"三宝"。

（六）热伤营阴

[主症] 身热夜甚，心烦不寐，口干不渴，时有谵语，或神志不清，舌绛少苔，脉来沉而细数。

[治法] 清营养阴，佐以透热转气。

[方药] 清营汤加减：水牛角 10g，生地 10g，玄参 10g，竹叶 10g，麦冬 10g，丹参 10g，黄连 3g，银花 10g，连翘 10g。

[治疗注意] 透热转气是治疗营分证的关键。叶天士所云之"入营犹可透热转气"，意为使营分之热透出气分而解，清营汤中银花、连翘、竹叶，即具透热转气之功，此为邪热初入营分而设。临床病情多变，实难执一而治，兼有湿阻、食滞、痰蒙、瘀血，或过用寒凉，或早投滋腻，或滥施温补，皆可导致气机不畅，妨碍营热外达。必须针对不同病机，选用不同的药物，疏通气机，才能使营分之热透出气分而解。

（七）痰湿蒙蔽

[主症] 面色垢滞，神志痴呆，语言错乱，或意识蒙眬，语言不清，甚则深度昏迷，昼轻夜重，舌苔白腻或黄腻，脉濡滑或濡滑而数。

[治法] 化湿清热，芳香开窍。

[方药] 菖蒲郁金汤送服苏合香丸或至宝丹。药用：石菖蒲 10g，郁金 10g，炒山栀 6g，竹叶 10g，连翘 10g，菊花 10g，滑石 10g，丹皮 10g，牛蒡子 10g，竹沥 10g，玉枢丹（冲）10g。

（八）瘀热交阻

[主症] 热陷心包兼瘀阻心窍，可周身灼热，神昏深重，或谵妄昏狂，舌紫绛而润，下焦蓄血，其人如狂，少腹硬满急痛，大便秘结，或自利酱粪；热入血室，谵语如狂，或神气忽清忽乱，壮热口渴，经水适来适断，舌质深绛带紫，脉沉涩。

［治法］清热化瘀开窍。

［方药］犀地清络饮加减：水牛角 10g，赤芍 10g，丹皮 10g，连翘 10g，桃仁 10g，竹沥 10g，菖蒲 10g，茅根 10g，灯心 5g。

［治疗注意］根据瘀阻的部位不同，灵活加减。热入血室，有谵语如狂之象，用陶氏小柴胡汤去参、枣，加生地、桃仁、丹皮等；湿热证经水适来，壮热口渴，神昏谵语，胸腹痛或舌无苔，脉滑数，邪入营分，宜大剂水牛角、紫草、茜草、连翘、石菖蒲、赤芍、丹参之属，瘀阻甚者，用桃仁承气汤及当归尾、山甲等；若热蓄下焦，少腹硬满，神志如狂者，用桃核承气汤；若气血钝滞，机窍不运，神志若呆的昏迷不语，宜三甲散，此对某些热病后期的昏迷窍闭、痴呆不语等后遗症，亦有较好疗效。

（九）亡阴失水

［主症］神志昏迷，汗出，面红身热，唇红舌干，脉虚数。

［治法］救阴敛阳。

［方药］生脉散加味：人参（另煎）3g，麦冬 10g，五味子 10g，山萸肉 5g，沙参 10g，鲜石斛 10g，黄精 10g，龙骨 20g。

［治疗注意］若见舌红绛无苔，口反不渴，甚则舌体枯萎，神昏及惊厥动风，亦病入下焦，真阴亏耗，当咸寒增液，酸甘化阴，宜加减复脉汤。若亡阴失水，虚风内动者宜选用三甲复脉汤或大定风珠化裁使用。

（十）亡阳虚脱

［主症］面色苍白，神昏不语，呼吸气微，额头有汗，甚或大汗淋漓，四肢厥冷，二便失禁，脉微欲绝。

［治法］回阳救逆。

［方药］参附龙骨牡蛎救逆汤：人参（另煎）5g，附子 3g，龙骨 20g，牡蛎 20g，干姜 5g，鲜菖蒲 6g。

【小结】

神昏是内科常见的急证，其病因较多，证候危急而复杂，表现为心脑受扰，神机不运，其主要病机有热迫表遏，阳明腑实，热伤营阴，热陷心包，湿热蒙蔽，瘀热阻窍等，治疗时应据不同病机，分别选用适当治法和方药，要除外各种原因导致脑的病理变化。忌早用或过用寒凉重剂，以防寒凝气机，病邪冰伏不解，病势加重。对于重证昏迷，必须采用综合有效措施，争分夺秒进行救治。

【治验】

吴某，男，15 岁，1953 年 9 月 6 日初诊。

发热四五天，两天来加重，体温 39.7℃，头晕恶心，呕吐颈强，神昏谵语，大便已二日未通，舌绛苔黄厚，小便短少，两脉沉滑濡数。此属暑温逆传心包，姑以芳香化湿、凉营开窍泄热方法。

藿香（后下）9g，佩兰（后下）12g，生石膏 25g，连翘 9g，竹叶 10g，竹茹 10g，菖蒲 6g，郁金 10g，黄连 6g，银花 15g，半夏 12g，六一散（布包）12g，紫雪丹（分两次服）6g，2 剂。

即刻煎服 1 剂，随即送某医院检查，并做腰穿，诊断为流行性乙型脑炎，当晚又服第 2 剂汤药。

二诊，1953 年 9 月 8 日。

今晨大便畅泄两次，且色深气臭甚多，身热已退，神志转清，体温正常，思食，舌微黄质红，脉濡滑，停药，9 日出院。

三诊，1953 年 9 月 10 日。

身热已退，体温正常，无恶心呕吐，舌苔已化，浮而略黄，脉濡滑且弱，再以养阴清热兼助消化方法。

北沙参 24g，麦门冬 10g，连翘 10g，玄参 10g，焦三仙各 10g，鸡内金 10g，茅根 24g，芦根 24g。

服 3 剂后痊愈。

按：本案为暑温湿热逆传心包。因湿热阻滞，气机不畅，郁热日深，热蒸湿浊，遂成痰热，外阻气机，内闭心包，且大便两日未通，腑气不畅，心包之热外达不通，欲使营热外透，又以芳香之品化湿开郁，宣畅气机，辛凉清气而透热外达，使内窍开而腑气通，湿化而气机畅，气得展布，心包之热便下泄外透而去，故神清热退知饥，再以养阴清热调理而安。

第三十五节　不寐

【概述】

不寐乃不眠之意，亦称失眠。是指经常不能获得正常睡眠为特征的常见内科病证。不寐的病情轻重不一：轻者入寐困难，有寐而易醒，有醒后不能再寐，亦有时寐时醒等；严重者则整夜不能入寐。由于外感或内伤等病因，致使心、肝、胆、脾、胃、肾等脏腑功能失调，导致心神不安而成本病。不寐在古代医籍中又称为"不得眠""卧不安""目不瞑""不得卧"等等。由于年代久远，用名不一，名称较多，看起来比较杂乱，但大致可分为两种：一种是本身睡眠机制正常，但因疼痛、脘腹胀满、水肿、咳喘、高热等影响而干扰不能安睡；另一种即通常所说的失眠。

引起失眠的病因很多，最常见的是因劳心、劳神、思虑过度，其次是胃不和、病后阴虚生火、痰热在胆经或嗜饮浓茶等。失眠的病机可以概括为心神失养和心神不安两大类。阴血亏虚，心神失养易致不寐；胆热、痰浊、食滞、湿邪、郁火等邪气上扰心神，导致心神不安。

【病因病机】

不寐的常见病因病机如下。

1. 心脾两虚 思虑劳倦太过，内伤心脾，心伤则暗耗阴血，阴亏阳浮，神不守舍；脾伤则纳呆食少，生化之源不足，营血不足，难以上奉心神，心神失养而致不寐。

其他如妇女崩漏日久，产后失血过多，或病后体虚未复，或大手术后气血大亏，以及老年人气虚血少等，均由气血不足，无以奉养心神，心神失养则不安，而致不寐。

大吐或大泻之后，久病伤及脾肾，饮食不节等，致使胃气不和，脾气不运，食少纳呆，气血生化之来源不足，无以上奉，都能使心神失养而致不寐。

2. 心肾不交 心主火，肾主水，水火既济，心肾交通，阴阳平衡，故能安睡。若素体虚弱，先天不足；或久病之人，或误治失治，肾阴耗伤，不能上奉于心，水不济火，则心阳独亢；或五志过极，心火内炽，不能下交于肾，心肾不交，心火亢盛，热扰神明，神志不宁，因而不寐。寒湿或饮邪属于胸位，遏阻胸阳，心阳不能下温肾水，阳气郁阻而成邪火，扰乱心神而致不寐。

3. 血虚肝旺 情志所伤，肝失条达，气郁不舒，郁而化火，火性上炎，清窍受灼，或肝阴血虚，肝阳亢动，扰动心神，神不安宁以致不寐。暴怒伤肝或肝受邪扰，魂不内守亦致不寐。

4. 心虚胆怯 平素心气素虚，遇事易惊善恐，心神不安，夜寐不宁，或因暴受惊恐，恐畏伤肾，惊惧伤胆，情绪紧张，终日惕惕，渐至心虚胆怯而不寐；或胆气素虚，决断失司，不能果断处事，忧虑重重，影响心神不宁亦可致不寐。

因虚、因惊恐二者，又常互为因果，形成恶性循环，不寐频作而难愈。

5. 痰热上扰　湿热之邪外袭，或饮食失节，恣食肥甘厚味，以致脾胃损伤，痰浊内生，郁而化热，痰热互结；若五志过极化火，火热煎熬津液成痰，痰热上扰，则心神不安而不寐。

6. 胃中不和　饮食不节，宿食停滞不化，或肠中有燥屎停滞，均能影响胃气不和，升降失常，阴阳动静转化失常，以致睡眠不安，而成不寐。

综上所述，不寐的病因很多，但大致可分外感和内伤两种。由外感引起者，主要见于各种热病过程中，以实证较多，后期亦可见虚中夹实证；由内伤引起者，原因多种多样，以虚实兼杂为多。本节主要讨论内伤所致的不寐。如暴怒、思虑过度、忧郁不解、惊恐不安、劳倦、五志化火及痰热、郁热、食滞等病因所致的不寐。不寐的病变机转，主要与心、肝、肾、脾等脏腑有关，尤其心、肾与本病的关系密切，如心肾既济，阴阳协调，气机调畅，则睡眠渐成。

【辨证】

1. 明辨特征　各种不寐由于病因病机不同而表现特征各异，临床须根据脉、舌、色、症予以明确辨别。如表现入睡困难，甚或彻夜难眠，过劳则甚者，或遇劳倦过度而发者，多属心脾两虚；来势暴剧者则多为胆热。若患者常自觉头晕、心慌、记忆力减退等，一般不伴烦躁；或睡眠不实，噩梦绵绵，并伴心烦急躁，口干多汗，舌红者，多属阴亏火旺。睡不深熟，稍一响动即易惊醒者，多属心胆气虚。若睡眠恍惚，伴脘腹胀满，恶心呕吐者，多属饮食停滞。若心烦急躁；夜寐梦多；甚则不成寐者，则多属痰热上扰。

西医学将失眠分为起始失眠、间断失眠、终点失眠3种。起始失眠即开始时不能入睡，到后半夜或近天亮时才睡着，这一类患者最常见，多数属胆火上扰，久则心血不足所致，脑力劳动过度者所患失眠多属此类。间断失眠是时睡时醒，或睡不深熟，可伴有噩梦或梦魇，多见于消化不良的患者，相当于中医所认识的饮食、痰湿积滞，胃不和而卧不安者。终点失眠即入睡并不困难，半夜醒后即不能入睡，可见于动脉硬化和高血压等病的患者，相当中医所认识的痰湿郁阻或阴虚阳亢者。

2. 分清虚实　凡治不寐当分虚实。补其不足，泻其有余，调其虚实，阴阳平衡，其病可愈。一般实证来势较剧，病程较短，且素体壮实，多属宿食停滞，脾胃不和，痰热内蕴，郁热阻遏等。一般虚证来势缓慢，病程较长，脉弱无力，常反复发作，且素体薄弱，多属阴血不足所致，如心脾两虚、肾阴亏虚等。但据临床所见，纯虚、纯实证较为少见，常见的是虚中夹实，实中有虚，尤以精神紧张、思虑过度而阴血内耗又兼胆热者多见。正如张景岳所说："盖寐本乎阴，神其主也，神安则寐，神不安则不寐。其所以不安者，一由邪气之扰，一由营气之不足耳。有邪者多实证，无邪者多虚证。凡如伤寒、伤风、疟疾之不寐者，此皆外邪深入之扰也。如痰，如火，如寒气、水气，如饮食忿怒之不寐者，此皆内邪滞逆之扰也。舍此之外，则凡思虑、劳倦、惊恐、忧疑，乃别无所累，而常多不寐者，总属真阴精血之不足，阴阳不交，而神有不安其室耳。知此二者，则知所以致此矣"。

3. 详求病因　不寐的发生和发作都有原因可寻，但引起的因素较复杂，且常常多种病因兼夹致病。辨证可详察细诊，辨清病因和诱因，有助于明确诊断和分析病机、审因论治。如心脾两虚型患者，常有思虑劳倦过度的病史，且遇劳累过度而加重或发作；如因恼怒而复发，则心脾两虚而兼郁热，治疗时当先解其郁热，再议归脾或养心汤法。胃中不和型患者，则常有饮食不节病史，遇饮食不慎、过食而加重，晚餐过饱，尤为明显，治疗不可一味消导，邪去其半，则当调理脾胃，因饮食不节，脾胃必伤。心虚胆怯之患者，常素体薄弱，先天不足，或有惊恐之病史，但因其脏腑功能较弱，常易兼夹痰湿、食滞等邪。临床不可不察。

【论治】

（一）心脾不足

[主症] 难以入睡且早醒，甚或通宵不能入睡，过劳则甚，但一般无烦躁征象。脉象细弱，舌淡苔白，面色萎黄，饮食乏味，体倦神疲，健忘心悸，指甲无华，甚或凹陷。

[治法] 补益心脾，安神求寐。

[方药] 归脾汤加减。药用：白术 12g，党参 9g，黄芪 12g，当归 12g，炙甘草 9g，茯苓 12g，远志 12g，合欢皮 12g，炒枣仁 12g。

[加减法]

（1）若气虚较重者，可加大益气药用量，如党参量增至 20g，黄芪增至 30g，再加桂圆肉 30g。

（2）若血虚又兼心阴不足者，加入养血育阴之品，如旱莲草 10g、女贞子 10g、桑寄生 10g、桑葚子 10g。

（3）若消化不良，舌苔黄厚者，加焦麦芽 10g、香稻芽 10g、鸡内金 10g、焦山楂 10g、大腹皮 10g、大腹子 10g。

（4）若便溏属脾虚者，加山药 12g、干姜 3g、莲肉 6g、升麻 6g。

（5）偏心血不足者，加熟地 15g、白芍 15g、阿胶珠 15g。

（6）胸脘满闷，舌苔滑腻者，此湿阻中宫也，加清半夏 10g、陈皮 6g、杏仁 10g、枇杷叶 10g、防风 3g。

（7）若失眠严重，心脾不足，脉虚软无力者，可加五味子 10g、柏子仁 12g、龙齿 15g、生牡蛎 20g。

（二）阴虚火旺

［主症］不易入睡，心烦失眠，睡中恍惚，多梦，急躁，脉细弦数，舌红瘦且干，或舌尖红起刺，口干津少，头胀眩晕、耳鸣。

［治法］泻南补北。

［方药］黄连阿胶汤加减：阿胶珠（烊化）12g，川连（研冲）1.5g，白芍 20g，黄芩 10g，合欢皮 12g，沙参 12g，麦门冬 12g，鸡子黄（打冲）2 个，何首乌 10g，竹茹 3g。

［加减法］

（1）若大便干结者，加知母 9g、白芍加至 30~40g、柏子仁 10g、郁李仁 9g。

（2）若大便干结兼有鲜血者，加生地榆 10g、生槐米 10g、瓜蒌 30g、杏仁 10g。

（3）若属血虚者，加当归 9g、熟地 24g、旱莲草 9g、女贞子 9g。

（4）若属虚热上扰者，加生龙骨 20g、生牡蛎 20g、生石决明 20g、女贞子 10g。

（5）阴虚而火旺偏重，或热病之后，心烦不寐者，可仿黄连阿胶汤意，酌情加减。

（6）阴虚血少，心肾不足，效法天王补心丹，丸药缓用。

（7）经治后症状有减，可用朱砂安神丸每日早晚各服 9g，坚持服用。但注意早晚活动。

（8）心肾不交者，脉细数，舌尖红，可用交泰丸每日 3g 晚服。午服竹茹 3g、半夏 10g、枳壳 6g、陈皮 3g　水煎服。

（三）胆热上扰

［主症］心烦急躁，夜寐不宁，梦多，动则惊醒，易早醒，五更时病势较

甚。脉象弦数，左关尤甚，舌红，苔白腻或黄腻根厚，口苦、咽干、目眩、头重、胸闷。

［治法］泄胆涤痰，除邪安神。

［方药］温胆汤加减：竹茹 10g，半夏 10g，陈皮 6g，茯苓 12g，甘草 6g，枳实 3g，珍珠母 20g，黄芩 10g。

［加减法］

（1）若舌红起刺，心火上炎时，加马尾连 6g、炒山栀 6g。

（2）若舌苔黄厚，此属胃肠滞热，当以清腑通化方法，方中加大黄炭 3g、焦三仙各 10g、鸡内金 10g。

（3）若心悸惊惕不安时，加蝉衣 6g、郁金 6g、煅龙骨 15g、煅牡蛎 15g。

（4）若痰热症状较重者，加天竺黄 9g、竹沥（冲服）10ml、制胆南星 6g、礞石滚痰丸（包）6g。

（5）若大便秘结不通者，加大黄（后下）3g、竹叶 3g、瓜蒌 15g。

（四）湿痰壅遏

［主症］难以入睡，寐不得安，神疲乏力，时或烦躁；脉多濡缓，或按之弦滑，苔白腻厚，头重肢软，口淡乏味。

［治法］降逆化痰。

［方药］半夏秫米汤加减：北秫米 30g，半夏 12g，炙甘草 6g，合欢皮 9g，陈皮 9g。

［加减法］

（1）若痰湿化火，舌苔垢腻者，加黄芩 9g、苏子 9g、莱菔子 9g、冬瓜子 9g。

（2）若属肝经郁热夹痰者，方中加蝉衣 6g、僵蚕 10g、蛇胆陈皮（冲）1g。

（3）若湿重而气分不足时，用香砂六君子丸，每日早、晚服 3g，或橘红 9g、半夏 10g、苍术 3g、茯苓 10g。

（五）胃中不和

［主症］夜寐惊醒不安，小儿夜啼，面赤便干，脉多滑数，指纹色紫，舌苔厚腻或垢厚，脘腹胀满，大便气臭或便秘，时有恶心或呕吐。

［治法］疏导化滞。

［方药］保和丸加减：半夏曲 12g，旋覆花 12g，陈皮 6g，焦三仙各 9g，莱菔子 9g，大黄粉（冲）0.6g。

［加减法］

（1）若滞热上迫，火热较重时，加黄芩 6g、马尾连 9g、竹叶 3g、竹茹 3g。

（2）若兼肝热而心神不安者，加黛蛤散（布包）9g、远志 9g、茯苓 9g、茯神 9g。

（3）若症重而便秘者，宜用调胃承气汤，泄其腑热以和胃气，腑气通即止，不可过服、久服。

（4）若属小儿夜啼时，可仿用蝉花散，用蝉衣 3g、竹茹 3g 水煎服。

（六）心虚胆怯

［主症］夜寐不宁，睡不安稳，易惊醒，体质薄弱，脉象细弱略数，舌淡苔白，胆怯恐惧，心悸，平素易恐善惊。

［治法］益气定志，安神养心。

［方药］安神定志丸加减：党参 3g，沙参 10g，菖蒲 9g，远志 9g，生龙骨 20g，生牡蛎 20g，珍珠粉（冲）0.5g。

［加减法］

（1）若舌红口干者，加玉竹 9g、麦冬 9g。

（2）若属阳气不足，服上方而效不显者，于方中加桂圆肉 30g、黄芪 30g、桂心 0.5g。

（3）心虚胆怯，昼夜不睡，证情重者，可选用高枕无忧散或枕中丹另服。

（4）若血虚阳浮，虚烦不寐者，宜用酸枣仁汤化裁。

（七）病后体弱

［主症］久病之后，或产后或年高体弱，虚烦不眠，夜寐早醒，脉细弱，舌淡，面色萎黄，形体消瘦，易疲乏。

［治法］安神定志。

［方药］琥珀多寐丸加减：党参 6g，黄芪 12g，当归 15g，生地 12g，玳瑁 9g，琥珀粉（冲）1g。

［加减法］

（1）若属气血不足，宜养心安神，归脾汤方法加减。

（2）若虚热化火，舌红口干者，加五味子 6g、炒地榆 9g、炒槐米 9g、焦三仙各 9g。

（3）若舌苔垢厚者，可于方中加焦三仙各 10g、鸡内金 10g。

（4）若胸胁胀满，善太息者，可于方中加厚朴 6g、香附 9g、郁金 9g、枳壳 6g。

【小结】

不寐临床治疗比较困难，特别由精神情志因素所致者。治疗时，还要注意医患配合，使患者改变不良习惯，消除紧张情绪。积极配合治疗，加强体育锻炼，增强体质，促进身心健康。不寐之病机主要与心神有关，脏腑功能紊乱，气血、阴阳失调，以及诸邪侵犯，是发生不寐的基本原因。治疗上大致可分两类，一则去邪以安神，一则滋阴养血，补虚宁神。

【治验】

案1 姚某，女，48岁，1956年10月初诊。

长期脑力劳动，经常不能安眠，每服安定2~3片，已成习惯。脉象弦滑有力，舌红口干，心烦急躁，月事提前、色黑。病属胆热痰火互阻膈上。先以清化痰浊郁火，俟热减则改用养心阴法。

胆草3g，竹茹6g，陈皮6g，清半夏10g，栀子6g，黄芩10g，苏子10g，焦三仙各10g。

5剂后病证减轻，且能安寐，后每晚以炒枣仁汤送服天王补心丹10g而收功。

案2 王某，男，45岁，1980年2月初诊。

通宵不眠，甚则服安定也不能入睡，病已二十余年，顷诊脉象弦滑有力，舌苔垢厚，胃纳不香，大便不畅，曾服养心、益气、补中、温命火等方皆无效，姑拟清化痰浊方法。

苏子10g，莱菔子10g，白芥子6g，皂角6g，大腹皮10g，大腹子10g，水红花子10g，胡黄连6g，珍珠母30g。

服药后即可入睡，近十年来每病即服此方而效。

案3 陈某，男，45岁，1984年7月初诊。

案牍伤形，心烦多梦，夜寐不宁，心悸、怔忡时作，纳谷不香，倦怠无力，面色萎黄，舌淡苔白，脉软无力。全是心脾两虚之象，当用归脾汤方法加减。

生白术10g，台党参6g，黄芪10g，当归10g，茯苓10g，炙甘草10g，远志肉10g，莲子肉10g，莲花头2枚，煅龙齿10g，服药半月而安。

案4 周某，男，40岁，1986年9月初诊。

心虚已久，胆热上扰，夜不成寐，脉象濡滑，按之细数，久病心阴不足，心阳上亢，先以交通心肾方法，宜乎休养静摄。

川黄连（研冲）4g，肉桂（研冲）2g，煅龙齿10g，生牡蛎10g，炒枣仁10g，茯神10g，麦冬10g，沙参10g，当归身10g，桂圆肉20g，五味子10g，金樱子10g。

3剂后病热大减，再服5剂寐如常人。

案5 李某，女，40岁，1985年2月初诊。

常不安寐，病已半年，心烦梦多，阵阵惊悸，时或怔忡，舌白苔腻，脉象濡滑，全是水湿中阻之象。用半夏秫米汤加减。

制半夏12g，北秫米30g，粉甘草10g，茯苓10g，陈皮6g，茯神10g，炒枣仁10g，冬瓜皮10g，冬瓜子10g，焦三仙各10g，生牡蛎10g。

服5剂后，病热渐轻，后以上方化裁服用半月诸症全消。

按：不寐一证，病状颇杂，变证纷纭，自己体会，临床妄用大队重镇安神之品常难获效，当以辨求病证为主，分清虚实，辨明寒热及所涉脏腑，实者当去其邪，邪去正安，自然得寐，如案1用温胆汤、案2用三子养亲汤、案5用半夏秫米汤，三方在加减化裁中，均重在祛邪，只少佐安神之品，均获良效。虚者当调补其阴阳气血，求其渐趋平衡，阴平阳秘，何寐不安！医者宜细心体会。

第三十六节　郁证

【概述】

郁证是气机不畅，结聚而不得发越的一类病证。多由情志不舒、气机郁滞而致病。以心情抑郁不舒，情绪不宁，胸部满闷，胁肋胀痛，或易怒欲哭，或咽中如有异物梗阻等症为主要表现。凡因情志不舒，气郁不伸，进而导致气滞、血瘀、痰壅、食积、湿停、火逆以及脏腑失调而引起的种种病证，都可称为郁证。

郁证是一类常见病证，临床表现多种多样，病因病机较为复杂。中医对郁证的认识可以追溯到《内经》时代。《素问·六元正纪大论篇》中载有木郁、火郁、土郁、金郁、水郁5种郁证。此属五气之郁，合称"五郁"。《金匮要略》中载有百合病、脏躁、梅核气等病证，其所述症状表现与现代临床所称"郁证"相类似。至金元时代，《丹溪心法》载有"六郁"之说，将郁证分为气郁、湿郁、痰郁、火郁、血郁、食郁等6种郁证。明代，《赤水玄珠》提出脏腑本气自郁，载有心郁、肝郁、脾郁、肺郁、肾郁、胆郁等。《景岳全书》又提出七情郁结证，遂分郁证为怒郁、思郁、忧郁、悲郁、惊郁、恐郁等。

郁有广义、狭义之分。广义的郁证，包括外邪、情志等因素所致的郁证在内；狭义的郁证，是专指以情志不舒为病因，以气机郁滞为基本病机的一类病证，即情志之郁。

《内经》中已记载有情志致郁。《素问·举痛论篇》说："思则心有所存，神有所归，正气留而不行，故气结矣。"《灵枢·本神》篇说："愁忧者，气闭塞而不行。"《诸病源候论·气病诸候·结气候》说："结气病者，忧思所生也。"指出忧思可致气机阻郁不舒。《医经溯洄集·五郁论》认为："凡病之起，多由乎郁。郁者，滞而不通之义。或因所乘而为郁，或不因所乘而本气自郁，皆郁也。"指出感受外邪及情志郁结都可致郁。非独立五运之变才会引起郁证。明代《医学正传》谓："或七情之抑遏，或寒热之交侵，故为九气怫郁之候。或雨湿之侵凌，或酒浆之积聚，故为留饮湿郁之疾。"认为情志、外邪、饮食等因素均可致郁。《赤水玄珠·郁门·郁》云："有素虚之人，一旦事不如意，头目眩晕，精神短少，筋痿气急，有似虚证，先当开郁顺气，其病自愈。"说明体质素虚是郁证发病的内在因素。《景岳全书·郁证》说："凡五气之郁，则诸病皆有，此因病而郁也。"指出因病亦可致郁。

《内经》认为情志导致气机郁滞的病机在于"正气留而不行"，"气闭塞而不行"。明代戴思恭云："郁者，结聚而不得发越也，当升者不得升，当降者不得降，当变化者不得变化也；此为传化失常，六郁之病见矣。"《丹溪心法》则云："气郁则生湿，湿郁则成热，热郁则成痰，痰郁则血不行，血郁则食不化，六者相因而为病矣。"《医学正传》云："气郁则湿滞，湿滞则成热。"说明了六郁相因为病的病变机制，并且指出六郁总以气郁为先导。《杂病源流犀烛》云："气郁……虽其端甚微，而清浊相干，往往由气成积，由积成痰，痰甚而气不得宣则愈郁。"说明气、食、痰三者相因为病，形成循环，致病因循增重。《类证治裁》云："凡病无不起于郁者……六气外来之郁，多伤脏腑……若思、忧、悲、惊、怒、恐之郁伤气血，多损脏阴，可徒以消散治乎？七情内起之郁，始而伤气，继必及血，终乃成劳……以郁为燥邪，必肺气失宣，不能升降，中气日结，不能运纳，至血液日涸，肌消骨蒸，经闭失调，乳岩项疬，而郁劳之症成。"说明了六淫致郁与情志致郁不同的致病机制，同时指出郁久不行可致气血精津亏耗而成劳。《临证指南医案》云："盖气本无形，郁则气聚，聚则似有形而实无质。如胸膈似阻……"明确指出了梅核气的病变机制。又云："不知情志之郁，由于隐情曲意不伸，故气之升降开阖枢机不利。"认为情志之郁，病变机制在于气机升降开阖枢机不利。又云："郁则气滞，气滞久则必化热，热郁则津液耗而不流，升降之机失度。初伤气分，久延血分。"可见叶天士对郁证的病变机制认识已经很全面。

对五气之郁，《素问·六元正纪大论篇》指出："木郁达之，火郁发之，土郁夺之，金郁泄之，水郁折之。"此治疗原则对郁证的治疗有重要的指导意义。《金匮要略》用半夏厚朴汤、百合地黄汤、甘麦大枣汤等方剂分别用于治疗梅核气、百合病、脏躁3种郁证，明确了调气开郁化痰、养阴清热、甘润养心三法可用于郁证的治疗，对后代影响很大。金元时代，朱丹溪创立了六郁汤、越鞠丸以治疗郁证，明确了治郁先以调畅气机为要。清代吴篁池则认为："郁证主于开郁，开郁不过行气，行气则用香燥。然有香燥过多，因而窍不润泽，气终不行，郁终不开者，宜用养血药以润其窍。"指出治郁不可单以香燥行气，养血润窍亦可治郁。清代《证治汇补》则认为："治郁之法，多以调中为要……治宜开发运动，鼓舞中州，则三阴三阳之郁，不攻自解矣。"强调指出调理中州法治郁。《医林改错》云："瞀闷，即小事不能开展即是血瘀。""俗言肝气病，无故爱生气，是血府之瘀。"提出用活血化瘀法治疗郁证。《临证指南医案》云："案中治法，有清泄上焦郁火，或宣畅少阳，或开降肺气，通补肝胃，泄胆补脾，宣通脉络。若热郁至阴，则用咸补苦泄……""每以苦辛凉润宣通，不投燥热敛涩呆补，此其治疗之大法也。""医家不察，误认有形之滞，放胆用破气攻削，迨至愈治愈剧。""盖郁证全在病者能移情易性，医者构思灵巧，不重在攻补，而在乎用苦泄热，而不损胃；用辛理气，而不破气；用滑润濡燥涩，而不滋腻气机；用宣通而不揠苗助长，庶几或有幸成。"对郁证的治疗作了归纳性的总结，并提出了治疗禁忌和用药法度，并且认为郁证治疗要医患配合，患者需移情养性。

【病因病机】

情志因素是郁证的致病因素。郁证的发生是由于情志所伤，肝气郁结，逐渐引起五脏气机不和所致。但主要是因肝、脾、心三脏受累以及气机不畅、气血失调而成。

1.忧思郁怒，肝气郁结　肝主疏泄，性喜条达，忧思郁虑，愤懑恼怒等，郁怒不畅，使肝失条达，气机不畅，气失疏泄，以致肝气郁结而成气郁。如素体阳盛，嗜烟酒及辛辣刺激之物，或误用寒凉遏阻阳气，则成肝经郁热甚或气郁化火，肝火上扰，而成热郁、火郁。热郁、火郁于内，日久耗伤阴血，则可导致肝阴不足。肝阴不足则肝阳独盛而上亢；肝阴不足亦可致脉络失养。气为血帅，气行血行，气滞则血滞。气郁日久，影响及血，使血液的运行不畅，甚至发生瘀血阻滞，形成血郁。津随气行，气机不畅，气失疏泄，则津液运行不畅，停聚于脏腑、经络，凝聚成痰，则形成痰郁。

2.忧愁思虑，脾失健运　忧愁思虑，情绪紧张，或长期伏案思虑，使脾气郁结；或肝气郁结，气失疏泄，影响脾之健运，均可使脾的消磨水谷及运化水湿功能受影响。若脾不能消磨水谷，必致食积不消，而形成食郁；若不能运化水湿，水湿内停，则形成湿郁；若水湿内聚，凝为痰浊，则形成痰郁。

综上所述，郁证的发生，因郁怒、思虑、忧愁、悲哀、七情之所伤，致肝失疏泄，脾失健化，脏腑气机不畅，气血津液运行失调而成。本病初起因气滞而致湿蕴痰聚、食积、热郁等，多为实证；久病则耗伤阴血，伤及脾胃，而成虚实夹杂之证。纯虚证或以虚证为主者较少见。

【辨证】

1.辨六郁的不同　郁证的发生主要与肝失疏泄、脾失健运有关系，且以气郁为主。但治疗时辨清气郁是否兼夹血、火、食，湿、痰各郁；或六郁之中，何郁为主，即辨清主次。要辨清六郁，气郁、血郁、火郁主要关系于肝，食郁、痰郁、湿郁主要关系于脾。

2.探究发病原因　发病原因不同，所伤脏腑不同，所致病变亦异。临床辨证时须推究发病原因。如病起忧郁，常致肝病，易致气郁；病起恼怒、急躁，常致肝病，多为热郁、火郁；病起思虑过度，悲愁不解，多致脾病，如平素饮食不节，常为食郁；或偏嗜生冷，多致湿郁。

【鉴别】

注意从脉、舌鉴别诸郁。本病常见的脉象为弦脉，舌苔易见薄白，但由于兼夹的不同及病情的演变，出现不同的特点，临证当详细辨清。如热郁者，脉多见弦滑数，舌质偏红，苔薄黄腻；火郁者，脉见弦滑急数，舌红绛，尖部起刺；湿郁者，脉多濡滑，舌苔薄白腻，滑润；痰郁者，脉多弦滑，舌苔腻厚；食郁者，脉多弦滑，按之有力或滑数，舌苔垢厚腻，根部尤甚；肝阴不足者，脉见弦细数，舌质红，少苔且干。

【论治】

一、六郁

（一）气郁

[主症] 忧思则气结，肺主一身之气，恼怒之后，肝气郁结，胸阳不展，胸胁满闷，气滞不伸，胃纳欠佳，口淡无味，脉象弦劲，或细弦，舌苔白腻、糙老。

[治法] 疏调气机，以畅胸阳。

[方药] 四七汤加减：苏梗 9g，杏仁 9g，半夏 9g，川朴 6g，茯苓 9g，川郁金 6g，旋覆花（包）9g。

[加减法]

（1）若属血虚肝郁者，可考虑以养血为基础，按逍遥散方法加减。

（2）若属寒湿阻遏者，当以温化祛湿入手，不可单纯用疏气方药。

（3）若舌苔黄厚时，于方中加焦三仙各 10g，或保和丸（布包）18g 入煎。

（4）若胁肋胀满、疼痛较甚者，加郁金 6g、青皮 6g、佛手 9g 疏肝理气。

（5）肝气犯胃，胃失和降，而见嗳气频作，胸脘不舒者，可加代赭石 12g 和胃降逆。

（6）若肝气乘脾而见腹胀、腹痛、腹泻者，可加川楝子 6g、木香 6g、蔻仁 2g、防风 3g，以健脾除湿。

（7）若兼血瘀而胸胁刺痛，舌质有瘀点、瘀斑，或妇女月经不调，可加当归 9g、丹参 9g、赤芍 9g 活血化瘀。

（二）血郁

[主症] 胁痛日久，气病及血，深入血分，血行郁滞，脉络瘀阻，胁痛如刺，疼痛不移，脉象沉涩，舌红口干，或舌质紫暗。

[治法] 通血活络。

[方药] 旋覆花汤加减：旋覆花（布包）9g，当归须 6g，桃仁 6g，郁金 6g，泽兰叶 12g，桑枝 30g。

[加减法]

（1）若血虚者，当以养血为主，既养血又活瘀。

（2）若胃肠功能欠佳者，少佐消导之品，以增强消化能力，俟气血通调，郁自开矣。药如焦三仙、鸡内金、大腹皮、大腹子等。

（3）虫类药活血通络效果甚好，以其破血搜剔血积也。药如䗪虫、水蛭等，但量宜轻。

（4）若痛剧者，可加川芎 6g、生蒲黄 6g、乳香 3g、没药 3g。

（三）痰郁

[主症]肝气郁结，气机不畅，横逆犯脾，脾失健运，痰湿阻中，郁而不化，胸脘痞满，嗳气呕恶，或咽中梗阻如炙脔，咯之不出，咽之不下，脉象沉滑，舌苔薄腻或厚腻。

[治法]疏调气机，兼化痰湿。

[方药]平胃散加减：苍术 3g，厚朴 3g，陈皮 6g，半夏 9g，茯苓 9g，远志 9g。

[加减法]

（1）痰湿郁闭，以湿邪偏盛者，可酌加温药和之；以痰湿盛者，就当以化痰为主；若属郁结为主，必当开其郁结，则痰湿皆祛。

（2）若湿邪偏重者，以二陈汤为主；若湿盛成饮者，酌给苓桂术甘汤。

（3）若痰湿盛郁闭气机，则当用冬瓜子 15g、白芥子 6g，以化痰浊而展气机。

（4）若痰郁化热者，见烦躁、舌苔黄腻，加竹茹 6g、瓜蒌 12g、黄芩 9g。

（5）若喘急者，加沉香（冲）2g、乌药 6g、槟榔 9g。

（6）若属梅核气者，用四七汤加减。

（四）火郁

[主症]肝气郁结，失其疏泄条达，传化失常，结聚日久，必化为热。如素嗜烟酒，或偏嗜辛辣刺激之品，可增病势，胸闷胁痛，性情急躁易怒，口苦咽干，头痛面赤、心烦梦多，甚则口舌生疮，大便干结，小便黄赤，脉弦数或弦滑数，舌红苔黄。

[治法]苦宣折热。

[方药]防风通圣丸加减：炒山栀 9g，淡豆豉 12g，防风 6g，生石膏 15g，大黄 6g，薄荷 6g，竹叶 6g，竹茹 6g，鲜芦根 30g，鲜茅根 30g。

[加减法]

（1）若火郁较久，脉象细弦，当用疏调方药，配合清法，或配合甘润，不可见火郁日久，即用滋腻，防其恋邪。

（2）若便秘口苦，热势较甚者，加龙胆草 3g。

（3）若肝火犯胃而见胁肋疼痛、口苦、嘈杂吞酸，嗳气呕吐者，可加左金丸（布包）12g。

（4）若肝火上炎而见头痛、目赤者，加菊花 10g、钩藤 10g、刺蒺藜 12g。

（5）若热盛伤阴而见舌红少苔、脉细数者，加沙参 10g、麦冬 10g。

（五）湿郁

[主症] 湿邪内犯，困扰脾阳，湿郁不化，阻于三焦，胸中满闷而胃纳不甘，脘腹胀满，小溲不畅，腰背酸楚且周身无力，脉濡软，苔白腻。

[治法] 芳香宣化，苦温燥湿，少佐淡渗。

[方药] 藿香正气汤加减：苏叶 6g，藿香（后下）10g，佩兰叶（后下）10g，厚朴 10g，半夏 10g，杏仁 10g，陈皮 6g，滑石 10g。

[加减法]

（1）湿病早期，无寒、热之偏盛者，即以宣肺利三焦为法，使气行则湿化矣。

（2）若湿邪郁久化热，根据热的程度、部位，酌情用药。在上焦，可加防风 6g、桑叶 6g、菊花 6g 兼以清上；在中焦，以黄芩 10g、黄连 6g、栀子 6g 以清化中焦湿热；若在下焦，即加黄柏 6g、木通 6g。

（3）若体质阳虚，气分不足，可加温阳益气之品，如桂枝 3g、干姜 3g、细辛 2g。若寒湿日久，阳气大虚，又当以温寒化饮为主，加附子 6g、干姜 6g。若确为气虚，参、芪亦可重用。

（4）若湿邪流走经络肢节而见肢节痛甚者，可加秦艽 6g、防己 12g、桑枝 10g、羌活 6g。

（六）食郁

[主症] 情志不舒，肝气郁结不得疏泄，横逆犯胃；或嗜食生冷及酒肉油腻，饥饱不常，脾胃运化不及，食滞郁阻，中脘满闷腹胀，不思饮食，嗳腐吞酸，肠鸣矢气，谷食不化，舌白苔腻根厚浮黄，脉象弦滑。

[治法] 疏调气滞，兼以导食。

[方药] 保和丸加减：苏叶 3g，神曲 9g，山楂 9g，莱菔子 9g，槟榔 9g，枳壳 6g，青皮 6g，陈皮 6g，香附 9g，鸡内金 9g。

[加减法]

（1）若食滞蕴久化热，可加大黄粉（冲）1~2g。

（2）若食积气滞，脘腹胀甚者，加木香 3g、香附 10g、大腹皮 10g。

（3）体质不足，中气已虚，可加香运疏通方法，如香砂枳术丸之类。

（4）若食积化热，中脘灼热疼痛，可加连翘 10g、黄芩 10g。

二、肝郁

（一）肝气郁结

[主症] 恼怒之后，肝气郁结，木郁克土，脾失健运，升降失调，胸胁刺痛，脘闷嗳气，胃纳不佳，脉濡滑或弦滑，舌白苔腻。

[治法] 疏肝健脾。*

[方药] 逍遥散加减：南柴胡 6g，当归 6g，白芍 9g，茯苓 9g，香附 9g，陈皮 9g，佛手 9g，薄荷（后下）3g，藕节 9g。

[加减法]

（1）若肝郁化热，心烦汗出，大便干结时，可加苦泄疏气之品，药如川楝子 10g、郁金 6g。

（2）若气滞不舒，嗳噫脘胀时，加木香 3g、砂仁 3g。

（3）若胁痛较重，脉见弦滑，可用橘叶 6g、绿萼梅 6g，甚则用白檀香 3g、紫绛香 3g。

（4）若属气机不畅，胃气上逆者，方中加旋覆花（布包）6g、苏梗 6g、片姜黄 6g。

（5）若伴嗳腐吞酸，噫食臭味，舌苔黄腻根厚，此肝郁夹食也，加焦三仙各 10g、大腹皮 10g、大腹子 10g、莱菔子 10g。

（二）肝郁化热

[主症] 肝郁日久，气机不畅，邪已化热，口苦胁胀，中脘堵满，夜寐梦多，头目晕眩，溲黄便干，脉弦滑略数，舌红苔腻浮黄。

[治法] 清泄肝热。

[方药] 丹栀逍遥散加减：丹皮 9g，炒山栀 6g，柴胡 9g，黄芩 9g，川楝子 9g，赤芍 12g，茯苓 9g，旋覆花（布包）6g，代赭石 12g。

[加减法]

（1）若肝木横伐脾土，脾不运化水湿，湿邪阻遏者，方中去代赭石、赤芍、黄芩，加陈皮 6g、半夏曲 9g、杏仁 9g。

----

* 原书缺，据上下文增补。

（2）若舌苔黄厚，滞热内蓄，加保和丸（布包）15g。

（3）若头目晕眩较重者，可加桑叶 6g、菊花 9g。

（4）若便秘者，可加大黄粉（冲）3g。

（三）热郁化火

[主症] 肝热郁久，化火上扰，面目红赤，心烦口苦，大便干结，小便赤热，脉象细弦且数，舌红口干唇紫。

[治法] 清泻肝火。

[方药] 龙胆泻肝汤加减：龙胆草 6g，炒山栀 6g，黄芩 12g，柴胡 6g，川楝子 9g，生地 12g，白蒺藜 9g，马尾连 9g，吴茱萸 1.5g。

[加减法]

（1）若头目眩晕者，加菊花 9g、桑叶 9g、钩藤 9g。

（2）若大便干结，甚则便血者，加芦荟 1g、大黄粉（冲）1g。

（3）若血热发斑者，加白茅根 30g、白头翁 9g、生地榆 9g、炒槐米 9g。

（4）若舌糜生疮，小便赤少灼痛者，加木通 3g、竹叶 6g、丹皮 9g。

（5）若干咳少痰，咯血者，加黛蛤散（布包）15g、生石决明 10g。

（四）肝阳上亢

[主症] 肝热日久，阴分不足，阴越虚阳越亢，头痛较重，面赤心烦，脉弦极而力弱，舌红起刺。

[治法] 泄其肝热，镇其虚阳。

[方药] 羚角钩藤汤加减：生铁落 30g，生石决明 30g，生代赭石 15g，夏枯草 9g，晚蚕沙 12g，钩藤 12g，菊花 9g，白芍 12g，竹茹 6g。

[加减法]

（1）若面红舌干，脉弦细而数，阴伤较甚者，加枸杞子 12g、怀牛膝 6g、沙苑蒺藜 12g、玄参 9g。

（2）若手足抽搐者，加水牛角 10g。

（3）若舌强不能言，苔腻，脉弦滑者，加菖蒲 6g、远志 9g、川贝 6g。

（五）肝阴不足，脉络失养

[主症] 久病体弱，阴血大亏，脉络失养，两胁时或作痛，按之则舒，脉细数略弦，舌红且干，心烦多梦，甚则四肢抽搐。

[治法] 养血，清肝热。

［方药］滋水清肝饮加减：木瓜 12g，钩藤 12g，白芍 12g，甘草 6g，旱莲草 9g，女贞子 9g，生地 12g，何首乌 30g，生牡蛎 30g。

［加减法］

（1）若阴不足而虚热上扰者，仍当以育阴为主，阴复则热自祛，方中加阿胶（烊化）6g、玉竹 10g、熟地 9g。

（2）若热盛阴伤抽搐较重者，以凉肝柔养熄风为主，忌用刚药，可加水牛角 10g、白头翁 9g、桑葚子 12g。

（3）若肝火盛，肝阴伤，兼灼伤胃阴，见口燥咽干，胃中灼热者，加川楝子 6g、佛手 6g、沙参 15g、麦冬 9g。

（六）血郁入络

［主症］胁痛日久，脉络失养，血分郁滞，胁痛每于夜间增重，脉象弦细，舌红苔白，面色晦暗，癸事不畅。

［治法］疏调气机，活血通络。

［方药］旋覆花汤加减：旋覆花（布包）6g，真新绛香 6g，赤芍 9g，白芍 9g，川楝子 9g，绿萼梅 6g，当归 9g，生牡蛎 30g，红花 3g。

［加减法］

（1）若兼虚寒者，可宗当归生姜羊肉汤意加减。

（2）兼虚热者，可宗复脉汤意加减。

（3）若肝寒血凝经脉者，可师法当归四逆汤化裁。

【小结】

郁证既有情志之郁，又有气、血、痰、火、湿、食诸郁。其间既有联系，又有区别。往往病起于情志之郁，而诸郁随后而生。治疗郁证，既要区别六郁之不同，给予针对性的治疗，又要疏解情志之郁，注重气机之畅达。而患者自身尤须宽怀释志，达观向上。这样才能取得较好的治疗效果，才能有望彻底解决郁证的复发问题。

【治验】

案 1　龚某，女，40 岁。

肝木抑郁，脾土受克，胃纳不佳，胸中满闷不舒，甚则嘈杂欲吐，脉象弦细而滑。病由恼怒而起，治以舒调气机方法。

［处方］柴胡 6g，黄芩 6g，川楝子 6g，炒山栀 6g，郁金 6g，香附 6g，半夏 6g，陈皮 6g，焦三仙各 6g，桑叶 6g。

按：肝主疏泄条达。恼怒伤肝，肝气郁结，肝气横逆，极易犯脾。经曰：知肝传脾，当先实脾。疏肝理气之方，常佐健脾化滞之品，如上方柴胡、郁金、川楝子、香附行气舒肝；半夏、陈皮、焦三仙行气化湿消滞，以利脾健；更佐桑叶轻清，灵动气机。

案2 李某，男，50岁。

脉象弦硬有力，舌红苔黄，根厚质红，面赤心烦，头晕且痛，大便干结，小溲赤热。肝阳上亢，阴分不足，阴虚则阳亢，水亏则木旺化火。清其肝热，泻其木火，以缓头痛，拟用龙胆泻肝汤化裁。

［处方］龙胆草 3g，钩藤 10g，蔓荆子 10g，晚蚕沙 10g，川楝子 10g，生地 10g，生白芍 10g，珍珠母 20g，生石决明 20g，水牛角（分两次用药送下）10g。

按：肝阳上亢，或由肝气郁滞，日久而盛，气郁化火而来；或由肝肾不足，水亏火旺而致。肝阳过亢，肝为风脏，极易生风，肝阳化风，此为恶候。故治肝阳上亢之时，则用生牡蛎、生石决明、生白芍、珍珠母等重镇潜阳之品，更少佐水牛角 10g 平肝熄风，以防恶候滋生。

案3 孙某，女，45岁。

久病体弱，阴分不足，脉络失其柔养。两脉细弦略数，舌红且干，心烦多梦，甚则四肢抽搐。全是肝阴不足，脉络失养。养血育阴，清泄肝热，衷滋水清肝饮方法。

［处方］木瓜 12g，钩藤 10g，白芍 10g，旱莲草 10g，女贞子 10g，生地 10g，何首乌 10g，生牡蛎 10g，珍珠母 10g，稽豆衣 10g。

按：此系肝肾不足，水源亏虚，水不涵木，肝阳偏亢，虚风内动之证。药用滋补肝肾、育阴潜阳、熄风止搐。

案4 于某，男。

湿阻中焦，脾阳受困，一身酸软无力，下肢微肿，大便溏薄，小溲短赤，胃纳不甘，胃脘胀满。病由湿阻不畅而起，先以芳香清化方法。

［处方］苏叶 6g，苏梗 6g，藿香梗 10g，佩兰叶（后下）10g，半夏 10g，杏仁 10g，茯苓皮 10g，厚朴 6g，防风 6g，黄连 3g。

按：人体生气勃勃，阴阳平衡，全在气机运行正常，气机运行不外升降出入以枢转条畅。升降出入的中间环节在于脾胃，脾胃居中，脾主升，胃主降。

脾胃一虚，水湿不化，阻滞中阳，气机运行则受阻，郁证必见。此案即系湿阻之郁证，治以芳香化湿为主。苦温燥湿、淡渗利湿为辅佐。

第三十七节　厥证

【概述】

厥证是以突然昏倒，不省人事，或伴有四肢逆冷为主要表现的一种病证。轻者昏厥时间较短，醒后无偏瘫、失语、口眼㖞斜等后遗症；重者昏厥时间较长，甚则一厥不醒而导致死亡，正如《类经·厥逆》中所说："厥者，逆也，气逆则乱，故忽为眩仆脱绝，是名为厥……轻则渐苏，重则即死，最为急候。"

厥证的发生，总由阴阳失调，气机逆乱所引起。《内经》中就有寒厥、热厥、阴厥、阳厥、煎厥、薄厥、暴厥、风厥及太阳厥、阳明厥、少阳厥、太阴厥、少阴厥、厥阴厥等名称。《素问·生气通天论篇》云："阳气者，烦劳则张，精绝，辟积于夏，使人煎厥。"又说："大怒则形气绝，而血菀于上，使人薄厥。"《素问·调经论篇》云："血之与气并走于上，则为大厥，厥则暴死，气复反则生，不反则死。"《素问·厥论篇》中又说："阳气衰于下，则为寒厥；阴气衰于下，则为热厥。"《灵枢·五乱》篇云："清气在阴，浊气在阳，营气顺脉，卫气逆行，清浊相干，乱于胸中，是谓大悗。故气……乱于臂胫，则为四厥；乱于头，则为厥逆，头重眩仆。"

《内经》之后，张仲景论厥，以四肢厥冷为主，以阴阳气血的逆乱为病机。仲景对寒厥、热厥、蛔厥都有论述，并提出了相应的治法和方药。《伤寒论·辨厥阴病脉证并治》指出："凡厥者，阴阳气不相顺接，便为厥。厥者，手足逆冷是也。"对热厥提出用白虎汤或下法进行治疗，并认为热厥的特征是"热深厥亦深，热微厥亦微"。对寒厥提出用四逆汤、当归四逆汤、通脉四逆加猪胆汁汤等治疗。可以看出仲景所论与《内经》是有不同的。此为后世历代医家对厥证进行深入探讨奠定了基础。

明清时期，医家辈出，对厥证有较大的补充和发展，使厥证的理法方药日益完善，李梴的《医学入门》中就有较为详尽的论述，包括蛔厥、阴厥、阳厥、脏厥、尸厥以及外感寒暑、内伤七情、酒色所致之厥等。《景岳全书》中对厥证的论述，不但上明经义，下旁诸家之论述，而且对厥证的辨证分型与治疗都有详细论述,可谓是继往开来之篇章。清·张璐在《张氏医通》中对厥证与中风的辨证进行了论述:"今人多不知厥证,而皆指为中风也。夫中风者,病多经络之受伤;厥逆者,直因精气之内夺,表里虚实,病情当辨,名义不正,无怪其以风治厥也。"随着清代温病学派的兴起,对热厥的论述尤多独到之处,痉厥、神昏,往往并论,较伤寒之热厥又进一步。

综上所述,可以看出,厥证可分为两大类。一类以卒然昏倒、不省人事为主要特征,一类以四肢厥冷为主要特征。但其病机都有寒、热、虚、实之不同,致厥的原因也是多方面的,治疗方法也各不相同。

【病因病机】

厥证的病机,主要是由于气机逆乱,升降失常,阴阳之气不相顺接所致。但又有虚、实之分。

大凡气盛有余者,气逆上冲,血随气逆,或夹痰夹食,壅滞于上,清窍失灵而发生厥证;气虚不足者,清阳不升,气陷于下,血不上荣,神明之窍失养,而发生厥证。

1.外邪侵袭 感受六淫或秽恶之邪,使气机逆乱,阴阳升降乖戾,上闭清窍,旁阻肢络而发生厥证,其中尤以中寒、中暑为多见。

2.七情内伤 病多在肝。七情内伤,气逆为病,或因暴怒,或因肝经气火上冲,以致气血并走于上,阴阳不相顺接而致厥。此外,素体不足,精神衰弱,加上突如其来的外界刺激,引起气机的逆乱,也可致厥。

3.饮食劳倦 元气素虚之人,如因过度饥饿、劳倦,气血被耗,中气不足,清阳不升,清窍失养;或暴饮暴食,食积胸膈胃脘不化,上下不通,气机升降被阻,阴阳不相顺接,均可致厥。

4.亡血失津 汗、吐、下太过或产后失血过多,气随液脱,阳随阴消,神明失主而致厥;或因外伤失血,气随血脱,复受风寒,或因气血被瘀而疼痛,以致气血逆乱,发为厥逆。

5.痰瘀内阻 形盛气弱,痰湿素盛,痰气交阻,或因外来刺激,痰随气逆,上壅清窍而发生昏厥;瘀血阻络,闭塞心窍,气机运行失常,阴阳气血不能顺接,而发生昏厥。

厥证病因虽多,但基本病机为气机逆乱,阴阳不相顺接。外因多为六淫;内伤以七情为主,或因饥饱劳倦,或因亡血失津,或因痰阻血瘀,每因七情不调而诱发,但还须分清寒、热、虚、实之不同。

【辨证】

厥证有虚、实、寒、热之分，临床最需辨别。

1. **虚实之辨** 厥有虚实，首须辨别。若虚实不分，虚虚实实，致人殒命。

［实证］患者多素体强实，突然昏倒，口噤握拳，气壅息粗，牙关紧闭，唇青肢冷，脉多沉涩或沉伏。虚证：患者多体质薄弱，昏厥而气息微弱，面色苍白，肢冷汗出，脉多沉细微。

2. **寒热之辨** 厥有寒热，不可不辨。若寒热不分，动手便错。

［寒厥］多见于天气严寒，素质薄弱之人，或久病阳气衰微之人，多见四肢逆冷，面青不渴，舌胖质淡滑润液多，脉沉细微弱。

［热厥］多见于酷热，或热病日久不愈，阳热内盛，不得外达，形成热深厥深之证，脉多弦实有力，舌瘦质红且干、有瘀斑，胸闷身热，大便秘结，小便赤热，舌红苔黄。

【鉴别】

厥证须与中风、痫证、昏迷进行鉴别。

［厥证］卒然昏仆，不省人事，伴有四肢逆冷，醒后无后遗症。

［中风］亦可突然昏仆，但昏迷时间较长，同时可见口眼㖞斜、半身不遂等，醒后常有后遗症存在。

［痫证］常见卒倒号叫，肢体抽搐，口吐涎沫，口眼相引，目睛上视，或口中如作羊叫声，移时苏醒，精神困惫为主症，病有宿根，反复发作，症状相似。

［昏迷］可突然发生，但多由其他病证引起，一般昏迷时间较长，病情加重，短时不易苏醒，醒后多有原发病证存在。

【论治】

厥证的治疗，首先应分别虚、实进行急救。实证一般可用搐鼻取嚏，或用冰块、乌梅擦牙，配合针刺，随后调灌苏合香丸或玉枢丹；以开窍醒神；虚证一般可用指压人中、合谷等穴，配合用少量苏合香丸或玉枢丹以开闭，再视情况，属虚者，用独参汤、生脉饮、参附汤等以固脱扶正。必要时可住院或中西医结合治疗，俟苏醒后再予以辨证施治，施治原则应以调畅气机、顺接阴阳、使气血阴阳平和为主。

一、气厥

暴怒之后，气机逆乱，遂卒然昏倒，四肢逆冷，面色青暗，脉多沉涩。《内经》说"怒则气逆"，"卒不知人"，就是指这类症状而言。常见的气厥可分成虚实两类。

（一）气厥实证

[主症] 素体强实，由于暴怒之后，气分一时逆乱，陡然昏倒，口噤握拳，呼吸气粗，面色暗浊，唇口发干，四肢逆冷，脉象沉涩，带有弦数，舌红苔黄，小溲赤热。

[治法] 先以开闭醒神，继以宣郁泄热。

[方药] 开闭在实证阶段，一般可用乌梅擦牙，急刺人中、合谷、十宣等穴，再用冷水调送苏合香丸半粒，或玉枢丹 0.9g。

[宣郁泄热方药] 苏子 10g，苏梗 10g，旋覆花（布包）10g，杏仁 10g，郁金 6g，生香附 10g，青皮 6g，陈皮 6g，木香 6g，枳壳 10g，川楝子 10g。

[方药分析] 气厥实证，多因素体肝气偏旺，复因恼怒所致。气热郁闭不得外泄，蒙阻清窍，故在开闭醒神后，当以宣郁泄热，使气机调畅，肝热外达，气血阴阳自得和顺，病易愈矣。方中苏子、苏梗、旋覆花、杏仁、郁金等均为肃肺、疏肝、和胃之品，旨在宣郁泄热。

[加减法]

（1）热深厥深，脉弦实，舌苔黄厚，大便秘结者，可用承气汤之类，以通腑泄热。

（2）热郁气分，口渴舌红，脉洪汗出，壮热心烦者，可用白虎汤等以清泄气分郁热。

（3）若无苏合香丸，可用柴胡 6g、芍药 15g、枳实 6g、甘草 6g、菖蒲 6g、牛黄清心丸 2 丸，分两次服。

（4）若气郁较重，醒后胸膈满闷，脉象沉涩者，可用顺气调肝方法，用五磨饮加减治疗。

（二）气厥虚证

[主症] 体质薄弱，气血早衰，恼怒之后，气分不畅，一时昏厥不省，口噤气促，面色青白，四肢逆冷，脉象沉伏，舌白苔腻。

[治法] 先以开闭醒神，继以养气血、调气机。

［方药］开闭可用指压人中、合谷等穴，继用温水调服苏合香丸 1/4 丸，或玉枢丹 0.3g，半小时后再服人参粉 3g 以扶其正。

　　［养气血、调气机方药］柴胡 6g，白芍 12g，当归 10g，茯苓 10g，党参 10g，白术 10g，炙甘草 3g，旋覆花（布包）10g，炙鳖甲 12g，生牡蛎 15g。

　　［方药分析］虚厥多因素体气血偏亏，复因恼怒等因素的影响，气机一时不相顺接，清阳不升，脑失所养所致。故在开闭时，不可专用散气之品，而用独参汤以扶其正，继用调气机、养气血之品以善后，使气血得养，气机调顺，病自愈矣。

　　［加减法］

　　（1）若气郁较重，党参、白术暂不用，仍先拟调肝为主。

　　（2）若热郁不解者，可加黄芩 10g、栀子 6g、川楝子 10g。

　　（3）若气血亏虚较重者，可选用当归补血汤加减，以大补气血为主。

二、痰厥

　　［主症］体丰痰湿素盛，忽然气闷痰鸣，昏厥不醒，脘腹胀满，喉间有痰声，脉象弦滑有力，舌苔垢腻。

　　［治法］豁痰开闭。

　　［方药］痰在膈上者，急以盐汤探吐。患者苏醒后可用顺气豁痰方法。

　　［顺气豁痰方药］胆南星 10g，天竺黄 10g，钩藤 12g，陈皮 6g，枳实 6g，半夏 10g，郁金 6g，苏子 12g，生海石 12g，莱菔子 10g。

　　［方药分析］痰气交阻，上闭清窍，当以顺气化痰为法。胆星、天竺黄、半夏、苏子、生海石、莱菔子化痰降气；钩藤、陈皮、枳实、郁金理气调肝，和胃化痰，使痰浊得化，气机顺畅，则病自愈。

　　［加减法］

　　（1）若痰浊上蒙头眩，可酌加晚蚕沙 10g、炒皂角 6g。

　　（2）若痰浊蕴热，口干便秘，加黛蛤散（布包）10g、全瓜蒌 30g。

三、食厥

　　［主症］醉饱之后，又遇恼怒，食填胸中，胃气不行，发为厥逆，昏逆不省，脘腹胀满，口味恶臭，大便不通，舌苔厚腻，脉象滑实。

　　［治法］开闭醒神，消食化滞。

　　［方药］先用盐汤探吐以醒神志，若有高血压、脑血管疾患者可针刺合谷、

足三里等穴。醒后用和中消导方法。

［和中消导方药］苏子 10g，莱菔子 10g，冬瓜子 30g，郁金 6g，焦三仙各 10g，枳实 6g，瓜蒌 30g，大腹皮 10g，大腹子 10g。

［方药分析］食厥多因醉饱之后，又遇恼怒，气食交阻，食填中脘，胃气不降，清窍闭塞。消导顺气为首要。方中苏子、莱菔子、大腹皮、大腹子、冬瓜子化滞顺气；郁金、枳实、瓜蒌理气导滞；焦三仙消食和胃。

［加减法］

（1）若腹胀、大便不通者，可用小承气汤导滞通腑。

（2）若有食滞化火者，加大黄粉（冲）0.5g、玄明粉（冲）1g。

四、寒厥

［主症］素质薄弱，天气严寒，阳气闭遏，头晕目花，甚则四肢逆冷不温，面青不渴，倦怠无力，脉象虚弱沉迟，舌淡，苔白润。

［治法］温经散寒，疏调气机。

［方药］川桂枝 10g，淡附片（先煎）6g，吴茱萸 6g，干姜 6g，党参 10g，生牡蛎（先煎）15g，白芍 12g。

［方药分析］体质薄弱，气血不足，严寒外加，以致阳气不能布达于四肢，而发生寒厥。治当温养气血，散寒理气。方中桂枝、附片、吴茱萸、干姜温经散寒以壮阳；党参、白芍益气养血；生牡蛎镇摄固脱。

［加减法］

（1）若气血不足，寒邪过盛者，可加川椒 3g、肉桂 3g、附片可加至 10~20g（先煎半小时）。

（2）如气虚脉濡者，加党参至 20g、黄芪 30g。

（3）若血虚不足者，加当归 10g、川芎 6g 以养血通脉。

【小结】

厥证为病，以突然昏倒，不省人事，或伴有四肢逆冷为主要表现，病机在于阴阳失调，气血逆乱。治疗当以开闭醒神为急，醒后再按寒、热、虚、实辨证治疗。总以顺调气机、和调气血、使阴阳得以顺接为原则。西医学的休克、虚脱、昏厥、低血糖昏迷、一时性血压过低症等，以及精神性疾患，如癔病性昏迷等，可参照本节治疗用药。

【治验】

案1 顾某，女，40岁，1936年7月初诊。

经常头晕心悸，每遇恼怒则头晕立至，甚则厥逆昏仆，近1个月来，因情志不遂，发作频繁，今因与人争执而发厥逆，昏不识人，口噤握拳，小溲赤热，大便干结，舌红且干，两脉涩伏。全是气分郁结，暴怒伤肝而致。治以宣郁泄热，开闭醒神之法。

蝉衣6g，僵蚕10g，片姜黄6g，大黄5g，半夏10g，苏梗10g，厚朴5g，茯苓10g，珍珠母20g，上方煎汤，送服玉枢丹0.9g，药后而醒。

案2 王某，女，35岁，1980年10月初诊。

患者半月来头晕急躁，夜寐梦扰，今恼怒之后，突然头晕，四肢厥逆，言语不利，小溲短赤，大便干结，舌红苔黄，脉弦沉细。病属气厥，当以疏调气机为先，用四逆散法。

柴胡6g，枳实6g，芍药10g，香附10g，木香6g，郁金6g，甘草6g，服上方1剂，药尽而厥回。

按：厥证有气、痰、食、寒四类，但临床尤以气厥最为多见，《内经》云："大怒则形气绝，而血菀于上，使人薄厥"。所言正是此证之因。上两案均属气厥，但治疗却不相同。案1为气机郁滞，且反复发作，郁热不得伸舒，故治以升降散，调气机，泄郁热，并送服玉枢丹开闭醒神；案2为大怒之后，厥证突起，虽属阳盛之体，但以气机暴逆为主，故用四逆散疏调气机，气机畅则厥自回。

第三十八节　癫、狂、痫

【概述】

癫与狂都是精神失常的疾患。癫证以精神抑郁、表情淡漠、沉默痴呆、语无伦次、静而少动为特征；狂证以精神亢奋、狂躁刚暴、喧扰不宁、毁物打骂、动而多怒为特征。因二者在症状上不能截然分开，又可相互转化，故常癫狂并称。痫证以发作性神志丧失为特征。三证均与精神神志异常相关，故常常一并讨论。癫狂病名出自《内经》，该书对于本病的症状、病因病机及治疗均有较详细的记载。在症状描述上，《灵枢·癫狂》篇说："癫疾始生，先不乐，头重痛，视举，目赤，甚作极已，而烦心。""狂始发，少卧不饥，自高贤也，自辩智也，自尊贵也，善骂詈，日夜不休。"在病因病机方面，《素问·至真要大论篇》说："诸躁狂越，皆属于火。"《素问·脉要精微论篇》说："衣被不敛，言语善恶不避亲疏者，此神明之乱也。"《素问·脉解篇》又说："阳尽在上而阴气从下，下虚上实，故狂癫疾也。"指出了火邪扰心和阴阳失调可以发病。《灵枢·癫狂》篇又有"得之忧饥"，"得之大恐"，"得之有所大喜"等记载。明确指出情志因素亦可导致癫狂的发生。在治疗上，《素问·病能论篇》说："有病怒狂者，此病安生？岐伯曰：生于阳也……治之奈何？岐伯曰：夺其食即已……使之服以生铁落为饮。"至《难经》则明确提出癫与狂的鉴别要点，如"二十难"记有"重阳者狂，重阴者癫"，而"五十九难"更为详细地论述了两者的鉴别。

汉·张仲景对本病的病因作了进一步的探讨，如《金匮要略·五脏风寒积聚病脉证并治》说："邪哭使魂魄不安者，血气少也；血气少者属于心，心气虚者，其人则畏，合目欲眠，梦远行而精神离散，魂魄妄行。阴气衰者为癫，阳气衰者为狂。"指出了因心虚而血气少，邪乘于阴则为癫，邪乘于阳则为狂。

金元时期，癫狂的病因学说有了较大的发展，如《河间六书·狂越》认为"心火旺，肾阳衰，乃失志而狂越"，《素问玄机原病式·五运主病》说："……然喜为心志，故心热甚则多喜而为癫，怒为肝志……故肝实则多怒而为狂，况五志所发，皆为热，故狂者五志间发。"《丹溪心法·癫狂篇》说："癫属阴，狂属阳……大率多因痰结于心胸间。"提出了癫狂的发病与"痰"有关的理论，并首先提出"痰迷心窍"之说，对于临床有重要的指导意义，为后世许多医家所遵循。这一时期，不仅对病因病机的认识更臻完善，而且从实践中也积累了一些治疗本病的经验。如治癫用养心血、镇心神、开痰结，治狂用大吐下之法。此外，《丹溪心法》还载有精神治疗的方法。明清以前，对癫狂临床表现的认识，基本是一致的，虽有癫、狂、痫、五痫、风痫的提法，但始终未能明确分清，往往是癫、狂、痫同时并称，混而不清。到了明代，王肯堂始将其详细分辨，提出了癫狂与痫之不同，如《证治准绳·癫狂痫总论》指出："癫者或狂或愚，或歌或笑，或悲或泣，如醉如痴，言语有头无尾，秽洁不知，积年累月不愈。""狂者病之发时猖狂刚暴，如伤寒阳明大实发狂，骂詈不避亲疏，甚则登高而歌，弃衣而走，逾垣上屋，非力所能，或与人语所未尝见之事。""痫病发则昏不知人，眩仆倒地，不省高下，甚则瘛疭抽掣，目上视，或口眼㖞斜，或口作六畜之声。"这一时期，医家多主张治癫以解郁化痰、宁心安神为主；治狂则先夺其食，或降其火，或下其痰，药用重剂。至清代王清任又提出了血瘀可病癫狂的论点，并认识到本病与脑有密切关系，如《医林改错·癫狂梦醒汤》谓：“癫狂一症……乃气血凝滞脑气，与脏腑气不接，如同做梦一样。”给后世辨证治疗提供了有益的参考。

【病因病机】

1. 情志不调癫狂的发生，总与七情内伤密切相关。恼怒惊恐，损伤肝肾，或喜怒无常，心阴亏耗，肝肾阴液不足，木失濡润，屈而不伸，则默默寡言痴呆，语无伦次；或心阴不足，心火暴张，则狂言狂语，骂詈不休，逾垣上屋；或所欲不遂，思虑过度，损伤心脾，心虚则神耗，气血化生不足，心神失养，神无所主；或脾胃阴伤，胃热炽盛，则心肝之火上扰，神明逆乱等均能发生癫狂。如《临证指南医案·癫痫》说：“狂由大惊大恐，病在肝、胆、胃经，三阳并而上升，故火炽则痰涌，心窍为之闭塞；癫由积忧积郁，病在心、脾、包络。”可见，情志内伤是引起癫狂的主要原因之一。

2. 阴阳失调　历代医家认为阴阳的盛衰是癫狂的主要因素。如《素问·生气通天论篇》说：“阴不胜其阳，则脉流薄疾，并乃狂。”《素问·宣明五气篇》说：“邪入于阳则狂，邪入于阴则痹，搏阳则为癫疾。”《诸病源候论·风狂病候》说：“气并于阳则为狂发。”这说明机体阴阳平衡失调，不能相互维系，以致阴虚于下，阳亢于上，心神被扰，神明逆乱而发癫狂。

3. 气血凝滞《素问·举痛论篇》有“百病皆生于气”之说，郁怒伤肝，肝失疏泄，肝郁日久，进一步形成气滞血瘀，或气郁化火，阻闭心窍而发为癫痫。由于血瘀使脑气与脏腑之气不相连接可发生癫狂，如清·王清任《医林改错》中说：“癫狂一症……乃气血凝滞，脑气与脏腑气不接，如同做梦一样。”如头部血瘀气滞，使脏腑化生的气血不能正常地充养元神之府，或因血瘀阻滞脉络，气血不能上荣脑髓，则可造成灵机混乱，神志失常，发为癫狂。

4. 痰结气逆　肝郁日久，横逆克脾，脾失健运，痰涎内生，以致气郁痰结；或因脾气虚弱，升降失常，清浊不分，浊阴蕴结成痰，痰浊蒙蔽心神，心窍失灵，则形成癫狂；若因五志化火，不得宣泄，炼液成痰，或肝火乘胃，津液被熬，结为痰火，痰火上扰，心神逆乱，则发为狂证。

综上所述，气、痰、火、瘀造成阴阳的偏盛偏衰，是形成癫狂证的主要病机。此外，癫狂证与先天禀赋和体质强弱亦有密切关系。如禀赋素足，体质健壮，阴平阳秘，虽受七情刺激亦有短暂的情志失畅，并不为病，反之不然。禀赋强弱往往是家族性的，故癫狂证患者常常有家族史。

【辨证】

1.辨癫证应注意抑郁、呆滞症状的轻重　精神抑郁，表情淡漠，寡言呆滞是癫证的一般症状。初发病时，常兼喜怒无常，喃喃自语，语无伦次，舌苔白腻，此为痰结不深，证情尚轻；若病程迁延日久，则见呆若木鸡，目瞪如愚，灵机混乱，舌苔渐变为白厚而腻，乃为痰结日深，病情较重。久则正气日耗，脉见滑缓，终至沉细无力，若渐转为气血两虚，症见神思恍惚、意志减退者，则病情日深难复。

2.辨狂证应区分痰火、阴虚的主次先后　狂证初起，以狂暴无知、情感高涨为主要表现，概由痰火实邪扰乱神明而成；病久则火灼阴液，渐变为阴虚火旺之证，症见情绪焦躁，多言不眠，形瘦，面赤舌红等。分辨其主次先后，对于确定治法、方药是很重要的。对于痰火未祛、阴液已亏的情况，应据舌、脉、色、症，掌握虚实和偏重缓急。

【鉴别】

癫狂证的治疗首先应区分癫与狂。一般而言，癫证为重阴之病，主因于气与痰，治疗以解郁化痰、理气宣窍及清心安神、补养气血为主；狂证为重阳之病，主因于痰火、瘀血，治疗以清肝泻火、祛痰开窍为主，后期应予滋养心肝阴液、安神定志。二者在临床上表现有所不同，但是又不能截然分开，癫证可以转为狂证，狂证日久往往又多转为癫证。故癫狂证初发病时多属实证，宜以清热涤痰、疏肝理气、镇心安神为主；如病情久久不愈，正气渐衰，应根据气血阴阳亏损的不同，予以健脾益气、滋阴养血等法以调理之，如有瘀血阻滞，又当活血化瘀。概言之，治疗癫狂，或祛邪，或扶正，总以调理阴阳为原则，如《素问·生气通天论篇》所说："阴平阳秘，精神乃治。"

【论治】

一、癫狂

（一）痰火郁热

[主症]情志不遂，气郁化火，炼液生痰，痰火上扰，心窍不开，故言语无序，哭笑无时，甚则不知秽洁，静而昏倦，脉多弦滑而实，舌苔老黄垢厚。

[治法]清热泻火，开郁化痰。

[方药]菖蒲10g，郁金6g，前胡6g，苍术3g，醋炒香附10g，黑山栀6g，

朱茯神 10g，神曲 12g，川楝子 12g，明矾（打成小粒，药汤送下）3g。

［加减法］

（1）在早期着重于开郁，首先应改变引起情志郁结的环境；其次是对郁结进行治疗，根据郁结、郁热、郁火、痰热等不同情况，随证治之。

（2）中期或后期，须以泄热化痰为主，并禁食辛辣、油重之味。

（二）心经郁热

［主症］痰热郁久，心经独盛，心烦躁动，自觉口鼻气热，神志忽明忽昧，发无定时，舌红且干，尖部起刺，脉象细小且数。

［治法］清心泻火，解郁化痰。

［方药］莲子心 6g，竹叶卷心 3g，竹茹 10g，蝉衣 6g，郁金 6g，菖蒲 6g，远志 10g，丹参 12g，茯神 12g，珍珠母（先煎）30g，牛黄清心丸（分两次服）2 丸。

［加减法］

（1）若热郁阳明气分，口渴思饮，汗出，脉洪大有力，当以白虎汤法，先清气分之热，缓议清心化痰方法。

（2）若阴分不足，虚热上灼时，当以滋养育阴为治，可加生地 10g、沙参 10g、玄参 10g、知母 10g、天花粉 10g。苦寒降泄之品暂时减用或不用。

（3）若老年患者，或素体阴虚，形瘦骨立，脉象细弦者，当用甘寒育阴方法，以沙参 10g、生白芍 10g、玄参 10g、地黄 10g 为主要药物。

（三）心虚痰郁

［主症］素体心气不足，抑郁不乐，常常哭笑，语无伦次，脉象虚细，舌红尖绛。

［治法］化痰开郁，兼养心神。

［方药］党参 6g，黄芪 10g，当归 10g，白术 10g，甘草 6g，茯神 10g，远志 10g，郁金 6g，生牡蛎（先煎）20g。

（四）肝阳上亢，痰火蕴热

［主症］忿郁暴怒之后，痰火郁热，上蒙心窍，骂詈不避亲疏，两目红赤，脉象弦滑有力，舌红苔黄。

［治法］平肝清热，苦泻痰火。

［方药］青礞石 15g，生铁落 20g，黄芩 10g，大黄（冲）1g，胆南星 10g，

菖蒲 10g，远志 10g，川贝粉（冲）3g，瓜蒌 30g。

［加减法］

（1）狂证的早期，以郁为主时，治当解其郁结，使郁解热减而病可愈。

（2）若体质壮实，可用开郁祛痰泄热方法；若体质偏弱时，当于泻火中佐用甘寒育阴之品。

（3）若患者湿邪较重，即以开郁化湿祛痰为治，不可过用苦寒之品。

（五）痰火上扰，胃肠滞热

［主症］体质强实，胃肠滞热较重，大便干结，小溲赤热，脘腹胀满，舌苔黄垢且厚，脉洪滑而实大有力。

［治法］泄热导滞，豁痰开窍。

［方药］枳实 6g，芒硝（冲）6g，生大黄 9g，黄芩 12g，青礞石 15g，菖蒲 6g，木香 6g。

［加减法］

（1）若抽搐者，加水牛角 10g。

（2）若神志不清者，可加紫雪散（冲）1.5g，或安宫牛黄丸 1 粒，或局方至宝丹 1 粒送服。

（3）若发病时间较久，正气不实，大便不干结者，切不可峻攻，亦不可过用苦寒，宜根据脉、舌，用清化痰浊、少佐解郁方法。患者须改变生活环境，节制饮食。

（4）若肝热较重者，可加用珍珠母（先煎）30g、钩藤 10g、龙胆草 3g、木瓜 10g。

二、痫证

［主症］发无定时，发则神志丧失，四肢抽搐，面色苍白，牙关紧闭，口流涎沫，并发出类似猪、羊之声，苏醒后短时间头晕头痛，一日数发，或数日一发，或数月一发，或数年一发。休止期一切如常人。原发性癫痫，多为青少年，可有家族史。继发性癫痫，多见于器质性脑病、中枢神经受损及中毒等病。

［治法］清风热，除痰火，熄风定搐。

［方药］钩藤 12g，天竺黄 12g，胆南星 12g，全蝎（研冲）2g，蜈蚣 1 条，竹沥（冲）30g，珍珠母（先煎）30g。

［加减法］

（1）若舌苔老黄糙厚，大便干结者，必先通导肠胃，再清肝热，可用苦寒通腑，或间用消导之品。

（2）若久病体弱时，当考虑以养血柔肝、调和胃肠为法，不可用攻泻药物再伤其正。

【小结】

癫、狂、痫均是精神失常的疾病。癫证以沉默痴呆、语无伦次、静而多喜为特征；狂证以猖狂刚暴、骂詈不避亲疏、动而多怒为特征；痫证则表现为发则昏不知人，眩仆倒地，发出异声，移时苏醒。主要病因病机为阴阳失调，情志抑郁，痰火上扰，气血凝滞。其病位主要在肝、胆、心、脾，治疗应根据证候的差别，选择相应的治法。除药物治疗外，必须重视生活调摄、精神安慰及必要的安全护理以防发生意外。

【治验】

案1 方某，女，7岁，1980年5月初诊。

癫痫间作半年余，经住院西药治疗无效且日渐加重，脘腹胀满，大便干结，小溲短赤，苔黄垢且厚，脉弦细滑数。证属痰火郁热互阻，积滞不清，胃热夹痰火上扰。先用礞石滚痰丸方法。

［处方］青礞石20g，黄芩10g，钩藤10g，天竺黄6g，前胡3g，菖蒲6g，郁金3g，浙贝6g，焦三仙各6g，水红花子10g，莱菔子6g。

服3剂后病情见轻，后以上方化裁合以饮食调理，月余而痼疾全失，后未再发。

案2 李某，女，30岁，1981年5月初诊。

癫痫经常发作，每于此时则心烦急躁，夜寐梦多，小溲赤热，大便干结，舌红，苔黄厚，脉弦滑数。全是肝经郁热之象，当以泄肝热、清胃肠方法以减少发作。

［处方］青礞石10g，大黄6g，黄芩10g，沉香1.5g，郁金6g，焦三仙各10g，钩藤10g，生蛤壳30g，槟榔10g。

服上方3剂后，病势大减；继服两个月后，未再发作。嘱患者每餐少食，以素食青菜为主，忌辛辣刺激之品。

按：癫痫乃常见之痼疾，多为痰热内蕴、痰火扰心而成，故清热涤痰之礞石滚痰丸为常用之方。案 1 为小儿，稚阴稚阳之体，虽有积滞，不宜妄泻，故用焦三仙、莱菔子、水红花子消积化滞活瘀，断其作痰之源，既不伤正，又去其邪；案 2 正值盛年，痰热均盛，故用大黄、槟榔导其痰热从下而行，并嘱其忌食辛辣，免助痰热。两案病虽相同，治稍有异，却有异曲同工之妙。

第三十九节　内伤发热

【概述】

内伤发热是指非外感引起的发热，多由脏腑气血虚损或失调而引起，以低热多见，或表现五心烦热而体温不高。

《内经》中深入讨论了"阴虚生内热"的病因病机，治疗以"壮水之主，以制阳光"的方法。《伤寒论》中对阴虚发热用四逆汤类回阳退热。《脾胃论》中，李东垣首先对饮食劳倦伤气所致发热作了论述，指出是"脾胃虚衰，元气不足"，采用"甘温除大热"的治疗方法，代表方为补中益气汤。元代朱丹溪首制大补阴丸等治疗"阴虚火动"之发热。

【病因病机】

西医学中功能性低热、肿瘤、结缔组织疾病、血液病等疾病皆可表现为内伤发热。

1. 阴精亏耗　素体阴虚，或温病迁延不愈，或误治，使用过于辛燥药物伤阴等导致阴亏不能制火，阳气偏亢而发热。又有热郁于内，湿邪不化，误认受寒，先用辛温，既则寒凉，表气受伤，寒凉阻遏，肺气不宣，荣卫不调。

2. 中气不足　劳倦过度，或饮食不节，中焦脾胃气虚，引起气虚发热。主要是脾虚气陷，中阳不足，虚阳外越而发热。

3. 五志过极　情志抑郁，气郁化火而发热，或因恼怒过度，肝火内盛而引起发热。此种发热与情志有关，称为"五志之火"。

4. 阳气虚衰　平素阳气不足，或寒证日久伤阳，或误用寒凉药，导致肾阳虚弱，寒气内盛，格阳于外，虚阳浮于外而见发热。

5. 瘀血阻滞　气滞，外伤或出血等导致瘀血停积于体内，气血郁滞不通，因而引起发热。内伤发热的原因可分为虚、实两类，虚者为气、血、阴、阳的不足，实者不外情志为病和瘀血内停。

【辨证】

内伤发热的特点是发热缓慢，病程较长，发热而不恶寒，或感怯冷得衣则减，其热时作时止，多感手足心热，常伴有头晕神倦、脉弱无力等症状。而外感发热则病程较短，发病较急，发热时伴有恶寒，其寒虽得衣被不减，外邪不除则发热不退，常伴有头痛、鼻塞、脉浮等症状。

【论治】

（一）阴虚发热

[主症]午后或夜间潮热，或手足心热，或骨蒸颧红，心烦盗汗，失眠梦多，口干咽燥，大便干结，尿少色黄，舌质红而干，或有裂纹，无苔或少苔，脉象细数。

阴虚生内热，其病在阴分，故具有骨蒸潮热、手足心热；阴虚而火炎于上故颧红、心烦失眠；内热迫津外出故盗汗。

[治法]滋阴清热。

[方药]用清骨散加减：银柴胡（鳖血拌炒）10g，香青蒿 10g，地骨皮 12g，白芍 12g，生地 12g，龟板（先煎）15g，知母 10g，沙参 15g，天冬 10g，麦冬 10g，山药 10g，五味子 6g。

[加减法]

（1）若中脘满闷，食欲不振，于滋补药中佐入砂仁 3g，以鼓舞正气。

（2）若亢热过重，不可纯赖甘寒增液，当配苦寒之品直折其热。

（3）若阴损及阳，阴阳两亏者，可酌情加甘温益气药物，但不可多用，防其增热。

（二）气虚血亏

[主症]发热常在劳累后发作或加重，热势或高或低，头晕乏力，自汗，易于感冒，气短懒言，食少便溏，舌质淡，苔薄白，脉细弱。偏于血虚者，面色无华、唇甲色淡等症较明显。

劳倦过度，脾气虚弱而致发热，故劳累后加重或发作；气血两虚故头晕、气短；气虚不固肌表，故自汗，易于感冒；脾虚运化无力，故食少便溏；偏于血虚者，血不华色，血不养心，故面白、心悸。

[治法]益气生血，甘温除热。

［方药］党参 10g，黄芪 12g，苍术 10g，白术 10g，炙甘草 3g，茯苓 12g，半夏 10g，防风 3g，陈皮 6g。

［加减法］

（1）偏于血虚者，可用归脾汤健脾益气补血，或用当归补血汤益气生血。

（2）若中气大虚，加黄芪至 30~60g、人参粉 3g，冲服。

（3）若下肢浮肿，心悸不宁，可加北五加皮 10g、防己 6g。

（三）肾阳虚亏

［主症］四肢逆冷而发热，形寒怯冷，面色淡白，头晕嗜卧，腰膝酸痛，舌质胖润或有齿痕，苔白润，脉沉细而弱，或浮大无力。

肾阳虚亏，阳气外越，故见发热；阳气大伤，故四肢逆冷，形寒怯冷，头晕，面唇色淡；阳虚不温肾府，故腰膝酸痛。

［治法］温肾助阳。

［方药］川桂枝 10g，淡附片 10g，党参 10g，白术 10g，熟地 15g，茯苓 12g，炙甘草 10g，大枣 10 枚，肉桂 2g，山萸肉 10g。

［加减法］

（1）若阳虚甚者，可重用附子（先煎）30g，黄芪用至 30~60g。

（2）若服药有呕吐现象者，应考虑是否有虚热内扰，当细审脉、舌，以酌情修改治疗方法。

（四）肝经郁热

［主症］时觉身热心烦，热势常随患者的情绪好坏而起伏，平时性情急躁易怒，胸胁闷胀，喜叹息，口苦，舌苔黄，脉弦数。妇女常见月经不调，经来腹痛，或乳房发胀。

心情不畅，肝气不舒，则气郁化火而致发热，故身热而烦，且与情绪有关。平时胸胁闷胀易怒，皆为肝气郁结、气机不畅所致。叹息则气机可暂得舒展，故喜叹息。肝主叹息，肝郁气滞则血流不畅，故见月经不调、腹痛、乳胀等症。

［治法］温肾助阳，疏肝解郁清热。

［方药］丹栀逍遥散加减：丹皮 10g，山栀 6g，柴胡 10g，当归须 5g，赤芍 10g，白芍 10g，茯苓 10g，旋覆花（布包）10g，川楝子 10g，绿萼梅 6g，生香附 10g。

［加减法］

（1）若胁痛较甚者，加延胡索 10g、青皮 6g，以理气活络止痛。

（2）若心烦梦多，口干且渴，去当归，加竹茹 6g、沙参 10g、防风 3g。

（五）瘀血内结

[主症] 下午或夜晚发热，口干咽燥而不多饮，肢体常有固定痛处或肿块，甚则肌肤甲错，面色黯黑或萎黄，唇舌青紫或出现紫斑，脉象细涩。

瘀血为病在血分，血属阴，故其热多在下午或晚上出现；郁热在内，故口干咽燥，但因郁热于营中，故有饮水不多；瘀血停着之处，气血流通受阻，故常表现为疼痛不移，或有肿块；瘀血内阻，新血不生，血气不能荣于头面肌肤，故肌肤甲错面黑。

[治法] 活血化瘀。

[方药] 血府逐瘀汤加减：当归尾 6g，桃仁 10g，生地 10g，川芎 12g，土鳖虫 3g，赤芍 10g，旋覆花（布包）10g，醋炒大黄 1g。

[加减法]

（1）若病久体弱，在治血的基础上加益气补中之品，但不可多用。

（2）热势较甚者，加山栀、紫草、丹皮等凉血清热。

【小结】

内伤发热一证，由于病情比较复杂，常难以明确，病程又较长，甚至可持续数年。故必须以认真的态度，细致地加以观察辨证，以冀逐步取得疗效。在患者方面，除适当休息外，应减少思想负担，保持乐观主义精神，和疾病作顽强斗争。

【治验】

案1 刘某，女，50 岁，1985 年 11 月初诊。

面色不华，体丰气喘，身倦乏力，晚间下肢浮肿，半月来自觉身热，体温 38℃左右，劳后加重，胃纳不佳，大便溏稀，舌胖苔白，脉沉迟。全是中阳不足，气虚发热，当以益气补中。

党参 10g，黄芪 12g，白术 10g，茯苓 10g，半夏 10g，陈皮 10g，生姜 3 片，大枣 5 枚。

按：中阳不足，脾胃气陷，则相火离位，上乘脾土，致阴火内迫，荣卫失护而见发热，故宗东垣补中益气汤法治之。方中党参、黄芪、白术甘温益气健脾；陈皮、半夏苦温，理气健脾，则应脾喜燥恶湿之性；茯苓甘温，益脾助阳，淡渗其湿；生姜、大枣助上药健脾益气。临证之时，每多误见，如服补中益气方后，其热不除或反剧者，则恐素有积滞未尽，或气滞郁热，此时当随证变法，不可偏执甘温除热以误人。

案2 孔某，女，42岁，1987年5月初诊。

身热时作，晚间体温37.8℃，五心烦热，急躁，易怒，头晕，夜寐梦扰，口苦咽干，舌红苔薄黄，脉弦细小数。血虚阴伤，肝郁不舒，郁火上扰，当以疏肝解郁、养血清热方法治之，宗丹栀逍遥散加减。

丹皮10g，炒山栀10g，柴胡6g，白芍10g，当归10g，茯苓10g，白薇10g，杏仁10g，香附10g，绿萼梅10g，焦麦芽10g。

服4剂后，诸症减轻，再进6剂而愈。

按：肝气不舒，郁而化火，则发身热，发热日久又耗伤阴血，阴血不足，肝失所养，更易气郁化热，正如张景岳所言："伤于七情而为热者，总属真阴不足，所以邪火易炽。"故方中用炒山栀苦寒，宣郁泄热；丹皮辛、甘、微寒，入肝泻血中伏火；白薇苦、寒，泄血热；柴胡苦、辛、微寒，疏肝解郁，兼能退热；香附辛、微苦、平，疏肝理气；绿萼梅酸、涩、平，疏肝和胃；茯苓甘温健脾；当归甘温养血；白芍苦、酸、微寒，柔肝泄热；杏仁宣降肺气，使邪热有外出之途。全方清热以治其标，疏肝以疗其本，养血以救其所伤，标本兼顾，虚实并举，切合病机，故药后数月而愈。

第四十节　消渴

【概述】

消渴是以多饮、多食、多尿、形体消瘦，或尿有甜味为特征的病证。根据症状的偏重，临床上可分为上、中、下三消。一般而言，上消多饮，中消多食，下消多尿。其病理变化主要是阴虚燥热，清热生津、益气养阴为其基本治疗原则。

本病在《内经》中称"消瘅"，由于发病机制和临床表现不同，又有"消渴""鬲消""肺消""消中"等名称。《内经》认识到本病病因是过食肥甘，情志失调，五脏柔弱等；记述了消渴病症状为多饮、多食、多尿、形瘦等；指出了消渴病患者要禁食膏粱厚味及芳草、石药等燥热伤津之品，同时应用性味甘寒、生津止渴的兰草治疗。

张仲景在《金匮要略》中，以消渴作为篇名，详细论述。认为导致消渴病产生的主要机制是胃热肾虚，首创白虎加人参汤、肾气丸等治疗方剂，至今仍为治疗消渴的有效方药。

隋代巢元方在《诸病源候论·消渴病诸候》中，将消渴归纳为消渴候、渴病候、渴后虚乏候、渴利候、渴利后损候、渴利后发疮候、内消候、强中候等8种证候类型。认为本病为服五石散，使下焦虚热，肾燥阴亏所致，提出导引和散步是治疗消渴病的"良药"。巢氏已明确认识到消渴病易发痈疽和水肿等并发症。

唐代《千金要方·消渴》中，补充了消渴病的常见症状，除"三多"外，尚有呼吸少气，不得多语，心烦热，两脚酸，饮食倍于常等。认为嗜酒无度之人，"遂使三焦猛热，五脏干燥"。"小便多于所饮"者，是内热消谷，"食物消作小便"所致。明确提出饮食控制疗法，收载治疗消渴方剂52首，其中以天花粉、地黄、麦冬、黄连等清热生津之品为多。

王焘《外台秘要·消渴消中门》中，已有了消渴病尿甜的记载，并且也主张少食多餐的饮食控制疗法。书中记载消渴病治疗方剂47首，用药有98味之多。

宋代王怀隐在《太平圣惠方》中明确提出了"三消"之名，"一则饮水多而小便少者，痟渴也；二则吃食多而饮水少，小便少而赤黄者，痟中也；三则饮水随饮便下，小便味甘而白浊，腰腿消瘦者，痟肾也"。并将消渴病分为14种证候类型进行论治，载方177首，常用药物有人参、天花粉、黄连、甘草、麦冬、知母、地黄等。

金元时期的刘河间、张子和等提倡三消燥热学说，主张治三消以清热泻火、养阴生津为要，提出："补肾水阴寒之虚，而泻心火阳热之实，除肠胃燥热之甚，济人身津液之衰，使道路散而不结，津液生而不枯，气血利而不涩，则病日已矣。"

明代戴元礼注重益气，专用黄芪饮加减治疗三消病；李梴主张治消渴重补脾益肾；赵献可力主三消肾虚学说，提倡治三消当以治肾为本；张景岳、喻嘉言也倡肾虚学说；周慎斋治消渴强调以调养脾胃为主，特别重视养脾阴。

清代黄坤载、郑钦安等认为消渴之病责之于肝；费伯雄补充化痰利湿法治疗消渴；陈修园强调以燥脾之药治三消病，常以理中汤倍白术加瓜蒌根治疗。

总之，中医对本病的认识，文献丰富，内容充实。消渴理论渊源于《内经》，辨证论治出自于《金匮要略》，证候分类起始于《诸病源候论》，体系形成于唐宋，补充、发展于唐宋以后。西医学中的糖尿病、尿崩症等具本病证特征的疾病均可参照本节论治。

【病因病机】

1.先天禀赋不足，五脏虚弱　房劳过度，肾精亏损。肾为先天之本，藏精生髓，受五脏六腑之精而藏之，又布化精气以充养周身。《灵枢·本脏》言："肾脆则善病消瘅易伤。"先天禀赋不足，或房劳过度，或久病伤及于肾，皆可致肾虚精亏，不能化气生精，不能濡养五脏六腑，终致精亏液竭而发为消渴。

2.饮食不节，积热伤津　脾胃为后天之本，化生气血精微，以内濡脏腑，外达肌肤，为全身生养之源。长期过食肥甘、醇酒厚味及辛燥之品，积热于胃，并损于脾，脾胃受损，运化无力，精微气血不生，脏腑、经络、肌肤失其营养，津液匮乏而涸，发为消渴。

3.情志失调，郁火伤阴　长期情志失调，肝气失疏，郁滞日久，郁气化火，火邪灼津，阴液亏少；或肝之疏泄太过，肾之固藏失司，则火炎于上，津泄于下，津亏液外，发为消渴。亦有情志失调，心气郁结，郁而化火，心火亢盛，心脾精血暗耗，肾阴受灼，水火不济，亦为消渴。

4.过服温燥，耗伤阴津　长期服用温燥壮阳之剂，或久病误服温燥之品，致使燥热内生，阴津亏损，发为消渴。

消渴的病机，主要在于阴津亏损，燥热偏胜，而以阴虚为本，燥热为标，两者互为因果。阴愈虚则燥热愈盛，燥热愈盛则阴愈盛。消渴的病变虽与五脏有关，但主要在肺、脾（胃）、肾三脏，尤以肾为重。

肺为水之上源，主气，宣发肃降，通调水道。肺为燥热所伤，则不能敷布津液而直趋下行，随小便而出体外，故溲频量多；肺不布津则口渴多饮。胃为水谷之海，脾为后天之本，为胃行其津液。脾胃为燥热所伤，胃火炽盛，脾阴不足，则口渴多饮，多食善饥；脾虚不能转输水谷精微，则水谷下流而为小便，故溲甘；水谷精微不能濡养肌肤，故形体消瘦。肾为先天之本，寓元阴元阳。肾为燥热所伤，肾阴亏损则虚火内生；上燔心肺，则烦渴多饮；中灼脾胃则胃热消谷；阴虚阳盛，肾之开阖失司，固摄失权，则水谷精微直趋下泄，而小便味甜，或混浊如脂。肺燥津伤，津液失于敷布，则脾胃不得濡养，肾精不得滋助；脾胃燥热偏盛，上可灼伤肺津，下可耗损肾阴；肾阴不足则阴虚火旺，亦可上灼肺胃，终致肺燥、胃热、脾虚、肾亏常可同时存在，而"三多"之症并见。

【辨证】

1. 辨年龄　本病多发于中年之后，但也有青少年患者。年龄小者起病急，发展快，病情重，症状典型，预后差；中年之后，起病缓，病程长，症状不典型，常伴有痈疽等并发症。

2. 辨本症与并发症　多饮，多食，多尿和消瘦为本病的主症，若表现为疮疡痈疽，或肺痿劳嗽，或内障，雀目，耳聋，或中风手足偏废，或四肢骨节疼痛，或水肿，泄泻，或呼吸深长，头痛，呕吐，呼吸有烂苹果味等则是本病的并发症。一般本症明显，但在中老年患者，也有本症不明显而根据并发症明确诊断者。治疗上应辨明本症与并发症的关系，重视本症的治疗。

3. 辨标本　本病以阴虚为本，燥热为标，两者互为因果。大体初病多以燥热为主，病程较长者则阴虚与燥热互见，日久则以阴虚为主，进而由阴损阳，阴阳俱虚。

【论治】

（一）上消

［主症］以口大渴、多饮为主症，舌红干裂，咽喉灼热，大便如常，溲赤或正常，脉象多濡滑略数，按之无力。

［治法］清热生津止渴。

［方药］白虎加人参汤或外台消渴方加减。

（1）南沙参 20g，北沙参 20g，玉竹 12g，知母 10g，天花粉 12g，麦冬 12g，乌梅（或五味子）10g，玄参 15g，石斛 12g。

（2）天门冬 15g，生地 20g，玉竹 12g，人参粉 1g，天花粉 12g，生黄芪 15g，生石膏（打碎、先煎）12g。

［方药分析］上消以肺胃燥热、津液耗损为主要病机，故治疗以养阴清热润燥为主。前方以甘寒之品滋养肺胃之津，使津液得复，燥热能除。后方用于兼见气虚而胃热甚者，故甘寒生津之中，加用人参、黄芪之益气补虚，石膏之辛寒清降，诸药配伍，共奏养阴生津、益气清热之功。

［加减法］

（1）肺燥，气不布津者，可加杏仁 10g、桑叶 10g、梨皮 5g。

（2）脉洪无力，烦渴不止，小便频数者，可用二冬汤。

（二）中消

[主症] 以口渴多饮、饥饿多食为主症，而形体消瘦，面色黑浊，自汗口干，便干溲赤，脉象滑实，舌红少津，苔黄燥。

[治法] 滋阴润肠，通腑涤荡。

[方药] 增液承气汤加减：大黄10g，枳实10g，芒硝（烊化）4.5g，知母10g，天花粉12g，焦四仙各10g。

[方药分析] 肠燥津枯是中消常见病机，故治宜滋阴养液，润肠通腑。下法治消渴，首倡者为刘河间，他认为热在胃而能食，微利之为妙。上方即宗刘氏之意，用硝、黄、枳实软坚化燥理滞，用知母、天花粉生津润燥，焦四仙（焦三仙加槟榔）消瘀导滞，如此则热能消，积得除。

[加减法]

（1）若口渴引饮，多食与便溏并见，或饮食减少，精神不振，四肢乏力，舌淡，苔白而干，脉细弱无力，则为脾胃气虚，运化失司，非肠燥津伤。故宜健脾益气，生津止渴，用七味白术散或参苓白术散等加减。

（2）若渴而多饮，多食善饥，或仅有饥饿感，脘腹痞满，舌苔黄腻，脉濡，此为湿热中阻，气机郁滞，治宜除消止渴与清热化湿、宣泄气机相结合，标本同治，用黄芩滑石汤或二妙散等兼以清热化湿、宣泄气机。

（三）下消

[主症] 下消以饮一溲二为主症，初起小溲不摄，尿中有沉淀，烦渴引饮，面黑体瘦，耳轮焦黑，小便混浊，上浮之沫状如麸片。病由色欲过度，肝肾不足而起。

[治法] 滋养肝肾，益精补血，润燥止渴。

[方药] 麦味地黄丸加减：麦冬15g，五味子15g，熟地30g，山药30g，山萸肉15g，丹皮15g，茯苓30g，泽泻15g，芡实30g。

[方药分析] 下消多责之肝肾，多为肝肾阴虚，虚久损阳，故治疗宜滋补肝肾。六味地黄丸三补三泻，益肾填精，加麦冬、五味子酸甘育阴，诸药相伍，其功益彰。

[加减法]

（1）阴虚火旺、骨蒸潮热者，用知柏地黄丸。

（2）肾阳虚衰者，用附桂八味丸。肾气丸亦为治疗消渴之良方，适用于阴阳两虚或阳虚为主者。

〔并发症〕消渴并发症较多，有瘀血痈疽，内障或雀目，耳聋，劳咳，泄泻，水肿，肢体麻木，虚脱等，治疗可参考各节进行。

【小结】

消渴者，阴虚为本，燥热为标。其分上、中、下三消：上消多饮，病在心肺；中消多食，病在脾胃；下消多尿，病在肝肾。此其辨治之大略也。然热之盛于标者，不妨釜底抽薪，寒凉以泻其炎炎之火；本之虚于下者，又须培本固元，温养滋填以补坎离之虚。黄芪之益气宜重用，麦冬之生津可常服，医者所当知；而饮食之禁忌须坚持，走路以锻炼不可缺，患者宜谨记实施，以资配合。

【治验】

案 1 毛某，女，50 岁。

尿糖（＋），体丰痰盛，脉象沉软无力，舌胖苔白，一身无力。中阳不足，湿阻不化之象。当以益气补血，化湿通阳。

黄芪 50g，党参 10g，沙参 10g，麦冬 10g，五味子 10g，金樱子 10g，生地 10g，熟地 10g，白芍 10g，杜仲 10g，赤芍 10g，丹参 10g。

水煎取汁 400ml，分 5 次代茶饮。

二诊：服药 7 剂后，脉象力增，两腿已见有力，胸闷、气短皆好转，仍用益气养血方法。

黄芪 80g，生地 20g，熟地 20g，沙参 15g，麦冬 10g，五味子 10g，金樱子 10g，茯苓皮 10g，杜仲 10g，桑寄生 10g，丹参 10g，知母 10g，生牡蛎 30g。

服药 20 剂，血糖正常，诸症减轻，随访 1 年，旧病未发。

案 2 方某，男，70 岁。

血糖超过 16.65mmol/L。自觉疲乏无力，劳则尤甚，脉象沉弦，舌白苔腻。老年中气不足，先以益气补中方法，少佐活血化瘀之品。

黄芪 50g，沙参 20g，赤芍 15g，生地 15g，熟地 15g，丹参 10g，归尾 10g，天冬 10g，麦冬 10g，山药 10g，珍珠母 20g，瓦楞子 20g，生石决明 30g。

服药 10 剂后血糖正常，诸症消失，随访 10 年未复发。

按：两例均系中老年发病，糖尿病患者以中老年人居多。中老年人天癸将尽，肾气易虚，肾为人身之根本，肾气不足，气血化生无力，病发消渴，以虚为本，燥热为标，故治多养血益气，用麦味地黄丸加减。常用金樱子、杜仲、生地、熟地益肾填精，参、芪、归、芍补益气血，少佐丹参、知母清凉防燥，珍珠、牡蛎滋阴潜阳。首用大量黄芪，亦为上两例特点之一。

案3 张某，女，40岁。

半年来善食易饥，每餐进食超过250g。日复4~5次，大便干结，心烦口渴，舌红苔厚，夜寐梦多。病属中消之证，当用清泻方法。白虎加承气汤化裁。

生石膏90g，知母20g，甘草10g，沙参10g，天花粉20g，大黄10g，芒硝10g，枳实10g，丹参20g，生地20g。

原方服半月，病势大减，原方加桃仁、红花各10g，再服半月，逐渐痊愈。

按：消食善饥者胃火偏旺，病属中消。燥热郁结胃肠，胃肠失其腐熟、运化、传导之功，水谷入胃，未作精微，反助燥热，病势益盛。治宜清泻胃火，荡涤积热，生津止消。

第四十一节　痹证

【概述】

痹证的发生是由于风、寒、湿、热诸邪侵袭人体，闭阻经络，气血运行不畅所导致，以肌肉、筋骨、关节发生酸痛、麻木、重着、屈伸不利，甚或关节肿大灼热为主要临床表现的病证。

痹证早在《内经》就有论述，如《素问·宣明五气篇》说："邪入于阴则为痹。"《灵枢·刺节真邪》亦说："虚邪留而不去则痹。"《素问·痹论篇》对本病的病因、病机、证候分类及演变等内容均有论述。如论病因有："所谓痹者，各以其时，重感于风寒湿之气也。"从证候分类有："其风气胜者为行痹，寒气胜者为痛痹，湿气胜者为着痹也。"因所遇之时、所客之处不同，又有五痹之称。"以冬遇此者为骨痹，以春遇此者为筋痹，以夏遇此者为脉痹，以至阴遇此者为肌痹，以秋遇此者为皮痹。"五痹久而不愈，则循经内舍其合，如"骨痹不已，复感于邪，内舍于肾。筋痹不已，复感于邪，内舍于肝"。《素问·痹论篇》还描述了五脏痹的症状，如"凡痹之客五脏者，肺痹者，烦满喘而呕……"《金匮要略·中风历节病脉证并治》中的历节，即指痹证一类的疾病，并提出了桂枝芍药知母汤、乌头汤两张治疗方剂。汉代以降，对痹证诸家多有阐发，如《诸病源候论·风痹候》说："痹者，风寒湿三气杂至，合而成痹，其状肌肉顽厚，或疼痛，由人体虚，腠理开，故受风邪也。"《风湿痹候》说：风湿痹"由血气虚，则受风湿，而成此病。"《千金要方》《外台秘要》等书，收载了较多治疗痹证的方剂，如至今仍常用的独活寄生汤就首载于《千金要方·诸风》。《症因脉治·痹证论》不仅对风痹、湿痹、寒痹，而且对热痹的病因、症状、治疗均作了论述。《医宗必读·痹》对痹证的治疗原则作了很好的概括，提出了分清主次，适当采用祛风、除湿、散寒外，行痹当参以补血，痛痹参以补火，着痹应参以补脾益气。清代《医学心悟》等医籍，对于痹证的治疗也是采用这个基本的治疗原则。

【病因病机】

痹证是由于卫气不足，外感风、寒、湿、热所致。而"邪之所凑，其气必虚"，正气不足是发病的基础。素体虚弱，正气亏虚，腠理不密，卫外失司，易于招致外邪，风、寒、湿、热，邪客于肌肉、关节，使经脉痹阻，气血不畅，则形成痹证。正如《灵枢·五变》说："粗理而肉不坚者，善病痹。"《济生方·痹》亦说："风寒湿三气杂至，合而为痹，皆因体虚腠理空疏，受风寒湿气而成痹也。"

1.风寒湿邪，侵袭人体　由于居处潮湿，冒雨涉水，气候剧变，寒暖失常，诸种原因而致风、寒、湿邪侵袭人体，注于经络，留于关节，使气血闭阻而为痹证。"痹者，闭也"，因体质差异以及感邪性质的不同，临床表现亦有差别：风气胜者为行痹，以风为六淫之首，性善行而数变，故痹痛游走不定；寒气胜者为痛痹，以寒为阴邪，其性凝滞，使气血凝涩不通，故疼痛剧烈，如《素问·痹论篇》说："痛者，寒气多也，有寒故痛也。"湿气胜者为着痹，以湿性黏滞重着，易阻遏阳气，故使肌肤、关节麻木、重着。

2.外感热邪，或郁久化热　外感风热之邪，与湿相并，而致风、湿、热合邪为患。素体阳盛或阴虚有热，感受外邪之后易于热化，或因风寒湿痹日久不愈，邪留经络关节，遏阻阳气，阳郁化热，以致关节红、肿、热、痛，而成热痹。如《金匮翼·热痹》说："热痹者，闭热于内也……脏腑经络，先有蓄热而复感风寒湿邪客气，热为寒郁，气不得通，久之寒亦化热。"

痹证日久不愈，可出现几种演变：一是风寒湿痹或热痹日久不愈，气血运行不畅，瘀血痰浊阻痹经络，可出现皮肤瘀斑、关节周围结节、肿大、屈伸不利等症；二是病久使气血耗伤，因而呈现不同程度的气血亏虚的证候；三是痹证日久不愈，复感于邪，病邪由经络而病及脏腑，出现脏腑病证，如陈无择《三因方》说："三气袭入经络，入于筋、脉、皮、肉、肌、骨，久而不已，则入五脏。"

【辨证】

痹证的辨证，首先应辨清风寒湿痹和热痹的不同。热痹以关节红肿、灼热、疼痛为特点。风寒湿痹虽有关节酸痛，但无局部红肿、灼热，其中，关节疼痛游走不定为行痹，痛处不移、遇寒加重者为痛痹，肌肤、肢体酸痛重着、不仁者为着痹。如若风寒湿热邪气合病，寒热错杂，则应据其所偏，或偏于寒，或偏于热，从局部及全身表现详细辨识。另外，辨证中还应注意以下两点。

1. 辨虚实　"邪气胜则实，精气夺则虚"。痹证为风、寒、湿、热诸邪为患，正气不足是发病的内在根本因素，故本证多为虚实夹杂之证。因体质的差异，病程的长短，临床表现又有偏于实、偏于虚的不同。一般而言，痹证初起，为风、湿、寒、热邪气客于经络关节，阻滞经脉气血的运动，临床表现以关节疼痛、酸重为主，多偏于实；痹证日久，邪气渐衰，而以脏腑亏虚、气血损伤为主，表现如肢体无力、肌肉瘦削，多偏于虚。但这只是一般情况，具体辨证时要具体分析。新病虽然实证多，但也不能除外虚证；病久虚证多，但要谨防余邪留恋。故辨证宜以四诊为依据，辨别虚实，不可偏执。

2. 分气血　在痹证表现中，往往以关节疼痛为主要临床特征。古人云"不通则痛"，可见邪气痹阻经脉、气血壅滞不通，是引起疼痛的主要原因，"气为血帅""气行则血行"，初起之时虽病在气，但多累及血分，使血行不畅。痹证日久，痰浊凝聚，血脉瘀阻更为明显。可见，血脉不通是贯穿痹证始终的一个基本病理特征。然在气、在血必有所偏，故在辨证中应根据脉、舌、色、症综合分析，为论治提供依据。

痹证由于风、寒、湿、热痹阻经络所致，故祛风、散寒、除湿、清热以及舒经通络为治疗痹证的基本原则。因感邪的偏重不同，各种痹证施治也有差别，如风痹，治疗以祛风通络为主，参以散寒除湿等，程国彭在《医学心悟》中对此作了很好的概括："治行痹者，散风为主，而以除寒祛湿佐之，大抵参以补血之剂，所谓治风先治血，血行风自灭也；治痛痹者，散寒为主，而以疏风燥湿佐之，大抵参以补火之剂，所谓热则流通，寒则凝塞，通则不痛，痛则不通也；治着痹者，燥湿为主，而以祛风散寒佐之，大抵参以补脾之剂，盖土旺则能祛湿，而气足则无顽麻也。"

痹证多为虚实夹杂，气血俱病，故治疗应注意调理气血，久而不愈的痹证尤应特别注意。纵观历代治痹的名方，如独活寄生汤、蠲痹汤、三痹汤等皆为风药与参、芪、归、芍并用，祛风湿，调气血，扶正与祛邪并施，如若固守"通则不痛"的经旨，一味投用祛风、化瘀之品，则徒伤正气，正气不复，邪气何以能祛？《本草纲目》记载，当归治"一切风"，白芍"除血痹止痛"，黄芪去"诸证之痛"，可见归、芍、芪既能补气血，又能祛风湿、止痹痛，一药双功，临床常用。如若确系痹久气血虚损，肝肾不足者，应补益脏腑气血，以复正气。对日久迁延不愈的痹证，表现为关节肿大、强直畸形、屈伸不利，宜以化痰、逐瘀、搜风通络为治，不可率投补剂。

【论治】

（一）行痹

［主症］肢体关节疼痛，痛无定处，游走不定，甚则关节肿大，屈伸不利，或见恶风发热，舌苔薄白或白腻滑润，脉象浮数（或浮紧，或沉紧等）。

［治法］祛风散寒，化湿通络。

［方药］羌活 3g，独活 3g，桂枝 10g，当归 10g，防风 6g，秦艽 6g，葛根 10g，桑枝 30g，细辛 2g。

［方药分析］方中羌活辛温燥烈而上行，"气雄而散"，主散肌表游风及寒湿之邪；独活微温而下走，辛散力缓，善祛在里之伏风，且可去湿止痛，与羌活合用，一上一下，以散周身之风湿；防风祛风散寒；细辛、桂枝、当归温经活血通络，散风除湿，通络舒筋；葛根解肌退热；桑枝祛风湿，通利关节。诸药合用，共奏祛风散寒、通络止痛之功。

［加减法］

（1）若酸痛以上肢关节为主者，可选加白芷、姜黄、川芎祛风通络止痛。

（2）酸痛以膝、踝等下肢关节为主者，可选加牛膝、防己、萆薢以通经活络，祛湿止痛。

（3）酸痛以腰背为主者，可用羌活 6g、独活 6g、桑寄生 10g、桑枝 10g、海风藤 10g 等，根据脉、舌增损之。

（4）若体痛较重者，见肢冷无汗，可加麻黄 1~3g，以宣解内寒而缓疼痛。

（5）寒邪较重，舌胖滑润，下肢逆冷，脉沉微弱时，加附片（先煎）6g、吴茱萸 3g、干姜 6g，温经散寒止痛。

（6）关节肿大者，早期考虑关节囊发炎，当以卧床为主，晚期多是浆液吸收不好而逐渐成为类风湿病。

（二）痛痹

[主症] 肢体关节疼痛较剧，痛有定处，得热则舒，遇冷则急，局部皮肤不红，触之不热，溲清长，便溏薄，舌白滑，脉弦紧。

[治法] 散寒祛湿，疏风拈痛。

[方药] 麻黄 3g，桂枝 10g，川乌 3g，草乌 3g，细辛 3g，羌活 3g，独活 3g，川芎 10g，红花 6g。

[方药分析] 古人云："寒则涩而不流，温则消而去之"，故以麻黄、川乌、草乌、桂枝温经散寒，除湿通络止痛；羌活、独活味辛性温，散风祛湿；川芎、红花活血通络。诸药合用，寒邪散，风湿去，脉络通而痛止。

[加减法]

（1）若寒邪较重者，加重桂枝用量，再加肉桂 3~6g，增强散寒通络之功。

（2）若素体阳虚，见面色㿠白，四末发凉，面色萎黄，舌淡胖，苔滑润者，可加附子 3~6g、干姜 6g。

（3）若患者血压偏高，慎用麻黄，可改用苏叶 6g、鸡血藤 10g、乳香 3g 合用。

（三）着痹

[主症] 肢体关节酸痛，周身重着，或有肿胀，痛有定处，手足沉重，活动不便，肌肤麻木不仁，苔白滑润，脉象沉濡。

[治法] 除湿缓痛，祛风活络。

[方药] 麻黄 3g，桂枝 6g，防风 6g，苍术 6g，白术 6g，炒薏苡仁 30g，干姜 3g，桃仁泥 10g。

[方药分析] 方中薏苡仁、苍术、白术健脾除湿，防风祛风胜湿，麻黄、桂枝、干姜温经散寒去湿，桃仁泥活血通络止痛。

[加减法]

（1）若湿邪留着脉络者，必当重用疏风化湿，再加活络通达之品，如羌活 6g、独活 6g、川芎 10g。

（2）如有积滞不化，湿阻脉络者，当以化滞活络方法，如莱菔子 6g、白芥子 6g、焦谷芽 10g、焦麦芽 10g。

（3）素有脾虚，湿浊中阻，胸脘满闷，食欲不振，应加燥湿健脾之品，如厚朴 6g、桂枝 6g、草蔻 3g。

（4）肌肤不仁明显者，一为湿阻而阳气不通，一为热郁而气机不畅。郁当开，湿当化。

（四）热痹

［主症］关节疼痛，局部灼热红肿，得冷则舒，痛不可近，皮肤或起红斑结节，多兼身热心烦，时或憎寒，甚则壮热口干，咽红肿痛，舌质红，苔糙厚，尖红起刺，脉弦滑而数。

［治法］清热通络，祛风除湿。

［方药］防风 3g，苍术 3g，知母 6g，嫩桂枝 3g，荆芥 6g，赤芍 10g，白芍 10g，石楠藤 15g，丝瓜络 10g，桑枝 30g，大黄粉（冲）1g。

［方药分析］方中防风、荆芥疏风通络；苍术、石楠藤祛风活血；桂枝、丝瓜络、桑枝活血通经，舒筋活络；赤芍、白芍、知母、石膏、大黄粉清热凉血活瘀。

［加减法］

（1）若湿热痹痛在气分，当用清热化湿行气方法，以使气化湿亦化。热重用白虎加苍术汤，湿重用宣痹汤加苍术 6g。

（2）若热在血分，可加茅根 20g、炒地榆 12g、炒槐花 10g、鬼箭羽 10g，以增强凉血活血之力。

（3）若有滞热不清，以清化湿滞为主，方中加鸡内金 10g、焦麦芽 10g、花槟榔 10g、六神曲 10g、水红花子 10g。

（4）若热痹化火伤津，症见关节红肿，疼痛剧烈，入夜尤甚，壮热烦渴，舌红少津，脉弦细。治以清热解毒、凉血止痛，可用犀角散。

（五）关节变形（类风湿病）

［主症］关节肿痛日久，迁延不愈，血凝脉络，津液凝聚为痰，痰瘀痹阻，出现疼痛时轻时重，关节因津液久聚而肿大，强直畸形，屈伸不利，遇冷更重，舌质多紫有瘀斑，脉细涩。

［治法］祛瘀化痰，搜风通络。

［方药］南星 6g，半夏 10g，杏仁 10g，苏叶 6g，苏子 10g，莱菔子 10g，白芥子 6g，桃仁 6g，猪牙皂 6g，蛴螬 3g，防风 6g。

［方药分析］方中以半夏、南星、莱菔子、白芥子祛痰散结；桃仁化瘀通络；苏叶、杏仁宣阳疏表，以散外邪；配蛴螬搜风通络，以消肿痛。

本病初期多属风湿阻络，继而湿郁化热，热邪灼津生痰，郁滞日久成瘀，有形之痰瘀与无形之郁热相搏，渐成痛风结石，沉积于关节，而致肿胀畸形。用上方治疗，效果甚佳。

［加减法］

（1）若体弱气虚时，可将药量减轻，或每日半剂，或每隔 1~2 日服 1 剂。

（2）若体质过弱，可于上方中加姜黄 3~6g、当归 10g、生黄芪 15g、赤芍 10g，以养血益气，扶正祛邪。

（3）若湿痰蕴热尚重时，可于上方中加大黄粉（冲）1~2g、鸡血藤 20g、郁金 6g，清热祛瘀通络。

（六）久病脉络失养

［主症］痹证日久，脉络失和，正气不足，气血虚弱，营虚肌肉失养，卫虚皮肤枯涩，久则肌肉萎缩消瘦，手足无力。

［治法］养血活络。

［方药］桂枝 6g，黄芪 15g，党参 6g，独活 6g，川芎 6g，当归 10g，赤芍 12g，熟地 12g，牛膝 6g，杜仲 10g。

若肝肾久亏，筋骨乏力，行动日渐艰难，甚则成为残疾，可考虑三痹汤之类。

用养血益气药，首先一定要辨清有无其他邪气阻涩脉络，如郁热、痰浊、气郁、食滞、瘀血等，必须先祛其有余，再调其脾胃，嘱其逐渐锻炼，令其血脉通畅，再行调补。

【小结】

痹证是临床常见病证，由于外邪客于体虚之人而形成。主要病机为经络阻滞，气血运行不畅。临床上痹证可分为风痹、寒痹、湿痹、热痹等几种类型。治疗的基本原则是祛风、散寒、除湿、清热以及舒筋通络，根据病邪的偏胜不同，而酌情使用。如行痹以祛风为主，兼以散寒祛湿等，调整气血是贯穿于整个痹证治疗中的基本原则。痹证日久，则应根据正气亏耗情况，适当采用益气养血，补养肝肾，扶正祛邪，标本兼顾，治疗过程中谨防一味疏风而伤正，又防过投壅补而留邪。

【治验】

案 1　李某，女，28 岁。

感受风寒之后，四肢关节游走疼痛，肿胀，舌白苔腻，脉象浮滑。风寒湿三气杂至，合而为痹。病由感冒引起，先以疏风散寒活络缓痛方法，防其增重。

大豆卷 9g，秦艽 6g，羌活 4.5g，独活 4.5g，防风 6g，丝瓜络 9g，桑枝 30g，海风藤 9g，络石藤 9g，天仙藤 9g。

按：风寒湿邪闭阻经络，气血运行不畅，不通则痛，风性善行而多变，故肿痛游走不定，治疗用疏风、散寒、祛湿、活络缓痛方剂，邪祛气血畅行，肿痛则消。

案 2 赵某，男，30 岁。

周身关节　游走肿痛，甚则红肿发热，小溲色黄，大便干结，舌红苔白，两脉浮滑且数。风热蕴郁，深入血分，势成热痹，当以疏风化湿清热以缓疼痛。

羌活 3g，独活 3g，苏叶 6g，苏梗 6g，防风 6g，赤芍 9g，荆芥穗 9g，茜草 9g，鸡血藤 9g，海桐皮 9g，丝瓜络 9g，宣木瓜 9g，当归 4.5g，制乳香 4.5g，制没药 4.5g，忍冬藤 30g。

按：风寒湿邪，日久化热，热邪注于经络，流于关节，深入血分，气机阻滞，血运不行，故见发热、关节肿痛且红；舌红，脉浮滑且数，均属风热蕴郁之象。所以治疗用疏风化湿、清热通络方剂而获效。

案 3 吴某，女，40 岁。

类风湿，关节畸形疼痛，两上肢指腕关节肿痛畸形，痛已 2 年有余，脉象弦滑，按之且数，舌白苔腻根厚质红。全是痰热湿阻瘀于络脉，当以散风祛湿、活络化痰方法。忌食内脏食物，饮食以清淡为务，每早晚适当运动。

麻黄 0.6g，嫩桂枝 1.5g，防风 4.5g，丝瓜络 9g，苏子 9g，莱菔子 9g，白芥子 6g，皂角子 6g，天仙藤 9g，海风藤 9g，伸筋草 9g，乳香 4.5g，鸡内金 9g。

按：本案属风寒湿痹迁延不愈，气血运行失畅，脉络痹阻，瘀血凝滞，痰浊阻痹，而出现关节肿大变形；脉象弦滑数，苔腻根厚质红，皆为痰浊热郁之象。用散风祛湿、活络化痰方法，以麻黄、桂枝、防风疏风散寒，丝瓜络、天仙藤、海风藤、伸筋草、乳香活瘀通络缓痛，苏子、莱菔子、白芥子、皂角子肃肺消痰，鸡内金消食和胃。

第四十二节　血证

【概述】

血液不循常道而溢于体外称为血证，包括咳血、吐血、咯血、衄血、便血、尿血等。引起血证的原因是多种多样的，病机也不尽相同，但共同特征是血不循常道。《景岳全书》说："血本阴精，不宜动也，而动则为病；血主营气，不宜损也，而损则为病。盖动者多由于火，火盛则逼血妄行；损者多由于气，气伤则血无以存。"可见火与气与血证最为密切。

早在《内经》中就有关血证的论述，《灵枢·百病始生》篇说："阳络伤则血外溢，血外溢则衄血；阴络伤则血内溢，血内溢则后血。"汉代张仲景除在《伤寒论》中论述伤寒所致血证外，在《金匮要略》中对便血分为近血与远血。对血证的病因病机，明代赵献可在《医贯》中说："既分阴阳，又须分三因：风寒暑湿燥火，外因也；过食生冷，好啖炙煿，醉饱无度，外之因也；喜怒忧思恐，内因也；劳心好色，内之因也；跌打闪肭，伤重瘀蓄者，不内外因也。"至于血证的治疗，清代吴澄《不居集》中提出治血证八法："血证八法扼要总纲，气虚失血，中气虚而不能摄血，宜补气，温气；中气陷则自能脱血，宜补气升气；气实失血，气逆则血随气升，宜降气活血；气滞则血随气积，宜利气行血；气寒失血，内寒则阴虚而阴必走，宜引火归原；外寒则邪解归经，宜温表散寒；气虚失血，实火则热甚逼血而妄行，宜苦寒泻火；虚火则阳亢阴微而上泛，宜滋阴降火。"唐宗海《血证论》中提出了止血、消瘀、宁血、补虚的治疗血证四步骤，都是治血证的原则。

【病因病机】

1.外感六淫　外邪从阳化热化火，热伤营血，迫血妄行，不循常道而外溢发生血证。《临证指南医案　吐血》中说："若夫外因起见，阳邪为多，盖犯是证者，阴分先虚，易受天之风热燥火也。"

2.饮食所伤　过食辛辣炙煿之品，或饮酒过多，嗜食肥甘，热积于胃，化燥化火，灼伤血络而成血证。或过食生冷，寒邪郁于中宫，脾阳受抑，失于统摄，致血不循经而外溢。

3.情志内伤　肝郁化火，或暴怒伤肝，肝气横逆化火，血受气火扰动，离经而成血证。或肝郁日久，气滞血瘀，脉络不和，络破而血溢。

4.劳倦之病　思虑过度，心脾气虚，脾不统摄，血无所归，溢于脉外。热病之后，或劳欲过度，阴精耗损，虚火内伤，灼伤血络而成血证。

【辨证】

1.辨出血部位　咳血是肺络受伤的血证，其血必经气道咯出，痰血相兼或痰中带血，或纯血鲜红，间夹泡沫。衄血是血液上溢于口鼻诸窍，或渗于肌肤，因部位不同而有鼻衄、齿衄、肌衄等名称。吐血是血从胃中而来，从口而出。凡血从大便而下，在大便前后下血，或单纯下血者，称为便血。尿血指小便中混有血液，或伴有血块夹杂而下。

2.辨病情轻重及预后　明代孙一奎《赤水玄珠》以辨外感、内伤分轻重；清代高士宗以出血多少分轻重。虽各有道理，但未尽善，唐容川《血证论》对此做出了较好的论述："夫载气者，血也；而运血者，气也；人之生也，全赖于气，血脱而气不脱，虽危犹生，一线之气不绝，则血可余生，复还其故。……故吾谓定血证之死生者，全可观气之平否。"若出血后身热心烦咳嗽，脉不静而弦急，或浮大革数无根，或沉细数而不缓和者难治。脉见散、代、无根或微欲绝，若面色苍白，四肢逆冷，虚汗淋漓者，属危象。

3.辨气与火　实火者，由外感之邪化火，或肝郁化火，或肺胃积热，面色正红，身热心烦，急躁易怒，口干渴，小便赤热，大便干结，舌多红绛，脉多弦滑数；虚火者，多为阴虚火旺，病程较长，反复出血，咽干，午后潮热，心烦盗汗，腰酸耳鸣，舌瘦干红，脉多细数。气实者与实火相似；气虚者多是心脾气虚，脾不统血，心不主血，血色多淡，伴神疲面白，四肢欠温，心悸气短，便溏食少，舌淡，脉多细弱。

【论治】

一、咳血

（一）外感风热，或燥热犯肺

［主症］头痛发热，口干鼻燥，咳嗽带血，舌边尖红，苔薄白而干，脉浮滑数。

［治法］辛凉疏化，苦泄折热。

［方药］桑叶 12g，沙参 12g，杏仁 10g，栀皮 6g，白茅根 15g，生地 12g，黄芩 12g，豆豉 12g。

［方药分析］风热犯肺，热伤肺络，治当泄热和营止血。方中桑叶、豆豉疏风热，杏仁、栀皮、黄芩泄肺热，沙参、生地、白茅根凉血育阴以和营止血。

［加减法］

（1）若头痛恶寒，口渴心烦，加薄荷 3g、芦根 12g，以助疏风泄热之功。

（2）身热甚者，加银花 10g、连翘 10g、藕节 10g。

（3）舌苔黄厚质绛，大便干结，加瓜蒌仁 20g、大黄粉（冲）1~3g，以通泄血分之热。

（二）肝火犯肺

[主症] 心烦急躁，咳嗽痰中带血，口干咽燥，头晕，自觉灼热，夜寐梦多，舌红唇焦，脉象弦数。

[治法] 平肝泄热，清肺止红。

[方药] 生地 12g，川楝子 12g，生侧柏 10g，干荷叶 10g，黛蛤散（布包）12g，黄芩 12g，白茅根 15g。

[方药分析] 肝经郁火，上犯心肺，故心烦急躁，痰中带血，口干咽燥；郁火内扰则头晕灼热；舌红、脉弦数均为肝经郁热之象。方中生地、川楝子平肝泻火，生侧柏、干荷叶泄热止血，黛蛤散泄肝宁肺，黄芩泄肝肺之热，白茅根泄心肝之热以生津止血。

[加减法]

（1）若脉细数，苔少舌红绛，加沙参 10g、麦冬 10g。

（2）火热伤阴，脉细数，舌红绛且干，潮热盗汗者，加知母 10g、玉竹 10g、天花粉 10g、丹皮 10g。

（3）肝热旺盛，目赤便干，溲短红，加胆草 2g、丹皮 10g、大黄 1g、防风 6g。

（三）阴虚火旺

[主症] 形体瘦弱，干咳痰少带血，日晡潮热，夜寐梦多，盗汗颧红，舌红尖绛，脉弦细。

[治法] 滋阴润肺，退热止血。

[方药] 生地 15g，丹皮 12g，山药 25g，茯苓 15g，川贝 3g，麦冬 10g，沙参 10g，款冬花 10g，阿胶（烊化）10g。

[方药分析] 虚火上炎，灼伤肺络，故咳嗽少痰带血，潮热形瘦。方中生地、麦冬、沙参、阿胶育阴清热，山药、茯苓以资生化之源，贝母、款冬润肺化痰，丹皮凉血除热、和络止红。

[加减法]

（1）咳嗽痰黄肺热重者，加地骨皮 10g、生桑皮 10g、生海石 10g。

（2）咳血量多者，加参三七（研冲）3g。

（3）若阴虚较重者，加玄参 10g、百合 10g、生白芍 10g。

咳血之病位在肺，西医学中因肺结核、支气管扩张、肺肿瘤及心血管病等引起的咳血，可参照本节辨证论治。

二、吐血

（一）胃中积热

［主症］唇红口干，嘈杂便结，胸脘痞满，舌苔垢黄厚，脉滑数，血从呕吐而出，甚则盈口。

［治法］清胃热，泻积火以止血。

［方药］醋大黄 6g，黄芩 12g，竹茹 12g，炒山栀 10g，连翘 12g，鲜茅根 30g，小蓟 12g，马尾连 10g。

［方药分析］胃中积热，灼伤胃络，络破血出，故当清胃泻火，热除则血止。方中醋大黄、黄芩、马尾连、炒山栀、连翘、竹茹泄热和胃，鲜茅根、小蓟凉血止血。

［加减法］

（1）食积明显者，加焦三仙各 10g、大腹皮 10g、大腹子 10g。

（2）血热炽盛者，合犀角地黄汤凉血泄热。

（3）有瘀滞者，加入茜草 10g、丹皮 10g、参三七（研冲）3g。

（二）肝火乘胃

［主症］心烦善怒，头晕气急，夜寐梦多，每遇恼怒则烦热吐血，口干渴，舌红，脉弦数。

［治法］开郁泄热，凉肝和胃以止血。

［方药］柴胡 6g，黄芩 12g，川楝子 12g，龙胆草 6g，白头翁 12g，赤芍 12g，白芍 12g，生地 12g，侧柏炭 10g，茅根 15g，芦根 15g。

［方药分析］肝经郁热，暴怒伤肝，肝火横逆犯胃，胃络受伤，血随火逆而吐血，治当开郁泄热，凉肝和胃。方中柴胡、黄芩、川楝子、龙胆草疏肝泄热，白头翁、赤芍、白芍、生地、侧柏炭、茅根、芦根凉血和胃以止红。

［加减法］

（1）若脘腹胀满，气郁明显者，加香附 10g、大腹皮 10g、延胡索 10g。

（2）若是吐血，血出盈口，用犀角地黄汤，并以参三七调服。

（3）若出血量多而脉细、舌淡、出现脱象者，应结合西医学进行抢救，中药可用独参汤以益气固脱。

吐血证以火热证为多，但治疗并非专用苦寒之药，下气行血、调肝和胃等有十分重要的意义。西医学中的上消化道溃疡、肝硬化食管下端及胃底静脉曲张出血等可参照本节辨证施治。

三、鼻衄

（一）肺热过盛

[主症] 头痛咳嗽，鼻燥口渴，大便干结，舌红且干，脉细数或浮数。

[治法] 疏风清热，凉血止血。

[方药] 桑叶 10g，菊花 10g，黄芩 10g，薄荷（后下）2g，竹叶 6g，茅根 30g，小蓟 12g，焦山栀 10g，蝉衣 6g。

[方药分析] 阴虚肺热，或风热上扰，热易入血而动血。治当疏风清肺，凉血育阴。方中桑叶、菊花、薄荷辛凉疏风，黄芩、焦山栀苦寒解血分热，茅根、竹叶、小蓟清热凉血、育阴止血，蝉衣疏风清肝。

[加减法]

（1）若热郁不解，脉弦滑有力者，加大黄芩用量，加芦根 15~30g、前胡 6g。

（2）若出血不止，加牛膝 6g、藕节 10g。

（3）大便干结者，加瓜蒌 30g、大黄粉（冲）1~3g。

（二）胃热上蒸

[主症] 胃脘胀满，口干鼻燥，大便干结，小溲黄赤，鼻衄鲜红，舌红黄厚苔，脉滑数有力。

[治法] 清胃化积，凉血止红。

[方药] 生石膏 15g，牛膝 10g，生地 12g，黄芩 10g，大黄 3g，麦冬 12g，知母 6g，焦四仙各 10g。

[方药分析] 胃热壅盛，上迫于肺，热伤血络，故除胃热、化积滞则肺热清，血自宁。方中大黄、生石膏、知母、焦四仙清热和胃化滞；黄芩泄肺热；生地、麦冬养阴和血；牛膝引血下行，使血归于正道。

[加减法]

（1）舌苔垢厚，胃热积滞较重者，加紫雪散 1.5~3g，冲服。

（2）血出不止者，血分郁热，加丹皮 10g、藕节 10g、茅根 15g、芦根 15g。

（三）肝火上扰

[主症] 心烦梦多，急躁易怒，头目眩晕，口干舌燥，鼻衄，脉象弦数，舌

红溲赤。

［治法］清肝凉血止衄。

［方药］龙胆草 3g，川楝子 12g，醋大黄 3g，栀子 6g，黄芩 12g，丹皮 10g，黛蛤散（布包）12g，白茅根 15g，生地 10g。

［方药分析］肝热化火，迫于血分，发为鼻衄，治当清肝热、凉血止红。方中龙胆草、生地、川楝子、醋大黄、栀子、黄芩、丹皮、黛蛤散等泻肝火、凉血热，肝火降、血热清则衄自止。

［加减法］

（1）体质差者，减龙胆草、大黄之量。

（2）阴分不足者，加生地 5g、知母 10g、玄参 10g；阴虚火旺者，以滋水清肝饮加减。

四、齿衄

（一）胃火上升

［主症］齿龈红肿疼痛，衄血鲜红，口干味臭，溲红便结，舌苔黄质红，脉滑数。

［治法］清胃降火，凉血止衄。

［方药］生石膏 12g，知母 6g，生地 12g，竹茹 6g，麦冬 10g，牛膝 6g，茜草 10g，黄芩 10g，醋大黄 6g。

［方药分析］胃热炽盛，化火上炎，血随火动，故当清胃降火。方中生石膏、知母、竹茹、醋大黄、黄芩清降胃火以凉血，生地、麦冬、牛膝、茜草凉血和营止衄。

［加减法］

（1）舌苔黄厚干裂，大便秘结，须通腑泻火，加玄明粉（冲）6g、枳实 6g、槟榔 6g。

（2）热久伤阴，口干，舌红干瘦，脉细数者，去大黄，加玄参 10g、玉竹 10g、沙参 15g。

（3）齿衄不止者，加白茅根 10g、藕节 10g、仙鹤草 10g 等凉血止血。

（二）虚火上浮

［主症］齿龈红肿，微微作痛，心烦口干，不寐，齿龈渗血，舌红绛干瘦，脉细数。

［治法］滋养肾阴，凉血止衄。

［方药］细生地 12g，玄参 12g，知母 6g，阿胶（烊化）10g，茜草 10g，黄芩 12g，白头翁 12g，白芍 20g。

［方药分析］肾阴不足，虚火上浮，发为齿衄，当滋降虚亢之火。方中生地、玄参、知母、阿胶、白芍滋阴凉血；茜草、黄芩、白头翁凉血止衄。

［加减法］

（1）兼有胃热者，暂用苦寒剂 1~2 服，先折胃热，待标热去，再行滋养。

（2）肾虚较重者，加杜仲 10g、补骨脂 10g、桑寄生 10g。

（3）血热衄血不止者，加旱莲草 10g、白茅根 15g、侧柏叶 6g。

衄血以鼻衄和齿衄为多，多由火热动血，又有虚、实之异。西医学的某些感染性疾病、血液病等引起的衄血可参照本节辨证分型施治。

五、便血

（一）阳气不足

［主症］大便下血，色鲜紫并见，或下血较多，或淋漓不断，长久不愈，面色不华，神疲懒言，舌淡，脉细弱。

［治法］益气补虚，扶脾统血。

［方药］党参 10g，当归 15g，黄芪 12g，荆芥炭 10g，茯神 10g，枣仁 12g，苍术 10g，白术 10g，龙眼肉 30g。

［方药分析］脾不能统血，血不循经，下渗肠道而便血，治当健脾扶阳摄血。方中党参、黄芪、苍术、白术益气扶脾；茯神、枣仁、当归、龙眼肉养心补血；荆芥炭入血分止血，又能疏调气机，开散郁结。

［加减法］

（1）若虚寒较重，肢冷腹痛，加灶心土 30~60g、炮姜 6g、肉桂粉（冲）3g。

（2）气虚下陷，有气坠感者，加柴胡 6g、升麻 6g，并加重黄芪用量。

（3）若下血较多，面白肢冷，脉微细，有脱象者，急用独参汤益气固脱，并结合西医学抢救措施。

（二）湿热下注

［主症］下血鲜红，其势如溅，小溲赤热不畅，舌苔黄腻，脉濡滑且数。

［治法］清化湿热，凉血止红。

〔方药〕赤小豆10g，全当归10g，炒荆芥穗10g，炒槐花10g，白头翁12g，炒地榆12g，黄芩12g，防风3g。

〔方药分析〕湿热蕴郁，热入血分，下迫大肠，故下血鲜红，治当清化湿热。方中赤小豆、当归、炒槐花、白头翁入血凉血，化湿止红；黄芩、生地榆苦寒燥湿；炒荆芥穗入血分，调和气血，使血热透达，则下血自止。

〔加减法〕

（1）湿热较重者，加佩兰10g、马尾连10g、炒黄柏6g。

（2）湿阻上焦，气促咳嗽者，加苏叶6g、杏仁6g。

（三）痔裂便血

〔主症〕痔疮肛裂便血，大便干结，心烦口干，舌红脉数。

〔治法〕凉血润燥，化瘀和络。

〔方药〕生地15g，丹皮10g，赤芍15g，赤小豆10g，全当归10g，杏仁10g，郁李仁10g，瓜蒌仁20g，生蒲黄10g，炒地榆10g。

〔方药分析〕肛肠燥热，多因肺胃积热下迫所致，瘀热互结而生痔疮肛裂。方中生地、丹皮、赤芍、赤小豆、当归凉血止血，和络化瘀；杏仁、郁李仁、瓜蒌仁润肠通便去滞；生蒲黄、炒地榆凉血止血和络。诸药合用，共奏化瘀润燥止血之功。

〔加减法〕

（1）若纯属血热，舌绛口干，加玄参15g、麦冬10g、白头翁10g，去赤小豆、地榆。

（2）体丰气弱，大便不畅者，加白术30g、升麻6g以升阳运脾。

便血以燥热为多，也有属于脾虚不能摄血者，辨证必须准确。西医学中一些胃肠道疾病，如溃疡、息肉及血液病、传染病等见大便出血者都可参照本节辨证施治。

六、尿血

（一）心火内盛

〔主症〕心烦不寐，舌咽作痛，舌绛尖部起刺，口渴饮冷，尿血甚则尿道作痛，脉弦细数。

〔治法〕清心泻火，凉血止红。

〔方药〕竹叶3g，木通3g，生甘草10g，生地12g，山栀10g，干荷叶10g，琥珀末（装胶囊分服）1.5g。

[方药分析] 心火内盛，下移小肠，灼伤血络发为血尿。方中竹叶、木通、生甘草、生地清心导赤；干荷叶、琥珀凉血止血；山栀泻心火，凉血热。

[加减法]

（1）若阴分不足，血虚热盛，加石斛 10g、旱莲草 10g、白芍 10g、女贞子 10g、玉竹 10g 以养血和阴。

（2）若口渴喜冷，脉洪大滑数，加生石膏 20g、知母 10g、玄参 10g、天花粉 15g 以清热降火护阴。

（二）肝经郁火

[主症] 少腹两胁刺痛，口苦耳鸣，急躁不安，尿血，尿道疼痛，舌红苔黄，脉象弦数。

[治法] 凉肝解郁，泻火止红。

[方药] 龙胆草 3g，炒山栀 6g，柴胡 6g，香附 10g，黄芩 10g，生地 12g，丹皮 10g，藕节 10g，赤芍 10g，白芍 10g。

[方药分析] 肝经郁火，循经下迫，深入血分，损伤血络。方中龙胆草、炒山栀、柴胡、香附、黄芩清肝泻火，理气解郁；生地、丹皮、藕节、赤芍、白芍凉血育阴止红。

[加减法]

（1）若素体亏，气阴不足，当凉血育阴，不可专事苦泄。

（2）热郁较重，溲色深红者，加白茅根 30g、小蓟 10g。

（三）湿热蕴郁

[主症] 小溲不畅，尿血而尿道疼痛，小腹作痛，舌红，苔黄厚，脉滑数。

[治法] 清利下焦，凉血止红。

[方药] 蒲黄炭 10g，荆芥炭 10g，小蓟 10g，藕节 12g，滑石 20g，通草 3g，生地 15g，白芍 12g，丹皮 10g。

[方药分析] 湿热蕴郁下焦不解，热入血分，治当清热化湿，凉血和络止血。方中滑石、通草、荆芥炭化湿清热和络，蒲黄炭、小蓟、藕节、生地、白芍、丹皮凉血止血。

[加减法]

（1）湿重，脉濡，舌白腻滑者，加茯苓 10g、冬瓜皮 20g、生薏苡仁 20g。

（2）热重者，加山栀 6g、黄柏 6g、白茅根 10g。

（四）气虚尿血

［主症］体倦乏力，食欲不佳，面色苍白，小溲下血，经久不愈，舌胖、边有齿痕，苔白腻滑润，脉象虚濡。

［治法］补中益气，摄血止红。

［方药］黄芪 12g，肉桂（研冲）1g，甘草 10g，党参 10g，白术 10g，升麻 6g，柴胡 10g，生牡蛎（先煎）20g。

［方药分析］中气不足，脾失统摄，血不循经，当补中益气。方中黄芪、党参、白术、甘草益气补中；升麻、柴胡升阳提陷；肉桂温中扶阳，以助统摄之权；生牡蛎固涩止血。诸药合用，升中有降，以运中气。

［加减法］

（1）兼见血虚，脉象细弱者，加当归 10g、白芍 10g、熟地 15g。

（2）中阳不足，畏寒肢冷者，加炮姜 3g、艾叶 3g 以温中固摄。

（五）肾虚尿血

［主症］形体消瘦，遗精头晕，尿血迁延不愈，腰脊酸痛，脉象沉细。

［治法］益气补肾，调元固本。

［方药］熟地 15g，肉苁蓉 12g，山药 30g，茯苓 15g，芡实 10g，楮实子 15g，杜仲 12g，菟丝子 12g，生牡蛎（先煎）15g。

［方药分析］肾虚尿血多因久病不愈、正气损耗伤及下元所致。治当益气补肾。方中熟地、肉苁蓉、山药、菟丝子、杜仲补肾调元，茯苓、芡实、楮实子、生牡蛎益气固涩止血。

［加减法］

（1）若肾阴不足，脉细数，当清虚热为主，加丹皮 10g、丹参 10g、白头翁 10g、白芍 10g、赤芍 10g。

（2）若阴阳两虚，可加鹿茸粉（冲）1g，或鹿角霜 1~3g。

尿血之原因很多，虚、实都可见，临证当审慎，不可一味止血，应以祛除病因为务。西医学之泌尿系感染、结核病及肿瘤等出现尿血者，可参照本节辨证施治。

【小结】

血证之表现甚多，病机亦有虚、实、寒、热之不同。惟究其起始之因，以热盛者居多。然病久可演变为虚为寒，有气虚而血不能摄，有阳虚而血不能统。若反复发作、迁延难愈者，多由血分郁滞，瘀血阻络所致。血证之由血热妄行而致者，治之虽宜凉血，然用药亦不可太过寒凉，以防"寒则涩而不流"，恐反凝血为害。若有瘀血，治之必参以化瘀，瘀去则血不妄行而自止矣。

【治验】

案1　张某，男，13岁。

表邪不解，热郁于内，咳嗽频作，黄痰夹血，近日咳血增重，色紫且深，胸中疼痛，脉滑数有力。当以清肃化痰，兼以止红。

茅根30g，芦根30g，前胡6g，浙贝6g，苦杏仁10g，炒山栀6g，炒连翘10g，生地15g，赤芍10g，三七粉（分两次冲服）3g。

服3剂后，病情明显减轻，再进6剂痊愈。

按：表邪入里化热，肺失清肃，而咳嗽痰黄；灼伤阳络，血溢于肺，则血随痰出，或纯见咯血。方用前胡宣解表邪，山栀、连翘清透里热，杏仁肃肺止咳，浙贝清热化痰止咳，茅根、芦根、生地、赤芍、三七凉血止血活瘀。所用药味不多，却融清解表邪、止咳化痰、凉血止血活血诸多功效于一方，使表邪去而无化热之源，咳止而无动血之由，血凉而无妄行之虞，血活而无留瘀之弊。

案2　孙某，男，45岁。

吐血盈口，色深且紫，病已一月，舌红且干，两脉洪滑，病由暴怒而起，先以苦泄折热方法，防其致厥。先以鲜三七250g，洗净捣汁，鲜藕250g捣汁，徐徐灌入。

鲜生地60g，苏子10g，川楝子10g，牛膝6g，鲜茅根30g，鲜芦根30g，生白芍30g，丹皮12g，炒黄芩10g，郁金6g，青竹茹15g，三七粉（分两次冲服）3g。

服1剂后，吐血即大减，再进2剂而痊愈。

按：暴怒伤肝，肝火犯胃，损伤胃络，迫血上行，而成吐血，治当以清热平肝、降气止血为主。本案先用鲜三七、鲜藕捣汁，清热止血以救其急。方用川楝子、郁金、白芍清肝热，理肝气；生地、丹皮、茅根、芦根、三七粉清热凉血，止血活瘀；黄芩清其蕴热，苏子、竹茹止呕下气，使上逆之胃气复归下行；牛膝清热凉血，引血下行。诸药合用，使肝郁得疏，血热得清，气血亦皆下行，则吐血自能见愈。

案3 吴某，女，47岁。

牙龈衄血，经常发作，每因过食膏粱厚味而发，舌红且干，脉象滑数，形体消瘦，阴分不足，凉血育阴以治其本，苦甘泄热以治其标。

生地20g，玉竹15g，赤芍20g，内芍20g，丹皮10g，知母6g，黄芩10g，竹叶6g，石膏20g，茅根30g，小蓟30g。

服3剂而衄血渐止，再进3剂而愈。

按：素体阴分不足，加之过嗜肥甘，致胃热内蕴，胃火上灼，损其脉络，则见齿衄。方用石膏、知母、黄芩、竹叶清其胃火；生地、玉竹、白芍、茅根清热滋阴，凉血止血；为防凉遏致瘀，用丹皮、赤芍、小蓟止血活血，使血止而不留瘀。全方共奏甘苦泄热、凉血育阴之功。

案4 杨某，男，35岁。

便血经常发作，大便略干，舌红苔黄，脉象弦细滑数，素嗜辛辣，热在阳明，先以《金匮要略》方法加减，饮食为慎，辛辣皆忌。

赤小豆30g，全当归12g，炒地榆10g，炒槐米10g，生地12g，干荷叶10g，血余炭10g，丹参12g，赤芍12g。

服3剂后，病情减轻，再进5剂而愈。

按：恣食辛辣厚味，湿热内生，蕴结大肠，损伤脉络，血随便下，而成便血之证。方用赤小豆祛水湿，解热毒；当归、丹参和营养血；地榆、槐花、生地、赤芍清热止血而不留瘀；血余炭助上药止血消瘀之功，所谓"红见黑则止"之义；荷叶清湿热，升阳止血。湿热得清，血热得除，清阳得升，则便血得愈。

案5 黄某，男，65岁。

溲血突发，小溲赤热，舌红且痛，脉细弦滑数，素嗜饮酒，心热下移膀胱，湿热下迫，先以导赤散方法加减。

生地12g，川楝子10g，竹叶10g，竹茹10g，木通3g，滑石12g，茅根30g，马尾连10g，黄芩10g，生甘草10g。

服2剂而尿血止，再进3剂以收全功。

按：酒形似水，性似火，贪杯日久，必成湿热内蕴。湿热下迫，脉络受损，则血随溲泄。治用导赤散合滑石，使下迫湿热得清；黄连、黄芩清热燥湿，绝其湿热下迫之源；茅根与生地相伍，能清热凉血，止血而不留瘀；川楝子、竹茹清热行气，调其内乱之气机。全方清热利湿，凉血止血，药证相符，故获全效。

第四十三节 痿证

【概述】

痿证是指肢体筋脉弛缓，软弱无力，日久因不能随意运动而致肌肉萎缩的一种病证。《古今医鉴·痿躄》有："夫痿者，谓手足痿软，无力以运动也。"临床上以下肢痿软较为多见，故称痿躄。"痿"是指肢体痿弱不用，"躄"是指下肢软弱无力，不能步履之意。西医学的脊髓灰质炎、重症肌无力等病可归属这一类辨证施治。

《内经》对痿证的记载颇详，在《素问·痿论篇》中作专篇论述，指出本病的病因，或因情志过用，或由外感湿热，或由房劳所伤，或由天热远行劳倦，而致五脏有热，耗伤津液，影响所合之筋脉肌骨而成。并强调主要病理为"肺热叶焦"，肺燥不能输精于五脏，因而五体失养，产生痿软证候。根据病因和证候的差异，文中将痿证分为皮、脉、筋、肉、骨五痿，同时作了鉴别。在治疗原则上，《痿论篇》提出"治痿独取阳明"之说。另外，在《素问·生气通天论篇》中又有"因于湿，首如裹，湿热不攘，大筋软短，小筋弛长，软短为拘，弛长为痿"之论，强调了湿热的致病作用。《素问·至真要大论篇》有"诸痿喘呕，皆属于上"，言明痿证病机在上。《灵枢·本神》篇有："恐惧而不解则伤精，精伤则骨酸痿厥，精时自下。"

后世医家在临床实践中不断有所阐发，如《三因极一病证方论·五痿叙论》明确指出：人身五体内属五脏，若"随情妄用，喜怒不节，劳佚兼并，致内脏精血虚耗，营卫失度，发为寒热，使皮毛、筋骨、肌肉痿弱，无力以运动，故致痿躄"。并提出了"痿躄则属内，脏气不足之所为也"的病机特点，治疗则"当养阳明及冲脉"，创立了加味四妙丸、鹿角丸等方剂。

《儒门事亲·指风痹痿厥近世差玄说》把风、痹、厥证的证候与痿病作了鉴别。"夫风、痹、痿、厥四证，本自不同，而近世不能辨，一概作风冷治之，下虚补之，此所以旷日弥年而不愈者也……动而或劲者为风不仁……弱而不用者为痿……"张氏又对《素问》内热熏蒸、肺热成痿的病机作了进一步探讨，认为"痿之为状……由肾水不能制心火，心火上烁肺金，肺金受火制，六叶皆焦，皮毛虚弱急而薄者，则生痿躄"，此外，张氏更直言"痿病无寒"。

朱丹溪扩充了子和之说，纠正了"风痿混同"之弊，提出"泻南方，补北方"的治疗原则，而在具体辨证施治方面又分列湿热、湿痰、气虚、血虚、瘀血之别，如《丹溪心法·痿》云："湿热，东垣健步丸，加燥湿降阴火之苍术、黄芩、黄柏、牛膝之类；湿痰，二陈汤加苍术，白术……"另外指出："亦有食积死血，妨碍不能下降者，大率属热，用参术四物黄柏之类。"

《景岳全书·痿证》又指出痿证非尽为火证，认为："元气败伤则精虚不能灌溉，血虚不能营养者，亦不少矣，若概从火论，则恐真阳亏败，及土衰水涸者，有不能堪。"补充了痿证悉从阴虚火旺之所未备。同时指出，论治诸痿，无一定之方，应视其兼夹，及湿热的偏颇，临病制方，并强调"痿证最忌发表，亦恐伤阴也"。

《临床指南医案·痿》邹滋九按总结前论，明确指出本病为"肝肾肺胃四经之病"，说明四脏气血津精不足是导致痿证的直接因素。

可见，经过历代医家的补充，发展，痿证的辨证施治已形成了一个完整的理论体系。

【病因病机】

1. 肺热伤津　感受温热毒邪，高热不退，或病后余邪未尽，低热不解，肺热受灼，津液耗伤，不能布送津液以润泽五脏、濡养筋脉，导致手足痿软不用，而成痿证。此即《素问·痿论篇》所谓"五脏因肺热叶焦，发为痿躄"也。

2. 湿热浸淫　久处湿地，或冒雨露，感受外来之湿邪，浸淫经脉，使营卫运行受阻，郁遏生热，久则气血运行不利，筋脉、肌肉失养而弛纵不收，成为痿证。即《素问·痿论篇》所谓："有渐于湿，以水为事，若有所留，居处相湿，肌肉濡渍，痹而不仁，发为肉痿。"也有因饮食不节，如过食肥甘，或嗜酒，或多食辛辣，损伤脾胃，湿从内生，蕴湿积热，阻碍运化，致脾运不输，筋脉、肌肉失养，因而成痿。同时，阳明湿热不清，易灼肺金，加重痿证。正如《张氏医通·痿》所说："痿证，脏腑病因虽曰不一，大都起于阳明湿热，内蕴不清，则肺受热乘而日槁，脾受湿热而日溢，遂成上枯下湿之候。"

3. 脾胃虚弱　脾胃为后天之本，气血津液生化之源。素体脾胃虚弱或久病成虚，中气受损，则脾胃受纳、运化的功能失常，气血津液生化之源不足，肌肉、筋脉失养，渐而成痿。如《临证指南医案·痿》邹滋九按说："阳明为宗筋之长，阳明虚则宗筋纵，宗筋纵则不能束筋骨以流利机关，此不能步履，痿弱筋缩之症作矣。"

如若原有痿证，经久不愈，导致脾胃虚弱，则痿证更加严重。另外，脾胃虚弱，往往夹杂湿热或痰湿之邪，宜详加辨别。

4.肝肾亏虚　素来肾虚，或房劳过度，伤及肝肾，精损难复，或因劳役太过，罢极本伤，阴精亏损，导致肾中水亏火旺，筋脉失其营养，而成痿证。或因五志失调，火起于内，肾水虚不能制，以致火灼肺金，肺失治节，不能输达津液于五脏，脏气伤而肢体失养，或脾虚湿热不化，流注于下，久则损伤肝肾，肾精肝血亏损，则筋骨失养，久则亦发为痿。如《临证指南医案·痿》邹滋九按说："盖肝主筋，肝伤则四肢不为人用，而筋骨拘挛。肾藏精，精血相生，精虚则不能灌溉诸末，血虚则不能营养筋骨。"

痿证的主要病机，虽有以上几种，但常互相传化。如肺热叶焦，津失敷布，久则五脏失濡，内热渐起，肾水下亏，水不制火，则火灼肺金，导致肺热津伤，脾虚与湿热更是互为因果。湿邪质重下注于肾，伤及肾阴，上达于肺，损伤燥金。所以，本证常常涉及诸脏，而不局限于一经一脏。但总的说来，肝藏血主筋，肾藏精主髓，津生于胃，散布于肺，故本证与肝、肾、胃、肺关系最为密切。

【辨证】

1.首辨虚实　经云："邪气盛则实，精气夺则虚。"大凡起病急，发展较快，属于肺热伤津或湿热浸淫，多属实证。病史较久，起病与发展较慢，以脾胃、肝肾亏虚为多者，均属虚证。然肺热津伤，久则下竭肾水，湿热内郁，易于损伤脾胃，形成实中夹虚之证。而痿证属内伤成痿的较多，缘五脏内伤，精血受损，阴虚火旺，不能濡养筋脉肌骨而致，常夹痰湿、死血、湿热、湿邪、积滞而发，如《证治汇补·痿躄》："内热成痿，此论病之本也，若有感发，必因所夹而致。"因而虚中夹实之证也很多见。

2.辨寒热　痿证虽以热为本，以热灼津液、阴虚火旺为多见，但属真阳衰败、湿痰内郁者亦非绝有。因此，亦应细辨寒热，不可认为痿证概属火证。

【论治】

关于痿证的治疗，《素问·痿论篇》指出"治痿独取阳明"。所谓独取阳明，系指一般采用补益后天为治疗原则。"阳明者，五脏六腑之海"，肺之津液来源于脾胃，肝肾之精血有赖于脾胃的生化。若脾胃虚弱，受纳运化功能失常，津液精血生化之源不足，肌肉筋脉失养，则肢体痿软，不易恢复。若脾胃功能健旺，饮食得增，气血津液充足，脏腑功能转旺，筋脉得以濡养，有利于痿证的恢复。故在临床治疗时，无论选方用药，针灸取穴，都应重视调理脾胃这一治疗原则。然痿证形成的病源多端，症状各异，兼夹不同，故不能以"独取阳明"的法则统治各种类型的痿证，应视不同的证型辨证施治。如属肺热津伤，筋失濡润者，宜清热润燥，养肺生津；属湿热浸淫，阻滞气血运行者，宜清热利湿，通利筋脉，不可过早地急于填补，以免助湿生热；若确属湿热伤阴者，则祛湿之外，兼施清养，一旦湿邪祛除，即以清滋，不可虑其湿而率投辛温苦燥之品；若确属脾胃亏虚，水谷精微不运者，宜以参苓白术散加减健脾益气；兼湿热不化者，益气健脾同时，应参合化湿清热，所谓的化湿包括风胜湿、燥湿、淡渗利湿等。对于病程较长、病证复杂者，应视虚实的偏颇，认清兼夹的有无，随症加减，辨证施治。

（一）肺热津伤，筋失濡润

［主症］病起发热，或温病之后，肺受熏灼，阴津大伤，心烦口渴，呛咳少痰，咽干不利，突然出现肢体软弱无力，皮肤枯燥，溲赤便结，舌红苔黄，脉象细数，或兼濡滑。

［治法］苦甘泄热，养肺润燥。

［方药］百合 10g，玉竹 10g，麦冬 10g，沙参 15g，杏仁 10g，天花粉 10g，防风 6g，木瓜 15g，山栀 6g。

［方药分析］方中百合、玉竹、麦冬、沙参、天花粉养胃生津，滋润肺燥；杏仁宣肃肺气，兼能润燥；山栀宣郁清热，热去则阴存；木瓜滋阴舒筋；少量防风疏风开郁，既化湿又开郁，郁开则热易解而阴易复。合方共司泄热、养阴、润燥、舒筋，故病可愈。

［加减法］

（1）若在热郁阶段，仍须加用疏风开郁之品，以治其火郁，俟郁热解，再行甘润清养之。

（2）若病在早期，当用清化之品，慎勿滥用苦寒燥湿、辛温之品，导致重亡津液。

（3）若病情发展至后期，必须佐用活血通络之品，使血脉流通，运行于四肢百骸，濡养筋脉肌骨。

（4）若兼有湿热侵袭者，应在清肺润燥同时，加宣郁化湿之品，如佩兰叶、杏仁、芦根等。

（5）若身热退净，口燥咽干较甚者，证属肺胃阴伤，宜加用山药、薏苡仁、谷芽之类益胃生津。

（6）若兼夹有滞热，应用导滞化瘀通络之品，如水红花子、大腹皮、大腹子、焦三仙、大黄、赤芍、茜草、木瓜、红花等。

（二）湿热浸淫，气血不运

[主症] 因雨湿浸淫，或湿热蕴郁不化，脉络失和，四肢痿软无力，身体困重或麻木，浮肿以下肢为多见，胸脘痞闷，面赤身热，小溲赤少，大便不畅，舌白苔黄，脉象沉濡，按之略数。

[治法] 清热利湿，通利筋脉。

[方药] 苍术 6g，黄柏 6g，防风 6g，防己 10g，丝瓜络 10g，萆薢 12g，桑枝 10g，焦三仙各 10g，桃仁 6g，杏仁 6g。

[方药分析] 方中黄柏清热，苍术燥湿，杏仁宣肃肺气、通调水道，防己、萆薢导湿热从小便而出，丝瓜络、桑枝通利筋脉，桃仁活血祛瘀，焦三仙消食导滞以利胃肠。

[加减法]

（1）若湿邪偏盛，胸脘痞闷，肢重且肿者，可酌加厚朴、茯苓等理气化湿之品。

（2）若在湿郁早期，以疏风祛湿为主，必须开肺气而利三焦，湿郁化则热自开泄，后期之湿热郁结，也不可专用苦燥之品，防其燥烈助热耗阴。

（3）若属肺肾阴亏，湿热留恋者，可加沙参 10g、麦门冬 10g、石斛 10g、防风 6g、防己 10g、桑枝 10g、丝瓜络 10g。

（4）病至后期，仍以活血化瘀为治，或养血活血，以养血通脉，祛其余湿。

（5）若有血瘀食滞，可加焦三仙各 10g、大黄粉（冲）0.5g，既化滞又祛瘀，并泄热邪。

（三）气血双亏，痰湿内阻

[主症] 久病气血双亏，筋骨痿软无力，再兼痰湿内阻，行动更为艰难，伴有食少、便溏、腹胀，气短乏力，苔薄白，脉细。或病后、产后体质薄弱，血虚经络失养，阴虚相火内炽，血行不畅，久则筋骨痿软，下肢尤甚，脉象涩滞不畅，或沉细且弦，按之无力，当考虑丸药缓调。

[治法] 健脾益气，养血活络。

[方药] 早服十全大补丸 9g。

配膏滋药，药用：党参 60g，黄芪 100g，茯苓 60g，白术 60g，炙甘草 30g，当归 60g，白芍 60g，川芎 60g，熟地 60g，苍术 20g，苡米 60g，知母 20g，肉桂 20g，防风 20g，补骨脂 30g，川续断 60g，杜仲 60g，牛膝 20g，萆薢 30g，羌活 30g，石楠藤 60g，丝瓜络 30g，桑枝 60g，伸筋草 30g，茜草 30g，乳香 6g，地龙 60g，忍冬藤 60g，红花 10g，苏木 20g，马鞭草 30g，片姜黄 30g，焦麦芽 60g，焦神曲 60g，鸡内金 60g，花槟榔 30g，泽泻 30g。

上药如法炮制，共入紫铜锅内，用武炭火浓煎至气味相透，滤净渣滓，再将药汁浓煎，去其水分，浓缩至 1000ml 左右，再加肉桂末 3g、砂仁粉 5g、珍珠粉 3g、蜂蜜 250g、冰糖 500g 收膏，以滴水成珠为度。俟凉，放入玻璃瓶内，勿晒，保持低温，每早晚服一羹匙，白开水化服，如病情有变化，或有新病等情况，皆暂停服。

［加减法］

（1）若兼食积不化者，当于养血益气同时，酌佐谷芽、麦芽、楂肉、神曲等消导食滞。

（2）若兼湿热不化者，当于补益同时，结合渗湿清热，加杏仁 10g、枳壳 10g、滑石 10g。

（四）肝肾亏损，髓枯筋痿

［主症］老年肝肾两亏，或中年肝肾不足，湿郁不化，腰脊经常酸痛，下肢痿软无力，遗精早泄，头晕目眩，咽干耳鸣，或妇女月经不调，甚则步履全废、腿胫变形、肉渐脱，舌红少苔，脉细数。

［治法］补益肝肾，填精益髓。

［方药］六味地黄丸加虎潜丸化裁：荆芥炭 10g，防风 6g，生白术 10g，黄柏 6g，赤芍 10g，白芍 10g，芡实米 25g，桑寄生 15g，石楠藤 15g，熟地黄 15g，破故纸 12g，上药煎服后，如见效，当考虑用丸药缓调。

［丸药方］熟地 60g，山萸肉 20g，茯苓 60g，山药 60g，丹皮 30g，荆芥炭 30g，防风 30g，龟板胶 30g，黄柏 20g，赤芍 60g，当归 60g，苍术 20g，白术 20g，芡实 30g，红花 10g，桑寄生 60g，石楠藤 60g，破故纸 30g，菟丝子 30g，茜草 30g，炒地榆 30g，生地龙 60g，蛴螬 10g，焦三仙各 60g，玉竹 20g，半夏 30g，陈皮 30g，砂仁 10g，木香 10g，上药共研细末，用丝瓜络 60g、桑枝 100g、伸筋草 60g、蜣螂 10g 煎汤拌匀晾干，再加肉桂粉 10g 拌匀，炼蜜为丸，每丸 6g，每日早、午、晚各服 1 丸，黄酒或白开水送下。如遇感冒暂停丸药，每早活动，散步 1~2 小时。

[加减法] 若属肾阳衰败者，当用金匮肾气丸加减，温肾壮阳，填精补髓。

痿证的辨证施治，常见有以上四类，但因本病是一种慢性重病，病机可涉及多脏、多腑，所以治疗上也不能拘泥于上述四型，务须结合标本传变，细加辨证。《证治汇补·痿躄》认为：本病治法，首先要分气虚还是阴虚，气虚治阳明，阴虚补肝肾，并视"七情六欲所夹多端，或行痰瘀，或清湿热，泻实补虚，是在神而明之"，至于内热，尤当分经用药，不能执一以概全。

痿证的治疗，除内服药物之外，还可以配合针灸、推拿、气功等综合疗法，适当加强肢体活动，这对痿证的恢复甚为重要。

【小结】

综上所述，痿证是由五志六淫、房劳、食滞等导致五脏内伤，精气不足，筋脉失养引起肢体不用，痿软无力的一种疾病。其病虚多实少，热多寒少，常见虚实夹杂之症，必须详审舌、脉。主要病机有肺热津伤、湿热浸淫、脾胃虚弱、肝肾髓枯等四种，亦有夹痰、夹瘀、夹积等。病机涉及五脏六腑，但与肺、胃、肝、肾关系最为密切。在治疗上，《素问·痿论篇》提出"治痿独取阳明"的重要原则，但要视具体病情选用清肺润燥、清化湿热、活血化瘀、填精补髓等治法，除内服药物之外，还可配用针灸、按摩等综合疗法，并适当加强肢体运动，以促进恢复。

【治验】

案1 王某，女，40岁，1956年12月初诊。

下肢痿软无力，病已2年有余，曾服温补、散风、活血通络、气血双补等方药，皆未见效，患者面色萎黄，心烦急躁，大便干结，小便色黄，舌红且干，两脉濡软力弱，按之弦细滑数。热郁于内，深入血分，痹阻脉络，痿证已久，温通无益，当以养血育阴通络治之。辛辣、油腻皆忌。

北沙参18g，天冬12g，麦冬12g，南百合12g，知母6g，木瓜12g，钩藤12g，丝瓜络9g，桑枝30g，鸡血藤15g，赤芍12g，焦三仙各9g，香稻芽9g。

前服甘寒育阴、活络化湿之后，病势渐减，仍用甘寒活络以利关节。

宣木瓜12g，双钩藤12g，防风6g，独活3g，赤芍12g，茜草9g，丝瓜络12g，鸡血藤9g，海风藤9g，络石藤9g，南百合9g，焦三仙各9g。

前服甘寒活络之后，病势续减，步履已见恢复，再以养血育阴活络方法。

当归12g，赤芍6g，白芍6g，生地18g，川芎9g，防风6g，白芷6g，丹参

9g，宣木瓜 9g，钩藤 9g，桑枝 30g，焦三仙各 9g。

药后两下肢痿软日渐恢复，脉濡软且滑，弦细数之象已瘥，郁热减轻，脉络渐通，舌白且润，改用填补下元方法，治在肺肾。

熟地黄 24g，木瓜 12g，赤芍 24g，杜仲 9g，川续断 9g，桑枝 30g，丝瓜络 9g，菟丝子 9g，金狗脊 9g，芡实米 12g，楮实子 9g。

按：本例属痿证日久，多次误治，肺热伤津，经脉痹阻之证。四肢百骸之濡养，必赖肺津之输布，若肺受热灼，津液耗伤，筋脉失于濡润，则发为痿证，如《素问·痿论篇》云："肺热叶焦，则皮毛虚弱急薄，著则生痿躄也"。故用解郁热、养肺阴、通经络方法，药后病势渐减，效不更方，仍用甘寒凉血，通经活络以利关节。二诊后，病情明显减轻，步履已见恢复，再以养血育阴活络方法，药用当归、白芍、赤芍、生地、丹参、木瓜、川芎等，服后脉弦细数之象已瘥，见濡软且滑，提示郁热已解，脉络渐通。病久肝肾已亏，故用填补下元方法，数日后下肢痿软恢复，病告痊愈。

案 2 （先父赵文魁医案）王某，男，34 岁，1926 年 10 月诊。

两下肢疼痛半年余，近两月来痛势渐减，两腿痿软无力，下肢皮肤作红且热，心烦梦多，舌红且干，脉象弦细滑数，先父认为此属热郁于内，湿阻不化，而前服全是温养助热之品，此实乃不分痿、痹之误也，当以凉营化湿、祛瘀通络方法。

羌活 6g，独活 6g，防风 6g，赤芍 10g，威灵仙 10g，炒地龙 10g，生地榆 10g，茜草 10g，乳香 2g，焦三仙各 10g，大黄 3g。

7 剂之后肿痛皆轻，又增减前法十余剂而愈。先父授课之时，每每提出痿、痹之辨，弦数、沉紧之别，临证不可忽视。

第四十四节　疟疾

【概述】

疟疾是外感病的一种，属传染性疾病，由疟蚊传染，多发于夏秋季节。疟疾发作时，则寒热交作，先是毛孔栗起，继则呵欠乏力，接着寒栗鼓颔，寒从背与手梢开始，肢体酸痛，寒去则内外皆热，全身烧灼如炭，头痛如裂，面赤唇红，烦渴饮冷，胸胁痞满，口苦呕恶，终则遍体汗出，热退而解。有一日一发，间日一发，也有三日一发。

中医学对疟疾早有论述,《内经》中就有"疟""寒疟""温疟""瘅疾""风疟"之称。《素问·疟论篇》说:"夫疟气者,并于阳则阳胜,并于阴则阴胜,阴胜则寒,阳胜则热。"此外对疟疾的典型症状也有详细的描述等。《金匮要略》对疟疾的辨证论治进行了论述,至今仍有其指导意义。此后,历代医家对疟疾的病因病机及治疗都有进一步的论述。到了清代,随着温病学说的发展和成熟,不少医家把疟疾列入温病的范畴,进行辨证施治,如叶天士在《三时伏气外感篇》中指出:"疟之为病,因暑而发者居多,方书虽有痰食、寒热、瘅疟之异,幼稚之体多因脾胃受病。"并提出了"草果治太阴独胜之寒,知母治阳明独胜之热"的观点。使中医学对疟疾的理法方药各方面的论述进一步完善。

西医学中的疟疾及某些肝胆疾病、流行性感冒、败血症等出现寒热往来时,均可参考本节辨证论治。

【病因病机】

古人认为风寒暑湿,情志劳倦,痰食内滞,起居不慎等均可致疟。同时认识到疟邪、瘅毒也可致疟,但感受疟邪、瘅毒常因兼感风寒暑湿等不同时令邪气,以及夹杂情志、劳倦、痰食和体质差异等因素,而形成不同的疟疾证候。

1.感受外邪 疟邪、瘅毒是疟疾的主要致病因素,但常兼有感四时气候异常的风、寒、暑、湿之邪而诱发,因而其证候表现也不同。

2.饮食所伤 饮食不节、过食生冷、油腻之品,损伤脾胃,运化失常,痰湿内蕴,困阻脾胃,气机不畅,营卫失和,或脾胃虚弱,痰湿内生,易感外邪,而发疟疾。

总之,疟疾虽因感受疟邪、瘅毒及风寒暑湿之邪和饮食所伤,但正气强弱也起着十分重要的作用。若正气旺盛,营卫充沛,则可抗御外邪;若正气亏虚则易遭受外邪的侵袭而发病。

【论治】

疟疾的主要症状是寒战、壮热、休作有时。其病初起,先有毛孔栗起,呵欠乏力,寒战鼓颔,肢体酸痛,寒罢则壮热,口渴引饮,头痛剧烈,而后汗出,热退身凉等。如此反复,临床上一般以寒战和发热的多少、轻重为据进行辨证。一般用和解方法为主进行治疗。

（一）正疟

[主症] 正疟发作先是毛孔栗起，继而呵欠，寒战鼓栗，从背部及指尖开始，寒去则内外皆热，身热如焚，头痛欲裂，面赤唇红，烦渴饮冷，胸胁痞满，口苦呕恶，终则遍体汗出，热退身凉。脉象在发冷时见沉弦，发热时多洪数，汗出热退后脉转平静。

[治法] 和解少阳，疏调气机，以退寒热。

[方药] 小柴胡汤加减：柴胡 9g，黄芩 10g，青皮 6g，厚朴 6g，半夏 10g，青蒿 10g，草果 6g，生姜 6g，大枣 5 枚。

[方药分析] 正疟发作时，症状表现很典型，邪在半表半里，邪始入阴，继则从阴出阳，与营卫相搏，正邪相争则先寒战，后壮热汗出。因此，治疗的关键在于驱除半表半里之疟邪，以和解少阳之法，疏调气机，调和营卫。方中柴胡、黄芩解少阳之郁热，青皮、厚朴、半夏疏调气机，青蒿、草果入阴分而截疟邪，姜、枣调和营卫。

[加减法]

（1）若由暑湿寒滞互阻不化，营卫不和，可用芳香宣化、苦温燥湿方法进行治疗。

（2）若寒湿积滞较甚，热不得外透，湿遏热伏，舌白苔腻厚如积粉，舌质红绛者，可用苦温与苦寒药物并用，以温燥其寒湿，苦泄其郁热。

（3）汗出、口干较重者，可加葛根 10g、天花粉 10g、石斛 10g 以生津解热。

（二）温疟

[主症] 定时发作，热多寒少，或但热不寒，烦渴时呕，得汗而解，脉象弦滑且数，舌质红尖绛，苔浮黄。乃暑热蕴郁之象。

[治法] 疏表清里，以退寒热。

[方药] 白虎加桂枝汤加减：生石膏（先煎）20g，桂枝 10g，知母 10g，粳米 30g，甘草 6g，草果 6g，槟榔 12g。

[方药分析] 暑热蕴郁，里热过盛，疟邪不解，故疟发热多寒少，治疗应清解暑热以缓寒热发作。方中用白虎加桂枝汤，疏解表里之热；用草果、槟榔化痰祛滞驱邪，使暑热之疟从汗并解。

[加减法]

（1）若确属阳明热盛（身壮热，汗出、口渴、脉洪实有力）者，方中石膏加量至（先煎）60~90g。

（2）若苔白腻，有湿郁之象者，寒凉药物宜慎重，不可过量，防其凉遏致邪不外达。

（3）热盛伤津，可加生地、天花粉、玉竹等以生津退热。

（三）牝疟

[主症] 暑季过食生冷，寒湿偏盛，阻于少阳，故寒甚热微，或但寒不热，乏力嗜卧，胸胁痞满，口干不欲饮，舌胖嫩，苔白滑液多，脉象沉迟，按之弦劲。

[治法] 温寒化湿，和解少阳，以退寒热。

[方药] 柴胡桂姜汤加减：柴胡 10g，桂枝 10g，干姜 3g，黄芩 10g，半夏 10g，草蔻 6g，生牡蛎 15g。

[方药分析] 寒湿中阻，气机不畅，疟邪内伏，治当先温化寒湿，和解少阳，则寒湿化，疟邪除。方中柴胡、黄芩和解少阳，桂枝、干姜、半夏、草蔻、生牡蛎温化寒湿以退寒热。

[加减法]

（1）若有暑湿未解，脉象濡缓，头晕乏力，时作呕恶，可加芳香祛暑之药。如藿香（后下）10g、佩兰（后下）10g、荷叶 6g、荷梗 6g。

（2）若寒湿、寒积较重，舌苔白厚，状如积粉，质不红绛，可加重温药之量，化滞攻积药如焦三仙、槟榔等亦可加入。

（四）疟母

[主症] 疟疾发病已久，反复不愈，胁下结块，扪之有形，推之不移，名曰疟母。肝大，有时寒热往来，时发时止，脘腹不舒，形体日渐消瘦，面色萎黄，胃纳不甘，脉见细弱，沉取略弦。

[治法] 逐瘀化痰，调和气血，软坚消痞。

[方药] 鳖甲煎丸加减：炙鳖甲 10g，旋覆花（布包）10g，赤芍 10g，苏木 10g，当归 10g，川芎 10g，焦山楂 16g，香附 10g，柴胡 6g，黄芩 10g，浙贝 10g。

[方药分析] 疟病久发不愈，气血郁滞，疟邪与痰血互结，而成疟母。治疗当以化痰逐瘀，调和气血，使气血调畅，则结块可消。方中诸药是气血并调，痰食并消，确有软坚消痞之功。

[加减法]

（1）俟病状平稳，可配丸药缓调，或用《金匮要略》鳖甲煎丸。

（2）注意饮食寒暖，经常活动，锻炼身体，以宣通气血，切不可专以攻瘀化瘀，于病无益。

【小结】

疟疾之病，常是疟邪兼夹风寒暑湿而发，以夏秋季为多，治疗应结合脉、舌、色、症，截疟与祛邪并重。疟病日久，结为疟母，当以气血并调，佐以软坚消癖。同时应注意饮食寒暖，加强锻炼，增强体质，有利于防病、治病。

第四十五节　诸虫

【概述】

诸虫主要指寄生于人体肠道内的蛔虫、蛲虫、绦虫等而言，一般以蛔虫、蛲虫、绦虫较为常见。

蛔虫，形长五六寸或尺余，《内经》中称"长虫"或"蛟蛕"，如《灵枢·厥病》篇曰："肠中有虫瘕及蛟蛕，……腹热，喜渴涎出者，是蛟蛕也。"《伤寒论·辨厥阴病脉证并治》记载："蛔厥者，乌梅丸主之。"《金匮要略》云："蛔虫之为病，令人吐涎，心痛发作有时，毒药不止。"

蛲虫，是一种细小的线虫，主要寄生在大肠或小肠下段的肠腔中。首载于《诸病源候论》，说"蛲虫至细微，形如菜虫"，宋代《本事方》称其为"肾虫"，认为"肾虫如寸截丝缕"，对其形状和寄生部位的描述，和西医学的认识大致相同。

绦虫，分猪绦虫和牛绦虫两种，寄生在人体小肠，虫体扁平而长，节节相连如同一条白色的长带。古称白虫或寸白虫，《景岳全书》中载："寸白虫，此虫长寸许，色白其状如蛆。"《千金要方》载有用槟榔、石榴皮等治疗绦虫病。

以上几种虫类对人体的危害，主要是损伤脾胃，扰乱脏腑功能，耗伤人体的气血，因此在治疗上以驱虫健脾为大法。具体使用时，虫动腹痛势急，安之伏之；痛缓后驱之杀之；虫下后调理脾胃，此为治虫的三大步骤。

【论治】

（一）蛔虫

蛔虫寄生在小肠内，白色或淡红色，长 15~30cm，蛔虫移行可在肺、肝、脑、脑膜、胸膜、眼等部位造成异位损害。虫数多时常扭结成团，阻塞肠腔，引起肠梗阻，以回盲部为常见。蛔虫喜钻孔乱窜，当人体发热时，蛔虫在肠道乱窜，钻入胆道成胆道蛔虫症，入肝能成肝脓疡。平素脐周腹痛，时作时止，胃脘嘈杂，面部多生有大小不等的干癣样白色虫斑，结合大便找蛔虫卵检查有助于诊断。

〔治法〕安蛔、驱蛔、健脾。

〔方药〕虫痛剧烈时，先宜用乌梅丸安蛔止痛。痛止后宜驱蛔，用驱虫汤。

〔药用〕胡黄连10g，使君子6g，乌梅10g，雷丸（研冲）10g，槟榔10g，鹤虱6g，川椒5g。水煎一次服，小儿酌减。

如单味使用使君子，易致呃逆，用者慎之。善后调理用健脾助运方法，以香砂六君子汤化裁。

（二）绦虫

本病起因是吃了未煮熟的，含有囊虫的猪肉或牛肉，囊虫吸附在肠壁上，颈节逐渐分裂形成体节。《金匮要略》指出："食生用，饱饮乳，变生白虫。"

〔主症〕上腹部或全腹部隐隐作痛，或有肛门作痒，大便或衬裤上时见白色节片。

〔治法〕驱除绦虫。

〔方药〕

（1）槟榔120g，雷丸（研冲）10g，木香10g，使君子6g，大黄5g。共煎汤（约2小时），俟冷备用。

〔服法〕先备好座桶（或痰桶）1个，冲洗净，一定要在早晨服药，药后1~2小时，令患者服营养丰富的热稀食物，俟腹中痛，将座桶内放些开水，令热气熏蒸肛门，以助大便通畅，便后可以找出完整的绦虫（有头足者，头上有吸盘），临床多次试用有效。

（2）槟榔60g与南瓜子30g同煎。槟榔对绦虫的头部及前段有瘫痪作用，对链状绦虫疗效甚佳，治愈率可达90%以上。南瓜子主要是使绦虫中、后节片瘫痪，对头无作用，若与槟榔合用，可使整个虫体变软，借小肠蠕动随粪便将绦虫排出体外。

（三）蛲虫

蛲虫病是由于吞入蛲虫卵引起的。成熟的雌虫在夜晚10~11时由肠道移行至肛门附近产卵，因此症见肛门发痒、睡眠不安，儿童多于成人。晚间肛门发痒时，可在肛门周围见到细小蠕动的白色小虫，妇女可引起外阴瘙痒、阴痛等症，男女皆可引起肛门湿疹，久病有腹胀、纳减等症。

［治法］驱虫止痒。

［方药］百部煎剂灌肠。取百部 30g、乌梅 15g，加水两碗，煎成一碗，每晚作保留灌肠，10 天为一个疗程。

使君子粉 1.5~2g，每日 3 次，连服 3 天。

［外用法］每晚洗净肛门，将雄黄百部膏、10%鹤虱油膏、20%氧化氨基汞软膏或 10%氧化锌油膏，涂在肛门四周，可杀虫止痒。

【小结】

所谓诸虫，乃感染寄生虫所致也。因其所感染的寄生虫种类不同而各异其治。诊断虫证，须掌握各自临床特征，并宜结合西医学的实验室检验结果，治疗应首选特效驱虫药。中药配方应注意攻补兼施，使驱虫而不伤正。还应告诫患者注意饮食卫生，防患于未然，避免寄生虫的重复感染，也是防治虫证的重要一环。

医论选粹

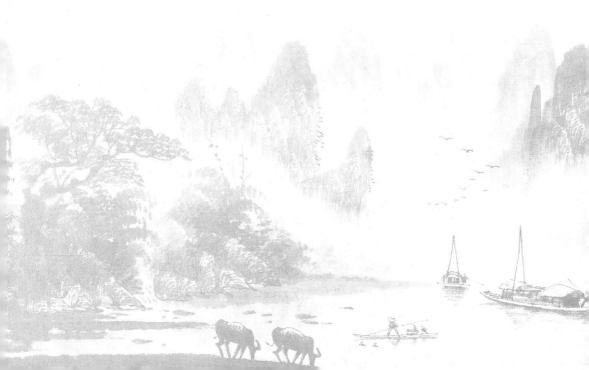

第一节 "在卫汗之可也"并非应用汗法

一般温病初起,邪在肺卫,当用辛凉轻清疏解。叶天士在《外感温热篇》中早有"在卫汗之可也"之明教,但其所谓"汗之",并非应用汗法之意,现就"在卫汗之"谈谈个人的认识。

(一)对"在卫"的认识

温邪初感,自口鼻而入,即叶天士所谓"温邪上受,首先犯肺",而肺主气属卫,所以温邪郁于肺卫均称为在卫,亦即卫分温病。吴鞠通在《温病条辨·上焦篇》中论述卫分证时说:"太阴之为病,脉不缓不紧而动数,或两寸独大,尺肤热,头痛,微恶风寒,身热自汗,口渴,或不渴而咳,午后热甚者,名曰温病。"从脉象上来看,卫分证脉不缓不紧而动数,既不同于太阳中风,亦不同于太阳伤寒。卫分证的一般证候是:发热,微恶风寒,无汗或少汗,咳嗽,咽红或痛,口微渴,舌边尖红,苔薄白,脉浮数。应如何理解卫分证的脉证呢?吴又可说:"阳气通行,温养百骸。阳气壅闭,郁而为热。"(《温疫论·服寒剂反热》)温邪犯肺,肺病则气必贲郁,肺主卫,卫阳之气宣发受阻,故发热。卫分证之发热,为热邪郁阻于肺卫,实属郁热;因卫气被郁,开阖失司,故而恶寒,正如吴鞠通所说:"肺病先恶风寒者,肺主气,又主皮毛,肺病则气贲郁不得捍卫皮毛也。"(《温病条辨·原病篇》)但温为阳邪,温邪犯肺(卫),不是风寒外束之表闭,所以其发热、恶寒也是发热重而恶寒轻,或恶寒时间短暂,常不为病者所重视。温邪郁于肺卫,肺气失宣,阳气郁闭,所以卫分证常可见无汗。但若郁热较重,热蒸迫津液外泄,有时也可见少汗或头面汗出,这是热迫津出之邪汗,并非正常之汗出。所谓正常之汗,当是营卫通、三焦畅、气机调、津液至的自然微微汗出。咳嗽为火克金也,热邪迫肺,肺失宣降,轻则咳嗽,甚则作喘。咽喉乃肺胃之门户,热郁于肺,则咽喉被灼,红肿疼痛,甚则白腐。温为阳邪,热变最速,易于伤阴劫液,故温病初起,邪虽在卫分阶段,亦可见口微渴之症。郁热鼓动故脉浮而数。

总之,温病卫分证为温邪郁于肺卫,病虽轻浅,已有轻度津伤之象。

(二)对"汗之"的认识

伤寒为外感寒邪,风寒束表,表闭阳气受伤,必须以辛温走窜之品(如麻、桂之类)以运阳气,强其作汗逼邪外出,故以汗法兼助热粥,促其汗出,邪随汗解。而温为阳邪，如前所述，温病卫分证，为温邪郁于肺卫，以郁热为主，病虽轻浅，已有轻度津伤，决不能用辛温发汗之法，以免再度伤阴，治疗只要"汗之"就"可也"了。叶氏指出，温病的治法与伤寒"大异"。吴鞠通在《温病条辨》银翘散方论中说："温病忌汗，汗之不惟不解，反生他患……病自口鼻吸受而生，徒发其表亦无益也。"可见此处"汗之"绝非用发汗之法。《素问·六元正纪大论篇》说："火郁发之。"王冰注之曰："发，谓汗之，令其疏散也。"柳宝诒则进一步论述说："暴感风温，其邪专在于肺，以辛凉轻散为主，热重者兼用甘寒清化。"(《温热逢源·论伏气发温与感风温病原不同治法各异》) 温邪郁于肺卫，属"火郁发之"之例，亦即汗之令其疏散也，当用辛凉清解之法。辛能宣邪，凉可清热，轻清举上，清解肺卫热邪，邪去热清，卫疏，三焦通畅，营卫调和，津液得布，自然微微汗出而愈。因表解里和，自然邪透汗泄，虽则不发汗而达到了汗出的目的，"汗之"不是方法而是目的。此即"在卫汗之可也"的意义之所在。

（三）"汗之"的运用方法

对于卫分证的治疗，叶天士说："在表初用辛凉轻剂，夹风则加入薄荷、牛蒡之属；夹湿加芦根、滑石之流，或透风于热外，或渗湿于热下，不与热相搏，势必孤矣。"(《外感温热篇》) 说明卫分证初起一定要用辛凉轻剂，辛以散开其郁，凉以清泄其热，轻清宣透，宣郁清热。但在临床运用时，又必须根据郁的轻重、热的多少及夹风、夹湿的程度全面考虑，决定辛散与清凉药物的配伍、比重及加减，以体现辨证论治的原则。一般说来，郁重热轻，以辛散为主，佐以清凉；热重郁轻者，以清热为主，佐以辛散；如脉浮重于数，身热不甚，恶寒明显，虽咽痛而不甚红，口干而舌润，苔白腻而质淡，说明以郁为主，清化之品为辅；若脉数重于浮，甚滑或数或近乎洪数，咽红肿痛，身热重而恶寒轻，口干心烦，渴思凉饮，舌质偏红而苔白，咳嗽气呛，此热重而火郁不宣，以清热为主佐以辛散。此辛散，意在开郁，并非解表。更忌辛温发汗，误汗则伤阴助热，甚则成昏厥。所以说开郁药物，用之宜恰如其分，郁开则已，不可过重，更不可连服多剂，反而成害。

温邪内郁在卫分时，亦常夹风、夹湿。治虽宜辛凉开郁泄热，但夹风者必加散风之品，使风热外透。至于表湿，当取微汗之法，但不论夹风、夹湿，或透之于外，或渗之于下，总之宜早，切不可待其与郁热搏结。若是湿与热合，湿热裹结，湿在热中，热在湿内，如油入面，难解难分，则病多缠绵，经久不愈。至于薄荷、牛蒡子、芦根、滑石之类，举例而已，意思是说夹风者，辛散凉泄，不用发汗，如薄荷、牛蒡子之类就够了。虽夹湿，但毕竟以热为主，芦根、滑石并用，清热利湿且保津液，不可过用淡渗，以防伤阴。在临床时，大体可按下述方法分类。

1.温热在卫　直接感受温热邪气或素体阴虚，复感温热邪气，以热为主，郁次之。临床以发热、微恶风寒、舌边尖红、脉浮数为主要特征，但也常伴有头痛、口干微渴、咳嗽、咽红肿痛等。宜辛凉清解，方如银翘散。方中在大量清凉药物中配以少量荆芥穗、淡豆豉等辛温之品，仅取其辛散、宣阳以开其郁，并非发汗解表之用，故合而成辛凉平剂。

若风热之邪侵于肺卫，症见发热，头痛，微恶风寒，无汗或少汗，或汗出齐颈而还，咳嗽咽红或痛，口微渴，舌边尖红，苔薄白且干，脉浮数或动数，常以银翘散加减，以宣肺退热。

［药用］银花 9g，连翘 9g，薄荷（后下）1.5g，前胡 6g，淡豆豉 10g，牛蒡子 3g，芦根 20g，竹叶 3g。

［加减法］身热头痛较重，舌苔薄白略腻，二便如常，咽不红痛者，加苏叶 6g，或用荆芥穗 3g；咽红痛甚者，加盐青果 6g、苦桔梗 6g、生甘草 6g；热郁重，脉滑数，口干渴者，加桑叶 10g、菊花 10g、白蒺藜 10g；口渴重，阵阵汗出，脉滑数有力，加生石膏（先煎）12g；咳嗽重，痰不多者，加杏仁 10g、浙贝 10g、苏子 10g。

若时值春末夏初，体弱之人感受温热之邪，除具有一般卫分证外，并兼见脉微濡软，舌苔薄白腻而根厚，头沉，食欲较差，可用轻扬宣化法，药用大豆卷、山栀、前胡、杏仁、浙贝等，不可过用寒凉，恐伤气分而助湿阻，不可不知。

2.湿热在卫　本病多见于夏秋之交，阴雨连绵，天暑地湿，湿热蒸腾，弥漫空间，加之饮食不节，脾胃受损，湿自内生；或心情抑郁，脾胃失调，阻遏不化，蕴久化热，加之湿热外袭，则内外相引，遂致发病。临床上以身热不扬，午后热甚，恶寒身重，肢倦，少汗或头额汗出，胸脘痞满，不饥不渴，大便溏等症为主，舌苔白腻，甚则滑润，面色淡黄，脉象以濡缓软弱为主要特征。本病因湿热裹结，阻滞气机，过伤阳气。徒清热则湿不去，徒祛湿则伤阴助热。治疗必须宣化上焦，苦泄其热，通利下焦，以畅水道，即辛开苦降。方如三仁汤、藿香正气散之类。若同时见热郁中州，湿阻不化，头晕且胀，胸闷而周身酸楚，漾漾泛呕，舌苔白滑腻润，大便通而不畅，小溲赤黄。我常用辛开其郁以利三焦，苦降其热而燥湿邪，少佐淡渗分消走泄。

［药用］白蒺藜 10g，佩兰叶（后下）12g，白芷 3g，半夏 10g，杏仁 10g，厚朴 6g，黄连粉（冲）3g，炒苡仁 12g，白蔻仁 2g，赤茯苓 12g，滑石 12g。

3.**暑湿在卫**　外感暑湿之邪，复为寒凉郁闭，症见身热头晕，恶寒无汗，恶心欲呕，胸脘满闷，舌苔白腻而水滑，脉濡滑且按之软弱，若因热而恣食冷饮，则胸痞太息，甚则喘逆。治之宜辛香宣透，方如新加香薷饮加减。

［药用］陈香薷（后下）5g，藿香叶（后下）10g，大豆卷 10g，厚朴 6g，草豆蔻 5g，半夏 10g，黄连粉（冲）2g，鲜芦根 20g，鲜荷叶半张，益元散（布包）10g，杏仁 10g。

4.**燥热在卫**　多见于初秋，天气偏热，或久晴无雨，秋阳暴晒，天气温燥，感之而病，症以发热为主，且微有恶寒，头痛少汗，干咳少痰或痰黏成块，咽干鼻燥，甚则鼻衄唇裂，口渴喜饮，舌质红而苔白且干，右脉洪数或细数，可用润燥疏化法。

［方用桑杏汤］北沙参 10g，川贝 6g，桑叶 10g，杏仁（后下）10g，淡豆豉 10g，枙皮 6g，鲜梨（连皮去核切片）1 个，入煎。

上述皆属宣郁疏卫清解方法，必须邪祛则营卫调、三焦畅，皮肤微有小汗出，从而达到"在卫汗之可也"的目的。

另有在卫分阶段而治疗失误，或正气虚弱，或因夹湿，或为湿热，或属暑湿蕴热，由于饮冷、贪凉或因热而恣食冷饮，或过服寒凉而成湿阻、凉遏、寒凝、冰伏者，此四类都是因湿阻而寒邪遏阻中阳，轻、重程度不同，必见胸胁满闷而痞堵甚，或气短而欲太息，或痞堵腹痛，甚则四肢微冷或厥逆，皆属湿阻而正气受寒凉所遏制，阳气不通，卫失宣畅，舌必白滑润腻，面色多淡黄、苍白，脉象以沉涩、沉迟、沉细或弱为主，可用辛微温或辛温、辛香以宣阳透邪为主。药用香薷、藿香、苏叶、生姜等。若素体阳虚，气分又衰，邪为寒凉遏阻，甚者致寒凝、冰伏，卫分证未罢兼见胸闷、痞堵、面苍白、四肢冷、舌白胖滑润腻，急用辛温通阳，以开寒闭。宜用桂枝、干姜、苏叶、草蔻、生姜等。但用量宜当，俟闭开邪透即可。

（四）"汗之"禁忌

卫分证是温病的初期阶段，病属轻浅，用药宜辛凉轻清，切不可辛温发汗，否则伤阴助热，发为昏厥之变；亦不可早用甘寒、苦寒，防止引邪入内；若用升阳发散，则迫血致衄或外发斑疹；若用大下，则克伤脾胃，而成洞泄；若早用滋腻，则阻滞气机，邪不得透，病无愈期。

（五）验案举例

案1 孙某，7岁，1976年3月诊。

身热微有恶寒，两侧耳下腮肿作痛，舌红苔白根厚，大便略干，小便短黄，口渴心烦，脉象浮滑且数，按之滑数有力。此温邪毒热内蕴，疹腮初起，当以轻宣清解，火郁当发也，宜外用热敷法。忌荤腥油腻，宜静卧休息。

薄荷（后下）2g，杏仁10g，蝉衣6g，僵蚕10g，前胡6g，片姜黄6g，浙贝12g，茅根24g，芦根24g，焦山楂12g，2剂。

药后得小汗而身热已退，大便已通，腮肿亦退，原方加玄参24g、赤芍10g，又3剂而愈。

案2 邵某，女，57岁，1980年5月3日诊。

形体消瘦，面色黑浊，素体阴亏，津液不足，近感温热之邪，身热不重，微有恶寒，干咳无痰，头部微痛，心烦口干，咽部疼痛，舌干瘦而鲜红，脉来弦细小数。此阴虚感温，津亏液少，当用滋阴清宣方法。

肥玉竹10g，嫩白薇6g，炒栀皮6g，淡豆豉10g，苦桔梗6g，前胡6g，沙参10g，杏仁6g，茅根10g，芦根10g，3剂。

3剂之后，寒热已解，仍干咳无痰，再以原方去淡豆豉、苦桔梗，加麦冬10g、天冬10g，又3剂而逐渐痊愈。

案3 王某，女，41岁，1965年8月10日诊。

身热四五日，头晕且沉，微有憎寒，胸闷泛呕，呕吐恶心，舌白苔腻根厚，两脉濡滑而数，大便溏薄，小便短赤。暑热夹湿互阻不化，拟以芳香疏化方法，防其热势增重，饮食寒暖皆宜小心。

鲜佩兰（后下）10g，鲜藿香（后下）10g，大豆卷10g，前胡3g，半夏10g，厚朴5g，竹茹10g，陈皮6g，马尾连10g，芦根30g，六一散（布包）10g，鲜荷叶1张，白蔻仁末（冲）1g，2剂。

药后身热憎寒皆解，呕吐止而胸闷亦轻，胃纳渐开，小溲如常，暑湿难解而苔腻根厚，大便未行，再以前方增损之。原方加鸡内金10g、焦麦芽10g，又2剂而告痊愈。

案4 王某，男，56岁，1979年10月诊。

外感温燥之邪，肺经受灼，口干且渴，发热，微恶风寒，头痛咽红，鼻干且燥，呛咳少痰，小溲色黄，大便略干，舌尖边红，苔薄白且干，脉浮数而右侧略大，沉取弦细数。此温邪燥热，阴分受伤，用清润宣降方法，以肃肺止咳。

辛辣、油重厚味皆忌。

北沙参 10g，炒栀皮 6g，前胡 6g，玉竹 6g，茅根 15g，芦根 15g，鲜梨（连皮去核切片入煎）1 个，3 剂。

连服 3 剂之后，寒热已退，咽干鼻燥皆减，干咳已轻，大便已畅，脉象数势已差，原方又服 5 剂而痊愈。

第二节　论"到气才可清气"

气分证是温邪化热入里的阶段。所谓入里，是指邪气损伤了脏腑的功能。病在卫分，邪气损伤的是卫外功能，进入气分，则伤及脏腑功能，但尚未伤及人体的营养物质，所以相对于营血分证而言，仍属轻浅。

气分证的病变部位非常广泛，其特点是邪气盛而正气不衰，正气抗邪激烈，有一举祛邪外出之势，故症见发热不恶寒反恶热、口渴饮冷、舌红苔黄、脉数有力等一派阳热有余之象。

气分证因邪盛而正气不衰，治疗应以清气为主。所谓清气是指用寒凉之品（辛寒、苦寒）清解气分热毒。"治热以寒"（《素问·至真要大论篇》），气分证因其具一派阳热有余之象，故应以寒凉之品，清火之炎以灭邪热之威。病在气分，正气抗邪力强，所以清气法多使已入气分之热外达而解。

若热邪由卫初入气分，扰乱了人体正常的气机升降运动，其邪郁于胸膈，病介于卫、气之间。症见身热微渴，心烦懊恼，起卧不安，舌微黄者，则宜轻清宣气，宣郁清热，导热外达，方如栀子豉汤加味。栀子豉汤在临床上用于热郁于上焦，用之每获良效。若热邪壅肺，炽盛于阳明，均应以辛凉之剂宣郁清热，达热出表。若热蕴中焦气分，邪热化火，则宜苦寒直清里热，祛热邪外达。

热结肠腑，病在气分，其治疗在《温病学》教科书中多列入下法。因病在气分，正邪激争，邪多有外达之机，因之，苦寒攻下，使热下泄而去，亦属清气。清气法之用寒凉，应注意寒而不涩滞，以利于郁热外达。

"到气才可清气"，不仅论述了气分证的治疗原则，而且指出了清气不可过早、不在气分不能用清气之法。误用者不是有闭塞气机之嫌，就是有诛伐太过之弊。

（一）邪在卫分不可清气

温病卫分阶段，病轻邪浅。因卫分证是"温邪上受"，"肺为五脏六腑之华盖"，其位最高，邪必先伤；且肺为娇脏，受邪则郁，肺气郁闭，则全身气机不畅。因此，卫分证的病机主要是肺的宣发肃降和卫外功能失常。其属于肺经的郁热证，治之只宜辛凉轻剂，或在大队寒凉药中加入少量辛温之味，组成辛凉之剂，以宣郁清热，使邪去而营卫通畅，表清里和，津液得以正常敷布，自然微汗出而愈。此即叶天士"在卫汗之可也"，我在前文中已有论述。

吴鞠通立三焦辨证，虽着重论湿热，但对温热邪在上焦的卫分阶段也作了原则指示，所谓"治上焦如羽，非轻不举"，即是用轻清之品，清宣上焦卫分邪热，亦即叶氏"在卫汗之"之意。

若过用寒凉，则闭塞气机，诛伐正气，正伤邪实，且卫分气机郁闭，邪无外达之路，遂内陷于里。因此，吴氏《温病条辨》中论辛凉轻剂、辛凉平剂，指出"肺为清肃之脏，微苦则降，辛凉则平"，故取辛凉微苦之味，并认为风温肺病用药宜轻清，不可过煎，过煎则味厚入中焦矣，亦即言病在卫分，勿用清气。

（二）邪已入营不可清气

邪已入营，营热阴伤，热邪耗伤了营阴即血中之津液。治宜清营养阴，宣畅气机，使已入营之热复转出气分而解，即清营透热转气，对此我在《论"入营犹可透热转气"》一文中对其机制和临床应用进行了专门论述。叶氏《外感温热篇》中说："营分受热，则血液受劫，心神不安，夜甚无寐或斑点隐隐，即撤去气药。"明确指出，热邪入营，即"撤去气药"。所谓撤去气药，即是指治疗不是以清气为主，辛寒、苦寒清气之品应慎用，而宜用一些具有轻清透泄作用的药物宣畅气机，使已入营之热透出气分而解。

邪已入营，气分无邪，用辛凉清气，只能伤正，无助祛邪外出。且营分证中，热邪伤及营阴，苦寒当慎用，因苦燥亦可伤阴，阴伤则气机涩滞不流，更使营热无透转之机。

（三）中间阶段的治疗

对温病卫、气、营、血4个阶段的治疗，叶氏在《外感温热篇》中明确提出了"在卫汗之可也，到气才可清气，入营犹可透热转气……入血就恐耗血动血，直须凉血散血"的治疗原则，但临床上经常会遇到卫分之邪不解而热已传里，即卫气同病及"气热复炽营热又起"的气营两燔证，其治疗当卫气、气营兼顾。

卫气之间型，一定以卫为主，疏卫同时清气，决不能以清气分之热为主。

卫气疏利则热可外达，故卫疏气热即减，若余热未尽则再行清气，这样才不留余邪。如身热口渴，思凉饮，脉洪大，有汗，同时仍有头痛恶寒，周身酸楚，脉象略浮，舌苔略黄而中部糙老不甚，此温热蕴郁肺胃，邪在阳明，本当白虎清之，由于脉象略浮，微有寒热，所以用清气法必兼疏卫之品，如荆芥穗、薄荷仍可加入。若郁热较重时，酌加蝉衣、僵蚕、片姜黄、苇根等入白虎之内，但生石膏不可过多，恐其抑郁不宣，气热反而不除。

气营之间型，为气热炽盛，邪热内逼入营，此虽入营而脉仍洪滑有力，其多有神志欠清，或是痰浊未尽，因内郁不宣，必须先开其郁，兼以豁痰。若用药过于寒凉，因寒则泣滞，气机不畅，也能逼邪入营，必须用疏调气机法，使热郁开，寒凝解，气机调，热郁寒凝皆解，则病自除，也是透热转气之法。若气热较盛，重点是疏卫清气，若专用某些寒凉之药以清除气热，热并不能清，过寒则冰伏邪气，闭塞气机。如临床见温邪蕴热较甚，高热，脉洪有力，舌苔老黄根厚，此属热郁。若不先解郁，用药纯属寒凉，则脉象由滑洪有力转成沉涩，面色由红润转为青暗，舌苔从红老转为暗紫等，这些情况全是热郁内闭。治疗热郁，必须先用解郁之品以开郁，郁开再行清热。此不是用辛温开郁法，而是于清法内含升降分化之意，如升降散之类（药用蝉衣、僵蚕、片姜黄、杏仁等）。若属血郁或滞热郁结，则加入大黄粉甚则玄明粉以开泄火郁，若属湿郁先治湿，若属痰郁就以祛痰为主，总之应针对问题解决，不是一法总用，而是辨证用药。

（四）验案举例

案1 孙某，男，59 岁，1952 年 9 月 10 日初诊。

头痛，微恶寒，咳嗽不重，发热在 38℃左右，两脉浮而数，舌白苔腻根略黄，口干，心烦，夜不能寐，二便如常。患者要求急给重药以求速效。故以清热凉气之味。

［处方］生石膏 30g，连翘 9g，银花 9g，苇根 30g，大青叶 30g，黄芩 9g，知母 9g，紫雪丹（冲服）0.9g，1 剂。

二诊：1952 年 9 月 11 日。药后身热未退，头痛、恶寒未解，一身酸楚乏力，舌苔白腻而滑，脉浮数。温邪上犯，邪在卫气之间，误用清气，卫气不疏，正气受戕，面色暗浊，改用疏卫展气之品，以银翘散加减治之。

［处方］薄荷（后下）3g，荆芥穗 6g，淡豆豉 12g，炒山栀 9g，桑叶 9g，菊花 9g，炒牛蒡子 6g，前胡 6g，杏仁 9g，1 剂。

药后卫气得疏，面部及周身小汗而身热退尽，脉象已转弦滑，舌苔略干，头痛、寒热皆解。再以疏解卫气而愈。

案2 胡某，男，38 岁，1938 年 3 月 20 日初诊。

身热六七日未退，神志不清，胸中满闷，咳嗽气促似喘，面色青晦，周身斑疹见而未透，舌红绛而暗紫，脉象沉伏按之有力，大便三日未解，小便短赤。此温邪蕴热，卫气不宣，肺失肃降。前服白虎、清宫重剂，气机不调、卫气失疏、斑疹欲出不得，全属热郁日深、寒凉遏滞、气机不调，必须疏卫分、调气机，用升降散以助升降。

薄荷（后下）1.5g，炒牛蒡子 4.5g，蝉衣 4.5g，僵蚕 6g，片姜黄 6g，鲜茅根 30g，鲜芦根 30g，菖蒲 6g，杏仁 9g，前胡 6g，浙贝 9g，淡豆豉 9g，炒山栀 6g，1 剂。

二诊：1938 年 3 月 21 日。

药后咳喘气促大减，神志亦清，面色青暗已退，周身斑疹续出不已，身热渐轻，脉象已转滑数，大便 1 次，小便赤少。温邪蕴热深入营分，邪热已渐外透，势有转气之机，再以疏卫分以畅气机、凉血分兼以和阴，斑疹透齐而病自愈。

蝉衣 4.5g，僵蚕 9g，炒牛蒡子 4.5g，杏仁 9g，炙枇杷叶 9g，片姜黄 6g，鲜茅根 30g，鲜芦根 30g，菖蒲 6g，前胡 6g，淡豆豉 9g，炒山栀 6g，2 剂。

三诊：1938 年 3 月 23 日。

斑疹已透，神志甚清，面色已渐润泽，两脉滑数，二便尚调。温邪蕴热外透，气机已调，病已向愈，再用养血育阴以善其后。荤腥、油腻皆忌，避风静养，半月始安。

蝉衣 3g，僵蚕 9g，赤芍 12g，炒牛蒡子 4.5g，前胡 6g，杏仁 9g，细生地 24g，玄参 24g，沙参 15g，茯苓 12g，3 剂。

第三节 论"入营犹可透热转气"

叶天士《外感温热篇》可谓温病学发展史上一部划时代的重要著作。用叶氏关于"卫气营血"的理论，可以辨别病位、区分病程、推断病机、概括证型、决定治则、说明传变。叶氏"卫气营血"理论的出现，使温病学逐渐形成了一个比较完整的独立的理论体系。

如叶氏说："大凡看法，卫之后方言气，营之后方言血"，不仅指出了卫、气、营、血的深浅层次，而且表明卫属气，营属血。因卫、气同为功能，营、血皆是物质，二者有本质区别。正如吴又可所说：气属阳而轻清，血属阴而重浊，是以邪在气分则易疏透，邪在血分恒多胶滞。"（《温疫论·发斑战汗合论》）说明温病卫气分证与营血分证，其治法也有本质的不同。所以叶氏提出的"在卫汗之可也，到气才可清气，入营犹可透热转气……入血就恐耗血动血，直须凉血散血"成为后世温病学家从事温病理论和临床研究都必须遵循的原则。现就"入营犹可透热转气"谈谈自己的体会，并和同道们讨论。

（一）什么是"入营"

"营"的概念是大家所熟知的，在《内经》不少篇中都曾提到，但在这里所说的"营"，叶氏赋予了它新的内容。

就其生理概念上讲，营是人体重要的营养物质之一，它来源于水谷精微，是饮食物经过中焦气化，吸收其精华化生而成的，它是血的组成部分。《灵枢·营卫生会》认为"营在脉中"，《素问·痹论篇》中说它"循脉上下，贯五脏，络六腑也"，随气血运行于全身，以发挥其营养作用。《灵枢·邪客》说："营气者，泌其津液，注之于脉，化以为血。"泌，是渗透的意思，即营气把其津液渗透到脉中而化为血，可见营是血的组成部分，可看作是血中之津液。叶天士说"心主血属营""肺主气属卫"，营和血同属血，卫和气都属气，所以人们把"卫气营血"辨证又称为"气血"辨证。

"入营"是指温热之邪侵入人体，深入阴分，耗伤人体营养物质的轻浅阶段。所以叶天士说："营分受热，则血液受劫。"这里的"血液受劫"，是热邪耗伤"营阴"，即血中之"津液"，并非指肝血肾精。若热邪已耗伤了肝血肾精，或热迫血行，则称为血分证。血分证是营分证的进一步发展，是营分证的深重阶段。所以叶氏说："营之后方言血。"营热是全身性的，但心主血，心包为心之外围，所以营分证的病变部位主要在心和心包。

如上所述，营分证的基本特点是：热邪入里，劫伤营阴。所以其治疗就应清营热、养营阴，即所谓清营养阴。但临床所见到的邪热入营的情况复杂多变，除具有上述基本特点外，常兼有痰热、湿阻、瘀血、食滞、腑气不通等，而入营的原因除邪盛体虚外，多因误治、失治，所以其治疗除清营养阴外，还要"透热转气"。

（二）什么是"透热转气"

"透热转气"是叶天士首先提出的治疗营分证的方法。后世一般认为把入营之热邪透出气分而解，就是"透热转气"。但究竟如何使已入营之热透出气分？入营之热为什么能够外透？今就这几个问题进行初步探讨。为此，我们首先搞清"透""转"的含义。透，跳也，过也，通也。通，达也，谓由此达彼，中无阻碍也。《易·系辞》曰："往来不穷，谓之通"。疏：穷，止也。可见透，即通之意，排除中之阻碍也。转，《说文》注：运也。《左传·昭公十九年》"劳罢死转"注：迁徙也。

热邪入营，营热之所以不能顺利透转到气分来，是因营与气之间有阻碍。在清营热、养营阴的基础上，若再能排除营热外达的障碍，那么已入营之热就能迅速运转出气分而解了。这种排除障碍使已入营之热外透的方法即所谓"透热转气"。

"透热转气"，初见于《吴医汇讲》，其中收集叶天士《温症论治》原文为："乍入营分，犹可透热，乃转气分而解……"是文据称由叶氏门人顾景文随其师游洞庭山时，在舟中据叶氏口授记录整理而成。后经辗转传抄，所传文字略有出入，但王孟英将其收入《温热经纬》，篇名为"叶香岩外感温热篇"，改为"入营犹可透热转气"。以后版本，多以此为准。

但后世据《吴医汇讲》载叶氏原文，多认为初入营分，才能透热转气。而"入营犹可透热转气"，其意为只要入营（即只要邪在营分）就还能透热转气。两种提法，我认为后者较为符合临床实际。下面我将进一步论述之。

现在刊行的叶氏《温热论》的各种版本，都是："入营犹可透热转气，如犀角、玄参、羚羊角等物"。这里显然有一明显的错误，因犀角、玄参、羚羊角都不是透热转气之品，按《素问·至真要大论篇》所云"热淫于内，治以咸寒，佐以甘苦"，热邪入营，热炽于营中，犀角、玄参、羚羊角均为咸寒之品，可直清营中热毒，玄参又能养阴，三者全是清营养阴之品，并无透热转气之能。后来吴鞠通著《温病条辨》，其所创清营汤为治疗热邪入营、劫伤营阴的代表方剂，后世加减变化，广为应用。因方中银花、连翘、竹叶三药均有透热转气作用，不少方剂学的专门著作也都认为此三味药为透热转气之专药。所以产生了"只有邪初入营才能透热转气"，而且"透热转气只是增用银花、连翘、竹叶"的观点，从而把透热转气局限在营分证的初期阶段和清营汤中用银花、连翘、竹叶三味药的范围内，而忽视了其在营分证治疗中的普遍意义。

其实，吴氏《温病条辨》并未论及"透热转气"，其在清营汤方后自注云："故以清营汤急清营中之热，而保离中之虚也。"明确指出清营、养阴是治疗营分证的根本方法，并未论及透热转气。

叶氏虽未明确指出什么是"透热转气",但其含义可从他对营分证的治疗中去体会。叶氏治疗营分证,始终强调运用"透热转气"方法,而且指出透热转气之品,必须"参入"凉血清热方中,与清营热、养营阴之品共同组成治疗营分证的方剂。他并根据自己多年的临床经验,总结出了各种不同情况下透热转气的用药规律。如:从风热入营者,用犀角、竹叶之属;从湿热入营者,用犀角、花露之品。因从风热入营者为风热之邪阻滞了气机,使营热不能外透,故用竹叶清风热而宣郁,以畅气机;而从湿热入营者,为湿热之邪阻滞气机,故用花露芳香化湿清热以开郁,疏通气机,使营热外达。若有烦躁、大便不通者,则加金汁;对老年或平素有寒者,则以人中黄代替金汁清泄热毒,宣畅气机,开营热外达之路,导营热外透。

斑出热不解者,为气血两燔,热邪灼伤胃阴,应以石膏、知母等急撤气热,开通道路,导营热外达。舌绛而鲜泽者,为邪入心包之轻证,治以犀角、鲜生地、连翘、郁金、石菖蒲等。其中郁金辛、苦而凉,倪朱谟《本草汇言》谓之能"清气化痰"。菖蒲,辛、微温,张璐《本经逢原》说它"善通心脾痰湿",王秉衡《重庆堂随笔》谓"清解药用之,赖之祛痰秽之浊而卫宫城",其能开窍豁痰。菖蒲、郁金清心豁痰开窍通闭;连翘轻清透泄,宣畅气分,合以除障碍而畅气机,导营热外达而透热转气。若平素心虚有痰者,热陷心包,痰热互结,阻塞心窍,则非菖蒲、郁金所能开,必须用牛黄、至宝丹之类以开其闭,始能使营热外透。

舌绛而中心干者,为心胃火燔,应以黄连、石膏等清气分热以透热转气。

若素有瘀伤宿血在胸膈中,瘀血阻滞气机而热邪入营者,则应以散血之品如琥珀、桃仁、丹皮等,活血散瘀通络,排除阻碍,宣通气机,导营热外达。热邪入营而夹秽浊之气者,则应以芳香逐之。

其中透热转气的用药,随造成气机不畅的原因而异,但其目的都是为了排除障碍。对此,叶氏以后的温病学家,也认为"透热转气"能排除造成气机不畅、营热不能外透的原因,而且他们从不同的角度对此作了进一步的论述。

章虚谷在注解"透热转气"时说:"故虽入营,犹可开达,转出气分而解……"提出了用开达的方法排除障碍而宣畅气机,使营热转出气分而解。

吴锡璜说:"治温病,虽宜用凉解,然虑其有寒凝,宣透法仍不可少。"则是从营分证的角度提出问题,因为清营药多寒凉,寒则气机涩而不行;养阴药多腻,寒凉腻滞,易于闭塞气机。所以他主张在清营、养阴的同时还要用"宣透法",保持气机通畅,使营热能顺利转出气分而解。

陈光淞在注解"急急透斑为要"时说："按营分受热……透斑之法，不外凉血清热，甚者下之，所谓炀灶减薪，去其壅塞，则光焰自透。若金汁、人中黄所不能下者，大黄、玄明粉亦宜加入。"已明确地提出了去其壅塞、排除障碍而宣展气机以透热转气的问题。

柳宝诒《温热逢源·伏温化热内陷手足厥阴发痉厥昏蒙等证》在论述热陷心包的证治时说："凡遇此等重证，第一先为热邪寻出路，如在经者，从斑汗解，在腑者，从二便出是也。"此为热邪寻出路，即"透热转气"。他也明确指出了根据邪阻气机的不同情况，选用不同的方药以使邪有出路，透出气分而解。

由叶氏以来诸温病学家之论，可看出营分证除具有邪热入营、劫伤营阴外，还兼有气机不畅。因气机不畅，邪无出路而遏于营中。所以在治疗时应于清营养阴之中，根据具体情况加入适当具有开达、宣透作用的药物，以去其壅塞，排除障碍而宣畅气机，使邪有去路，则入营之邪即可外透，转出气分而解。这样可以扭转病机，缩短病程，提高疗效，此即"透热转气"。已入营之热为什么还能透出气分而解呢？这是由营分证的性质和特点决定的。

营分证，热邪虽已入营，但只伤及营阴，尚未伤及肝血肾精，正气抗邪，仍有祛邪外出之势；营中之热远高于气分，热可由温度较高的地方向较低的地方传递，所以营热有自然外散之势；营分证中，因气机不畅，其气血运行受到阻碍，体内多余的热量不能外散，致使营热壅遏，所以治疗时应注意宣畅气机。叶氏所谓"入营犹可透热转气"，也提醒人们在治疗营分证时，除清营养阴外，千万不要忘记还要透热转气。因此，研究透热转气，就必须进一步研究营分证中造成气机不畅的原因。

营分证的基本类型是热陷心包和热伤营阴，临床上以热陷心包为多见。下面我们分别讨论一下。

1.什么是热陷心包　热陷心包之"陷"，是深入之意，与内科杂病之中气下陷含义不同。所以"热陷心包"，是热邪击溃了心包的防御功能，由卫或气分深入于心包。而由卫分传入心包者，又称为"逆传心包"。

造成热陷心包的原因有：素体阴虚，心阴心气不足，或因痰浊内停为热邪逆传提供了内在依据；而热邪炽盛超出了心包的防御能力，则是其逆传内陷的外因条件；误治（如误用辛温发汗或苦寒攻下）伤阴，或误用滋腻、温补壅滞，使气机闭塞，热邪外达之路不通，邪不得外达，遂被逼入心包；心肺同居上焦，心主血，肺主气，气血关系密切，易于相传；且心包为心之外围，有护卫心脏、代心行君主之令并代心受邪之功能，所以热邪犯心则心包先受。

2.热陷心包的特点　热陷心包，是营分证的一个类型，它除具有营分证营热阴伤的基本特点外，而且有痰。痰热相结，蒙蔽心包，堵塞心窍。对此，清代以来的温病学家，有过明确的论述。

叶天士说："舌纯绛鲜泽者，包络受病也。"王孟英注之曰："绛而泽者，虽为营热之征，实因有痰，故不甚干燥也……若竟无痰，必不甚泽。"叶氏进一步指出："平素心虚有痰，外热一陷，里络就闭。"则更明确地指出了痰热互结，蒙蔽心包，堵塞心窍的内窍郁闭。

吴鞠通《温病条辨·上焦篇》中认为，热陷心包之证是"水不足，火有余又有秽浊也"，秽浊即痰浊。

雷少逸《时病论·卷一》中说："凡邪入心包者，非特一火，且有痰随火升，蒙其清窍。"则更明确地指出了痰蒙心窍的问题。

蒙蔽心包之痰是怎样形成的呢？其一，因起病急骤，热邪猖獗，热势深重，突然打乱了人体正常的气机升降运动，津液不得正常敷布，为热邪蒸腾，煎熬成痰。因火性炎上，痰随火势而上，遂成痰热胶结，蒙蔽心包，堵塞心窍，即叶天士所谓"温邪逆传膻中，热痰闭阻空窍，痰乃热蒸津液成痰"；其二，平素心虚有痰，阻滞气机，热邪内陷，与痰相结遂致蒙蔽心包，堵塞心窍，即叶氏所谓"平素心虚有痰，外热一陷，里络就闭"；其三，感受湿热邪气，从阳化热，热多湿少，气机闭塞，热不得宣发，则蒸炼湿浊而成痰。

热陷心包之证，因内窍郁闭，郁热熏蒸包络，内扰神明，热蒸痰蒙，神明内乱。故其神昏、谵语、狂躁明显。正如叶天士所说"膻中微闭，神明发蒙，自属昏乱"，"昏躁皆里窍之欲闭"（叶天士《临证指南医案》）。

3.热陷心包　如何"透热转气"热陷心包之证，营热阴伤，痰蒙热闭，热邪后退之路闭而不通。热因郁而愈炽，痰因热炽更加胶结难开。治之若徒清热，因内窍闭塞，热无出路，则清之不去；若徒养阴，因气机闭塞，热邪炽盛，津不能敷布，皆为热炼成痰而郁结更甚。应以清营养阴兼以豁痰开窍。窍开则气机宣畅，营热外达之路疏通，心包之热始能外达。

热陷心包之轻证，所谓"膻中微闭"，舌绛而鲜泽者，以菖蒲、郁金即可开，已如前述不赘。热陷心包之重证，即所谓"平素心虚有痰，外热一陷，里络就闭"，因热炽痰盛而胶固难开，必须用"三宝"，或清宫汤送服"三宝"，以咸寒清心，以芳香之走窜辟浊开窍，窍开则心包之热始可透转。

此豁痰开窍，即排除障碍，宣展气机，开营热外达之路，即为"透热转气"。而吴鞠通主张用清宫汤，其清宫、养阴之力尚可，但无豁痰开窍之品，似属不妥。

热陷心包，常因多种原因使气机闭塞，热邪外达之路不通而内陷，而热邪一旦内陷心包又将成为新的气机闭塞的原因。如热陷心包，煎灼心阴，津亏液涸，肠燥便秘，而热与糟粕相结又常为阳明腑实。上则因痰闭内窍不通，郁热炽盛；下则腑气不通，郁热循经上蒸心包。二者互相影响，病日深重。治之应急开心窍，使心包之热有外达之机；速通腑气，使热有去路，不致上蒸包络。此上下同治，两窍齐开，才能使气机宣畅，营热始得外达。此即牛黄承气汤法，上以牛黄丸清心开窍，驱心包之热外达；下以大黄苦寒通腑，腑气一通，肠热外泄，胃浊即降，痰浊随之而下，心包之热即可透转。

热陷心包，煎灼心阴，津亏液涸，血液浓稠，涩滞行迟，又可形成新的瘀血，而使脉络不通，气机被阻，这时在清营、养阴、豁痰开窍之中又须加活血通瘀之品，以宣畅气机，导包络之热外达。

总之，热陷心包证的治疗，除考虑内窍不通外，还应考虑排除一切可能造成气机不畅的原因，宣通气机，才能使心包之热尽快透出气分而解。

4.热伤营阴　热伤营阴，是营分证的另一重要类型。是"营分受热""血液受劫"，为热邪耗伤血中之津液。一般病程较长，多是由卫分之邪不解而传入气分，邪盛阴伤，渐渐入营。或因误汗、误下，津液重伤，热邪渐渐入营。因此，本证虽营热炽盛，一般阴伤也较重。所以叶天士描述其症状时说："营分受热，则血液受劫，心神不安，夜甚无寐，或斑点隐隐。"《温病条辨》认为其临床特点是舌绛而干、不渴。

热伤营阴，不像热陷心包那样气机为有形之物所阻滞，但因其病延日久，气阴俱伤，初入营多兼气分证未罢，即使入营已久，因气阴俱伤，气营之间仍有邪残存，且这时营热高于气分，其热亦必波及于气。对于此等证的治疗，王孟英在《温热经纬·叶香岩外感温热篇》说："病虽在血（营），治宜清气为先。气得展布，热象必露。"因其气分之邪甚微，故仅用轻清透泄之品，如银花、连翘、竹叶之类，使气得展布即可。张秉成《成方便读》称银花、连翘、竹叶皆能"内澈于心，外通于表"，清气分之余热，畅气营间气机，导营热外达，故称之能"透热转气"。

热伤营阴，若又见小便赤痛，其既有营热阴伤，又有水热互结于膀胱。温病最易伤阴，切不可一见小便不利，动辄用淡渗之品，复伤阴助焚使病情增重。正如吴鞠通所告诫的："温病小便不利者，淡渗不可与也，忌五苓、八正辈。"

（《温病条辨·中焦篇》）其透热转气应于清营养阴之中加清泄膀胱、通利水道之味，可少佐淡渗之品，小便通利即可，不可过用，如俞氏导赤清心汤加水牛角。

其他如热邪入营兼有湿阻、食滞，过用寒凉、温补、滋腻等都可导致气机不畅，治宜清营养阴之中适当加入相应的疏通气机之品，开营热外达之路，以导之外达。

一般热伤营阴常兼热陷心包，临床应细审脉、舌、症，治宜三者兼顾。总之应使其气机宣畅，营热尽快透出气分而解。

此外，卫营同病、气营两燔可仿此讨论，略而不述。

（三）入营之热外透的标准

判断入营之热是否已外透，应以临床症状的变化为依据，主要有以下几点。

神志转清是营热外透的重要标志。心神不安、烦躁、神昏谵语的轻重，常标志着营热轻重和心窍闭郁的程度。它是营热扰心、内窍闭郁的结果。营热开始外透，营中热邪减轻，心烦躁扰即减轻；内窍已开，营中热邪外达，神志必转清。所以神志症状减轻，说明营热已开始透转；神志症状消失，说明营热已基本外透。

舌质由绛变红，是营热外透的又一标志。舌绛，为营分受热、热邪劫伤营阴的结果。舌质由绛变红，表明热减津还，有营阴回复之意，是营热外透的必然结果。

营分证舌绛无苔，营热外透气分则可出现舌苔。舌苔为热蒸胃浊所致。如章虚谷所说："脾胃为中土，邪入胃则生苔。"热转气分，则可出现黄燥之苔。

从脉象上来看，浮、中、按、沉四部，正好反映了卫、气、营、血的病变深浅，若热邪已由营转气，脉必由按的部位转到中取部位，而脉象也由细、数变为大、缓。其他如有时也可出现明显的气分证，如高热、烦渴思饮、索食等，其热势可能比营分证更甚，但胃阴渐复，正气抗邪有力，皆属佳象，只需按气分证辨治即可。

营热外透而解，有时也可不出现气分证，直接透出卫分而解。因邪去，营卫通畅，头及上身常微似汗出。

上述症状不一定同时出现，但以神清、舌质由绛变红为最重要的依据。

据本人多年来的临床实践和体会，透热转气是营分证治疗中不可缺少的方法，有时起决定营分证机转的重要作用。透热转气的用药不在轻重，关键在于要有针对性。

（四）验案举例

1.老年温病神昏重证（热伤营阴）

王某，男，79岁。

持续尿频、尿急已两个月，近两周加重，于1980年2月8日入院。患者1977年9月，突然出现无痛性肉眼全程血尿，经膀胱镜检查诊为膀胱癌，1977年11月行膀胱部分切除术。近两个月来尿频，两周前发热达39.5℃，5天后体温才有所下降，但咳嗽加剧，痰黄黏，呼吸不畅，诊断为肺炎。同时，尿频愈甚，排尿困难，以"膀胱癌术后尿路感染"收入院。患者有高血压病史二十余年。

［入院时］体温37.5℃，脉搏84次/分，呼吸21次/分，血压135/70mmHg。发育营养中等，神清合作，表浅淋巴结不肿大，肝脾未触及，前列腺两侧叶增大，中间沟消失，表面光滑。

［化验］白细胞为4.5×10^9/L，血红蛋白113g/L，血钠134mmol/L，血钾3.76mmol/L，氯化物101mmol/L，血糖7mmol/L，二氧化碳结合力21mmol/L，非蛋白氮33mmol/L；尿检：蛋白（++），糖（±），白细胞50~60个/高倍视野，红细胞2~3个/高倍视野。

［心电图提示］间歇性频发性房性期前收缩，左前半支阻滞，弥漫性心肌改变。X线检查：有慢性支气管炎伴感染表现。

［入院诊断］泌尿系感染、前列腺增生、膀胱癌术后、肺炎、冠心病。

［治疗经过］入院后给抗感染治疗，先后用红霉素、吉他霉素、万古霉素及中药清热解毒，但感染未能控制，白细胞增至（9.4~11）$\times 10^9$/L，中性粒细胞0.82，尿检结果也未见改善，神志不清，重病容，心率130次/分，有停跳，血压不稳，忽高忽低，肺部病变亦未改善，2月17日在痰里找到酵母样菌，病情重，于2月17日邀余会诊。

一诊：身热不退，面色黧黑，形体消瘦，神志昏沉，咳嗽痰黄，气喘促急，脉象细小、沉弦按之不稳，且有停跳。舌绛干裂中剥，唇焦齿燥，几日未进饮食，全靠输液、输血维持。

［辨证］患者年逾古稀，下元已损，热病已久，阴津大伤，痰热内迫，热邪深入营分。前所服药物全属寒凉，气机被遏，肺失宣降，郁热内迫，营阴重伤，致使昏迷、谵语，舌绛唇焦，咳喘痰鸣，形消脉细，诸症丛起。暂以养阴之法求其津回而脉复，用宣气机开痰郁之药以冀营热外透。

［处方］生白芍 15g，天冬 6g，麦冬 6g，沙参 29g，玄参 15g，石斛 10g，前胡 6g，黄芩 10g，杏仁 10g，黛蛤散（布包）12g，川贝粉（冲）3g，羚羊角粉（冲）0.5g。2 剂。

二诊：1980 年 2 月 23 日。

服药后喘咳轻，神志苏，知饥索食，脉搏 80 次 / 分，患者欣喜万分，吃面汤两碗，蛋羹两份，西红柿加糖一碗，入晚病事突变，呕吐频作，头昏目眩，血压上升，阵阵汗出，逐陷昏迷。舌绛中裂，两脉细弦滑数。

［辨证］此属食复。一诊神清知饥，营热已开始外透于气，是属佳象。然久病之后，胃脾俱弱，饮食不慎，过食滞于中焦，阻塞气机，壅遏生热。呕吐频频，复伤阴助焚，且郁热上蒸包络，与痰热相搏，上蒙清窍，内闭心包，致使病情急转，神志昏迷，舌绛中裂。再拟甘寒育阴，涤痰开窍，兼以化滞和胃，宣展气机，仍希有透热转气之能。

［处方］生地 15g，玄参 15g，麦冬 10g，沙参 15g，牡蛎 30g，石斛 10g，菖蒲 6g，杏仁 10g，黛蛤散（布包）10g，珍珠母 20g，焦谷芽 20g，竹茹 6g。2 剂。
另：安宫牛黄丸半丸，分两次服。

三诊：1980 年 2 月 25 日。

药后神志已清，体温正常，心率不快，血压平稳，两目有神，薄苔渐布，咳喘皆平。此属内窍已开，营热开始外透，且胃津已回，痰热渐除，再以原方进退。

［处方］沙参 15g，玉竹 10g，麦冬 10g，石斛 10g，五味子 10g，远志 10g，茯苓 10g，黛蛤散（布包）10g，杏仁 10g，鸡内金 10g，2 剂。

四诊：1980 年 2 月 28 日。

舌绛已去，薄白苔生，神色皆好，二便如常，惟皮肤作痒，心烦难寐。此乃阴分未复，虚热扰神，拟复脉汤合黄连阿胶汤加减。

［处方］白芍 15g，山药 10g，阿胶（烊化）10g，沙参 15g，白扁豆 10g，远志 10g，海蜇皮 10g，马尾连 3g，鸡子黄（搅匀冲）2 枚，3 剂。

药后已能下床活动，饮食及二便正常，X 线检查"两肺吸收"，血化验正常，调理数日痊愈出院。至今一切正常，仍上班工作。

按：本案患者年逾七旬，正气已衰，且膀胱癌手术后，气血大伤；热邪之遏，津液耗殆；近患肺炎、泌尿系感染，迭进中西药，全属寒凉，遏阻气机，肺不宣降，津液不布，遂成痰浊。

本证属热邪入营，营阴重伤，且肺失宣降，痰浊阻滞气机。所以初诊即以白芍、生地、麦冬、玄参、沙参、石斛等甘寒生津，即王孟英所谓"阴气枯竭，甘寒濡润，不厌其多"，因"若留得一分津液，便有一分生机"，本案始终抓住了这一点，"刻刻顾其津液"，以保生机不绝；以羚羊角清营分之热；因痰浊阻滞，肺失宣降，气机不畅，入营之热不得外达，故以前胡、杏仁、川贝、黛蛤散宣降肺气以化痰浊；黄芩清气分之余热；合以畅营热外达之路而透热转气，所以服后神清知饥，均为营热外透的标志。

二诊为食复。因食滞中阻，郁热上蒸，不做阴伤，且有痰热蒙蔽心包之势，故除甘寒养阴之外，又加安宫牛黄丸以开内窍之闭，并加化滞和胃之品宣畅气机，导营热外达。服后舌质绛有津，薄苔渐布，神志转清，均说明营热已外透。

两诊虽为同一病人，而因造成气机不畅、营热不能外透的原因不同，所以作为透热转气的用药也随之而异。

营热一旦透转，则按其症辨证论治。

2. 暑热夹湿入营

陈某，女，58岁。1956年8月15日入院。

初起发热恶寒，体温38℃~39℃，汗出时有恶心，2天后开始神志不清。烦躁谵语，颈部有抵抗，查脑脊液白细胞数为23×10^6/L。入院第3天开始腹泻，大便培养检出金黄色葡萄球菌。诊断为流行性乙型脑炎并发剥脱性肠炎，治疗不效，遂邀余会诊。

一诊：1958年8月18日。

身热不退，神志昏沉，大便作泻，色黄气臭，小便黄少，舌裂，苔焦黄唇燥，脉细数。

［辨证］此为暑热久蕴入营，蒙蔽心包，且积滞互阻，湿热下迫，气热复炽，营阴已伤。治宜清营养阴，开窍退热。

［处方］葛根4.5g，黄芩9g，黄连4.5g，甘草3g，生石膏30g，竹茹6g，菖蒲4.5g，郁金6g，鲜石斛5g，紫雪丹（分服）3g，2剂。

二诊：1958年8月20日。

药后热退泻止，神志转清，溲黄，舌干红，苔已渐化，脉弦滑略数。以扶正养阴，清泄余热而愈。

按：本证为重证并发剥脱性肠炎，属中医暑热夹湿，暑热久蕴，营阴已伤。热势深重，蒸湿炼液为痰，蒙蔽心包，且气热炽盛，积滞互阻，湿热下迫，上则内窍诸闭，下则湿热阻滞于肠，气机不畅；又因气热复炽，热邪源源不断由气直涌营中。故以白虎清气热，葛根芩连清利肠热，菖蒲、郁金配紫雪丹清心涤痰开窍，甘草、滑石、竹叶通利三焦，以排除造成营热不能外达的原因，使气机通畅，开营热外达之路。服后热退、泻止、神清，为营热外透。舌干红、溲黄，为营阴既伤，余热未清，故以养阴清泄余热法而愈。

3. 暑温湿热逆传心包

吴某，男，15岁。1953年9月7日初诊。

发热4~5天，两天来加重，体温39.7℃，头昏恶心，呕吐项强，神昏谵语，大便已两日未通，舌绛苔黄厚，小便短少，两脉沉滑濡数。此暑温湿热逆传心包。故以芳香化湿，凉营开窍泄热方法。

佩兰12g，藿香9g，生石膏24g，连翘9g，竹叶6g，竹茹6g，菖蒲6g，郁金9g，黄连6g，银花15g，半夏12g，六一散12g，紫雪丹3g，2剂。

即刻煎服1剂。随后送医院检查，并做腰穿，诊断为流行性乙型脑炎，当晚又服第2剂汤药。

二诊：1953年9月8日。

今晨大便通畅两次，且色深气臭甚多，身热已退，神志转清，体温正常，想吃东西。舌微黄质红，脉濡滑。停药，9日出院。

三诊：1953年9月10日。

身热已退，体温正常，无恶心呕吐，舌苔已化，浮而略黄，脉濡滑且弱，再以养阴清热兼助消化方法。

北沙参24g，麦门冬9g，连翘9g，玄参9g，焦三仙各9g，鸡内金9g，茅根24g，芦根24g，服3剂后已愈。

按：本案为暑温湿热逆传心包。因湿热阻滞，气机不畅，郁热日深，热蒸湿浊，遂成痰热，外阻气机，内闭心包，且大便两日未通，腑气不畅，心包之热外达之路不通。欲使营热外透，急当宣畅气机，故以紫雪丹清心开窍，且通腑泄热。又以芳香之品化湿开郁，宣畅气机，辛凉清气而透热外达，使内窍开而腑气通，湿化而气机畅，气得展布，心包之热便下泄外透而去，故神清、热退、知饥，再以养阴清热调理而安。

4. 湿温过服寒凉滋腻

王某，男，15岁。

据其家属代述病情：患者自1938年4月5日开始发热头晕，恶心欲吐，胸中满闷不适，曾服银翘解毒丸8丸，其热不退，8日经本街某医诊为春温，即服清解方剂，药为银花、连翘、桑叶、菊花、玄参、沙参、芦根、石膏，2剂后病势加重，胸闷如痞，夜不能寐，饮食不进，且已卧床不起，小便黄少，大便略稀，又延某医往诊，时4月11日。医谓：此乃温病因日久深重，方用玄参、知母、石膏、生地、地骨皮、青蒿等，并加安宫牛黄丸，服2剂。4月14日因病势日重，身热不退，神志不清，七八日未能进食，胸中满闷异常，大便稀，4月15日，医谓病势沉重，原方改安宫牛黄为紫雪丹1.5g，继服2剂，病势危重。

4月17日上午，邀余往诊。时身温39℃，高热不退，神志不清，面色苍白，胸中白㾦已渐退，周身干热，大便溏稀，两脉沉濡略数，舌白腻而滑，舌质边尖红绛。此湿温之证。过服滋腻、寒凉，乃湿阻不化，遂成冰伏之势，逼热邪入营。非通阳温中并宣化疏解之法不能开闭通灵，今已12日，用辛温开闭及畅气机，芳香宣解而通神明，病势甚重，诸宜小心，饮食当慎，防其增重。

香豆豉12g，炒山栀3g，前胡3g，藿香叶9g，菖蒲9g，郁金6g，厚朴3g，半夏9g，杏仁9g，白蔻仁0.9g，淡干姜末0.9g，后两味同研装胶囊，分两次随药送下。2剂。

二诊：1938年4月20日。

连服辛开温化宣阳疏调之剂，身热已退，体温37.2℃，遍体小汗，下至两足，面色润，神志已清，语言清楚，舌苔渐化，胸中白㾦基本消失，小溲较畅，大便未通，两脉中取滑濡，冰伏渐解，寒湿得温渐化，气机宣通，仍以辛宣兼化湿方法。

香豆豉9g，炒山栀3g，杏仁9g，藿梗9g，厚朴9g，半夏9g，草蔻3g，3剂。

三诊：1938年4月24日。

病情逐渐好转，病人已下床活动，饮食、二便如常，舌白滑润，脉濡滑，宜调理中焦，以善其后。香豆豉9g，旋覆花9g，生白术4.5g，陈皮6g，白扁豆9g，生薏苡仁9g，茯苓9g，焦麦芽9g，之后诸羌皆愈，调养半月而安。

按：湿温宜宣气化湿，最忌滋腻，滋腻之品腻滞气机，且助于湿，反使病胶着难解，湿为阴邪，非温不化。虽湿热为患，治宜分清湿之与热，孰多孰少，当用苦寒也要恰如其分，误用苦寒，克伐阳气，不仅湿不能去，反致冰伏，气机闭塞，邪无出路，内逼入营，必成昏厥之变。其治法全在开冰伏之郁闭，脾胃位居中焦，为气机升降之枢纽，寒凉入胃，冰伏于中，中焦不通，气机不行。开之必以辛热燥烈之品，如干姜、草蔻，且以半夏、厚朴辛开苦降，燥湿行滞，宣畅中焦；前胡、杏仁宣降肺气，以开上焦；菖蒲、郁金涤痰开窍；又加栀子豉汤，以豆豉宣郁热而展气机，山栀畅三焦而泻火。诸药配合，使冰伏解而寒湿化，湿郁开而三焦畅，邪有去路，故入营之热则外透而解。

本证因过用寒凉遏伤阳气，湿热为寒凉冰伏于内，邪无退路被逼入营，阴伤不甚，关键在于解冰伏开郁，闭宣气机以透热。若营阴已伤，热已透转，当再加养阴之品。

第四节 谈湿热病的治疗体会

湿热病以夏秋之交为多见，因斯时阴雨连绵，淫雨之后，日气煦照，暑热地湿，交相蒸并，湿浊弥漫空间，人生活于气交之中，感触吸受，每易致病。若平素阳虚，脾胃运化失灵之人，或恣食生冷、膏粱厚味、瓜果；或劳倦饥饿，脾胃受损，湿浊内停，则更易感受邪气而致病。即薛生白谓："太阴内伤，湿饮停聚，客邪再至，内外相引，故病湿热。"实则因"内不能运化水谷之湿，外复感时令之湿"。所以湿浊内停，弥漫表里上下，阻滞气机，遏伤阳气为其特点。

湿为阴邪，属水之类，其性重浊黏腻，且湿与热合，湿热裹结，湿郁热炽，热蒸湿动，遂成弥漫表里，充斥于三焦。三焦为气机升降的道路，是人体阳气和水液运行的通道，饮食物的受纳、腐熟，精微的运化、代谢都与三焦的气化功能有关。正如《难经·六十六难》中说："三焦者，原气之别使也，主通行三气，经历五脏六腑。"说明三焦能运行原气，以达周身，促进脏腑的功能。同时它又是水液运行的道路，主持人体水液的代谢。《素问·灵兰秘典论篇》中说："三焦者，决渎之官，水道出焉"。《难经·三十一难》也说："三焦者，水谷之道路，气之所终始也。"而《灵枢·营卫生会》指出："上焦如雾，中焦如沤，下焦如渎。"说明三焦又同时主持着人体的气化功能。若湿热阻滞，则三焦不畅，气机不通，气化不行，水液代谢受到障碍，诸病遂生。如《灵枢·五癃津液别》说："三焦不泻，津液不化，水谷并行于肠胃之中，别于回肠，留于下焦不得渗膀胱，则下焦胀，水溢则为水肿。"《沈氏尊生书·海藏》则进一步指出："上焦如雾，雾不散则为喘满……中焦如沤，沤不利则留饮不散，久为中满……下焦如渎，渎不利则为肿满……"都说明三焦具有十分重要的作用。

湿热病，湿郁热蒸，湿热弥漫于三焦之中，留连于卫气之分，且热处湿中，湿热裹结，如油入面，难解难分。而热以湿为依附，湿不去则热不清，湿去则热不能独存。因此，如何有效地祛除湿邪，以使湿热分离，则是治疗湿热病的关键。

因湿与三焦气化功能关系密切，所以宣畅三焦，通阳化气祛湿，则是治疗湿热病的重要方法。湿属阴邪，得阳则化，气化则水行。所以柳宝诒说："治湿热两感之病，必先通利气机，俾气水两畅，则湿从水化，庶几湿热无所凝结。"

湿浊已化，清热则易。切忌湿未化而过早误投寒凉，因寒则涩而不流，湿因寒而凝涩，甚则冰伏，气机更闭塞不通，必须温则消而祛之。而湿热为病，湿中有热，若过用辛温，则伤阴助热，所以叶天士说："热病救阴犹易，通阳最难……通阳不在温，而在利小便。"因此，在治疗中必分清湿与热的多少，湿邪虽常可弥漫三焦，但究竟以上焦为主，还是中焦、下焦为主，也当分辨。另外，还须视热的轻重程度，用分消宣化之法，以宣展气机，使水道通畅，小便通利，则三焦弥漫之湿邪，可达膀胱从小便而去。弥漫之湿浊既去，则阳气得通，热可自透。根据热的多少，可加入清热之品，但湿热病应始终不忘祛湿。

（一）中、上焦湿热的辨证施治

上焦湿热：以上焦心肺为主，湿热上蒸，心肺受迫，胸中者气之海，故感胸满闷痛，肺受湿热所迫，故咳嗽、喘逆且肺部满堵，舌白，脉象浮数按之濡。治疗上焦湿热必须以宣肺为主，肺气得宣则胸满闷堵皆愈。可用疏卫、芳香、宣化以开胸中之气机。药用佩兰、藿香、杏仁、炙枇杷叶、旋覆花、片姜黄等。

中焦湿热：以脾胃为病变中心，脾以升为主，胃以降为长，脾胃主运化，若湿热阻中，则脘腹胀满，纳呆、不欲饮食，溏薄不实，一身疲乏无力，舌腻厚苔黄滑，脉象沉濡力弱。用辛开苦降方法，药用半夏、厚朴、草豆蔻、马尾连、黄芩等。

我在临床实践中，根据湿热病中湿邪的多少及阻滞程度将其分为湿阻、凉遏、寒凝、冰伏4个阶段，常取得较好的疗效。

1. 湿阻　湿热之邪犯人，初起即阻滞气机，病在上焦。若太阴脾虚内湿之人，则邪多从湿化而归于太阴，以湿邪阻滞中焦为主。

（1）湿郁于上：初起为湿热邪气困阻肌表，营卫失和，周身困重酸楚，湿热闭阻清阳，清阳不升而头晕且沉。即《素问·生气通天论篇》"因于湿，首如裹"之谓。其壅遏阳气，肺气不宣，升降失常而胸闷、咳嗽、喘息，其舌苔白滑润腻，脉濡滑而缓。

治宜轻扬宣郁化湿。肺为华盖，其位最高，主宣发肃降，外合皮毛，湿热之邪上受，肺必先伤。肺受邪则郁闭，其气化不利，湿邪留滞，治宜先化肺气。正如吴鞠通所说："盖肺主一身之气，气化则湿亦化。"宜大豆卷、炒山栀、前胡、杏仁、浙贝、芦根等。或以三仁汤、藿朴夏苓汤、藿香正气散等方加减选用，轻扬宣肺化气以祛湿。肺宣湿开，热随湿去，所以湿热郁阻上焦，不用发汗，宜轻扬宣肺化湿，正是徐灵胎所谓："治湿不用燥热之品，皆以芳香淡渗之药，疏肺气而利膀胱，以为良法。"

（2）湿阻于中：脾胃受伤，气机升降之枢纽失灵，人体之气机升降，其权衡在于中气。章虚谷说："三焦升降之气，由脾鼓动，中焦和则上下顺。"中焦和，即脾胃和，阳明为水谷之海，太阴为湿土之脏，胃主纳谷，脾主运化，脾升则健，胃降则和。所以中焦和，脾胃升降皆得适度，则心肺在上，行营卫而光泽于外；肝肾在下，养筋骨而强伏于内；脾胃在中，传化精微以溉四旁，人体保持正常的气机升降运动，是为无病。

若脾运失健，则内湿停中，脾本主湿，以升为主。湿邪最易损伤脾阳，脾为湿困，脾气不升，则胃气不降，水湿内聚，气机不畅，可见胸脘痞闷，大便溏滞不爽。湿热阻中，热蒸湿浊，常可弥漫表里上下，兼见倦怠乏力，四肢沉重，面色光亮而淡，头晕且胀，舌苔白腻而滑润多液，脉沉濡而软，或沉缓而迟。

湿热阻滞于中焦，当运脾气，宜苦燥泄热法，药如半夏、陈皮、厚朴、杏仁、大腹皮、黄芩、黄连等，苦燥祛湿清热。脾气得升，胃气则降，湿开则热祛。正如章虚谷所说："脾气弱则湿自内生。湿盛而脾不健运，浊壅不行，自觉闷极，虽有热郁，其内湿盛而舌苔不燥，当先开泄其湿，而后清热，不可投寒凉以闭其湿也。"

2.凉遏　感受湿热之邪，恣食生冷，或贪凉过度，或误服寒凉之剂，或感受湿热之邪而湿重热微者，因寒凉凝涩，遏阻中阳，脾胃升降之机为寒凉湿浊阻滞，则全身气机不畅。症见：胸脘痞闷，憋气堵胀，叹息，全身酸楚，大便溏薄，小溲不畅，面色淡黄，舌质略红，苔白滑而腻，脉缓软，或沉缓且濡。治宜苦微温法，开湿郁、畅中阳以利三焦，湿邪凉遏一化，气机宣畅，热邪即随湿而去，药如半夏、陈皮、杏仁、白蔻仁、苍术、木香、草豆蔻等。若凉遏偏于上焦，卫气不疏，阳气不通，唇红不渴，常欲叹息，憋闷者，可选用白芷、苏叶、藿梗、防风等，方如藿朴夏苓加草蔻之类。辛以开郁，湿郁开，再议清热。

3.寒凝　素体中阳不足，复感湿热之邪，邪从湿化而归太阴，又因过分饮冷，或过服寒凉滋腻，则湿盛阳微。湿属寒水之类，遇寒则凝泣，而使气机涩滞。症见：胸脘痞闷，堵满异常，喘息腹痛，大便稀，小便清白，舌淡，苔白腻而滑润，脉沉软且涩或沉涩。

寒凝涩滞，非温不能祛寒开凝通闭，药如桂枝尖、苏叶、苏梗、草蔻、生姜等。用辛温之品治湿热，因寒暂凝于中，为权宜之计，待脉缓渐起，苔化而寒凝开（中病）即止，不可久服，防其增热。

4.冰伏　冰伏较寒凝更甚，并非湿热病一遇寒凉即成冰伏。多见于素体阳虚的湿热病患者，暴进冷饮或过服寒凉重剂，寒冷入胃，中阳重伤，湿盛阳微，湿热之邪为寒凉所凝至冰冻之势而深伏于内，气机为寒凉所遏滞，阴阳不相顺接，阳气不能达于四末。症见：面色苍白，胸脘痞闷加重，四肢厥冷，少腹绞痛，舌质淡润多液，大便溏稀，小便清长，脉沉迟或沉伏。此非辛温燥烈之品不能缓解冰伏、散寒开郁而通闭，急用四逆、理中法。常用药物如桂枝、肉桂、生姜、干姜、川椒、草蔻等。冰解寒散，舌苔渐化，面色红润即刻停服，不可过用，防其热势加重。

（二）下焦湿热的辨证施治

若下焦湿热，病在大、小肠及膀胱，当考虑淡渗与通导之法。

1.淡渗　淡渗法用于利小便、通阳以祛除湿邪。湿热病小便不利，常因湿热阻滞于膀胱。《素问·灵兰秘典论篇》曰："膀胱者，州都之官，津液藏焉，气化则能出矣。"湿热阻滞，膀胱气化不利，则小便涩滞不行，可用清利膀胱之品，以利水道。药如通草、茯苓皮、猪苓、木通、车前子、冬瓜子、冬瓜皮、滑石、寒水石、山栀等。但湿邪重浊，湿热最易弥漫三焦，使决渎无权而致上壅下闭，三焦皆困。肺为水之上源，上源闭塞，则下流不行。若症兼见胸满喘息、咳嗽而小便不利者，当加宣肺之品，如苏叶、前胡、杏仁、枇杷叶等辛开肺气，佐以淡渗通利膀胱，即所谓"启上闸，开支河，导水势下行"之法。

2.导滞　湿热兼滞，除湿热见症外，舌苔黄厚，根部厚垢而腻，口臭，大便臭而不爽，脉濡滑而数，关、尺部尤甚。其气机为湿热食滞所阻塞，因此除祛湿外，必须加消食化滞之品，如保和丸、焦三仙、木香导滞丸、沉香化滞丸、香砂枳术丸等。润下、攻伐皆所禁忌。

总之，湿热病的治疗，应以化湿、祛湿、渗湿为主，切忌早投寒凉之品，否则误治，湿未去而热反恋。治湿必先化气，"气化则湿亦化"。湿在上焦，则化肺气；在中焦，则运脾气；在下焦，则化膀胱之气。湿开则热随湿去，湿祛再议清热，非热重湿轻者莫用苦寒。

（三）治疗湿热病常用方法

1.芳香宣化法（上焦）　暑热之邪袭于外，湿热秽浊蕴于中。

［症见］头晕身热，周身酸沉乏力，胸中气塞，脘闷咳嗽，小便黄赤，舌苔

白腻而滑，脉濡滑。运用于湿温初起阶段，宜芳香宣化方法。

［药用］鲜佩兰（后下）10g，鲜藿香（后下）10g，大豆卷10g，嫩前胡6g，川郁金6g，鲜菖蒲8g，白蒺藜10g，姜竹茹10g，制厚朴6g，川黄连3g，通草1g。

2.芳香疏解法（上焦）　暑热外受，表气不畅，湿阻中焦。

［症见］形寒头晕，周身酸楚，身热，肌肤干涩，中脘满闷，恶心呕吐，腹中不舒，舌苔白腻，脉濡滑。芳香疏解，退热定恶。

［药用］佩兰叶（后下）12g，广藿香（后下）10g，陈香薷（后下）5g，大豆卷10g，制厚朴6g，新会皮6g，制半夏10g，苦桔梗6g，枳壳6g，白蔻仁5g，煨鲜姜13g，杏仁10g，另：太乙玉枢丹1g，研细末先服。

3.芳香化浊法（上、中焦）　暑热湿浊，互阻中焦，气机不调。

［症见］身热泛恶，呕吐痰水，心烦急躁，两目有神，口干不欲饮水，胸腹中阵痛，大便欲解不得，舌白苔腻，脉濡滑而按之弦数。

以芳香化浊方法，定呕降逆折热。

［药用］佩兰叶（后下）10g，藿香（后下）6g，厚朴6g，半夏曲12g，川连3g，佛手10g，大腹皮10g，煨姜3g，保和丸（布包）12g，赤芍12g，焦麦芽10g。

另：上落水沉香末1g、白蔻仁末1g，两味同研装胶囊，分两次汤药送下。用沉香末以降其气逆，蔻仁末以化开湿郁，治若不当，即可转痢。

4.轻扬宣解法（上、中焦）　暑湿蕴热，互阻肺胃。

［症见］身热头晕，咳嗽痰多，胸脘痞满，舌红，苔白腻，脉弦滑略数。热在肺胃，法宜宣解；湿浊中阻，又当轻扬。

［药用］香豆豉12g，炒山栀6g，嫩前胡6g，象贝母12g，杏仁泥10g，枇杷叶（布包）12g，保和丸（布包）15g，鲜芦根30g。

5.宣肃疏化法（上、中焦）　暑湿热郁，蕴阻肺胃。

［症见］咳嗽痰多，胸中满闷，大便不通，小溲赤黄，舌苔黄垢而厚，脉象濡滑，按之略数。宜宣肃上焦，疏化畅中。

［药用］前胡6g，象贝母12g，杏仁泥10g，香豆豉10g，山栀6g，炙枇杷叶（布包）12g，黄芩10g，保和丸（布包）15g，焦麦芽10g，枳壳6g。

6.轻宣清化法（上、中焦）　暑热偏多，湿邪略少。

［症见］身热咳嗽，汗出口干，意欲凉饮，胸脘少闷，舌红苔黄，脉滑数略濡。宜清解暑热，轻宣化浊。

［药用］薄荷细枝（后下）2g，佩兰叶（后下）10g，连翘12g，炙枇杷叶（布包）12g，白蒺藜12g，前胡6g，杏仁10g，川贝（研冲）5g，鲜西瓜翠衣30g，鲜荷叶1张，益元散（布包）12g，竹叶6g，黄芩10g。

7.辛开苦降法（中焦）　湿热病，热在中州，湿阻不化。

［症见］头晕目胀，胸闷而周身酸楚，漾漾泛恶，大便不畅，小溲赤少，苔白滑腻，脉濡滑而按之有神。宜辛开其郁以利三焦，苦降其热以燥湿浊，少佐淡渗分消。

［药用］白蒺藜10g，佩兰叶（后下）10g，白芷（后下）3g，半夏10g，杏仁10g，黄芩10g，黄连（研）3g，赤苓12g，炒薏苡仁12g，白蔻仁12g，滑石12g。

8.宣化通腑法（中、下焦）　暑夹湿滞，互阻不化。

［症见］恶心呕吐，腹胀矢气，大便不通，小溲艰涩，舌苔白腻，根部垢厚，脉来濡滑，关尺滑而有力。宜宣化降逆，展气通腑，一方两法，兼顾胃肠。

［药用］鲜佩兰（后下）10g，鲜藿香（后下）10g，香豆豉10g，山栀6g，新会皮6g，佛手片10g，槟榔10g，杏仁10g，前胡6g，通草3g，煨姜2g。

另：太乙玉枢丹1g、酒大黄0.5g，两味同研，装胶囊，分两次用佛手片10g、煨姜3g煎汤送下，药先服。（此定吐止呕方法）

9.泄化余邪，轻通胃肠法（中、下焦）　湿温后期，身热已退，症状大轻，余热未除，湿热积滞退而未尽。

［症见］大便不通，腑气不畅，腹中不舒，舌苔腻根黄厚，脉濡滑，沉取弦滑数。宜泄化余邪而通胃肠。

［药用］白蒺藜10g，粉丹皮10g，香青蒿1g，枳实8g，鲜枇杷叶（布包）12g，保和丸（布包）15g，全瓜蒌30g，知母6g，炒薏苡仁12g，山楂炭12g，杏仁10g，茵陈12g。

另：白蔻仁末0.6g，生、熟大黄末各1g，同研细末装胶囊，分两次汤药送下。

10.泄化余邪，甘润和中法（中、下焦）　湿温初愈，邪退不尽，中阳未复，阴分亦虚，运化欠佳。

［症见］胃纳不馨，周身乏力，舌胖而淡，脉濡滑缓弱。

宜泄化余邪，甘润和中方法，以善其后，病势向愈，饮食寒暖，切当留意。

［药用］川石斛12g，丹皮6g，香青蒿5g，甜杏仁10g，神曲12g，鸡内金10g，冬瓜子20g，茯苓皮15g，生谷芽12g，生麦芽12g，熟谷芽12g，熟麦芽12g，香砂枳术丸（布包）15g。

（四）验案举例

1. 湿阻

张某，男，65岁，1936年8月11日初诊。

雨后天晴，暑热湿动，起居不慎，感邪致病。今觉身热头晕，胸脘满闷，周身酸楚乏力，微有恶心，胃不思纳，小溲不畅，舌白苔腻，脉象濡数略滑。

病属暑热外迫，湿阻中、上焦，气机不畅。法当芳香宣化，辛开苦泄。

鲜佩兰（后下）10g，鲜藿香（后下）10g，大豆卷10g，半夏10g，制厚朴6g，陈皮6g，川连3g，六一散（布包）10g，1剂。

二诊：1936年8月12日。

药后遍体小汗，身热渐退，头晕已减，身酸楚亦轻。但中脘仍闷，略有恶心，舌白苔腻，脉象濡滑，再以前方增损之。

原方加草豆蔻1g、杏仁10g。连服3剂而愈。

2. 凉遏

周某，女，57岁，1941年9月3日初诊。

平素脾胃虚弱，内停蕴郁之湿，复感暑热之邪，身热头晕，胸脘满闷，口渴，医不察内湿蕴郁遂进白虎。服后即觉胸脘满闷异常，少腹因之不舒，舌苔白滑而腻，脉象濡软力弱。素体阳气不足，辛凉重剂戕伤中阳，中焦运化失灵，腹中隐隐作痛，辛、微温以化湿邪，佐芳香兼以缓痛。生冷皆忌。

苏叶6g，藿香梗（后下）10g，大豆卷10g，半夏10g，厚朴6g，白蔻仁3g，煨姜2g，木香5g，茯苓皮10g，2剂。

二诊：前进芳香疏解，辛、微温以化湿之后，中脘满闷渐解，腹中隐痛未作，脉仍濡软，力量略增，再以芳香疏调，治在中焦。

苏梗6g，藿梗6g，半夏曲10g，陈皮6g，厚朴花6g，白蔻仁3g，鲜煨姜3g，焦麦芽10g，2剂而愈。

3. 寒凝

鲍某，男，21岁，1947年8月25日初诊。

连日炎热，突然患感，身热头晕，心烦口渴，暴吃冰棍六七支，又过多吃生冷瓜果，移时觉胸中堵满，憋闷，呼吸粗促，腹中胀，小便短少，少腹作痛，遂来应诊，面色青暗，舌白淡腻润多液，脉沉涩不畅。

此暑热外受，暴进生冷，阳气郁遏，湿为寒凉凝涩而成寒凝之证。宜先以辛香微温，宣郁缓痛，温解寒凝，使寒化、凝开、湿去，再行清化方法。

陈香薷（后下）5g，藿梗 10g，苏梗 10g，白芷 6g，煨姜 6g，桂枝尖 2g，草豆蔻 3g，木香 6g，白蔻仁 2g，半夏 10g，2 剂。

二诊：1947 年 8 月 27 日。药后遍体小汗出，身热、头晕皆减，胸满、憋气堵闷见轻，呼吸粗促已解，面色略暗，小便甚畅。舌仍淡腻，两脉已渐转滑利。前方去陈香薷、桂枝尖、草豆蔻，又服 2 剂而安。

4.冰伏

张某，女，40 岁，1948 年 8 月 23 日初诊。

近日患感，觉头晕，身热、恶心、胸闷、全身酸软无力。昨日自服安宫牛黄丸 2 丸，次日即胸闷异常，呼吸气粗，下肢浮肿，全身无力，四肢逆冷，面色苍白且浮，切诊两脉沉伏，按之涩而不畅，舌白质淡，苔滑润液多，小便不爽，精神萎靡。此乃暑湿蕴热，过服寒凉，邪被冰伏于中。急以辛温通阳，芳香祛湿，解冰伏，散寒邪，开郁通闭。

桂枝 10g，干姜 6g，香薷 6g，半夏 10g，厚朴 6g，草豆蔻 3g，炒川椒 6g，生姜 6g，1 剂，水煎服。

二诊：1978 年 8 月 24 日。

药后遍体小汗，身热已退，胸闷大减，呼吸正常，面目、四肢浮肿皆退，两脉渐起，脉象濡滑，四肢转温，舌润质略红。此寒去冰解，改用芳香宣化方法。

藿香 10g，半夏 10g，厚朴 6g，草豆蔻 3g，陈皮 10g，苍术 6g，生姜 6g，茯苓 10g，冬瓜皮 20g，又服 3 剂而愈。

第五节　冠心病的治疗体会

冠心病即冠状动脉粥样硬化性心脏病，是指冠状动脉粥样硬化导致心肌缺血、缺氧而引起的心脏病，根据其临床表现分为隐性冠心病、心绞痛、心肌梗死、心肌硬化、猝死等类型，中医辨治多属胸痛、心悸、怔忡的范围。本病以老年人为多见。目前主要采用血管扩张药对症治疗，如硝酸甘油、硝酸异山梨酯、普萘洛尔、愈风宁心片、冠心苏合丸等，这类药物在救急方面，无疑起到了扩张血管的积极作用；但也有把愈风宁心片、冠心苏合丸作为预防用药及常规用药的，其实从药性而言，两者性之香窜，较之麝香尤烈，易耗伤气血，而致虚喘、汗出、短气。根据临床观察，冠心病属虚者、气不足者有之，然而属实者亦不少。对于重证如心绞痛、心肌梗死之类，可先以硝酸甘油之类扩张血管，急治其标，然而更重要的还应辨证论治。据临床体会，可分为以下七型来论治。

（一）辨证论治

1. 郁热型　脉弦滑有力，舌红苔黄，心烦急躁，大便干结，或见胸闷不适，或见胸痛隐隐。治宜开郁泄热，治本为主，可用升降散加减。常用药如蝉衣、僵蚕、片姜黄、大黄、竹茹、炒枳壳、柴胡、黄芩、川楝子、丹参，以凉血化瘀，缓其心痛。

2. 火热型　素本阴虚之体，胸中不适，或闷或痛，心烦，口疮，脉象弦细滑数，舌红苔黄尖部起刺。当以清热泻火为主，先治其郁热，后调其气机。可用防风通圣丸、栀子金花丸治疗，常用药如防风、大黄、炒山栀、黄连、黄芩、银花、柴胡、川楝子、丹参等。

3. 肝郁型　以女性患者为多，脉弦细，舌淡苔白，质或暗或有瘀斑，面色多暗浊无华，时时心中悸动不安，或胸闷胸痛，与恼怒抑郁有关。治当以逍遥散方法，疏调气机为主，兼以养血活络，常用药如柴胡、当归、赤芍、白芍、香附、青皮、陈皮、茯苓、郁金、杏仁等。

4. 气郁型　以女性患者多见，脉涩且沉，多发于恼怒之后，冠心病加重，采用越鞠丸方法，以开郁调气为先，用药如川芎、苍术、香附、炒山栀、丹参、柴胡、青皮、陈皮、焦三仙等。

5. 痰湿型　体胖痰湿素盛，好逸少劳，美味甘食，舌胖苔滑腻，脉沉弦滑，或濡滑无力，时觉胸中憋闷，气短乏力。治当以三子养亲汤方法，化痰湿，开郁闭。饮食当慎，戒肥甘厚味。常用药如苏子、莱菔子、白芥子、猪牙皂、炒枳壳、焦三仙等。

6. 食滞型　病由饮食不节而起，食滞内停，气机不畅，胸脘满闷不适，舌红苔黄根部垢厚，脉弦滑有力。这类患者往往以消食和中方法治疗后，症状得到改善，方用保和丸类，常用药如焦三仙、鸡内金、莱菔子、大腹皮、大腹子、水红花子、陈皮、半夏等。

7. 脂肪过盛型　此类患者从中医辨证无明显阳性体征，体胖肤白，舌腻，乏力，动则气喘，大便缓软，西医检查血脂高、心电图异常，患者自觉胸闷乏力，气短不足以息。此为丰腴之体，胸壁肥厚之故，治疗切不可以滋补，而当以三子养亲汤方法，理气宽胸为治，药如苏子、莱菔子、白芥子、猪牙皂、枳壳、焦山楂、杏仁、枇杷叶、晚蚕沙等，并嘱患者控制饮食，加强锻炼，百日见功。此外，属阳气不足、血少阴伤者有之，但因诸家论述较多，此不赘述，后附有医案以资说明。

（二）验案举例

案1 李某，女，51岁，1985年6月12日诊。

素体痰多郁热，体丰气促，身热五六日，胸满咳喘，脘腹胀闷，胸闷呼吸不利，舌苔垢厚浮黄，质红，心烦梦多，大便干结，通而不畅，胃纳不佳。全属痰火郁热，互阻肺胃，热迫于上，肺气不宣，故胸闷气促。清痰火，泄其热，求其郁开热清，则胸闷自减。

［处方］薄荷（后下）6g，郁金6g，杏仁（后下）10g，枇杷叶15g，猪牙皂6g，大腹皮10g，大腹子10g，焦三仙各10g，枳壳6g，清半夏10g，瓜蒌仁20g，黛蛤散（布包）10g。

案2 陈某，男，45岁，1984年6月2日诊。

胸闷气促，呼吸不畅，苔黄厚根部浮黑，舌质红，唇紫且干而裂，大便四五日不通，腹中阵阵胀痛，溲黄，夜寐梦多，阵阵汗出。积滞日久，郁热互阻，当以防风通圣散方法，疏调气机，兼以导滞。

［处方］旋覆花（布包）10g，焦三仙各10g，大腹皮10g，大腹子10g，大黄3g，瓜蒌30g，薤白10g，杏仁10g，枇杷叶10g，山栀6g，茅根10g，芦根10g。

案3 江某，女，45岁，1987年2月10日诊。

恼怒之后，气分郁结，面色青暗，胸痛阵阵，牵及两胁不适，舌暗苔黄且干，心烦梦多。全是郁结于内，肺气不畅，当以瓜蒌薤白散方法。

［处方］瓜蒌30g，薤白10g，半夏10g，枳壳10g，苦桔梗10g，枇杷叶10g，杏仁10g，郁金10g，木香6g，青皮6g，陈皮6g，鸡内金10g，焦三仙各10g。

案4 王某，女，50岁，1988年4月3日诊。

诸气愤郁，皆属于肺，肺气不宣，胸痛彻背，甚则心前区阵痛，全是肝经郁热，肺气不宣之故。脉弦滑且数，按之有力，舌红苔黄，边尖起刺。以疏调肝气，宣肺开郁法，以枳桔汤加减。

［处方］枳实10g，桔梗10g，旋覆花（布包）10g，片姜黄6g，郁金6g，杏仁10g，枇杷叶10g，柴胡6g，黄芩6g，川楝子6g，焦麦芽10g。

案5 陈某，男，65岁，1986年10月6日诊。

面色㿠白，体丰且胖，舌白滑润，边有齿痕，两脉沉软力弱，阵阵虚汗频出，动则气促作喘，好逸之人，体质较差，肺气又虚，心电图示明显供血不足。

当以益气补中，以观其效，宗炙甘草汤方法。

[处方] 炙甘草10g，太子参10g，淡干姜6g，桂枝6g，半夏10g，当归10g，白芍10g，黄芪10g，茯苓10g，生牡蛎20g，炒枣仁10g。

案6 金某，女，61岁，1984年8月15日诊。

形体消瘦，阴分不足，两脉弦细，沉取弦滑小数，心烦梦多，心前区疼痛时作，心中悸动不宁，此为血虚阴伤，阴虚则阳亢，亢则化火，热甚则口干，血少则形瘦。养血育阴，以治其本，宣畅气机，兼以缓痛，宗二至丸方法。

[处方] 旱莲草10g，女贞子10g，柴胡6g，黄芩6g，川楝子6g，当归6g，赤芍10g，白芍10g，绿萼梅6g，代代花6g，生地10g，远志肉10g，生牡蛎20g。

按：冠心病，据其临床表现，虚者有之，实证亦不少，治法迥异。实证者病在郁结不畅，故治以开郁为先，常选用杏仁、枇杷叶、薤白、瓜蒌、菖蒲、郁金、枳壳、桔梗、旋覆花等，但应细审终究是何郁。气郁当以疏调气机方法，如案3，加用木香、青皮、陈皮等；食郁者当以消导，如案3用焦三仙、鸡内金等；火郁者当清之，如案4加入柴胡、黄芩、川楝子等。至于虚证，有气虚与血虚之异，案5为阳气不足、胸阳不振，以炙甘草汤方法；案6为阴血不足，脉络失荣，以二至丸方法。

第六节　病态窦房结综合征的临床治疗体会

病态窦房结综合征是窦房结的起搏和冲动传出发生障碍而引起的一系列临床表现和心电图变化的总称，以心动过缓为主，也可发生异位性心动过速，是窦房结及其周围产生病理变化所致。多见于冠心病、心肌炎和心肌病、风湿性心脏病、高血压性心脏病等。其症状以心动过缓导致脑、心、肾等脏器供血不足为主，轻者表现为形寒怯冷、乏力、头痛、眩晕、失眠、记忆力减退、反应迟钝、呼吸不畅、性格改变等，重者可发生阿-斯综合征、心力衰竭、心绞痛或休克。

本病持久性心动过缓，中医称为"迟脉证"，一般认为是由于少阴心肾两脏功能不全，阳气衰微，从而阴寒之邪内侵，凝聚不解，使阳气失于敷布，气血运行受阻所致。由于本病交替性出现以室上性为主的快速心律失常如房颤、过早搏动等所引起的结、代脉象及心悸、胸闷、气短等症，多属久病心气心血受损、心阴心阳失调所致的脉络空虚、气不能续的征象，因此临床辨证以心肾阳衰、阴寒内聚型较为常见。国内的中医杂志也有多篇报道，用温振心肾之阳的麻黄附子细辛汤为主治疗，取得了一定的疗效。但笔者通过多年的临床体会、摸索，认为该病不能一概辨为心肾阳虚，此外尚有痰湿、湿阻、郁热等不同的证型，应结合脉、舌、色、症，辨证治疗。现仅就临床验案，讨论如下。

（一）验案举例

案1　张某，男，43岁，建筑工人。1973年8月22日就诊。

经某医院确诊为"病态窦房结综合征"，用阿托品、706代血浆、异丙基肾上腺素等各种西药治疗，效果不好，每星期发作1~2次，表现为头晕、胸闷憋气，心率在40次/分以下，最后在药物治疗无效的情况下，动员患者装置人工起搏器，患者不同意，来我院门诊要求中医治疗。

初诊：1973年8月22日。

阵阵心慌，胸闷憋气，心烦，夜寐多梦，舌红体瘦，脉象沉迟，按之弦细且滑，略有急意。

［辨证］肝肾阴虚，虚热上扰。

［治法］滋补肝肾，泄其虚热。

［方药］北沙参30g，麦门冬15g，枸杞子15g，淡附片（先煎）12g，菟丝子12g，熟地18g，桂枝9g，仙茅9g，仙灵脾9g，党参9g，金樱子10g。

服中药时，停用一切西药，6剂之后，自觉症状明显好转，胸闷憋气未发作，心脏无停跳现象，心率50次/分，连服30余剂。

再诊：1973年11月10日。

因杂投温补，出现心烦多梦，小溲色黄，舌红，苔薄黄腻，脉弦滑。

［辨证］阴分不足，虚热上扰，湿热积滞互阻不化，气机失调，升降失和。

［治法］滋肾水以制虚火，补下元少佐泄热。

［方药］沙参24g，党参9g，麦冬9g，天冬9g，金樱子9g，仙灵脾9g，仙茅9g，柴胡9g，黄芩9g，焦三仙各9g，生地12g，白芍15g，芡实18g，桑寄生18g。

服药一月余，病情稳定，未发生胸闷及头晕、心脏停搏等现象，心率维持在60次/分，随访5年，一切如常。

按：患者初诊时，没有囿于脉沉迟和心悸、胸闷，而辨证着眼于心烦、夜寐梦多、舌红体瘦，抓住肝肾阴虚为本，虚热上扰为标，药用甘寒为主以养心肾之阴，同时根据阴阳互根原理，阴得阳才能化生，酌加附片、仙灵脾、仙茅之品以助心肾之阳，以期阴平阳秘。患者在阴分不足的基础上，兼有湿热积滞，故药用柴胡、黄芩、焦三仙分化湿热积滞，疗效满意，可见辨证的重要性。

案2 姚某，女，56岁，1981年6月21日诊。

经常胸闷晕厥，1980年4月经某医院确诊为"病态窦房结综合征"，西药治疗无效，改请中医诊治。前医曾开麻黄附子细辛汤、生脉饮，反致增重，慕名前来门诊。

体态丰盛，脉来迟缓，按之有弦意，舌白苔腻尖刺，心烦急躁，梦多，大便干结。

[辨证] 热郁于内，气机不调，脉络失和。

[治法] 宣郁化湿，调理气机。

[方药] 旋覆花（布包）10g，片姜黄10g，杏仁10g，枇杷叶10g，僵蚕10g，蝉衣6g，苏子10g，莱菔子10g，白芥子6g，焦三仙各10g。

按：此患者体态丰盛，素体痰湿偏盛，前医不明此理，以麻附、生脉之剂以温养心阳，不知温燥下咽，痰蕴生热，滋腻之品以助湿滞，以致湿阻于内，热郁不宣，气机不调，脉络失和。故药用杏仁、枇杷叶宣肺气以畅一身气机；三子养亲汤以化痰湿；旋覆花、僵蚕、蝉衣轻清而升，宣发郁热；片姜黄活血而疏通血脉。如此轻捷小剂，10剂而获效。

案3 孔某，男，40岁，干部。

1985年被确诊为"病态窦房结综合征"，1986年4月11日就诊。脉来缓弱，按之无力，舌白苔腻，胸闷乏力，头昏重浊，神疲嗜睡。

[辨证] 痰湿中阻，肺气不宣。

[治法] 化痰宣郁，以畅气机。

[方药] 全瓜蒌30g，薤白10g，半夏10g，炙甘草10g，杏仁10g，干姜6g，桂枝6g，焦三仙各10g，生地10g。

前后共服15剂而愈，后以化痰理肺以善其后。

按：本病辨证，并非困难，据脉、色、舌、症断为痰湿中阻心胸，证据确实。故以瓜蒌薤白桂枝汤为主化痰通络，干姜温化痰浊，此所谓"病痰饮者，当以温药和之"，疗效满意。

案4 周某，女，46岁，工人。

因心悸胸闷，反复出现晕厥及四肢抽搐，而于1980年2月15日就诊，某医院检查：心率30~41次/分，心律不齐，经心电图检查为Ⅱ度房室传导阻滞，窦性停搏6~9次/分，阿托品试验在90次/分以内，最后诊为"病态窦房结综合征"。

初诊：头晕不能行走，胸闷，四肢抽动，麻木，脉率34次/分，时有畏寒，脉沉迟，舌白。

［辨证］心肾阳虚，气滞血瘀。

［治法］温振心肾，活血化瘀。

［方药］淡附片6g，桂枝6g，炙甘草10g，太子参10g，丹参10g，泽兰10g，茜草10g，赤芍10g。

前后共进20余剂，脉率70次/分，心率为90次/分，随访2年未见复发。

按：《诊家枢要》曰："迟为阴胜阳亏之候，为寒为不足"，舌白脉沉迟，畏寒怕冷，辨为心肾阳虚，阳虚不能温煦，气寒而凝，血行不畅，故见胸闷气短。用药既温助心肾之阳，又佐以活血通络，个人体会比单纯用温阳方法疗效更著。

就以上4则病案，谈谈对病态窦房结综合征的治疗体会。

（二）对迟脉的认识

病态窦房结综合征的特征是迟脉，究竟迟脉是不是就是虚与寒？《濒湖脉学》曰："迟司脏病或多痰，沉痼癥瘕仔细看。"就是说，迟脉是属脏病，或者是属痰多的病，或者是陈久的痼疾，或者是癥瘕一类的积聚病。从陈久的痼疾看，当然看到的是虚寒不足的一面；可是久病的时候也可出现属热或有余的疾病，甚则是偏实、火郁等病证，不要忽视。

只要气机不畅，都可使脉来迟缓，如气血瘀滞、气郁、阳明腑实、气机结滞等，都可以出现迟脉，治疗时必须具体分析。阳不通者通阳，腑实胃肠积滞者，祛其腑实，导其积滞。《伤寒论》第208条讲："阳明病，脉迟，虽汗出不恶寒者，其身必重，短气，腹满而喘，有潮热者，此欲外解，可攻里也，手足濈然汗出者，此大便已硬也，大承气汤主之。"虽然是阳明腑实，也可出现迟脉。《文魁脉学》载有："迟兼滑实有力者，舌必老黄糙厚，虽属迟脉，亦为阳明腑实，热与糟粕结于胃肠，积滞郁热，阻碍气机，腑气不通……脉搏虽迟，然按之滑实有力，此为阳明腑实，可用承气法下之。"因此出现迟脉，说明是气血运行不畅，可能因阳气衰，寒邪阻，气机不畅所致；也可能是由于郁滞而成，如火郁、食郁、气郁、痰郁等。临床必须综合分析，不同执一而从。

（三）综合分析病机

病态窦房结综合征，主要表现为脉象迟缓，心率有时只有30次/分，心律有时也不规律，甚至出现结滞现象。这样的脉象，一般认为，是心肾阳虚、心阳不足、心气亏损等。心悸、心慌、心律不齐、心跳缓慢，并非全为心阳虚、心气虚、心血虚、肾阳虚、心肾阴或阳虚，从脉象来看，不能看成是虚或实证。从文献来看，《伤寒论》中有合病、并病，也有直中三阴等各种类证。温病治疗时也有在卫汗之可也、到气才可清气、入营犹可透热转气等许多治法。就感冒而言，也有偏风寒、偏风热、夹暑、夹湿、夹滞及老年阳虚感冒等多种多样的病因病机。因此，心悸或心跳过缓也有各种病因病机，不能一概而论。

患者心悸、气短、胸闷憋气、脉象沉迟等，貌似属气分不足，有阳虚偏寒的一面，同时必须想到有没有其他原因也可能出现这些症状，如湿阻气机、肺气不宣、三焦失于通畅、郁热上迫、痰阻脉络、血分瘀滞有碍气机升降等，故在治疗上，不能一味地用补阳益气的方法，必须根据脉象、舌苔、面色、症状等，共同参考再进行辨证。

笔者多年的临床体会，在一个患者身上，阳不足的同时仍能出现心烦、梦多、舌红绛而舌体瘦、目干、无液等阴津不足的表现，甚则有虚热化火的一面。在这个阶段就必然产生阴阳不平衡，或升之为高，或降之又低，甚则错综复杂，虚实并见，治疗时就必须用调和阴阳、平衡升降来达到阴平阳秘的正常生理状态。

（四）辨证分型论治

1.阴虚火盛《素问·生气通天论篇》曰："凡阴阳之要，阳密乃固，两者不和，若春无秋，若冬无夏，因而和之，是谓圣度。"说明了阴阳互根、阴阳平衡的重要性。"阴盛则阳病，阳盛则阴病，阳盛则热，阴盛则寒"。阴虚则火盛，临床常见心悸、怔忡，胸闷憋气，心烦梦多，口干，舌红体瘦，脉沉细数。阴虚而火盛，血少而燥生，津液伤故口干舌红；心阴不足，虚热内扰则心烦梦多。临证用药着重滋阴清热，用沙参、麦冬、枸杞子、白芍、生地等，从阴阳互根角度考虑，还酌加仙灵脾、淡附片、菟丝子以助阳而达到阴平阳秘的目的。即所谓"因而和之，是谓圣度"，不可一味滋阴清热，当顾及阳的一面，如此可以提高疗效。

2.阳虚血滞　阴阳失调，阳虚真火虚微，气血不和，气滞血瘀，临床有脉迟、畏冷胸闷、手足厥逆或汗出肤冷、精神萎靡、小便清长、便溏、舌苔白腻等虚寒之征。本人通过临床体会到，此证虽属阳虚，纯用温补肾阳之右归饮不及用温阳活血之阳和汤为佳，清·王洪绪曰："气血虚寒凝滞，非阳和通腠，何能解其寒凝。"受其启发，阳和汤既能温通血脉，又能祛其痰滞，正邪兼顾，切中病机。西医学研究证明，应用温阳活血，在促进窦房结动脉血液循行、改善炎性组织兴奋冲动，或者在加强传导、提高心率、消除症状等各个方面，都有一定的作用。个人体会，此证虽属阳虚血滞，温阳活血固然不可少，但从平衡阴阳角度考虑，可酌加知母、生地、黄柏之品，以制其温燥，防伐阳伤正，务求温阳而无助火之弊也。

3. 气郁不畅　王孟英曰："人身气贵流行，百病皆由怨滞。"由于本病病位在心，临床多以虚认证，殊不知有阴虚者，也有痰湿内阻者，不详辨证，杂投温补、温燥、滋腻，使气机涩而不畅，心脉受阻，诸症加剧。如湿阻气机，阻于心胸，胸阳不振，心脉不畅则胸闷憋气，气短难续；湿困清阳则周身酸楚；湿阻蕴热则有低热不退；苔白腻、脉濡缓更是湿邪内阻、气机不畅的明证。盖治湿必化气，化气必当宣肺，肺主一身之气，肺气宣则一身气机通达，三焦通畅，气化则湿邪自去矣。以杏仁、枇杷叶、牛蒡子以宣肺，藿香、佩兰芳香宣化，淡豆豉、炒山栀宣扬疏化蕴热，取效甚捷。湿阻日久，蒸液成痰，阻于胸中，当以瓜蒌薤白桂枝汤以化痰通阳；痰阻生火，咳嗽痰黄，或有发热，大便不通，胸闷气短，苔黄腻，脉沉迟涩，此时应化痰通腑，调畅气机，以升降散加黄芩、贝母、瓜蒌、冬瓜仁之属。总之，首重辨证，找出引起气机不畅的原因，湿阻者芳化，痰火者清降，郁热者疏化，详审细参，切不可浪投温补，祸不旋踵。

第七节　痢疾的治疗体会

治痢当分阴阳，调气血，论升降，切不可补。

痢疾是夏秋季节的常见病和多发病。以便次增多、腹痛、里急后重、大便赤白脓血为主要症状。痢疾一病，历代医籍论述颇多，名称不一。《素问》有"肠澼""便脓血"的记载。至《难经》有大肠泄、小肠泄、大瘕泄之分。张仲景《伤寒论》中则有"热利下重""下利便脓血"等记载。《诸病源候论》列有"痢疾病候"，记载有赤白痢候，脓血痢候等二十一候。《千金要方》又称其为"滞下"。对痢之病因病机，自张仲景而后，历代论述很多，兹不赘述。总其病因多为饮食不慎或暑湿蕴蒸，三焦不得宣通，升降不利，大肠传导失职，湿热积滞郁阻于肠中，气血阻滞，互相搏结，化为脓血而成痢疾。

泄泻与痢疾古多混称，但两者病机不同，治法各异，当予鉴别。泄泻每因脾胃升降失和所致，一般不损伤血络，亦无积滞夹湿阻郁于肠之机制，不会导致气滞血阻，蕴郁化脓，故一般无里急后重、大便脓血等症状。

痢疾由湿热夹积滞郁阻于肠中，损伤气血所致，故治疗当清化湿热，消导积滞，兼以调气行血，还应详察证情，把握疾病变化规律及病势趋向，灵活变通。

笔者临证治疗痢疾患者无数，积累了一定的经验，强调分清阴阳，调和气血，升降协调，切不可补。郁开热清湿化，气机宣畅则痢自愈。

（一）新痢当求于表

感受湿热，侵及脾胃，暑湿郁热外迫，气机不调，热则自热，积滞内恋，痢疾易成。此时热势猛增，腹中不适，苟用常方治痢则必三五日始成。斯时必须以芳香疏表，开其腠理，先祛暑湿，营卫通畅，热自平息。湿热外解，痢疾无由可作。此遵古人"逆流挽舟"之意，防痢于未成也。若内蕴积滞不清，久则化热，胃肠道反应明显，无有寒热头痛，周身酸楚，甚则恶心、呕吐。暑湿郁热外迫，气机不调，积滞化热，痢疾即成。此时治疗必须用逆流挽舟方法，以辛淡芳化法，使外入之邪，仍驱之外出。

［常用方］苏叶 10g，葛根 10g，藿香（后下）10g，佩兰（后下）10g，黄连 6g，黄芩 10g，草豆蔻 3g，半夏 10g，大腹皮 10g，大腹子 10g，焦三仙各 10g。

药后得汗，暑解湿化，表里通、三焦畅而痢自愈。

暑夹寒湿者，用辛温疏化法。

［常用方］桂枝木 6g，藿香（后下）10g，香薷（后下）6g，葛根 10g，黄连 6g，黄芩 10g，半夏 10g，草豆蔻 3g，枳实 10g，大腹皮 10g。

暑湿积滞者，用辛温疏导法。

［常用方］葛根 10g，黄芩 10g，黄连 6g，藿香（后下）10g，厚朴 10g，半夏 10g，枳实 10g，槟榔 10g，焦三仙各 10g，香附 10g，木香 6g，青皮 6g，陈皮 6g。

（二）治痢当分气血，调升降

积滞留于肠胃，首先阻碍气机，继而伤及血络，邪有伤气、伤血之不同，反映了病位的深浅、病情的轻重，治法用药都须区别开来。邪在气分，病尚轻浅，惟影响气机，阻碍气机而已。症以后重、下痢不畅、便脓色白为主。脉象濡滑或弦数，浮、中位尤其明显。审其郁滞之因，有湿，有热，有寒，有疫毒。须仿河间"调气则后重自除"的精神，或化湿，或导滞，或清热，或温中，或解毒，配在气化方法之中，邪去气调而病安。邪在血分，病已深入，损伤血络，症以腹痛、便血为主，其脉象于按、沉部位表现突出。热者弦滑且数，甚则疾数，治当以宣郁清热、凉血活血为主；寒者沉迟弦紧，治当以温通经脉、活血和络为主。临床上，气血俱病者最多，如疫毒痢则邪势暴急，伤气、伤血不可强分。故临床上不可拘泥在气、在血之分，须根据脉、舌、色、症，推敲病势进退，紧按病机而用药。

偏在气分者，便脓色白，一身疲乏，胸腹胀满，舌白滑润，脉濡滑，而伴下坠感者，当以升和分化为主，以调气而后重自除也。

［常用方］荆芥穗炭10g，防风6g，葛根10g，苏叶6g，木香6g，草豆蔻3g，青皮6g，陈皮6g，乌药6g，黄芩10g，焦麦芽10g。

偏在血分为主时，症以便脓血为主，脉细弦滑数，舌红口干，心烦，腹痛，当以调血而便脓自愈。

［常用方］粗桂枝6g，葛根10g，黄芩10g，川连6g，炒官桂6g，炮姜6g，当归10g，焦三仙各10g，赤芍10g，炒地榆10g，木香6g。

如腹痛较重时，加乌药6g，川楝子6g、香附10g。

人体一身之气机以升降为本，脾胃为其枢纽，痢疾最易损伤脾胃，影响升降。早期多为火热郁于上焦，胃肠通降功能受阻，邪火上亢，可出现头晕、耳鸣、目赤等症；寒湿阻于中焦，则脾阳受遏，清阳不升，可见眩晕、肢冷等；久痢气耗，升力不足，则见滑泄、脱肛；诸邪郁阻中焦，气机不得升降，可出现腹胀脘闷及上下俱病种种证候。调整升降，应注意针对病因和病势两方面。火热上冲者，要以泻火为主，用药注意宣降结合，可取葛根芩连汤方意组方；暑湿郁蕴者，以芳香宣其上，苦降畅其中，淡渗开其下，三焦得通则湿去热散，升降功能自可恢复；寒湿郁阳者，温燥醒脾，注意宣通阳气，使郁滞得开，寒湿可去，脾阳得运而升降枢纽遂利。寒湿阻遏，气机不调，下坠沉重，当以升和分化为主。

［常用方］葛根10g，荆芥炭10g，黄芩10g，川连6g，炒官桂3g，炮姜3g，木香6g，香附10g，焦三仙各10g，大腹皮10g，大腹子10g，青皮6g，陈皮6g。

暑为湿用，暑湿蕴郁，营卫不调，兼见恶寒发热、体痛者，治以宣上、畅中、开下方法。

［常用方］香薷（后下）6g，桂枝6g，苏叶6g，葛根10g，防风6g，木香6g，青皮6g，陈皮6g，生姜3g，大枣6枚，焦三仙各10g。

（三）久痢未必是虚

痢疾多是从湿热积滞而引起，经过治疗之后，尤其是久病或年迈者，一般认为都是虚证。笔者通过临床几十年的认识，认为久痢不一定完全是虚，纯虚无实者更为少见。古有"痢无补法"之说，正是据此而言。临床上不可单凭年龄、体质、病程久暂而贸然投以补剂，或过早投以收涩之剂，常易致留邪不去而缠绵不休成休息痢，所以一定要仔细审察病因，痢久多是有形之邪未清，必须针对病情调治为要，不可拘泥于久病必虚而妄投补剂。

痢久伤及气血，尤以阴血耗伤突出，此时可考虑为虚中夹实。至于虚实的主次，必须详察脉、舌、色、症，辨证求因以做参考。如见有积滞停留之象，则当以分化为主；脉象如有滑数或弦滑或细数，这都是郁热在内的表现，治当清宣郁热；若舌苔见厚、黄、垢、腻，是暑湿积滞未清之征，也须用调理分化方法；若面红唇紫，五心烦热，此仍热在阴分，当凉血育阴调理之；如久痢之后，腹痛绵绵，一身疲乏无力，再结合脉濡软、按之力弱、面色萎黄无华，舌淡苔白等，始可用调养方法。脉、舌是中医诊断中较为客观的指标，也是反映病情最真切的根据，必须见脉软弱或濡软、按之力弱或舌淡苔白净润滑，才可用调养方法，而不是杂投补剂，须知痢由湿热结聚而成，久痢是由肠道湿热积滞未清也，不是全虚，必分理调治，以脾胃功能恢复为准，以饮食增进为消息。湿化热清积滞去则痢可愈也。

第八节　肝硬化的治疗体会

肝硬化是临床常见病之一，根据其临床表现，可归属于中医"臌胀""积聚"或"黄疸"范畴。但由于其特殊的临床特征，因而从中医角度，也应把肝硬化作为一独立的疾病来认识，这样有利于寻找出系统的、有效的治法。以下通过几个典型治案来谈谈自己的治疗体会。

（一）验案举例

案1　张某，男，47岁，中国科学院数学所工作。

1980~1983年患肝硬化腹水，在唐山工人医院等地治疗效果不满意，后转入中日友好医院治疗，并请我去会诊。当时患者腹水较重，肝功能异常，营养不良，消瘦，食欲差，曾几度肝昏迷，心烦、梦多，面色黑浊，脉来弦滑，舌红绛糙老垢厚。说明血虚肝经郁热，消化欠佳，虚热上扰，胆火内炽，故先以升降散、四逆散加减，调其肝热，通其血脉，泻其胆火，求其寐安。忌辛辣、肥甘之品，以调和胃肠，胆火平息，寐即能安故也。

［处方］蝉衣 6g，赤芍 10g，茜草 10g，僵蚕 10g，片姜黄 6g，杏仁 10g，柴胡 6g，川楝子 6g，黄芩 6g，龙胆草 2g，山栀 6g，鸡内金 10g。

嘱其停用清蛋白等所有西药。前方服 10 剂左右，腹水明显减少，夜寐渐安，食欲增加，近日因皮肤生疖而手术，观其舌仍尖红苔垢厚，脉仍弦滑有力，嘱其加强活动，改用活血化瘀，消导胃肠，兼以清热方法。

［处方］三棱 6g，莪术 6g，半夏 10g，杏仁 10g，柴胡 6g，黄芩 6g，川楝子 10g，大腹皮 10g，赤芍 6g，茜草 10g，焦三仙各 10g，服 10 剂。

三诊：近日几次感冒，发热，咳嗽，改以宣肺止咳方法。

［处方］川贝 6g，苏叶 6g，苏子 6g，杏仁 10g，半夏 10g，陈皮 6g，枳壳 6g，焦三仙各 10g，炙枇杷叶 10g，桑枝 10g，丝瓜络 10g，4 剂。

后仍以前法调治，1984 年春出院在家休养，嘱其以锻炼为第一要义，直至 1986 年秋季一直随诊，查肝功能好转，病情平稳。1987 年春因气候寒冷，又适逢我出国访问讲学，患者再次住中日友好医院治疗，并因进食大量高蛋白饮食如炖牛肉等后，出现昏迷、发热，终因治疗无效而病逝。

案 2 李某，男，50 岁，燕山石化总厂工作。1973 年春季诊治。

时已患肝硬化两年余，时咳血，面色黑浊，形体消瘦，心烦急躁，曾治疗效果不明显，大便干结，舌红尖绛起刺，脉弦急而数。诊为血分郁热，肝经郁热化火，脉络受灼。先以凉血化瘀通络为法。

［处方］丹参 10g，赤芍 10g，茜草 10g，山栀 6g，柴胡 6g，黄芩 10g，白头翁 10g，郁金 6g，杏仁 10g，焦三仙各 10g，蝉衣 6g，僵蚕 10g，牛膝 6g，10 剂。

半月之后吐血已止，心烦皆减，夜寐向安，大便正常，面色黑浊渐轻，热郁少退，肝火已消。改用凉血化瘀、通络软肝方法。

［处方］三棱 6g，莪术 6g，郁金 6g，杏仁 10g，旋覆花（布包）10g，炙鳖甲（先煎）10g，赤芍 10g，白芍 10g，香附 10g，青皮 6g，陈皮 6g，焦三仙各 10g，牛膝 6g。

并嘱患者每日坚持步行锻炼，饮食以清淡为主，患者亦十分配合，每日坚持步行万米，直至 1975 年 5 月患者查肝功能已基本正常，饮食、二便如常，曾与组织讨论要求上班，并准备出国访问。曾嘱其及家属，病情已稳定，切不可掉以轻心，更不可给以大量蛋白制品。无奈在我出差之际，患者家属购清蛋白两支给患者输入，第 3 天患者七窍出血而亡。

案 3 张某，男，45 岁，某粮店工作。1979 年 5 月诊治。

肝硬化腹水明显，时脘腹胀满，舌红且干，心烦急躁，脉象濡滑，曾在某医院以西药调治无效。现先以疏调气机方法，以观其后。

［处方］旋覆花（布包）10g，苏梗 6g，青皮 6g，陈皮 6g，杏仁 10g，半夏 10g，枳壳 6g，绿萼梅 6g，香附 6g，焦三仙各 10g，大腹皮 10g，10 剂。

二诊：药后腹水明显减轻，食欲增，精神佳，仍以前方加减。

［处方］蝉衣 6g，青皮 6g，陈皮 6g，半夏 10g，郁金 6g，杏仁 10g，川楝子 10g，柴胡 6g，黄芩 6g，枳壳 6g，焦三仙各 10g，桑枝 10g，丝瓜络 10g，10 剂。

三诊：效果明显，腹水已无，诸症向安，改用软肝通络方法。

［处方］三棱 6g，莪术 6g，香附 10g，郁金 6g，枳壳 6g，青皮 6g，陈皮 6g，焦三仙各 10g，大腹皮 10g，大腹子 10g，香稻芽 10g，鸡内金 10g，砂仁（研冲）2g，10 剂。

先后共调理 1 年余，病情基本治愈，肝功能检查已正常。

（二）临证体会

1. 肝硬化的病机　根据以上 3 个典型案例及自己多年的临床观察，肝硬化患者大多营养不好，面色黑浊，形体消瘦，为机体正气已虚，阴阳失调之象。脘胁胀满，嗳气不舒是属气郁；心烦易怒，失眠多梦，口疮舌烂，便干溲赤，是为火郁；纳呆泛恶，胸闷脘胀，身重困倦，便溏溲少，或有腹水，是为湿郁；食后腹胀，嗳腐矢气，恶闻食臭，舌苔垢厚，是为食郁不化；触及肝硬，痛处不移，腹壁静脉曲张，及食管下段及胃底静脉曲张，或呕血黑便，皆为血瘀。纵观之，肝硬化病机根结在于郁结，诸郁日久导致血瘀，病深不解，正气损耗，而致正虚不足，为虚实错杂之证。

2. 肝硬化的常用治法　软肝缩脾是肝硬化治疗的最终目的。所谓软肝缩脾法，就是通过调节机体的功能，尤其疏调肠胃，使胃、肠、胆等消化功能正常，机体阴阳平衡得以恢复，则肝脏功能亦可恢复，肝得软，其功能正常，则脾之肿大亦可消失。所以并非动辄以鳖甲之流，胶着气机，反为贻害。具体方法概括如下。至于具体在临床上如何运用，可与以上所举病例互相对照，或可见其一斑。

（1）疏肝解郁法：是治疗中最常用的方法，贯穿于肝硬化治疗的始终。药用柴胡、黄芩、赤芍、蝉衣、片姜黄、杏仁、枇杷叶、焦三仙等。虽以调郁为主，但当视其郁之所在而调之。火郁为重，当以"火郁发之"方法，加入栀子、丹皮；气郁为主，当以疏调方法，加入佛手、香附之类；湿郁为主，当以宣郁化湿方法，宜加藿香、佩兰、枇杷叶等；食滞为重者，当消导之，加入保和丸、焦三仙等。

（2）活血化瘀法：此法之用，当在调郁之后，诸郁得解，始以活血化瘀之品，以畅血行，化血瘀。但仍须参以疏调气机、调肝和胃之品，以气行则血行，肝气疏达则诸郁不复生也。药用丹皮、白头翁、赤芍、白芍、郁金、杏仁、茜草、旋覆花、焦三仙等。

（3）养血活血，兼以软坚法：诸郁得开，血气渐臻和畅，脏腑功能渐复，肝硬不消，此时宜用此法，养血活血、调畅气机为主，兼以软坚化瘀。药用鳖甲、三棱、莪术、当归、生地、川芎、白芍、郁金、杏仁、旋覆花、茜草。其中莪术、三棱当间断应用，用量以 3~6g 为宜，不可过大，恐其攻破力峻而伤正气。

（4）调补气血阴阳法：本法乃为后期调理之用。在早、中期治疗中，若邪不去，郁未开，当慎用之，因滋补之剂，其性多壅滞，阻遏气机。至于补气、补血、养阴、温阳，又当审其脉、色、舌、症，再作定夺。

3. 对肝硬化治疗中几个问题的讨论

（1）关于清蛋白等血液制品的应用：根据自己的临床体会，肝硬化患者每因输大量清蛋白而导致病情恶化，如前所举案 2，即为运用清蛋白后而致患者死亡。细析之，肝硬化患者固然缺少清蛋白，若从静脉大量补给，往往大大超过患者的需要而加重肝脏的负担。从中医分析，清蛋白的补给，常导致郁热病机的加重。所以，本人临床时禁忌应用清蛋白制品，尽量不人为地增加患者肝脏的负担，而主张通过调节机体平衡，使肝功能恢复正常，重视机体的自然修复功能，避免人工所为，操之过急，欲速则不达。

（2）关于肝硬化患者的饮食问题：肝硬化患者，舌质多红暗，形瘦，苔多黄垢，脉沉取多弦滑有力，可见其临床表现以郁热为重。同时，胃肠功能多不良，每易导致积滞内停，因而此时给予高蛋白，并增加热量，进食鸡、鸭、鱼、肉等，其性滋腻难化，一则肝硬化患者肝功能不佳，每易超过其限度，造成消化吸收不良；二则肝硬化患者其病机多以郁为主，这类食物的摄入，无疑会加重郁结。因此主张以清淡饮食为主，素食为佳，少吃肥甘厚味，以能消化吸收为原则。同时，忌吃葱、姜、蒜、辣椒、芫荽、茴香、咖喱、韭菜等辛香辣味食物。还应当鼓励患者加强锻炼，每晨起空腹活动两小时，这样可以促进周身血液循环及胃肠蠕动，有利于肝脏功能的恢复。前所举之案 1，其病情恶化与饮食牛肉等高蛋白食物有很大的关系，故此重申，以引起重视。

（3）关于肝硬化腹水的治疗问题：据临床体会，肝硬化腹水之形成，当然与门脉高压、清蛋白降低有关。从中医角度来认识，责之于气郁、湿阻不化。从临床来看，尽管用大剂量中药、西药利尿、放腹水等，都难以达到根治的目的。有时腹水放得越多，增加得就越快，越利则越虚。因而腹水的治疗，应根据肝硬化的病机，辨证施治，待肝功能恢复正常，能够正常吸收消化，腹水自然消除。临证多以疏调气机，宣郁化湿，缓缓图之，常常取得满意的疗效，每于方中加入杏仁、枇杷叶。腹水较重者可根据病情疏调之，具体可参照所举之案3。治疗着眼点应放在调节肝脏的功能上，而不能一味追求利水消肿，当从本治之。

第九节　慢性肾炎非单纯肾虚论

慢性肾炎是临床常见病之一，其病因、病机比较复杂。但临床上多认为以肾虚为主，或者认为在肾虚的基础上兼夹湿热或血瘀、气滞等，且治疗上也都离不开补肾。笔者根据多年的临床经验，则认为肾炎绝非单纯肾虚。今将自己的初步体会与同道共勉。

（一）肾虚与肾炎的证治有异

中医的肾虚，包括肾阴、肾阳、肾精、脑、髓、骨等之不足，故表现腰酸腿软，阳痿早泄，遗精脱肛等。从诊断上看，是脉沉弱、沉迟、虚软，舌淡肥胖，苔白滑润，质淡有齿痕，盗汗畏冷，大便溏稀，喜温喜暖。总之，全是一派虚损不足之象。

目前西医学对肾炎的认识，主要认为是双侧肾小球发生炎症性改变，本质上是免疫性疾病。从诊断上看，尿中有蛋白、管型、红细胞、白细胞、上皮细胞，或血肌酐、尿素氮升高。那么肾炎的临床表现如何辨证呢？这是决定肾炎疗效的关键。我在临床中体会，慢性肾炎甚则发展到尿毒症阶段，临床上大都表现脉弦、细、滑、数，沉取尤甚，舌质红绛且干，心烦急躁，大便干结，伴有神疲乏力，或舌淡滑润，时有下肢浮肿，纳谷不香等。如果囿于成见，不能详审细参，单纯注意舌淡滑润、下肢浮肿、纳谷不香等症状，加上一般认为肾炎病是肾虚，就可能轻易辨为脾肾阳虚而投以八味丸之属。这就等于抱薪救火，病无愈期。

脉沉主里病，沉脉又是气脉，也是水邪蕴蓄之脉，沉濡或沉软，濡软主湿浊痰饮。若肾炎患者诊为沉濡之脉，反映痰饮湿滞蓄积中焦，或湿滞下焦，按之弦细滑数，弦主肝郁，滑数主痰火郁热，细主阴伤，因此，重按仍有弦细滑数之感，实质上反映肝郁痰火内蕴不解，结合舌绛干红起刺，心烦梦多，大便干结，可以诊断为内有郁热。湿郁气机，周身气血流行不畅，经脉失和，而见神疲腰痛；湿郁于内，气机受阻，肠腑传导失常，故大便溏薄，此便溏绝非脾虚、肾虚，不可以按虚论治，此乃湿郁之象。因此，不能将湿郁和肾虚混为一谈。总之，辨证着眼于热郁于内，湿阻不化，这种湿热混合，何为主、何为次，是错综复杂而非单纯的。热郁者清透，湿阻者芳化，投以八味、六味，用填补之法，南辕北辙，与病无益。

笔者曾在《文魁脉学》中谈及："治疗慢性肾炎，不知从何时开始，专一补肾，用药不外六味、八味、左归、右归……思想中就是补下元，温命门，究竟这种方法能否解决肾脏的炎症？一般认为：久病数年，阳气必虚，又有浮肿不退，故用益气补中、填补下元，多用参、芪、桂、附，再则二仙汤等。绍琴每诊此证，脉多细小弦数，或细数有力，舌瘦唇红，苔干质绛，口干心烦，急躁夜寐不安，大便干结。""沉兼迟，沉迟而按之略有急意者，脉象貌似里寒而实属实象，此乃热郁不解，或痰浊互阻气机，治之当开郁化痰。"明明热郁阴分，何以舍脉而补下元、温命门？临床凡遇此等脉证者，每用甘寒育阴，少佐活血通络等法，收效甚捷。久病虽有阳虚的一面，在临床用药时必须以脉、舌、色、症这些客观实质检查为依据，切不可凭想象从事。

（二）慢性肾炎的治疗

由于慢性肾炎最显著的症状就是水肿，治疗方法，《内经》用"平治于权衡，去菀陈莝……开鬼门，洁净府"等原则。《金匮要略》明确指出："治水肿者，腰以下肿，当利小便；腰以上肿，当发汗乃愈。"后来又有八味、六味温补命门等，概言之不外发汗、利小便、滋阴、温补诸法。笔者也曾用补土以制水、温肾、祛湿、发汗、利小便之法，药如八味丸、六味丸、参苓白术散、越婢汤、麻黄连翘赤小豆汤、五皮饮、真武汤，结果患者病情每况愈下。由此可知，我们大都没有跳出肾炎水肿就是肾虚的思想圈子，没有在辨证上下功夫，反而在药味上穷追不舍，企望专方专药包治肾炎，故而治之不验。

从20世纪70年代起，我抛弃旧说，总结出一整套辨证方法，疗效显著。在辨证上强调脉、舌、色、症相结合。脉濡软，腰酸，周身疲乏，舌苔白腻，此为湿郁气机不畅；心烦梦多，小便短赤，此系热郁于内；舌绛且干，尖部起刺，此为热郁营分而阴分又伤；舌胖质淡而尖部红绛，此为热郁湿阻等。

如此复杂多端，绝非单纯肾虚一途，必须强调辨证。在治疗上，一定强调热郁者清透；湿郁者芳化；热郁阴伤者，一方面宣透，另一方面注意甘寒养阴；湿热内蕴下焦，日久波及血分，注重清化湿热，凉血化瘀。滥用温补，无疑是有害无益。

（三）对肾炎治疗中几个难点的探讨

在肾炎的治疗过程中，患者的饮食、尿毒症的治疗等问题颇为棘手，现谈谈笔者对这些问题的认识，供同道们参考。

1. **肾炎患者的饮食调养问题** 由于肾炎表现为尿蛋白的丢失，因此，西医学强调补充蛋白质，要食用蛋白质、脂肪含量较高的食物。然而笔者在多年的临床中体会到，中医治疗慢性肾炎过程中，如果强调补充蛋白质，反而疗效不显。应禁食一切辛辣香燥和富含脂肪、蛋白质之品，同时强调控制饮食量，以减轻肾脏负担，一般每日不超过250g主食，辅以新鲜蔬菜。甘甜肥厚有助于增湿生痰；辛辣香燥每多化火伤阴，加重郁热生成，阻碍气机通畅。从西医学讲，蛋白质是含氮化合物，这些物质排泄大多要从肾小球滤过排出，食用多了，氮及废物产生增加，就要加重已病肾脏的负担，机体不仅得不到应有的营养补充，反不利于病情恢复。另外加强锻炼，每日散步2小时，有利于肾脏排氮功能的恢复。事实证明，饮食禁忌和功能锻炼，在辅助药物治疗中起着重要作用。

2. **尿毒症的治疗** 西医学对尿毒症的病因尚未阐明，但认为与某些细菌或病毒感染致免疫力低下有关。中医认为乃热邪蕴郁，深入血分，而致脉络瘀滞。尿毒症的病理变化主要表现为部分肾小球发生变性，进而纤维化，或与之相接的肾小管发生营养不良性改变或萎缩，这些病理变化可能是中医称之为"瘀"的实质。再根据患者个体差异，或兼痰饮、湿浊、湿热、积滞等阻滞气机，导致三焦不畅，邪气不能外达，故用凉血化瘀、透达郁滞为法，常用桃仁、红花、赤芍、甘草、生地榆凉血化瘀，体壮者可加大黄3~5g以通达郁滞、清化湿毒，往往取得较好疗效。

3. **尿毒症呕吐的治疗** 尿毒症中最早和最突出的症状，常为恶心呕吐，是潴留体内的毒性物质刺激胃肠黏膜所致，中医属"关格"范围。清阳不升、浊阴不降为主因，症见神倦嗜睡，泛恶，甚则口中有尿味。治之当以旋覆花、代赭石、半夏、大黄，酌加藿香、佩兰之属芳香止呕，清降为本。

4. **尿毒症并发高热治疗** 尿毒症患者，由于免疫功能低下，容易外感新凉而发热，此时发热非一般外感可比，单纯外感发热，辨清卫、气、营、血。在卫辛凉轻疏，到气才可清气，入营犹可透热转气，入血直须凉血散血，用药层次井然。而尿毒症发热具有复杂性，内有湿滞郁热阻于下焦，外有热邪犯于肺卫，上下皆为邪郁，用药颇难。若急则治标，用苦寒泄热；但凉遏太过，冰伏湿邪，热郁湿阻更趋严重。因此，用药上既要兼顾热郁肺卫的一面，又要考虑尿毒症热郁湿滞阻于下焦的一面。热郁肺卫者用辛凉轻宣之品，如淡豆豉、炒山栀、前胡、杏仁、枇杷叶等；湿郁下焦当以苏叶、藿香开其湿郁，茜草、丹皮、赤芍、大黄清降瘀毒。

第十节　慢性肾病新论

慢性肾炎、肾病综合征、慢性肾功能衰竭等慢性肾系疾病是世界上公认的难治之病。目前，中西医学对这类疾病都还缺乏有效的根治方法。笔者通过多年的临床实践体会到，用传统的方法治疗慢性肾病之所以效果不佳，主要是因为对慢性肾病认识上存在着失误。因此，有必要对慢性肾病的病因病机及其治疗进行深入探讨，突破旧说，提出新理论，才能另辟蹊径，提高疗效。笔者本着这一精神，经过反复探讨和实践验证，以新说指导临床，采用中药治疗为主，配合饮食调控和运动锻炼的新方法，治疗慢性肾病获得满意疗效。其新说约之有四，名曰肾病新论，今公之于世，以求证于诸同道。

（一）慢性肾病非虚论

慢性肾病即是肾虚，这是长期形成的一种传统观点。受这种观点的支配，治疗慢性肾病大多以补肾为主，六味、八味是常用之方。间有以本虚标实立论者，扶正固本仍是其主要治法。这种以慢性肾病为肾虚的观点显然是受了古代医家"肾主虚"论的影响，把中医理论的肾同西医学的肾脏等同起来了。古人所谓"肾主虚"，是限定于肾主生殖发育而言，西医学的肾脏则是人体的泌尿器官，二者不可混为一谈。慢性肾病不是生殖方面的疾病，而是泌尿系统疾病，其病位在解剖上的肾脏实质。因此，不能套用古代中医"肾主虚"的理论指导探讨慢性肾病的病机，而应当立足临床进行辨析。从临床表现看，慢性肾病确实会出现一些虚弱症状，如面色苍白或萎黄、神疲乏力、腰酸膝软等。这些虚弱性症状的出现也是人们把慢性肾病看作肾虚的原因之一。但虚弱症状的出现并不等于其病的本质是虚。《内经》谓"有者求之，无者求之，虚者责之，盛者责之"，就明确地告诉我们，任何一种症状的出现都可能存在虚实两方面的原因。古人云"大实若羸状，至虚有盛候"，症状和病的本质存在着不一致性，因此，《内经》强调"治病必求其本"。临床上就需要通过对症状的全面辨析而求其病本。

根据脉、色、舌、症和病史对慢性肾病进行综合辨析，可以发现：其一，从病史看，慢性肾病多由急性肾炎发展而来，病始于感受外邪，未得根治，病程中又常因感冒或感染而反复加重，可谓旧邪未除，新邪又至，日愈久，邪愈深，是邪实之为病；其二，从症状看，患者常见心急烦躁，夜寐梦多，便干溲赤，皮肤瘙痒等，皆是热盛之象；其三，从面色看，患者面色或白或黄或苍，必晦暗滞浊，日愈久，病愈重，色愈浊，是血分瘀滞、脉络不和之象；其四，从舌象看，多见舌红且干，苔腻根厚，舌背脉络紫黑，正是热瘀营血之证；其五，从脉象看，肾病之脉，或濡或滑或弦或细而必数，且沉取有力，若病至尿毒症期，其六脉必弦滑洪数，愈按愈盛，更属邪蓄成毒之象。脉、证如此，何言其虚！再从西医学角度分析，慢性肾病患者尿中蛋白和细胞持续阳性，血肌酐和尿素氮上升，均可视为邪入营血的标志；至于肾脏微血管痉挛与堵塞，微循环障碍的形成，肾实质的炎症、肿胀、破损、硬化，甚至萎缩等病变，又无不与邪入营血、脉络瘀阻有关。总之，慢性肾病的基本病机可定为风、湿、热邪深入营血，脉络瘀阻，其病属实非虚，多热多瘀。治疗大忌温补，当以凉血化瘀为基本治则，参以随证施治，方与病机相符，可望取得较好疗效。

（二）慢性肾病忌食蛋白论

尿蛋白持续阳性是慢性肾病的特征之一。尤其在肾病综合征患者，大量蛋白从尿中丢失，尿蛋白定性检测常为+++~+++，每日丢失的蛋白总量可高达10g以上。对于如此大量的蛋白从尿中丢失，西医的对策是鼓励患者进食高蛋白饮食，这种肾病的饮食原则可概括为"丢蛋白补蛋白"，并被视为治疗肾病必不可少的重要措施，无论西医还是中医对此都笃信不疑，患者更是奉之为救命法宝。此说沿用日久而不思其误。笔者于20世纪60年代之前照搬此法30年，屡遭失败，方知"丢蛋白补蛋白"的方法不惟无益，而且有害。60年代初在收治大量肾病患者的过程中发现，凡是采用高蛋白饮食的患者大都长期不愈，甚至不免于死，而那些摄取低蛋白饮食的患者却往往能出人意料地好转。由此而悟出"丢蛋白补蛋白"的饮食原则是错误的，应当反其道而行之，即"丢蛋白禁蛋白"。大量的临床实践证明，采用限制蛋白摄入的饮食方法配合中药辨证施治，能使肾病患者的尿蛋白在较短的时间内得到控制并逐渐恢复正常，治疗效果显著提高。慢性肾病当忌食蛋白的道理在于，低蛋白的饮食有助于减轻肾脏负担，有利于受损肾脏的修复。这就好比一把水壶，壶底有孔，水漏不止，今加水以止漏，只能是愈加愈漏，加得多，漏得多；惟有堵塞其孔，方能止其漏。补蛋白法犹加水也，忌蛋白法犹堵漏也，孰优孰劣，不言而喻。低蛋白饮食有助于消除蛋白尿这一观点，国际上 80 年代已有所报道。这也为"慢性肾病当忌蛋白"论提供了佐证。

（三）慢性肾病宜动不宜静论

西医学对于慢性肾病的调养原则是以静养为主。对于一般病例要求卧床休息，病情严重者则要求绝对卧床。这已成为临床惯例。从未有人对此提出质疑。笔者依据中医基本理论并通过大量的临床验证，总结出"慢性肾病宜动不宜静"的新观点。慢性肾病患者卧床静养对其肾脏的修复不利，并有可能促使肾脏趋向于萎缩；而坚持适度运动则有助于肾脏功能的恢复，促进受损肾组织的修复，并有防止肾萎缩的作用。中医理论认为，恒动是自然界的基本规律，从宇宙天体，到人体内环境，无处不动，无时不动。古代医家谓"动而中节"则"生生不息"，今人讲"生命在于运动"，都说明了"动"是人的生命的表现形式，也是人的生理的基本需要。慢性肾病的基本病机是血行瘀滞，不管是肾脏的微循环障碍，还是肾实质的硬化萎缩，在中医看来，都是血行瘀滞、脉络瘀阻。治疗的基本原则之一就是活血化瘀。患者的日常调养也当以此为准。静则血滞，动则血畅，是一定不移之理，这就是慢性肾病宜动不宜静的原因所在。用药物活血化瘀治疗只是综合治疗的一个方面，还需要患者密切配合，坚持进行主动的自我运动锻炼，通过身体肢节的活动以促进脏腑气血的流畅，这样才能充分发挥药物的治疗作用，清除血中瘀滞，加速邪毒的排除，从而促进受损肾脏的修复，并防止肾脏发生萎缩。倘若一味卧床静养，必然血瘀日甚一日，则难望其向愈之时矣。临床证明，凡能坚持运动配合治疗者，治疗效果较佳。慢性肾病宜动不宜静之说，洵非虚谈。

（四）慢性肾功能损害可逆论

慢性肾系疾病一旦发展到肾功能衰竭阶段，就几乎等于被判了死刑。西医学认为，慢性肾功能衰竭一旦形成，就必然不可逆地逐渐恶化，丧失功能的肾单位不可能复生，代偿肾单位数目不断减少，最终因肾功能完全丧失而致死亡。这就是说，慢性肾功能损害是不可逆的。这一结论大可商榷。根据笔者对慢性肾病的新观点，采用内服中药凉血化瘀为主，配合饮食调控、忌食蛋白和坚持运动锻炼，对慢性肾功能衰竭进行综合治疗，可使其病情保持长期稳定，并有部分患者肾功能得以恢复，接近或达到正常水平。如山东患者王某，初诊时血肌酐 442μmol/L，尿素氮 17.5mmol/L，治疗月余，症状缓解，遂携方返里，守方10 个月，复查肌酐、尿素氮均已完全恢复正常。患者李某，双肾囊肿，肾功能重度受损，右侧肾图呈直线状，治疗年余后复查，右肾图已接近正常。又褚某，右肾萎缩，B 超示右肾 7.7cm×3.9cm×4.1cm，治疗 1 年后 B 超复查，右肾增至8.1cm×5.3cm×3.7cm，主检大夫对比前后两次 B 超结果，大为惊奇，萎缩的肾脏竟又增大，以为不可思议。以上实例说明，肾功损害并非不可逆，中医药治疗慢性肾病包括肾功能衰竭大有用武之地。关键是必须以正确的理论为指导。笔者认为中药凉血化瘀、饮食忌食蛋白、坚持运动锻炼是治疗慢性肾病的三大法宝，治宜三者并行，缺一不可。在患者的密切配合下如法治疗，必能收到良好的效果。慢性肾病可以根治，慢性肾功能损害可以逆转，这一结论必能在临床实践中获得证实。

第十一节　中医药治疗尿毒症的体会

尿毒症是慢性肾功能不全最严重阶段，它以肾功能减退、代谢产物的潴留、水和电解质及酸碱平衡失调为主要表现。常见指标为肾小球滤过率小于25ml/min，血尿素氮大于 21.4mmol/L，血肌酐大于 442μmol/L。临床症状表现相当复杂，如面色暗滞，口气秽浊，浮肿纳呆，恶心呕吐，小便闭阻，皮肤发痒，出血，神昏等。中医一般将其归入"关格"范围，本病治疗中往往因阴阳错杂，虚实混淆，处理相当棘手。兹就临床心得，谈谈辨治体会。

（一）从中医辨证认识分析神疲乏力症状

精神萎靡不振和疲乏无力是尿毒症的神经系统表现。一般多认为久病属虚，况尿毒症是肾功能的严重衰竭，于是一味温壮滋补，以冀取效。我个人体会，在临床上滥用温补，患者反而出现神疲乏力加重，甚可见心烦急躁，梦多溲赤，牙龈出血，舌绛瘦红，脉弦细滑数。其根源多在于忽视了中医的脉、舌、色、症的四诊合参。应当透过错综复杂的表面现象，抓住疾病的本质。神疲乏力，周身沉重，但切脉浮、中取濡软，沉、按则弦细滑数。弦细为血脉，弦者为郁，细为阴伤，数为热象，滑主痰湿阻滞，合而言之，乃湿阻气分、血分郁热之证。有些患者之脉浮、中取虚弱乏力，但沉取滑数。单从虚弱乏力分析，似属气分不足，但滑数之脉，为痰湿蕴郁于里，如此看来，此虚弱之脉是热闭之象，当为湿阻气分。观其舌质偏红，苔滑润腻，此属阳气虚弱，湿阻气机，热郁于内。若专投温补，岂不是助阳增其郁热，滋腻徒加湿阻乎？所以细心地分析脉象，才能进一步认识热郁湿阻的病机，才能准确地掌握病机所在。

（二）从皮肤奇痒表现分析

阴伤脱水，皮肤失去光泽，干燥，脱屑。尿素从汗腺排出后，凝成白色结晶，称为尿素霜，它刺激皮肤引起尿毒症性皮炎，患者自觉奇痒难忍而搔抓，皮肤破后多继发感染。舌苔多滑润腻，舌质红绛，或舌边尖红起刺。舌苔多主气机功能方面的疾病，舌质主疾病的本质。苔滑腻，湿阻气分无疑；质红绛，血分有热可定。脉滑数，按之弦急，滑为痰，数则主热，按之弦急，为肝郁且热之象；心烦急躁，为郁热扰心；妇人月事色深，量多提前，全是热迫血分而妄行。合而言之，乃热郁血分，湿阻气分，治疗必须二者兼顾。

（三）贫血的讨论

贫血是尿毒症患者必有的症状。其表现为血红蛋白下降，头晕目眩。一般认为贫血要补，这是常人最易想到的。一是食补，用高脂肪、高蛋白之类；二是药补，骤进温补滋腻之品，参、附、芪、茸之类。惟补是求。但结果往往是尿素氮、肌酐急剧上升，血红蛋白反而下降。其实尿毒症期，肾功能衰竭严重，每进蛋白、脂肪类高能量之品，徒增其郁热，同时加重了肾脏的排泄负担，结果只能每况愈下。笔者主张，控制饮食，患者应以素食为主，多散步，忌食辛辣刺激及脂肪、蛋白类食品，结果反而使血红蛋白上升，尿素氮下降，这在我多年的临床治疗中已得到证明。

（四）从水肿症状分析

由于肾脏排水能力下降，故多见水肿，而且经年累月，难以平伏。如何辨治水肿？是投真武壮阳，还是五苓散淡渗？本人临床体会：越利水则水肿越甚，越滋补则变证蜂起。细察患者，面色以淡黄多见，或暗浊无华，黄乃土色，湿为土气，湿阻于内，阳气不升，气血不荣于面，故面色黄浊。舌体胖大有齿痕，舌面光滑，有阳虚气弱的一面。但舌质偏红，尖部起刺，唇红赤且干，是为心肝二经内有蕴热。察苔垢厚，尚有痰湿阻滞。按脉多濡软，沉取弦数。濡为湿脉，水饮痰浊阻滞使然；弦数为心肝郁热。如此为湿阻气分，心肝郁热，气阴两伤，非单纯虚实论之，投宣肺疏卫、凉血泄热之剂，疗效卓著。投宣肺疏卫，化其湿滞，通调水道，所谓启上闸也；凉其血分蕴热，泻其心肝郁火，双管齐下，取效甚捷。

（五）从呕吐症状分析

胃肠道表现是尿毒症中最早和最突出的症状，初期以畏食、腹部不适为主，继而恶心、呕吐、舌炎、口有气味及口腔溃疡等。其原因是潴留的毒性物质对神经系统的作用，同时其分解产物刺激胃肠黏膜，造成胃肠道功能紊乱以及广泛黏膜炎症和溃疡。其呕吐味酸且苦，吐势急迫，从中医辨证乃热郁于胃，胃失和降，上逆而为吐。同时兼见心烦口干，小溲亦热，夜寐梦多，舌红脉数，是为内有蕴热之佐证。其病机为热郁于内，迫及胃肠，上逆为吐。临床以苦寒折热、升降芳化并举，常可取效。

（六）如何降尿素氮、肌酐

尿素氮和肌酐是反映肾功能损害程度的重要指标。在临床观察到，许多患者服用温补益气、滋阴填下之药，反而出现肌酐、尿素氮的上升，病情恶化。从现代研究来看，其原因有二：一是药味本身含有大量的氨基酸，如阿胶、鹿角胶等胶类都是如此，因肾功能早已衰竭，无力将氮质排出体外，再服用胶类中药或温补药等于增加了氮质的摄入量，而使血中非蛋白氮升高；二是药物本身有抑制机体排出氮质的作用，如附子、肉桂、红参等。因此，我采用活血化瘀以折其郁热，清热祛湿以降其涩滞的方法，结果肌酐、尿素氮很快下降。

（七）并发糖尿病的问题

糖尿病患者，以增加蛋白为治疗方向，用药以补正填下、益气升阳为主。若病久常引起肾小球动脉硬化症、肾小球硬化症及肾盂肾炎，称为糖尿病性肾脏病变，后期由于肾功能减退而成尿毒症。糖尿病治疗多以甘温益气、甘寒滋补为法。尿毒症治疗，若多用温补，则于病不利。因此治疗颇难下手。我采用补泻兼施、分途调理为大法，以益气补虚治其本，降浊祛秽兼治标邪，严格辨证，不得混淆，否则互为影响，此起彼伏。

（八）透析问题的讨论

透析主要是为了降低血中氮质的潴留。常用结肠透析、腹膜透析、血液透析等，甚则肾移植。这些方法虽有效，但费用昂贵，病无愈期，不是解决问题的最好办法。在用中医辨治尿毒症的同时，我主张力争不透；即使患者已走上透析之路，仍以中药治疗为主，以达到减少透析次数，甚至不透的目的。笔者曾治 1 例尿毒症晚期患者，年 65 岁，退休工人，尿素氮 44.3mmol/L，肌酐

1538μmol/L，且并发冠心病、高血压。西医畏之，不能透析，嘱其回家准备后事。病家绝望之际，试求中医一治，邀余会诊。诊时患者面色㿠白，周身浮肿，纳少呕吐，气喘吁吁，手足发凉，诊其脉濡软且滑，沉取有力，舌质红，苔腻。询问之，尽食膏粱厚味。此属湿滞气分，热郁血分。治以祛风化湿、凉血活血，用桃仁承气汤酌加荆芥、防风之品。10 剂而证情大转，后一直以此法进退，半年余已能外出旅游，尿素氮 12.3mmol/L，肌酐 654μmol/L。证明解决尿毒症非透析一途，中医完全有可能解决这个问题。但这是一个非常难的课题，有待我们临床继续研究、探讨。

治疗尿毒症，必须在辨证论治上下功夫，重视脉、舌、色、症四诊。企望专方专药以包治百病，以这种思想指导临床、科研，其结果终将会不尽如人意的。

第十二节　火郁证的治疗及体会

火郁之证，无论在外感疾患或内伤杂病中均可见到，属临床常见病证之一。其证虽属"火"邪为患，然因其火邪"郁"而未发，故临床见症多错综复杂，参差不一，有的反而见到寒象。若不详诊细参，推究病本，往往容易误诊误治，甚至南辕北辙，轻者耽延时日，重则贻误人命，故临证不可不辨。现谨谈谈本人对火郁证的认识及临床治疗体会，以供参考。

（一）火郁的病因病机

中医学认为：人的生命活动处于不停的运动状态之中，而升降出入又是人体生命运动的基本形式。在正常生理状态下，人体无时无刻不在进行升降出入运动，不断从自然界摄入所需物质，排出代谢的废物，清气上升，浊气下降，吐故纳新，维持气血循行不息，才能使脏腑功能健旺，生机蓬勃。若一旦升降出入失常，气机滞塞，清气不升，浊气不降，则百病由生，甚则危及生命。正如《素问·六微旨大论篇》所云："成败倚伏生乎动，动而不已，则变作矣。""非出入，则无以生长壮老已；非升降，则无以生长化收藏。是以升降出入，无器不有。""出入废则神机化灭，升降息则气立孤危。"而火郁的形成，正是由于邪气阻滞气机，升降出入失常所致。

"火郁"一词，首见于《素问·六元正纪大论篇》。火之与热，表现虽有所不同，但并无本质上的区别，因而后世医家亦每有称"火郁"为"热郁"者。其致病原因颇多，外感六淫邪气，内滞气、血、痰、饮、湿、食均可罹患。究其病机，皆因邪气阻滞气机，引起人体气血循行障碍，内郁不宣，邪气不得泄越，蕴蓄于里，造成火郁之证。其郁愈甚则火愈炽，火愈炽则郁愈甚。正如刘完素所云："郁，怫郁也，结滞壅塞而气不通畅。所谓热甚则腠理闭密而郁结也。如火炼物，热极相合而不能相离。故热郁则闭塞而不通畅也。"（《素问玄机原病式·六气为病·热类》）。

（二）火郁的诊断

火郁与火热虽同属阳热之证，但二者临床表现却大相径庭。火热证是热炽于里而张扬于外，通身表里皆见一派热象，如身热恶热，心烦躁扰，面目红赤，口渴饮冷，舌苔黄厚，脉洪数有力等，此种热象，一望可知。而火郁则是热郁于里不得张扬，虽有里热，但并不形于外，表里不一，很难一目了然。因此，必须抓住关键，掌握要领，方能诊断准确，不致有误。一般来说，可从如下几个方面辨识。

1. **舌象**　因火郁于内，津耗液亏，舌体失于濡润，因而多见舌形瘦薄而舌面少津，甚则扪之干燥或舌面干裂。若因湿阻气机而致火郁者，多见舌红、苔白腻。

2. **脉象**　因火热内郁，气机阻滞，气血循行不畅，故脉象多见沉涩或沉弦而数。若郁闭特甚，气血内壅，亦偶有脉来沉弦迟缓者，切宜详诊细参，勿以寒证论之。

3. **临床见症**　可有心烦急躁，自觉心中愦愦然，烦杂无奈，莫名所苦；若火灼阴伤，亦可致不寐或噩梦纷纭，梦中时有惊呼；若郁火上扰清窍，则头目眩晕；温病火热内郁者，甚至可见神昏谵妄；其面色多见滞暗无华，甚或黧黑；或见但头汗出，而身无汗；四肢不温，甚或厥冷，其郁愈甚，则其厥愈深；小溲短赤，大便秘结，在温病中，每可见大便数日不通，或见热结旁流，亦有郁火内逼而作火泻者；或斑疹发而不透，或出而复回，或色暗枯滞，或稠密紧束。以上见症，皆因火热内郁不能外达，其证之复杂可知矣。

（三）火郁的治疗

火郁之证，气机闭塞，泄越无门。若纯用寒凉之品，则易凝滞气机，使邪无出路，反成凉遏之势，是欲清而反滞，愈清愈郁，不惟病无愈期，反恐招致他患。

《素问·六元正纪大论篇》提出"火郁发之"，开治火郁之门径，实为治疗火郁证之根本法则。所谓"发之"，即宣发、发泄之意。临床见火郁之证，必先用解郁、疏利、宣泄、轻扬等方法，开散郁结，宣通其滞，调畅气血，使营卫通达，郁火方有泄越之机。火郁之病因虽多，若能审证求因，祛其致郁之由，则可使郁开气达而火泻，不用寒凉而其火自消。如因六淫而致火郁者，祛其外邪，则火郁可发；因于气滞者，疏利气机，则火郁能宣；因于血瘀者，行其瘀滞，则火郁自解；因于痰湿者，化其痰湿，则气机条畅而郁火有泄越之路；因于食滞者，消导化滞，则火郁不存。如此种种，总以调畅气机为其要义。

清代医家杨栗山制"升降散"一方，载于其所著之《伤寒温疫条辨》一书中，传之于世，启迪后人。其方虽为温病而立，然治外感及杂病诸多火郁之证，亦颇多效验。本人治火郁证每多师其法而加减化裁用之，得心应手，疗效甚佳。其方剂组成为：白僵蚕（酒炒）6g，全蝉蜕 3g，广姜黄（去皮）9g，生大黄12g。原方为散剂，以黄酒、蜂蜜送服。

杨氏分析方中药物云：僵蚕为君，蝉蜕为臣，姜黄为佐，大黄为使。僵蚕味辛、苦，气薄，轻浮而升，故能胜风除湿，清热解郁……散逆浊结滞之痰也，能避一切怫郁之邪气。蝉蜕气寒无毒，味咸且甘，能祛风而胜湿，涤热而解毒也。姜黄行气散郁，建功辟疫。大黄味苦大寒，上下通行，盖亢甚之阳非此莫抑。苦能泻火，甘能补虚，一举而两得之。

升降散中药仅四味，然其配伍精当，确为"火郁发之"之代表性方剂。四药相伍，寒温并用，升降相因，宣通三焦，条达气血，使周身气血流畅，则火郁之邪可得宣泄疏发矣。

余临床每用此方治火郁之证，多针对其火郁之因，灵活加减。如因外邪袭表而致火郁不发者，加银花、连翘、薄荷、牛蒡子、防风、苏叶之类；因气滞而致火郁者，加柴胡、川楝子、旋覆花、陈皮、香附之类；因血瘀而致火郁者，加丹皮、赤芍、茜草、紫草、白头翁之类；因痰湿而致火郁者，加半夏、瓜蒌皮、菖蒲、茯苓、冬瓜皮、炒防风之类；因食滞而致火郁者，加鸡内金、焦山楂、焦神曲、焦麦芽、莱菔子之类；若火郁甚者，可于方中加黄连、黄芩、栀子等苦寒清泄之品；若郁火灼津而见津亏液耗之象者，加芦根、茅根、沙参、麦冬等味。个人体会，治火郁又需酌加风药，如防风、荆芥穗、苏叶等，以风药行气开郁、调畅气机、通达腠理而发其郁火也。

（四）火郁验案分析

案1　气滞火郁

孙某，男，47岁。1974年5月21日就诊。

情志不遂，胁肋胀痛，胸闷不舒，阵阵憎寒，四肢逆冷，心烦梦多，大便干结，小溲赤热，舌红口干，两脉沉弦略数，病已两月有余。证属木郁化火，治当调气机而开其郁，畅三焦以泻其火。

［处方］蝉蜕 6g，僵蚕 10g，柴胡 6g，香附 10g，姜黄 6g，豆豉 10g，山栀 6g，2 剂后诸症悉减，再 2 剂而愈。

［分析］病因情志不遂而起，其胁肋胀痛，胸闷不舒，皆属肝郁气滞之象。病已两月，郁久化火内扰心神，故心烦梦多。热灼津伤，则便干溲赤，舌红口干。火郁气滞，营卫失调，卫外失司，故阵阵憎寒。阳气不达四末，乃致四肢逆冷。两脉沉弦主气机阻滞，数乃郁火内逼之征。综观其证，虽寒热错杂，然皆由气郁而起，故治从调畅三焦气机入手，郁解气行，则其火自泻。处方乃升降散去大黄加味组成。以蝉蜕、僵蚕、姜黄调畅气机，宣泻郁火；加柴胡、香附以增强舒肝解郁、条达气机之功；又加栀子豉汤，以豆豉宣郁热而展气机，山栀利三焦而泻火。诸药相合，使气达火泻，邪有出路，故 4 剂而愈。

案 2 温病火郁，疹出不畅

徐某，男，47 岁。1973 年 3 月 10 日就诊。

感温三日，高热不退，外发红疹，疹出二日，遍体隐约，出而不畅，胸闷喘咳，咽肿且痛，心烦不寐，躁扰不宁，大便四日未下，舌干绛起刺，脉弦细而数。此热郁营分，阴液已伤，疹出不透，当以凉营育阴、宣郁透疹为法。

［处方］蝉蜕 3g，僵蚕 6g，银花 15g，连翘 15g，钩藤 10g，生地 30g，紫草 10g，玄参 30g，芦根 20g，茅根 20g，生大黄粉（冲）3g，安宫牛黄散（分两次冲）0.5g。

1 剂而疹透热减神清，原方去安宫牛黄散，加北沙参 15g，焦三仙各 10g，3 剂而愈。

按：患者感受温热邪气，热入营分，迫血外行，郁于肌表血络而发疹。因火热内郁不得外泻，故高热而疹出不畅，虽已出二日，仍见隐隐约约，不能完全透出。郁火内迫于肺，则肺气不宣而见胸闷喘咳。郁火上攻咽喉，故咽肿且痛。郁火扰心，乃致心烦不寐，躁扰不宁，若郁火不得泄越，恐有热陷心包之虞。火郁津伤，故舌干绛起刺。大肠液亏，燥屎内结，乃致大便四日不下。脉弦细而数，亦是火郁阴伤之征。火热内郁，灼伤营阴，治非凉营育阴、宣畅气机不可。方中生地、玄参、茅根、紫草能凉营育阴而行血；蝉蜕、僵蚕、银花、连翘、钩藤轻清宣透，畅达气机，有透热转气之功，能使营分郁火外达；生大黄凉血行滞，攻下通肠，使燥屎下而气机畅，则火郁可发；芦根清热生津；更加安宫牛黄散清热开窍醒神。诸药共用，内清外透，使郁火宣泻有径，故1剂即疹透热减。因其躁扰已除，乃去安宫牛黄散，再服3剂，以祛余邪，复津液。加北沙参甘寒生津，加焦山楂、焦神曲、焦麦芽以焦香醒胃，促其脾胃功能恢复，前后4剂，邪退正安。

案3 温病误治，火郁神昏

黄某，男，43岁。1976年3月18日会诊。

感温六七日，持续高热，曾注射青霉素、链霉素，并投服大剂寒凉药物，如生石膏、黄连、广犀角、紫雪散、安宫牛黄丸之类，连投无效，病反日深，遂请会诊。症见高热不退，头微汗出，遍体无汗，四肢厥逆，胸腹灼热，神昏谵语，小溲短赤，大便三日未行，舌红苔黄糙厚，脉沉数有力。其证温邪本在气分，过用寒凉之品，阳气被逼，升降无权，火郁不发，邪热反被逼入营，最畏痉厥之变。急当透气分畅气机以调升降，通腑实、宣郁火以醒神志。

［处方］蝉蜕6g，僵蚕6g，姜黄6g，生大黄粉（冲）3g，薄荷3g，杏仁6g，银花20g，连翘15g，芦根30g，九节菖蒲10g。

2剂后遍体小汗，热退身凉，脉静神清，告愈。

按：此患者温邪初在气分，本宜辛寒清气，达热出表。因误用黄连、广犀角、紫雪散、安宫牛黄丸之类药物，反成凉遏之势，邪热外达无路，乃被逼入营。火郁于里，故高热不退，胸腹灼热；郁火上窜，熏蒸头面，则但头汗出；气机闭塞，阳气不达四末，而致四肢厥逆，热深厥深是也；热逼心包，乃见神昏谵语；郁火灼津，因而小溲短赤，大便不行；舌红苔黄糙厚，脉沉数有力，均为气分火郁之象。虽有神昏谵语，不可从营分治疗，若仍误投安宫牛黄丸之类，则愈凉愈遏，郁火外泻无期，反致病深不解，势必动风痉厥。急当宣其气分，发其火郁，则营热自除。

方中蝉蜕、僵蚕、薄荷、银花、连翘皆轻宣之品，轻清宣透，导邪外出；更加杏仁以开肺气，姜黄以行气血，大黄以通腑气，菖蒲辛香醒神，芦根清热生津。诸药相合，宣畅气机而使郁火外达，故2剂则遍体小汗，热退身凉，脉静神清，化险为夷，其病霍然而愈。

第十三节　对中医药治疗白血病的再认识

抚今追昔，自从20世纪60年代初我和秦伯未先生共同研讨中医药治疗白血病的方法以来，30个春秋已经流逝。而今，白血病仍然像一头巨魔，年复一年地吞噬着千百万人的生命。30 年来，我经过了一个探索—失败—再探索—再失败—较成功的艰难历程，对白血病的认识渐深，体会渐多。在此，我把自己一得之见提供给同道，供参考指正。

（一）辨病因，热毒为本，体虚为标

20 世纪 60 年代，秦伯未先生和我共同发表了"中医治疗白血病的初步体会"（《中华内科杂志》1960 年第 5 号，419 页），当时的中心认识是"白血病是一个虚证"，立论的依据是白血病患者常见面色无华、眩晕、心悸、形瘦体倦、食少嗜卧、脉虚大等一派虚损之象，治疗总不离参、芪、归、芍之类，结果每与愿违。

失败的教训迫使我对白血病作更加深入细致的观察与思考。通过多年的观察，发现白血病患者往往在起病时即见高热，且热不为汗解，常伴有斑疹出血、神志昏狂、舌质红绛，脉轻取虽虚弱无力，重按却常弦急细数等，一派血分热盛之象。因而我觉得白血病可从温病论治，白血病的病因是温热毒邪，但这种温热毒邪和一般的温病有所不同，它不是从外感受时令之温热毒邪，而是禀受自先天，是胎毒。因为白血病主要是造血器官的病变，病变部位在于血分骨髓。《灵枢·经脉》云："人始生，先成精，精成而脑髓生，骨为干，脉为营，筋为刚，肉为墙，皮肤坚而毛发长。"先天之精与骨髓的生成有直接关系，若胎儿在孕育期间，母体内热过盛或罹患热病，热毒内着于胎，蕴蓄不散，便可深伏于胎儿精血骨髓之内，为日后白血病的发生奠定了内在基础。现代研究发现，白血病的发生与染色体异常有关，且带有一定的遗传倾向，与中医的理论亦相吻合。

骨髓能够生血，温热毒邪深伏于骨髓中，暗耗人体精血，致使机体精亏血少，形体失充，故形体日渐羸弱，血液化生不足，故呈现一派虚损之象。许多白血病患者并不是一出生马上发病。这是因为体质有盛衰，温热毒邪有多寡。温热毒邪深伏骨髓，虽能消灼人体精血，但人体正气有一定调节作用，若温毒较轻，消灼精血速度亦慢，人体阴阳虽有轻度失衡，但通过人体正气的调节，可维持相当长的时间不致发病。若温毒渐盛，精血大亏，超过了正气的调节作用，白血病便因之而作。

（二）察病机，热郁骨髓，由里外发

一般温病，按其初发病位的浅深，分为新感与伏邪温病。新感温病，邪从外受，发病后按卫、气、营、血的层次传变；伏邪温病，邪气早伏于里，发病后按血、营、气、卫的层次传变。白血病既为温热胎毒早伏于里，发病后亦应由里外迫。白血病病位在于骨髓，髓为血源或血库，较血分部位尤深，故发病后有从骨髓到血分，再到营分，然后气分、卫分的传变倾向，常可一发病即见耗精动血，甚或扰神闭窍而见一派危急之象；或热毒极盛，迅速外蒸，一发病即见髓、血、营、气、卫俱病，与伏邪温病的发病和传变颇相类似。热毒迫血妄行，血不循经而外溢，则见斑疹与各种出血见症。热扰心营，神明失守，则夜寐不安，甚则神昏谵语。热蒸于外，则见高热，因非表热，故虽有汗而热不减。热毒蕴结于骨髓，故常骨节疼痛。肾主骨生髓，热毒内郁日久，精髓早伤，水不涵木，则致肝肾精血俱亏，不能充养四肢肌肉，则见形瘦体倦，舌瘦；精血不能上荣于面，则面色少华或苍黄，或㿠白；精血亏损，筋脉失濡或血热过盛，熏灼肝经，则可见肢体挛急或抽搐等动风之象。精亏血少，脉道失充则血行迟滞，加之离经之血的停蓄，则可致瘀血内阻而见癥积（肝脾大）、瘰疬（淋巴结肿大）、面色黧黑、肌肤甲错。热毒内盛于营血，故舌质红绛或紫绛。热盛精伤则脉细数，热毒蒸迫，正气大伤则可见脉虚大，但骨髓深伏之热未除，故脉搏重按常弦急有力。由此可见，白血病的主要病机是热毒蕴郁骨髓，由里而外蒸发，热结、耗血、动血、停瘀并存，涉及髓、血、营、气、卫5个层次，病变错综复杂，非一般温病可比。

（三）论治法，清热凉血，滋肾宣郁

《内经》云"热者寒之""温者清之""火郁发之"，叶天士更具体地指出，温病热在营血的治疗大法为"入营犹可透热转气，……入血就恐耗血动血，直须凉血散血"。白血病病因是热毒，自当清热解毒。白血病病在骨髓，比血还深，一发病常扰血窜营，故当凉血散血。

凉血即用寒凉之品解除血分热毒。热在血分，动血闭窍，病情深重，故白血病的治疗首先应用寒凉入血之品，直折其热，常用药物如赤芍、茜草、白头翁、生地榆、鬼箭羽等。

散血指用活血化瘀之品，消除动血造成的瘀血，同时发散血中的郁热，常用药如片姜黄、茜草等。

白血病为热毒久伏骨髓之中，消灼人体精血，精血伤则正气不支，热毒更加肆虐，故在凉血的同时尚须配入甘寒育阴、咸寒滋肾之品，生阴血、填精髓，"壮水之主，以制阳光"。精血生，血液得以稀释而运行畅利，亦能促使瘀滞之消散，常用药如生地、玄参、沙参、麦冬、知母等。

宣郁即宣通气机之郁闭。白血病热毒郁伏于骨髓，由里外发，治疗时除凉血散血外，还应宣扬气机，遂其里热外达之性，促使里热外散，此为治疗营血热盛不可忽视的重要途径，犹如室内闷热，敞门开窗，则里热立散。因此，我在治疗白血病时，不论有无气分高热，常配以轻清宣透气分之品，畅达气机，宣开郁闭，以冀营血分热毒能透出气分而解。常用药如银花、连翘、大青叶等。尤其常用杏仁开气分之郁，片姜黄行血分之滞，使气血畅行，里热易于外达。

我在辨证治疗的同时，亦选用有针对性的药物，如青黛。青黛入肝经，清肝泻火，凉血解毒，是治疗白血病不可多得的良药。但青黛味极苦，一般宜装入胶囊吞服。

总之，对于白血病的治疗应以清热凉血、滋肾宣郁为大法，在这个前提下，再结合伴随症状随症加减。如神昏加安宫牛黄丸，痉厥加钩藤、菊花、紫雪丹，便秘加大黄等。

（四）验案举例

李某，女，8岁，1987年6月17日来诊。

患儿于1985年3月开始出现发热，肝、脾、淋巴结肿大及皮下出血，当时在北京某大医院就诊，查血红蛋白83g/L，白细胞2.7×10⁹/L，幼淋细胞1%，血小板62×10⁹/L，做骨髓检查确诊为"急性淋巴细胞性白血病"，经髓内注射进行化疗，病情有所好转，肝脾缩小到肋下1cm，淋巴结亦缩小。后在门诊继续治疗，病情时有反复，常见皮下出血，并于1987年6月开始出现癫痫发作现象，遂来请我诊治。当时症见：面色萎黄，皮下紫斑，心烦急躁，夜寐不安，大便干燥，每日发作抽搐及怪叫数次，口干舌红，脉象弦细滑数。血红蛋白92g/L，血小板130×10⁹/L，白细胞15×10⁹/L。

［辨证］热入营血，肝风内动。

［处方］沙参10g，玉竹10g，玄参10g，生地10g，赤芍10g，茅根10g，芦根10g，水红花子10g，焦三仙各10g，钩藤10g，珍珠母20g，青黛（冲）4g。

7剂后，皮下已无紫斑，抽搐及怪叫偶作，但仍心烦，夜寐欠安，大便干燥，舌红苔黄，脉象细数。辨证为营热未尽。仍以前法进退。

［处方］沙参10g，玉竹10g，玄参10g，生地10g，赤芍10g，丹参10g，知母10g，钩藤10g，生牡蛎20g，大黄0.5g，青黛（冲）4g，水红花子10g。

7剂后，夜寐渐安，大便如常，抽搐及怪叫数日偶发一次。

后以该方为主，有时合以升降散加减治疗，患儿病情一直稳定。现血红蛋白 120g/L，白细胞 5.7×10^9/L，血小板 297×10^9/L，未见幼淋细胞。目前患儿仍间断用药，以巩固疗效。

白血病若并发有中枢神经系统症状，预后更差。本案抓住热伏骨髓、内盛于营血这一病机关键，在治疗上以清营透热、活血填髓、滋肝熄风诸法并用，故能获得比较满意的疗效。

编 后 记

当本书最后一章整理编定，可以交付出版社印行的时候，我们几位参与整理编辑的师门弟子如释重负：我们终于完成了恩师生前的重托，了却了恩师数十年的夙愿。一部凝结了恩师数十年心血的《赵绍琴内科学》终于可以面世了。

《赵绍琴内科学》的编写可以追溯到 20 世纪 60 年代。当时恩师开始整理、总结自己数十年临床实践积累下来的经验，经过数年的努力，撰写成《内科临证体会》，准备日后传授给自己的子女。这就是《赵绍琴内科学》最初的蓝本。20 世纪 70 年代初，恩师将《内科临证体会》重新加以整理，更名为《实用中医内科学》。70 年代后期，恩师调任北京中医学院温病教研室主任，在教研室全体老师的迫切要求下，恩师将从未公开的《实用中医内科学》交由教研室老师进行二次整理。这次整理当然是在恩师的亲自指导下进行的，整理后的《实用中医内科学》更名为《赵绍琴临床 400 法》，先在北京中医学院内部印行，作为研究生、本科生的内科教学参考书；后于 1999 年更名为《赵绍琴临证 400 法》，由人民卫生出版社正式出版。70 年代末至 90 年代初，恩师先后指导了 7 届 20 余名研究生，均以《赵绍琴临证 400 法》为蓝本，亲自为他们讲授内科疾病的临床辨治经验，充实了大量的新内容和鲜活的验案，课后再由研究生根据恩师的讲课录音整理成文。在恩师的亲自指导下，经过全体研究生的共同努力，终于在 90 年代初完成了《赵绍琴内科学》的初稿。1994 年仲夏，恩师请书法大师启功先生为本书题写了书名，并开始联系出版事宜。然而，由于恩师于 1995 年初突患重病，直到 2001 年 1 月 30 日去世，此书的出版竟成了恩师生前未了的夙愿。

恩师去世后，我等师门弟子在悲痛之余，立即着手对恩师的遗著手稿进行整理编校。在编校过程中，我们发现本书的每一篇内容都是经过恩师亲笔批改圈定的。当然，由于执笔人员不同，其文风和体例也不尽一致。为了最大限度地保留恩师遗著的原貌，我们这次编校只是做了一些文字上的校改和润色，统一了全书的体例，对缺漏明显的部分内容做了适当的补充，对全书的篇目、编次进行了适当的调整。为了更加全面地反映恩师的学术思想，我们将搜集到的恩师历年来公开发表的有关多种内科疾病论治的论文 10 余篇列为下篇，上篇则是临床常见的 45 种内科病证的辨证论治。这样编排，可使读者更全面地理解赵绍琴教授的学术思想和独特辨治思路。

由于恩师的患病和去世都太过突然，未及为本书留下序言。于是，我们选择了恩师生前亲笔撰写的具有自述性质的文字放在卷首以代自序。这也是不得已而为之，在此向读者加以说明。付梓之前，恩师的生前好友、中医界老前辈、老领导吕炳奎先生为本书撰写了序言。我们在此向吕老表示衷心的感谢。

吕炳奎先生为本书作序曰："此书之传世也，读之者受其惠，用之者受其惠，为医者受其惠，患病者受其惠。有此书在，赵绍琴不朽矣。"愿以此书告慰恩师的在天之灵。

女：赵爱华

弟子：彭建中　杨连柱

2001 年 8 月